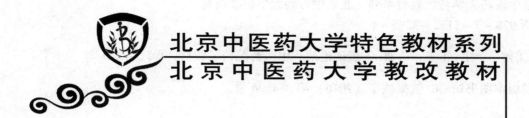

北京中医药大学特色教材系列

北京中医药大学教改教材

中医辨证论治学基础

供中医学、中西医临床医学等相关专业用

主编 王天芳 ◀

U0346611

中国中医药出版社

·北 京·

图书在版编目（CIP）数据

中医辨证论治学基础/王天芳主编 . —北京：中国中医药出版社，2016.5（2022.11重印）
北京中医药大学特色教材系列　北京中医药大学教改教材
ISBN 978 – 7 –5132 – 3295 – 1

Ⅰ. ①辨…　Ⅱ. ①王…　Ⅲ. ①辨证论治 – 中医药院校 – 教材　Ⅳ. ①R241

中国版本图书馆 CIP 数据核字（2016）第 084804 号

中 国 中 医 药 出 版 社 出 版
北京经济技术开发区科创十三街 31 号院二区 8 号楼
邮政编码　100176
传真　010-64405721
山东润声印务有限公司印刷
各地新华书店经销

*

开本 850×1168　1/16　印张 21　字数 496 千字
2016 年 5 月第 1 版　2022 年 11月第 3 次印刷
书　号　ISBN 978 – 7 – 5132 – 3295 – 1

*

定价　53. 00 元

网址　www. cptcm. com

如有印装质量问题请与本社出版部调换（010-64405510）
版权专有　侵权必究
服务热线　010-64405510
购书热线　010-89535836
微信服务号　zgzyycbs
微商城网址　https://kdt.im/LIdUGr
官方微博　http：//e. weibo. com/cptcm
天猫旗舰店网址　https://zgzyycbs.tmall.com

北京中医药大学特色教材系列
北京中医药大学教改教材
总编审委员会

主 任 委 员　　徐安龙
副主任委员　　王庆国　翟双庆
委　　　　员　　（按姓氏笔画排序）

于天源	于永杰	王　伟	王庆甫	王健萍
王梅红	牛　欣	孔军辉	乔旺忠	刘　钊
刘仁权	刘建平	刘振民	刘铜华	刘雯华
闫永红	孙建宁	李永明	李献平	陈　静
林　谦	郝玉芳	贺　娟	都立澜	贾德贤
倪　健	高　颖	高思华	郭　辉	陶晓华

北京中医药大学特色教材系列
北京中医药大学教改教材
《中医辨证论治学基础》
编委会

主　　审　李庆业　季绍良

主　　编　王天芳

副 主 编　杨　桢　高　琳　薛晓琳　杨毅玲

编　　委　(以姓氏笔画为序)

于晓飞　王天芳　王佳佳　李海聪

杨　桢　杨毅玲　吴秀艳　宋月晗

赵　燕　高　琳　薛晓琳

前　言

实施科教兴国和人才强国战略，实现从人力资源大国向人力资源强国的转变、从高等教育大国向高等教育强国的转变，必须不断提高高等学校的教育教学质量。高水平教材是高质量教育的重要保证。贯彻《国家中长期教育改革和发展规划纲要》(2010－2020 年)，深化教育教学改革，实施教育质量工程，提高高等学校教育教学质量，必须不断加强高等学校的教材建设。

为深入贯彻落实《教育部财政部关于实施高等学校本科教学质量与教学改革工程的意见》和《教育部关于进一步深化本科教学改革全面提高教学质量的若干意见》及北京市相关文件精神，切实加强我校教材建设，依据《北京中医药大学本科教学"质量工程"实施纲要》，于 2008 年启动了北京中医药大学自编特色教材建设工程。自编特色教材以全面提高教学质量为目标，以打造高水平教材品牌为要求，充分挖掘学校优势特色专业资源，充分发挥重点学科的龙头引领作用，充分调动专家教授参与教材建设的积极性，通过立项、扶持、开发一批体系新、内容新、方法新、手段新的高水平自编教材，为提高学校教育教学质量，培养创新人才提供有力的支持和服务。

北京中医药大学自编特色教材从最初的立项到书稿的形成都遵循着质量第一、特色突出的原则。每一个申请项目都要经学校教学指导委员会初选，再由校内外专家组成评审委员会，对入围项目进行答辩和评审，教材书稿形成后又由校内外专家进行审读，严把质量关。

北京中医药大学自编特色教材是我校专家学者多年学术研究和教学经验的精品之作。教材作者在编写中，秉承"勤求古训，博采众方"之原则，以"厚德济生"之精神，认真探求经典的医理药方，系统总结临床的思维与技能，努力做到继承与创新相结合，系统与特色相结合。本套自编特色教材既适合在校学生学习使用，也适合专业课教师教学参考，同时也有利于中医药从业人员的知识更新。

北京中医药大学自编特色教材的出版，得到了中国中医药出版社的鼎力支持，在此表示衷心感谢！

北京中医药大学

2013 年 3 月

编写说明

《中医辨证论治学基础》是北京中医药大学组织编写的教育部"创新人才培养实验区"项目中的基本教材,供中医五年制教改实验班学生使用。

该教材本着突出中医辨证论治理论的原则,依据中医临床上辨证分析及处方用药一贯性的规律,将中医诊断学课程中"辨证"的内容与方剂学内容有机结合,系统介绍有关辨证论治的基础理论与方法,为培养学生临床辨证论治的综合能力及学习临床各科奠定基础。

全书分为五章。第一章绪论介绍中医辨证论治学基础课程的主要内容及中医辨证论治学发展史。第二章辨证方法概要介绍八纲、病因、气血津液、脏腑、六经、卫气营血、三焦及经络辨证等常用辨证方法的特点、适用范围及主要内容。第三章治则、治法与方剂介绍治疗原则,常用的治法,方剂与辨证的关系及方剂的组成、分类、剂型、煎服方法。第四章辨证论治将中医诊断学课程中"辨证"的内容与方剂学内容有机结合,以八纲和气血津液的辨证方法为纲,结合方剂学中的"八法"和具体的处方方法,分为表证、半表半里证、表里同病证、虚证、实证、寒证、热证、气证、血证、水湿证、痰证十一大类,介绍证候辨识、立法原则、处方方法及例方(包括组成、用法、功效、主治、方解、附方、方论选录、歌诀)等,目的在于执简驭繁,以证统法,以法统方,将理、法、方、药的内容融为一体。第五章临床综合运用介绍辨证论治思维的方法与步骤、中医病历书写,以及常见症状的鉴别诊断与论治。

教材的编写分工如下:第一章由王天芳编写;第二章第一至第三节由吴秀艳编写,第四至第八节由薛晓琳、王佳佳编写;第三章由高琳、王天芳编写;第四章第一至第三节由王天芳、于晓飞编写,第四、五节由高琳编写,第六节由赵燕编写,第七节由薛晓琳编写,第八至第十一节由杨桢编写;第五章第一节由赵燕编写,第二节由宋月晗、李海聪编写,第三节由杨毅玲编写。

本教材是在教学团队全体人员共同努力下完成的,不足之处在所难免,恳请大家在使用中提出宝贵意见,以便再版时修订提高。

《中医辨证论治学基础》编委会
2016 年 2 月

目　录

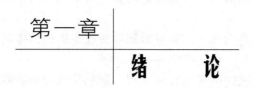

绪 论

认识人体正常的生理状态和疾病发生发展的规律，从而采取恰当的手段防治疾病，提高生存质量，益寿延年，这是人类社会得以繁衍昌盛的重要基础，是医学科学的任务。在中华民族长期的医疗实践活动中，历代医家在中国传统哲学和医学理论指导下，积累了丰富的临床诊疗经验，形成了完整的诊疗体系。其中的辨证论治是中医的精华和特色所在，是中医认识和治疗疾病的基本原则和方法。

中医辨证论治学是在中医基础理论指导下，研究如何将望、闻、问、切四诊所收集的病情资料，通过分析、综合，辨清疾病的原因、部位、性质和邪正之间的关系，概括、判断为某种证，然后根据辨证的结果，确定相应的治疗原则和治疗方法的一门学说。

中医辨证论治学基础主要介绍有关辨证论治的基础理论与方法，是衔接中医学基础和临床各科之间的桥梁课程。

第一节 中医辨证论治学基础课程的主要内容

一、辨证

（一）症、证、病的含义及其关系

症，是指病人患病后所出现的各种异常表现，包括症状和体征。症状是指病人自己感觉到的躯体不适及异常变化，如头痛、耳鸣、腹胀等；体征是指医生检查病人身体时所发现的异常征象，如舌红、脉数、喉中痰鸣等。症状和体征又被统称为广义的症状，简称为症。

证，又称证候，是中医学所特有的一个诊断概念，是对疾病发展过程中某一阶段的病因、病位、病性及病势等所做的概括，表现为一组具有内在联系的症状和体征。证比症更为全面、深刻、准确地反映了疾病的本质。

病（名），是对疾病全过程的特点与规律所做的概括，如痢疾、肺痈、痛经、消渴等。

病和证通过症状、体征表现出来，而症状、体征又是辨病与辨证的依据；同一种病可表现为不同的证，即所谓"同病异证"；不同的疾病可表现为同一种证，即所谓"异病同证"。

（二）辨证与辨病的含义及其关系

辨证，是指在中医理论指导下，通过对四诊所收集的病情资料进行综合分析，从而判断出某个证的思维过程。

辨病，是指在中医理论指导下，通过对四诊所收集的病情资料进行综合分析，从而得出病名诊断的思维过程。

病与证对疾病本质反映的侧重面有所不同。辨病是从疾病的致病因素、病理变化全过程认识疾病的本质。辨证则重在从疾病当前的表现中，判断病变的病因、病性、病位和病势。所以，中医强调辨证与辨病相结合。

辨病论治，是指在确立疾病诊断之后，根据疾病确立治疗原则。然而，许多疾病存在着比较复杂的发展过程，在这个过程中，每个阶段的病理变化不尽相同，很难找到一个一成不变的、一贯到底的治疗方法。因此，只能根据疾病发展过程中每一阶段的病理状况来确定治疗方针，也就是说，不是单纯根据病，而是结合证来确定治疗方法。因此，中医学强调辨证论治，并与辨病论治相结合。

1. 辨证与辨病相结合

中医认识和治疗疾病，既辨证又辨病。同一种病，由于致病因素、气候地域、机体反应的不同，常常表现为不同的证。所以，必须在辨病的基础上结合辨证，才能有效地施治。如感冒，常常可由于致病邪气和人的体质不同而表现为风热表证和风寒表证等。根据不同的证，应当分别采用辛凉解表和辛温解表等方法治疗。因此，辨证论治既不同于"头痛医头、脚痛医脚"的对症疗法，又不同于不分阶段和主次、一方一药对一病的治疗方法。

2. 同病异治与异病同治

同病异治是指同一种疾病，由于发病的时间、季节、地区及患者机体反应的不同，或处在疾病不同的发展阶段，可表现为不同的证，因而治疗方法也就不一样。如感冒，因有发生在暑季与冬季的不同，所感受六淫邪气的差异，当分别采用不同的解表方法进行治疗。再如麻疹，病变发展阶段不同，表现的证候各异，各个病变阶段的治法也不一样，初期宜发表透疹，中期应清宣肺热，后期却又要养阴为主。

异病同治是指不同的疾病，在其发展过程中，如果出现了相同的病机，也可以采用同一方法治疗。如久痢脱肛、子宫脱垂、胃下垂等疾病，如果均表现为中气下陷证，就都可以采用补益中气、升提清阳的方法进行治疗。

可见，中医治病不仅要着眼于病的异同，而且更应重视对证的区别。"证同治亦同，证异治亦异"，即相同的证，可用基本相同的治法；不同的证，应采用不同的治法。

（三）常用辨证方法

随着中医辨证理论的不断发展，逐步形成了八纲辨证、病因辨证、气血津液辨证、脏腑辨证、经络辨证、六经辨证、卫气营血辨证和三焦辨证等多种辨证方法，这些辨证方法从不同角度总结、归纳了各种疾病的证候特点及演变规律，既各有其特点和适用范围，又相互联系，在临床上多兼蓄并用。

二、论治

论治，又称施治，是指根据辨证的结果，确定相应的治疗原则和治疗方法。如果选取中药作为治疗的方法，则是指在辨证并确定治则的基础上，选取或配伍组成恰当的方剂。

（一）治则

治则，是指治疗原则，就是治疗疾病应遵循的法则。中医学的治疗法则，是在长期临床实践基础上总结出来的治疗规律，具有指导临床具体立法和处方用药的作用和意义。具体包括治病求本、标本缓急、扶正祛邪、正治反治，以及因时、因地、因人制宜等。

（二）治法

治法，是指在临床上辨明证候后，以治疗法则为指导，采取的具有针对性的具体治疗方法。该方法在方剂学中常被称为"立法"，是指导遣药组方的重要依据。治法可概括为以下"八法"，即汗法、吐法、下法、和法、温法、清法、补法、消法。临床上当根据疾病的具体情况进行选择。

（三）方剂

方剂，是指在中医理论指导下，在辨证、确定立法的基础上，根据配伍理论，选择适宜药物组合而成的药方和制剂。方剂是中医治疗疾病的主要手段之一，是理、法、方、药的重要组成部分。

从单味药发展到方剂是药物运用的一次质的飞跃。药具有个性专长，作用单纯，适用范围狭窄，容易产生毒副作用；而方突出了药味的合群之力，加强了药物之间的相互作用，通过配合，有的可增强药效，有的能减轻毒、副作用，并可随证加减药物，扩大了治疗范围，更能适应复杂多变的病证。

第二节 中医辨证论治学发展史

中医学是在中华民族数千年的医疗实践中所形成的传统医学，它具有独特的理论体系、丰富的养生和诊疗手段。中医学受到古代的唯物论和辩证法思想——阴阳、五行学说的深刻影响，是一个以整体观念为主导思想，以脏腑、经络、气、血、精、津液等的生理、病理为基础，以辨证论治为诊疗特点的医学理论体系。其内容包括了传统哲学思想、对正常人体的认识、对疾病的认识，以及预防和诊疗疾病的原则、方法与手段。中医辨证论治的诊疗思想是指导中医预防医学、临床医学和康复医学的重要理论基础。

一、辨证论治理论体系的形成

早在公元前 5 世纪，著名医家扁鹊就擅长"切脉、望色、听声、写形、言病之所在"，为中医辨证论治奠定了基础。春秋战国时期，出现了我国现存医学文献中最早的一部典籍《黄帝内经》，它确立了中医学的独特理论体系，成为中医辨证论治发展的基础。《黄帝内经》分为《素问》和《灵枢》两部分，系统阐述了人体结构、生理、病理，以及病证的诊断、治疗、预防和康复等问题，其内容包括藏象、经络、病因、病机、诊法、辨证、治则、针灸和汤液治疗等，从而以丰富的内容和系统的框架奠定了中医辨证学的理论基础。《黄帝内经》不仅在诊断学的方法上奠定了望、闻、问、切四诊的基础，而且提出诊断疾病必须结合致病的内、外因素加以全面考虑。

《难经》系秦越人所著，成书于汉以前。全书内容丰富，共有八十一个问答，称为"八十一难"。该书以问答的形式，阐述了人体的结构、生理、病因、病机、诊断、治则和治法等，尤其在脉诊等方面，其内容较《黄帝内经》更为详细，补充了《黄帝内经》的不足，也成为后世指导辨证论治的理论基础。

公元前 2 世纪，西汉名医淳于意创"诊籍"，开始记录病人的姓名、住址、病状及方药和就诊日期，以作为复诊的参考，为辨证论治临床经验的总结奠定了基础。

方剂学的形成和发展也有悠久历史。早在原始社会就有了"神农尝百草"的传说，说明我们的祖先已经开始运用单味药治疗疾病。时至商代，经过长期医疗实践，药物知识逐渐积累，人们开始把几种药物配合起来，经过煎煮制成汤液，成为最早的方剂，故有伊尹创汤液之说。据考证，1973 年在长沙马王堆汉墓中发现的《五十二病方》是我国现存早于《黄帝内经》和《神农本草经》的最古老的一部方书。收载临床各科医方达 283 首之多，而且还有了汤、丸、散等简单剂型，说明在周代方剂已经广泛地被用于治疗疾病。《黄帝内经》载方虽然只有 13 首，但对辨证、治则、处方、配伍、宜忌等理论进行了全面阐述，特别是提出了"方制"的概念，指出制方的基本规律，为方剂学的形成奠定了坚实的理论基础。

东汉末年，著名中医医家张仲景继承《黄帝内经》理论，总结临床经验，编著了《伤寒杂病论》。该书在宋代经林亿等整理，分为《伤寒论》和《金匮要略》两部分。本书以条目的形式，论述了疾病的临床表现，并辨析为某种病证，从而提出治法和处方用药。《伤寒论》确立了六经辨证论治的纲领，《金匮要略》则以脏腑的病机理论进行分证论治。这两本书共载方 300 余首，以病脉证治统括方剂，六经病证均有代表方，随证加减又设衍化方，将理、法、方、药融为一体，已初步形成了"八法"的雏形。每首方剂均组合有法，选药精当，配伍周密，疗效显著，示人以法。这两本医籍对外感病证和内伤杂病进行的论治，确立了辨证论治的理论体系和治疗原则。《伤寒杂病论》既是辨证论治的第一部专书，又是集汉以前方剂之大成，为方剂学的发展提供了丰富内容，为辨证论治奠定了基础。

另外，杰出的医学家华佗详论证、脉，论脏腑寒热虚实、生死顺逆之法，为脏腑辨证奠定了基础。

二、魏晋隋唐时期辨证论治理论体系的发展和病因病机专著的产生

隋代巢元方等编著的《诸病源候论》，是中医学第一部详论病源和病因病机证候学的专书。全书分 67 门，列各种疾病的证候共 1739 论，内容丰富，诊断明确。宋代陈无择著《三因极一病证方论》，在病因学方面提出了"三因学说"，他在梁代陶弘景《补阙肘后百一

方·三因论》的基础上，提出病因应按外所因六淫、内所因七情和不内外因三类进行划分的学说，对后世产生了深远的影响。宋代钱乙在《小儿药证直诀》中，对辨证论治理论体系的发展也做出了贡献。

唐代孙思邈所著的《备急千金要方》和《千金翼方》是两本以记载处方和各种治病手段为主的方书。书中在论述方剂的分类和各种处方的适应证时，对《伤寒杂病论》的辨证论治理论体系有所发展，尤其在脏腑辨证方面有了长足的进步，使其内容更丰富和系统化。该书强调诊病时，既要注重掌握病源与病机的演变，又要重视色、脉和按诊。

魏晋南北朝至隋唐时代，由于医疗实践经验的不断积累，对疾病的认识和医方创制方面，都有了较大提高。特别是方书著述的数量急剧增加，但在方剂学的理论阐述方面没有新的突破。这个时期方书已达数十种，但可惜多已亡佚。仅存的只有晋代葛洪《肘后备急方》，书中记载大量验、便、廉的有效方剂，具有较高的实用价值。北齐徐之才著《药对》，将药物按功效分为10种，后人转引为方剂分类方法，改称"十剂"，为方剂按功效分类打下了良好基础。隋代的《四海类聚方》多达2600卷，《四海类聚单方》也有300卷之多，足可见方剂学发展之一隅。唐代更出现了集前世之大成的医学类书，如孙思邈的《备急千金要方》《千金翼方》和王焘的《外台秘要》，其中《备急千金要方》收集了汉以后历代医家的经验方和民间流传的单方、验方，共5300多首。特别是提出了"处方"的概念，对于选药组方的加减变化规律做了初步阐述，对后世有一定影响。王焘的《外台秘要》博采唐以前的医学名著，凡方均注明原始出处，使后人得以窥见晋唐期间许多已散佚方书的基本面貌，对于保存史料有其不可忽视的价值。

三、宋金元时期辨证论治理论体系的发展和四大医学流派对辨证论治理论的贡献

宋代经济发展，文化繁荣，名医辈出，是医方编纂的一个鼎盛时期。由政府主持，医官王怀隐、陈昭遇等编定了《太平圣惠方》。该书载方16834首，收集了大量效方、验方和秘方，为我国第一部方典。书中还收载了许洪的《用药总论指南》，其中提出了"处方法"的概念，对处方用药的方法和步骤做了初步总结，对于从方到法的发展起到了推动作用。《太平惠民和剂局方》共10卷，载方700余首，是官方和剂局制售成药的处方和制剂规范，是我国第一部由朝廷颁发的成药典。继之，国家又组织编撰了《圣济总录》，载方2万余首，后世称其为对方剂的第三次总结。当时医家自撰的方书也有多种，如王衮的《博济方》、沈括的《苏沈良方》、陈无择的《三因极一病证方论》、严用和的《济生方》等，也都收载了大量有效方剂，从各方面充实了方剂学的内容。

金元时期，出现了刘完素、张从正、李杲、朱丹溪四大医学流派的代表人物，后世称为"金元四大家"。刘完素在《黄帝内经》病机学说和运气学说的基础上，结合自己的临床经验，以火热立论，提出了百病多因于"火"的理论，用药以寒凉为主，后世称为主火派或寒凉派。其学术思想和临床经验对后世的影响很大，尤其对温病学说的形成起到了重要的作用。张从正认为病由邪生，故治病首先当以祛邪为要务，临床多采用汗、吐、下三法，以达到驱邪外出的目的。后世称为攻下派或攻邪派。李杲继承了刘完素的学术思想，十分注重脾胃在人体生命活动中的重要地位，认为脾胃为元气之本，饮食不节，劳役过度，或情志所

伤，皆损伤脾胃，导致百病丛生。故养生首先要保护脾胃，治疗也应以补益脾胃为主，后世称为补土派或脾胃学派。朱丹溪集河间、东垣和子和之学，善治杂病，创见颇多。他认为痰和郁是重要的致病因素，提出"一有郁滞，诸病生焉"，"百病多因痰作祟"等理论，在临床治疗中注重解郁和化痰。另外，他还提出"阳常有余，阴常不足"的理论，治疗以滋阴降火为主，后世称为养阴派。金元四家在前人理论和实践经验的基础上，各有发明创见，都从不同角度丰富了中医药学的内容。

同时，金元四大家在治疗上也独树一帜。刘河间善用寒凉，著《黄帝素问宣明论方》《伤寒直格》等；李东垣专于补土，著《脾胃论》《兰室秘藏》等；张子和主张攻下，著《儒门事亲》；朱丹溪长于滋阴，著《丹溪心法》《格致余论》等，对方剂的运用各有创新和发挥，促进了方剂学的发展。同时代的金人成无己著《伤寒明理药方论》，选伤寒方20首，依《黄帝内经》理论一一为方作解，开方论之先河，标志着方剂理论研究的新起点。

四、明清时期温病学说兴起，中医辨证论治理论日趋完善

温病学理论源于《黄帝内经》《难经》《伤寒杂病论》，经过后世医家不断补充和发展，逐步形成一门独立的学科。尤其是明代吴又可著《温疫论》，提出"温疫"的病因"非风，非寒，非暑，非湿"，"乃天地间别有一种异气所感"，"温疫"的传染途径是从口鼻而入，这在温疫和温病的病因、病邪入侵途径等方面，从理论和实践都作出了重大的贡献，对温病的病因病机学的发展是个很大的促进。至清代叶天士、吴鞠通等创立以"卫、气、营、血"和"三焦"为核心的温病辨证论治理论和方法，使温病学日趋完善，在病因、辨证、论治方面形成了完整的理论体系。

在这一时期，另一个主要的特点是许多医家结合自己的临床经验和体会，在前人理论和临床实践的基础上进行了集大成式的总结。如明代楼英的《医学纲目》、王肯堂的《证治准绳》，清代国家组织编撰的《医宗金鉴》和《四库全书·子部》，以及陈梦雷主编的《古今图书集成·医部全录》，对古代中医理论和临床经验进行了系统的整理，为后世对中医辨证论治理论的学习和研究提供了极大的方便。

此外，许多医家也开始探索人体自身的奥秘。如赵献可和张景岳提出人体调节脏腑阴阳的枢机是命门，认为命门中所藏的阴阳水火是五脏六腑阴阳的根本，命门中阴阳的盛衰决定着全身脏腑阴阳的盛衰，这种学术思想为温补学派奠定了基础。李中梓在前人对脏腑认识的基础上，结合临床体会，提出了"肾为先天之本，脾为后天之本"的论断，至今仍被广泛应用。清代医家王清任著《医林改错》，重视解剖，对中医理论的发展也有一定贡献。

明清时期，方剂学的发展不仅表现在方剂数量的增加，更注意从理、法、方、药的内在联系上深入研究方剂，促使实践经验上升至理论阶段，并出现了由博返约的新趋势。明代朱橚著《普济方》载方61739首，已达方书之最。继成无己之后，吴崐著《医方考》，汇编各家名方，对其方药、见证一一作考，详析方义，是历史上第一部方论专著。此后清代有大量方论著作问世，如王子接的《绛雪园古方选注》、罗美的《古今名医方论》、吴谦的《删补名医方论》、汪昂的《医方集解》、吴仪洛的《成方切用》等。随着医方数量的骤增，清代出现了大量便于阅读、记忆的方歌手册，如汪昂的《汤头歌诀》、张秉成的《成方便读》、

陈修园的《伤寒方歌括》《长沙方歌括》《时方歌括》等，深受初学者欢迎，流传甚广。程钟龄著《医学心悟》，首先明确提出"八法"的概念，并对汗、和、下、消、吐、清、温、补八类处方规律进行了具体阐述，开创了"以法统方"的先河。晚清，由于以叶天士、薛生白、吴鞠通等医家为代表的温病学派的建立，创制了大量治疗温病的新方，使方剂学的内容更加充实和完善。

五、近代和现代中医辨证论治理论的发展

民国时期，由于政治腐败，经济落后，帝国主义的侵略，中医药事业受到严重打击，几乎处于停滞状态。但是在中医先贤们的努力下，中医辨证论治理论得到了一定的发展。一方面，前人的学术经验和成果得到了整理，如曹炳章的《中国医学大成》是一部集古今中医学大成的巨著；另一方面，随着西方医学知识大量的传入，中西医论争逐步发展到中西医汇通，然后走向中西医结合。中医辨证论治理论在发展过程中，一些少数民族医药和海外医药学知识不断被纳入中医药学体系，使中医辨证论治理论得到丰富。另外，鸦片战争以后，西方哲学、科学技术等理论及医学知识大量涌入，由于中西医两种医学体系不同，在长期争论过程中，中西医双方在学术上逐渐取得了一定的沟通。一些有识之士率先提倡中西医汇通，如张锡纯所著的《医学衷中参西录》是一部很有价值的中西医学汇通的专著，其载方189首，其中自拟方160首。该书以中西汇通思想为指导，立法处方均有新见解，对后世产生一定影响。

中华人民共和国成立以来，中医药事业得到了党和政府的重视和关怀，辨证学和方剂学也得到前所未有的发展。在对古医籍的大量发掘、整理及归纳的基础上，国家开始组织编写供中医药院校使用的《中医诊法学》《中医辨证学》《方剂学》及《中医辨证论治学》等教材，使中医辨证论治学的理论性、系统性和科学性不断加强，其发展进入了新的历史时期。

与此同时，西医药学界也不断研究和吸收中医药学，产生了一些成果，如麻黄素、延胡索乙素等。在国家大力倡导下，西医学及许多现代学科多层次、多角度地研究中医药学；中西医在临床诊治中的有机结合，也促进了中医辨证论治理论的发展。

近60余年来，中医辨证论治的研究是全方位的，研究的方式除了传统的经验总结和文献整理外，还与实验研究相结合，进一步揭示了其现代科学的内涵。作为中医辨证论治理论支柱的阴阳学说、五行学说、经络学说、藏象学说、运气学说，以及气血津液理论和痰、瘀等方面的研究都在不断深化，与临床密切相关的证的研究也取得了很大进展。

第二章

辨 证 方 法 概 要

辨证是运用中医学的基本理论和方法，对通过望、闻、问、切四诊所获得的临床资料进行综合分析和归纳，确定疾病的病因、病位、病性及邪正盛衰等，进而判断为某个证。这一过程是对疾病从现象到本质的认识过程。由此可见，辨证是中医临床"理、法、方、药"诊治过程中的一个重要环节，它不仅是临床确定治疗原则和方法的前提与基础，也是判断病情轻重、变化及转归的重要依据。

辨证方法主要包括八纲辨证、病因辨证、气血津液辨证、脏腑辨证、六经辨证、卫气营血辨证、三焦辨证及经络辨证等。这些辨证方法分别从不同层次、不同角度辨识证候的特点及演变规律，既有各自的适用范围，又相互联系，在临床上多兼蓄并用。

第一节 八纲辨证

八纲，即表、里、寒、热、虚、实、阴、阳八个辨证的纲领。医生通过四诊获得病情资料后，根据病位的深浅、病性的寒热、邪正的盛衰等，加以综合分析，归纳为八类证候的过程，称为八纲辨证。

八纲的内容，早在《黄帝内经》就有论及，张仲景在《伤寒杂病论》中更具体运用于伤寒与杂病的诊疗中。到了明代，八纲的概念与内容已为许多医家所重视与接受。如张景岳在《景岳全书·传忠录》中指出："阴阳既明，则表与里对，虚与实对，寒与热对，明此六变，明此阴阳，则天下之病固不能出此八者。"并认为"凡诊病施治，必须审阴阳，乃医道之纲领。"首先提出阴阳为二纲，二纲可以统领六变。清代程钟龄在《医学心悟》中将八者并列，并认为："受病百端，不过寒、热、虚、实、表、里、阴、阳，八字尽之。"但仍未提及八纲之说。近世医家祝味菊在《伤寒质难》中说："所谓'八纲'者，阴、阳、表、里、寒、热、虚、实是也。古昔医工观察各种疾病之证候，就其性能之不同，归纳于八种纲要，执简驭繁，以应无穷之变。"正式提出了八纲的名称，八纲辨证之说也由此沿用至今。

疾病的表现尽管极其复杂，但基本上都可以用八纲加以归纳。如疾病的类别，可以概括为阴证与阳证；根据病位的深浅，可分为表证与里证；根据疾病的性质可分为寒证与热证；根据邪正的盛衰，则邪盛为实证，正衰为虚证。根据八纲辨证，可将错综复杂的临床表现归纳为表里、寒热、虚实、阴阳四对纲领性证候，从而找出疾病的关键，掌握其要领，预测其发展趋势，为治疗提供依据。

八纲是从各种辨证方法中概括出来的、用于分析各种疾病共性的辨证方法，是各种辨证方法的基础。在辨证过程中有执简驭繁、提纲挈领的作用。其中阴阳两纲又是八纲的总纲，可概括其他六纲，即表、热、实证为阳，里、寒、虚证为阴。

八纲所概括的每一纲领性证候虽均有其独特的内容，但并不是孤立、不变的，它们之间是相互联系的。如表里、寒热及虚实之间可相兼出现，表现为表实证、里寒证、虚热证等；表与里、寒与热、虚与实之间可出现交织在一起的夹杂情况，表现为表里同病、虚实夹杂、寒热错杂等；在一定条件下，疾病可出现转化，表现为表邪入里、里邪出表、寒证转热、热证转寒、实证转虚、因虚致实等；疾病发展到一定阶段，还可出现与疾病性质相反的假象，表现为真热假寒、真寒假热、真实假虚、真虚假实等。因此，运用八纲进行辨证时，不仅要熟练掌握八纲基本证候的特点，还要注意它们之间的相兼、夹杂及转化等关系。

一、表里辨证

表里是辨别疾病病位内外和病势深浅的一对纲领。表里是一个相对的概念，如经络与脏腑相对而言，经络为表，脏腑为里；脏与腑相对而言，脏为里，腑为表；经络中三阳经与三阴经相对而言，三阳经属表，三阴经属里等。从外感病的病势深浅而论，病邪入里一层，病深一层；病邪出表一层，病浅一层。表里的这种相对概念对伤寒的六经辨证和温病的卫气营血辨证尤为重要。

一般而言，皮毛、肌腠、经络为外为表，血脉、骨髓、脏腑为内为里。因此，临床上一般把外邪侵袭肌表，病位浅者，称为表证；病在脏腑，病位深者，称为里证。

（一）表证与里证

1. 表证

表证是指邪气从皮毛、口鼻而入，正邪相争于表所产生的证候。《景岳全书·传忠录》说："表证者，邪气之自外而入者也，凡风寒暑湿燥火，气有不正，皆是也。"表证见于外感病的初期阶段，具有起病急、病程短的特点。

【临床表现】发热恶寒（或恶风），头身疼痛，舌苔薄，脉浮等，可兼见鼻塞、流涕、咽喉痒痛等。

【病机分析】外邪客于皮毛、肌腠，阻遏了卫气的正常宣发，影响其温煦功能，所以出现恶寒；邪气外束，腠理闭塞，卫气起而抗邪，正邪相争，则出现发热；外邪束表，经气郁滞不畅，不通则痛，故见头身疼痛；病邪在表，尚未入里，所以舌象没有明显变化而呈现薄苔；正邪相争于肌表，脉气鼓动于外，故见脉浮。此外，肺主皮毛，鼻为肺窍，皮毛受邪，内传于肺，鼻咽不利，可见鼻塞、流涕、咽喉痒痛等症。

表证的临床表现可因所感受的邪气性质的不同而有差异，如表寒证（亦称表实寒证或风寒表证），是由于风寒邪气侵袭肌表所致，以恶寒重、发热轻，无汗，脉浮紧等为主要表现；表热证（亦称表实热证或风热表证）是由于感受风热之邪所致，以发热、微恶风寒，有汗，脉浮数等为主要表现；伤风表证（亦称风寒表虚证或风邪袭表证）是由于风邪侵袭肌表所致,以发热、恶风、头痛、汗出、脉浮缓等为主要表现。

2. 里证

里证是泛指病变部位在内,由脏腑、气血、骨髓等受病所反映的证候。《景岳全书·传忠录》说:"里证者,病之在内、在脏也。凡病自内生,则或因七情,或因劳倦,或因饮食所伤,或为酒色所困,皆为里证。"里证多见于外感病的中、后期阶段或内伤疾病,其起病可急可缓,一般病情较重、病程较长。

形成里证的常见原因有以下 3 种情况:①外邪不解,内传入里。②外邪直中,侵犯脏腑。③情志内伤、饮食劳倦等因素,直接损伤脏腑,致气血阴阳失调,脏腑功能失常。

【临床表现】里证的范围广泛,症状繁多,可以说凡不是表证及半表半里证的特定证候,一般都属于里证的范畴。因此,对于属于里证范围的具体证候的辨别,还须结合八纲辨证的其他内容及脏腑、气血津液等其他辨证方法(具体内容详见有关章节)。

【病机分析】详见相关章节。

3. 表证、里证的鉴别要点

在鉴别表证、里证时,应根据寒热症状、脏腑症状是否突出及舌象、脉象的表现等进行分析(表 2 – 1)。此外,辨表、里证尚应参考起病的缓急、病情的轻重及病程的长短等。

表 2 – 1　表证与里证的鉴别简表

鉴别要点	表证	里证
寒热	恶寒、发热并见	但热不寒,或但寒不热
脏腑症状	常见头身疼痛、鼻塞、喷嚏,脏腑症状不明显	以脏腑症状,如咳喘、心悸、腹痛、呕吐、腹泻表现为主
舌象	变化不明显	有变化
脉象	浮脉	沉脉或其他多种脉象

附:半表半里证

半表半里证是指外邪由表内传,尚未入于里;或里邪透表,尚未至于表,邪正相搏于表里之间所表现的证候。

半表半里证以寒热往来、口苦咽干、目眩、胸胁苦满、心烦喜呕、默默不欲饮食、脉弦等为主要表现。是由于邪气在表里出入过程中,邪正分争,使少阳枢机不利所致(参见"六经辨证"中的"少阳病证")。

(二) 表证与里证的关系

1. 表里同病

表证和里证在同一时期出现,称表里同病。其形成多为以下两种情况:一是表证未罢,又及于里;二是本病未愈,又加标病,如本有内伤,又加外感,或先有外感,又伤饮食等。但也有初病就表里同病者。

表里同病时,往往与寒热、虚实相互交错,可概括为 6 种情况。

（1）表里俱寒

如外感寒邪，内伤饮食生冷或素体脾胃阳虚，又感风寒之邪等所致的恶寒发热，头身疼痛，腹痛吐泻，肢冷，脉迟等。

（2）表里俱热

如素有内热，又感风热之邪所致的发热，微恶风寒，汗出，咽痛，烦躁，口渴，尿黄，大便秘结，舌红苔黄，脉数等。

（3）表寒里热

如表寒未解，又传入于里化热，或本有里热，外感寒邪，表现为恶寒发热，头痛身痛，口渴，心烦，舌红苔黄，脉数等。

（4）表热里寒

如脾胃虚寒，复感风热，表现为发热恶风，头痛，咽痛，四肢不温，大便溏泻等。

（5）表里俱实

如痰食内滞，外感寒邪，表现为恶寒发热，无汗，头身疼痛，腹部胀满，大便秘结，脉滑实等。

（6）表实里虚

如素体脾肺气虚，又感风寒之邪，表现为恶寒发热，无汗，头身疼痛，神疲乏力，少气懒言，食少，便溏，舌淡，脉弱等。

2. 表里出入

表里出入是指外感病邪，邪正相争，邪气由表入里或由里达表。邪气出入之趋向取决于正邪双方斗争的胜负。因此，掌握病势的表里出入变化，对于预测疾病的发展、转归，及时调整治疗原则与方法具有重要意义。

（1）表邪入里

表邪入里是指表证病邪不解，内传入里，出现里证，表证随之消失。多因正气不足，或邪气过盛，或失治误治，护理不当等因素所致，为邪胜正负的结果，提示病势加重。如原为表寒证，若恶寒自罢，身痛亦除，不恶寒但恶热，并出现口苦，心胸满闷，汗出，渴欲饮水，舌红苔黄等，则为表邪不解，入里化热，疾病由表寒证转化成里实热证。

（2）里邪出表

里邪出表是指某些里证，病邪从里透达于外。多因治疗护理得当，机体抗邪能力增强所致，为正胜邪负的结果，提示病势减轻。邪气多以汗、疹、白㾦等形式向外透发。如外感温热病中，高热烦渴之里热证，随汗出而热退身凉；热入营血之证候，随斑疹的透发，身热、烦躁、谵语减轻等，此为病邪由里达表之象。但其结果并非是里证转化成了表证。正如《景岳全书·传忠录》所说："病必自表而入者，方得谓之表证。若由内以及外，便非表证矣。"

二、寒热辨证

寒热是辨别疾病性质的一对纲领。病邪有阴邪、阳邪之分，正气有阴精、阳气之别，寒证和热证反映了机体阴阳的偏盛偏衰。《素问·阴阳应象大论》中说："阳盛则热，阴盛则寒。"《素问·调经论》中说："阳虚则外寒，阴虚则内热。"《景岳全书·传忠录》中说："寒热者，阴阳之化也，阴不足则阳乘之，其变为热；阳不足则阴乘之，其变为寒。"概言之，阴盛或阳虚的表现为寒证，阳盛或阴虚的表现为热证，所以辨寒热实际上是辨阴阳之盛衰。

（一）寒证与热证

1. 寒证

寒证是指感受寒邪，或体内阳气不足所表现的证候。具体有里寒、表寒、虚寒、实寒等的不同。寒邪客于脏腑，或因阳气亏虚所致者，多为里寒证；风寒之邪袭于肌表，多为表寒证；因内伤久病，阳气耗伤而阴寒偏胜者，多为虚寒证（又称阳虚证）；因感受外界寒邪，或过服生冷寒凉所致，起病急骤，体质壮实者，多为实寒证。

【临床表现】各类寒证的临床表现不尽一致，但其常见症状有恶寒（或畏寒）喜暖，面色㿠白，肢冷蜷卧，冷痛，口淡不渴，痰、涎、涕等清稀，小便清长，大便溏薄，舌淡苔白而润，脉迟或紧等。

【病机分析】阳虚阴寒内盛，或寒邪遏制阳气，形体失却温煦，则见恶寒（或畏寒）喜暖，肢冷蜷卧，冷痛等；寒不消水，津液未伤，故口淡不渴，痰、涎、涕等清稀，小便清长，大便溏薄，苔白而润。

2. 热证

热证是指感受热邪，或阳气亢盛，体内阴液不足所表现的证候。具体有里热、表热、虚热、实热等的不同。热邪盛于脏腑，或阴液亏虚所致者，多为里热证；风热之邪袭于肌表，多为表热证；内伤久病，阴液耗损而虚热偏盛者，多为虚热证（又称阴虚证）；外感火热之邪，或过服辛辣温热之品，或七情过激，郁而化热，或饮食不节，积蓄为热所致，病势急而形体壮者，多为实热证。

【临床表现】各类热证的表现不尽一致，但其常见症状有发热，恶热喜冷，口渴喜饮，面红目赤，烦躁不宁，痰、涕黄稠，小便短赤，大便干结，舌红苔黄而干燥少津，脉数等。

【病机分析】阳热偏盛，津液被耗，或阴液亏虚，虚热内盛，故见发热，恶热喜冷，面红目赤，烦躁不宁，舌红苔黄，脉数等热象表现；热伤津液，故见口渴喜饮，痰涕黄稠，小便短赤，大便干结，舌红少津等症。

3. 寒证与热证的鉴别要点

对寒证与热证的辨别，不能孤立地根据某一症状作出判断，应对疾病的全部表现进行综合观察，尤其是寒热的喜恶，口渴与否，面色的赤白，四肢的温凉，二便、舌象、脉象等方面的表现（表2-2）。

表2-2 寒证与热证的鉴别简表

鉴别要点	寒证	热证
寒热喜恶	恶寒喜温	恶热喜冷
渴饮	不渴	渴喜冷饮
面色	白	赤

续表

鉴别要点	寒证	热证
四肢	冷	热
二便	小便清长，大便稀溏	小便短赤，大便秘结
舌象、脉象	舌淡、苔白润，脉迟或紧	舌红、苔黄燥，脉数

《医学心悟·寒热虚实表里阴阳辨》说："一病之寒热，全在口渴与不渴，渴而消水与不消水，饮食喜热与喜冷，烦躁与厥逆，溺之长短赤白，便之溏结，脉之迟数以分之。假如口渴而能消水，喜冷饮食，烦躁，溺短赤，便结脉数，此热也；假如口不渴或渴而不能消水，喜饮热汤，手足厥冷，溺清长，便溏，脉迟，此寒也。"

4. 寒证、热证的真假辨别

一般来说，寒证多表现为寒象，热证多表现为热象，只要抓住上述几个鉴别要点就可作出判断。但在某些疾病的危重阶段，可表现出一些不符合常规认识的征象，也就是当病情发展到寒极或热极的时候，有时会出现一些与其寒、热病理本质相反的"假象"症状或体征，从而影响对寒证、热证的准确判断。具体来说，有真热假寒和真寒假热两种情况。

（1）**真热假寒**

真热假寒是指疾病的本质为热证，却出现某些"寒象"的表现，又称"热极似寒"。如里热炽盛之人，除出现胸腹灼热、神昏谵语、口臭、息粗、渴喜冷饮、小便短黄、舌红苔黄而干、脉有力等里实热证的典型表现外，有时会伴随出现四肢厥冷、脉迟等症。从表面来看，这些"寒象"似乎与疾病的本质（热证）相反，但实际上这些表现是由于邪热内盛，阳气郁闭于内而不能布达于外所致，而且邪热越盛，厥冷的程度可能越重，即所谓"热深厥亦深"。因此，这些"寒象"其实为热证发展到较为严重、复杂阶段的表现，也是阳热内盛疾病本质的反映，只不过是较常规热证的病机和表现更为复杂。

（2）**真寒假热**

真寒假热是指疾病的本质为寒证，却出现某些"热象"的表现，又称"寒极似热"。如阳气虚衰，阴寒内盛之人，除出现四肢厥冷、小便色清、便质不燥甚至下利清谷、舌淡苔白、脉来无力等里虚寒证的典型表现外，尚可出现自觉发热、面色发红、神志躁扰不宁、口渴、咽痛、脉浮大或数等症。从表面来看，这些"热象"似乎与疾病的本质（寒证）相反，但实际上这些表现是由于阳气虚衰，阴寒内盛，逼迫虚阳浮游于上、格越于外所致，而非体内真有热。同时，这些"热象"与热证所致有所不同。如虽自觉发热，但触之胸腹无灼热，且欲盖衣被；虽面色发红，但为两颧浮红，时隐时现；虽神志躁扰不宁，但感疲乏无力；虽口渴，却欲热饮，且饮水不多；虽咽喉疼痛，但不红肿；虽脉浮大或数，但按之无力。因此，这些"热象"其实为危重寒证的表现，是阴寒内盛疾病本质的反映，但较一般寒证的病机和表现更为复杂。

当出现上述"热极似寒"或"寒极似热"的情况时，一定要注意在四诊合参、全面分析的基础上，透过现象抓本质。在具体辨别时，应注意以下几个方面：①了解疾病发展的全过程，一般情况下"假象"容易出现在疾病的后期及危重期。②辨证时应以身体内部、中心的症状及舌象等作为判断的主要依据，外部、四肢的症状容易表现为"假象"。③"假象"和真象存在不同。如"假热"之面赤，是面色㿠白而仅在颧颊上浅红娇嫩，时隐时现，而里热炽盛的面赤却是满面通红；"假寒"常表现为四肢厥冷伴随胸腹部灼热，揭衣蹬被；而阴寒内盛者则往往身体蜷卧，欲近衣被。

（二）寒证与热证的关系

1. 寒热错杂
寒热错杂除了单纯的寒证与热证外，临床上还经常出现寒证与热证在病人身上同时出现的寒热错杂情况。常见有表里的寒热错杂与上下的寒热错杂。

（1）表寒里热

表寒里热是指在同一时间内，患者既有表寒的表现，又有里热的症状。具体表现参见"表里同病"。

（2）表热里寒

表热里寒是指在同一时间内，患者既有表热的表现，又有里寒的症状。具体表现参见"表里同病"。

（3）上热下寒

上热下寒是指患者在同一时间内，既见胸中烦热，口干喜饮，目赤肿痛等，又见脘腹部隐痛，喜温喜按，大便溏泻等。此为热在上焦，寒在脾胃。

（4）上寒下热

上寒下热是指患者在同一时间内，既有胃脘冷痛，呕吐清涎，又见小腹胀满，尿频，尿痛等症，此为寒在胃脘，热在膀胱。

2. 寒热转化
在一定条件下，寒证与热证可以相互转化。

（1）寒证转热

寒证转热是指原为寒证，后出现热证，而寒证随之消失。多因治疗不当，过服温热药物；或由于失治，寒邪未被及时发散，而机体的阳气偏盛，寒邪从阳化热所致。如疾病开始出现恶寒发热、头身疼痛、舌苔薄白、脉浮紧的表寒证，数日后，患者表现为壮热、不恶寒、反恶热、心烦、口渴、舌红苔黄、脉数的里热证，此属表寒证转化为里实热证的情况。

（2）热证转寒

热证转寒是指原为热证，后出现寒证，而热证随之消失。多因失治、误治，阳气耗损；或邪气过盛，耗伤正气，正不胜邪，机能衰退所致。如高热病患者，由于汗、吐、下太过，阳随津脱而出现体温骤降、面色苍白、四肢厥冷的虚寒证（亡阳），此属热证转化为寒证的情况。

三、虚实辨证

虚实是辨别邪正盛衰的一对纲领。《素问·通评虚实论》中说："邪气盛则实，精气夺则虚。"治疗时虚证宜补，实证宜攻。通过虚实辨证可以掌握病者邪正盛衰的情况，为正确判断病势的进退、预后及治疗提供依据，避免虚虚实实之误。

（一）虚证与实证

1. 虚证

虚证是指人体气血、阴阳、津液、精髓等正气亏虚，而邪气不明显为基本病理所导致的各种证候。虚证的形成包括先天禀赋不足与后天失养两个方面，后天失养包括饮食失调、七情内伤、房劳过度或久病失治、误治等。

虚证包括气虚、血虚、阴虚、阳虚、津亏、精亏等证，各种虚证的表现极不一致，很难用几个症状全面概括（具体内容详见其他有关章节）。但临床上一般表现为久病，势缓，具有"衰退、不足、松弛"等临床特征，故《难经·四十八难》有"缓者为虚""出者为虚"的说法。《类经·疾病类》亦说："内出之病多不足，如七情伤气，劳倦伤精之类也。"

2. 实证

实证是指人体感受外邪，或疾病过程中阴阳气血失调，体内病理产物蓄积，以邪气盛实、正气不虚为基本病理所导致的各种证候。实证的成因有两个方面：一是外邪侵入人体，二是脏腑机能失调，以致有形病理产物蓄积体内所致。因此，由于感受风、寒、暑、湿、燥、火，瘟疫毒邪及虫毒等邪气所形成的证候及痰、饮、水、湿、瘀血、宿食等病理产物停留于体内所形成的各种证候均属实证的范畴。

由于感邪性质、蓄积病理产物的不同及病邪侵袭、停积部位的差异，不同的实证有各自不同的临床表现（具体内容详见其他有关章节）。但一般具有"亢盛、有余、停聚"临床特征，故《难经·四十八难》有"急者为实""入者为实"的说法。《类经·疾病类》亦说："凡外入之病多有余，如六气所感，饮食所伤之类也。"

3. 虚证与实证的鉴别要点

虚证的表现因损及正气的类别不同而有所差异，实证的表现也因感邪性质、蓄积病理产物的不同而不同，故虚证与实证鉴别时应从虚、实证各自表现的共同特征方面加以鉴别，如病程、病人体质及症状的特点与舌象、脉象等（表2-3）。

表2-3　虚证、实证的鉴别简表

鉴别要点	虚证	实证
病程	较长（久病）	较短（新病）
体质	虚弱	强壮
精神	萎靡	烦躁，发狂，谵语
声息	声低息微	声高息粗
疼痛	绵绵而痛，痛处喜按	疼痛较剧，痛处拒按
胸腹胀满	按之不痛，胀满时减	按之疼痛，胀满不减
寒热	畏寒，多见低热，五心烦热	恶寒，多为壮热
舌象	舌质娇嫩，苔少或无	舌质苍老，苔厚腻
脉象	无力	有力

4. 虚证与实证的真假辨别

一般来说，虚证的表现具有"不足、松弛、衰退"的特征，实证的表现具有"有余、亢盛、停聚"的特征。但疾病较为复杂或发展到严重阶段，可表现出一些不符合常规认识的征象，也就是当病人的正气虚损严重，或病邪非常盛实时，会出现一些与其虚、实病理本质相反的"假象"症状或体征，从而影响对虚、实证的准确判断。具体来说，有真实假虚和真虚假实两种情况。

（1）真实假虚

真实假虚是指疾病的本质为实证，却出现某些"虚羸"的现象，即所谓"大实有羸状"。如实邪内盛之人，出现神情默默、身体倦怠、不愿多言、脉象沉细等貌似"虚羸"的表现，是由于火热，或痰食，或湿热，或瘀血等邪气或病理产物大积大聚，以致经脉阻滞，气血不能畅达所致，其病变的本质属实。因此，虽默默不语但语时声高气粗，虽倦怠乏力却动之觉舒，虽脉象沉细却按之有力，与虚证所导致的真正"虚羸"表现存在不同。同时还伴随疼痛拒按、舌质苍老、舌苔厚腻等实证的典型表现，是"大实有羸状"的复杂病理表现。

（2）真虚假实

真虚假实是指疾病的本质为虚证，反出现某些"盛实"的现象，即所谓"至虚有盛候"。如正气内虚较为严重之人，出现腹胀腹痛、二便闭涩、脉弦等貌似"盛实"的表现，是由于脏腑虚衰，气血不足，运化无力，气机不畅所致，其病变的本质属虚。因此，腹虽胀满而有时缓解，不似实证之常满不减；腹虽痛，不似实证之拒按，而是按之痛减；脉虽弦，但重按无力，与实证所致表现存在不同，同时伴随神疲乏力、面色无华、舌质娇嫩等虚证的典型表现，是"至虚有盛候"的复杂病理表现。

当出现上述"大实有羸状"或"至虚有盛候"的情况时，一定要注意围绕虚、实证的表现特点及鉴别要点综合分析，仔细辨别，从而分清虚、实的真假。

（二）虚证与实证的关系

1. 虚实错杂

凡虚证中夹有实证，或实证中夹有虚证，或虚证、实证并重者，均为虚实错杂。常见的类型如下：

（1）虚证夹实

虚证夹实是指以虚证为主兼见实证表现的一类证候。多见于本为实证，迁延日久，正气大伤而余邪未尽；或素体大虚，复感邪气之病人。如温病后期，病人出现低热不退、口干、形瘦、神疲、耳聋、舌红绛等，是邪热劫烁肝肾之阴而呈现的邪少虚多的证候。

（2）实证夹虚

实证夹虚是指以实证为主兼见虚证表现的一类证候。常见于实证疾病发展过程中，正气受损；或体虚而新感外邪，以外实为主的病人。如温病发展过程中出现的因热邪过盛而导致的实热伤津证，其表现既有发热、咽痛、烦躁、便秘、舌红、脉数等热盛之症状，又有咽干唇裂、口渴、尿少等津伤之象。

（3）虚实并重

虚实并重是指正气虚和邪气盛的程度都比较明显，难以分出何者为甚的一类证候。多见于实证日久，正气大伤，实邪不减；或正气大虚，复感重邪之病人。如小儿疳积，既有形瘦骨立、神疲乏力、面色萎黄、毛发稀疏焦枯、完谷不化等虚象，又有腹部膨大、贪食不厌、舌苔厚浊等实象。

2. 虚实转化

虚证或实证，在一定条件下可以相互转化，是疾病过程中邪正双方斗争的结果。

（1）实证转虚

实证转虚是指疾病本来为实证，因病邪久留，失治误治，正气受损，而转为虚证。如高热病人，因治疗不当，日久不愈，可转化成气阴两虚之证。

（2）虚证转实

虚证转实是指疾病本来为虚证，因正气不足，脏腑功能失调，导致痰、食、血、水等病理产物停聚于体内的证候。该证以实邪为主，正虚仍在，实为因虚致实的虚实夹杂证。如久病心悸、胸闷、气短的心气虚证之人，突然出现心胸憋闷刺痛，为气虚血瘀、心脉痹阻所致。

四、阴阳辨证

阴阳是辨别疾病类别的一对纲领。临床上，可根据证候所表现的病机性质，将一切疾病分为阴、阳两大类。所以，《素问·阴阳应象大论》说："善诊者，察色按脉，先别阴阳。"明代张景岳亦说："凡诊脉施治，必先审阴阳，乃为医道之大纲领。"阴阳又是八纲辨证的总纲，可以概括其余六个方面，故有人称八纲为"二纲六要"。由此可见，阴阳辨证在疾病的辨证中的重要地位。

阴阳辨证的内容除了将阴阳作为八纲的总纲，分辨阴证、阳证外，还包含人体阴液与阳气不足或衰竭所导致的阴虚证与阳虚证及亡阴证与亡阳证。

（一）阴证和阳证

1. 阴证

根据阴阳学说中阴与阳的基本属性，对于临床上符合抑制、沉静、衰退、晦暗等"阴"的一般属性的证候，如里证、虚证、寒证等，可归属为阴证的范围。

2. 阳证

根据阴阳学说中阴与阳的基本属性，对于临床上符合兴奋、躁动、亢进、明亮等"阳"的一般属性的证候，如表证、热证、实证等，可归属为阳证的范围。

但应注意，阴证与阳证的划分是相对而言的。如与表证相对而言，里证属于阴证，但里证又有虚实、寒热之别，相对于里寒证与里虚证而言，里热证与里实证又归于阳证的范畴。因此，临床上在对具体病证进行阴阳归类时会存在阴中有阳、阳中有阴的情况。

（二）阴虚证和阳虚证

1. 阴虚证

阴虚证是指机体阴液不足所表现的证候，其性质属虚证、热证。多由先天不足，或后天失养所致。如热病之后，或久病伤阴，或五志过极、房事不节、过服温燥之品等，可导致阴液亏损。

【临床表现】形体消瘦，口燥咽干，颧赤，唇红，五心烦热或午后潮热，盗汗，小便短赤，大便秘结，舌红少津或少苔，脉细数等。

【病机分析】体内阴液亏少，机体失却濡润滋养，则见形体消瘦，口燥咽干，小便短赤，大便秘结，舌红少津或少苔，脉细；阴液亏少，阴不制阳，虚热内生，则见颧赤，唇红，五心烦热或午后潮热，盗汗，脉数等。

2. 阳虚证

阳虚证是指机体阳气不足所表现的证候，其性质属虚证、寒证。多由先天不足，或后天失调所致。如久病伤阳，或久居寒凉之地、年高命门火衰、过服寒凉之品等导致阳气不足。

【临床表现】神疲乏力，少气懒言，蜷卧嗜睡，自汗，畏寒肢冷，口淡不渴或喜热饮，小便清长，或尿少浮肿，便溏，面色㿠白，舌淡胖嫩，苔白滑，脉沉迟无力等。

【病机分析】阳气亏虚，机体失却温煦，则畏寒肢冷；不能固摄，则见自汗；不能蒸腾、气化水液，则见口淡不渴，或渴喜热饮，小便清长，或尿少，浮肿，便溏，舌淡胖嫩，苔白滑；无力推动血行，则脉沉迟无力等。

（三）亡阴证与亡阳证

1. 亡阴证

亡阴证是指体液大量耗损，阴液严重亏乏而欲竭所表现的危重证候。其发生主要是由于久病阴液亏虚欲竭，或高热不退，汗、吐、泻太过，严重烧伤等致阴液暴失所致。

【临床表现】汗热味咸而黏，如珠如油，肢温肌热，恶热，虚烦躁扰，甚至昏迷，口干渴喜冷饮，皮肤皱缩，小便量少，面色赤，唇舌干燥，舌红，脉细数或疾等。

【病机分析】阴亡液脱，故汗咸而黏，如珠如油；津不上承，则口渴欲饮；失于濡润，故皮肤皱缩，唇舌干燥；化源不足，故小便量少；阴液欲绝，阴竭阳浮，上扰心神，故虚烦躁扰；阴不制阳，故见肢温肌热，恶热，面赤，脉细数或疾等。

2. 亡阳证

亡阳证是指体内阳气极度衰微而表现出阳气欲脱的危重证候。其发生主要是由于阳气虚衰，或阴寒之邪极盛而致阳气暴伤，或因大汗、大失血等使阴血消亡，阳随阴脱所致。另外，严重外伤、痰瘀阻塞心窍或剧毒刺激等也可使阳气暴脱。

【临床表现】冷汗淋漓，质稀味淡，肌肤不温，手足厥冷，神情淡漠，甚至昏迷，呼吸气微，面色苍白，舌淡而润，脉微欲绝等。

【病机分析】阳气极度衰微而欲脱，固摄无权，津液外泄，故冷汗淋漓，汗质稀味淡；不能温煦肌肤，则肌肤不温，手足厥冷；阳气虚脱，血液不能上荣面和舌，则面色苍白，舌淡；元气虚衰，鼓动无力，则呼吸气微，神情淡漠，脉微欲绝。

3. 亡阳证与亡阴证的鉴别要点

亡阴证与亡阳证均是疾病的危险证候，可由高热大汗、吐泻过度或大量失血而引起。至于在何种情况下出现亡阴证与亡阳证，元代罗谦甫有"汗多亡阳、下多亡阴"之说，但不必拘泥。因汗为阴液，汗多则阴随汗而消亡，故也可亡阴；下固伤阴，下多则阳气随阴液而消散，故也能亡阳。由于阴阳互根，亡阴时阳气也随阴液而出，亡阳时阴液也随阳气而佚。但应辨别主次，及时救治，亡阴者宜救阴固脱，亡阳者宜回阳救逆。两者鉴别时，一般从出汗特征、四肢肌肤的温凉、渴饮表现及舌象、脉象特征等方面加以区分（表2-4）。

表2-4　亡阳证与亡阴证的鉴别简表

鉴别要点	亡阳证	亡阴证
汗	汗冷，味淡，质稀	汗热，味咸，质黏
四肢肌肤	肌肤不温，手足厥冷	肢温肌热
精神	精神萎靡	烦躁不安
渴饮	口不渴，喜热饮	口渴，喜冷饮
舌象	舌淡而润	舌红而干
脉象	脉微欲绝	脉细数或疾，按之无力

第二节　病因辨证

病因辨证是以中医学病因理论为依据，通过分析病人的临床资料，进行辨别、分析，以确定病人的具体病因的一种辨证方法。中医学中所论的病因，不仅指六淫、疫疠、七情、饮食、劳逸、房劳、外伤、虫积等致病原因，还包括疾病发展到一定阶段的病理产物，如瘀血、痰饮等。病因辨证的内容主要包括六淫、疫疠证候，七情、饮食、劳逸证候及外伤、虫积证候的辨识。瘀血、痰饮等所致证候将于"气血津液辨证"中论述。

一、六淫、疫疠辨证

六淫是指风、寒、暑、湿、燥、火六种外来的致病邪气，疫疠则是传染性极强的致病因素，二者均为外感性病因，多经口鼻、肌表侵入人体而致病。因此，病初多为表证，也有直中于里而发为里证者。

（一）六淫辨证

1. 风淫证

风淫证是指感受外界风邪而引起的，以起病迅速、表现变化多端或游走不定为主要特点的一类病证，又称外风证。根据风邪所侵袭部位的不同，可归纳为以下常见病证：

（1）风袭肺卫

风邪侵袭肌表，卫阳被郁，腠理开合失调，或风犯肺卫，肺气不利，可见发热，恶风，汗出，头身疼痛，脉浮缓，或见鼻塞、咳嗽等症。

（2）风水相搏

外感风邪，肺失宣降，水道不通，可见突发眼睑、头面、四肢水肿，伴微恶风寒、发热、咽痛、脉浮等症。

（3）风客肌肤

风邪客于肌肤，荣卫不和，气血壅滞，可见皮肤瘙痒，或出现红色丘疹，时发时止等症。

（4）风历关节

风寒湿邪阻滞筋骨关节而以风邪为主，可出现肢体关节疼痛，游走不定等症。

（5）风袭经络

风邪侵袭经络，经气阻滞，筋脉不利，可见颜面肌肤麻木不仁，口眼歪斜，或伴恶寒，脉浮等症。

2. 寒淫证

寒淫证是指因感受外界寒邪导致阳气损伤，气血运行障碍，出现以疼痛为主要特点的一类病证。根据寒邪所侵袭部位的不同，可归纳为以下常见病证：

（1）寒袭肌表

寒邪束表，卫阳内郁，腠理闭塞，或阻滞经络，气血运行不畅，可见恶寒，发热，无汗，脉浮紧，或头项强痛，骨节疼痛等症。

（2）寒邪犯肺

肺失宣降，可见咳嗽，哮喘，咳白痰，面白，肢冷，脉沉紧或迟等症。

（3）寒滞胃肠

寒邪直中，遏制胃肠阳气，阻滞气机，可见脘腹冷痛喜温，肠鸣吐泻，面白，肢冷，脉沉紧或迟等症。

（4）寒客关节

寒夹风湿之邪，阻滞于关节肌肉，可见关节冷痛，肢体拘急，屈伸不利等症。

3. 暑淫证

暑淫证是指夏季感受暑邪导致气耗津伤、兼夹湿邪，出现以发热、乏力、胸闷等为主要特点的一类病证。根据暑邪伤人程度的轻重及其是否兼夹湿邪致病，可归纳为以下不同病证：

（1）暑伤津气

暑热侵袭，耗气伤津，可见发热，口渴，神疲气短，心烦头晕，汗出，小便短黄，舌红苔黄干等症。

（2）暑湿内蕴

暑邪夹湿，侵袭人体，可见烦躁，口渴，胸脘满闷，纳呆，呕恶，便溏，肢体困重，舌红，苔黄腻，脉濡数等症。

（3）暑热动风

暑热炽盛，引动肝风，可见高热，神昏，四肢抽搐，甚至角弓反张，牙关紧闭等症。

（4）暑闭气机

暑热卒中，闭阻气机，可见突然昏倒，身热汗少，手足厥冷，气喘不语，牙关紧闭等症。

4. 湿淫证

湿淫证是指感受外界湿邪而引起的病变，常缠绵留着，不易速去，以满闷、沉重之感为主要表现特点的一类病证。根据湿邪所侵袭部位的不同，可归纳为以下不同病证：

（1）湿困肌表

湿邪困阻肌表，卫阳内郁，气机不畅，或湿邪阻遏清阳，可见身热，肢体倦怠，身重而痛，或见头重如裹或胀痛，脉濡，苔腻等症。

（2）湿浸肌肤

湿邪浸淫肌肤，与气血相搏，可见皮肤生疮，破溃流黄水，或伴奇痒等症。

（3）湿伤关节

湿邪流注关节，可见肢体、关节酸痛重着，屈伸不利等症。

（4）湿阻中焦

湿邪内侵，困阻中焦，致气机不畅，脾运失常，可见胸闷，纳少，恶心，呕吐，脘腹胀满，便溏，肢体沉重等症，或见肢体肿胀，或见女子带下量多而白，小便混浊或不利等症。

5. 燥淫证

燥淫证是指感受秋季燥邪而引起的津液耗伤、肺脏受损，以干咳、少痰及干燥不润为主要表现特点的一类病证。根据与燥邪合而致病的邪气性质的不同，可归纳为以下不同病证：

（1）温燥

初秋季节，炎热干燥，燥邪多与热邪合而致病。燥热客于肌表，则见发热，微恶风寒，汗出，头痛，脉浮数等症；燥热犯肺，灼液伤津，肺失润降，则见鼻咽干燥，口渴喜饮，干咳无痰或痰少而黏，甚至痰中带血，胸痛，小便短赤，大便干燥，舌红苔薄黄或薄白而干等症。

（2）凉燥

深秋季节，燥寒束表，可见恶寒发热，无汗，头痛，脉浮等症；燥寒袭肺，耗伤肺津，肺气宣降失常，可见喉痒，咳嗽少痰，鼻塞，口、鼻、舌、咽干燥等症。

6. 火（热）淫证

火淫证是指感受火热病邪而引起的燔灼迫急，耗津伤液，以动风、动血之象为主要表现特点的一类病证。温邪与火热之邪同性，温为热之渐，火为热之极。根据火热之邪所在部位的不同，可归纳为以下病证：

（1）风热犯表

风热之邪初袭人体肌表，则见发热，微恶风寒，咽喉肿痛，舌边尖红，脉浮数等表实热证的表现。

（2）热邪内盛

表热传里，或表寒化热入里，或火热之邪直入脏腑、营血，可伤及不同脏腑、组织器官，而出现以壮热，口渴引饮，面红目赤，口舌生疮，痈肿疮疡，心烦，出血，斑疹，神昏谵妄，舌红绛，苔黄燥，脉洪数等里实热证表现为基本特征的多脏腑、组织器官的火热证候（参见"脏腑辨证""卫气营血辨证"及"三焦辨证"的相关内容）。

（二）疫疠辨证

疫疠是指感受瘟疫毒邪而引起的病证，常见有大头瘟、烂喉丹痧、疫喉、百日咳、疫毒痢等，具体内容将在《温病学》及临床各科中学习。

二、七情、饮食、劳逸辨证

（一）七情证候

七情是指喜、怒、忧、思、悲、恐、惊七种情志变化。当情志刺激过度（过于强烈或持续时间过久），超越了人体自身的调节能力时，则可影响脏腑气机（如喜则气缓、怒则气上、忧愁则气闭塞不行、思则气结、悲则气消、恐则气下、惊则气乱等），导致脏腑功能紊乱，气血、阴阳失调，而演变、发展成各种不同的内伤病证。因此，情志刺激是内伤疾病的常见病因。不同的情志变化所影响的内脏也不尽相同，如喜伤心、怒伤肝、忧伤肺脾、思伤心脾、悲伤肺、惊恐伤心肾等。

适度的喜乐能使人心情舒畅，精神愉快。若高兴过度，可使心气涣散，神不守舍，而见心神不安，精神恍惚，或语无伦次，举止失常等。

大怒，可使肝失疏泄，气机不畅，出现两胁胀痛，胸闷，急躁易怒，善太息等；肝气上逆，血随气升，气血并走于上，则可见头晕胀痛，面红目赤，呕血，甚至神昏暴厥等。

忧愁日久不解，耗伤肺、脾之气，则见郁闷不乐，纳呆，神疲等。

思虑太过，可使脾气耗伤，心血亏虚，则见心悸，失眠，多梦，健忘，纳少，腹胀，大便溏薄，形体消瘦等。

过度悲伤则伤肺，肺伤则气消，故见面色惨淡，哀伤叹息，精神萎靡等。

极度恐惧，使心神不能安藏，肾之精气下劫，肾气不固，则见怵惕不安，常欲闭户独处，如人将捕之，遗精滑泄，二便失禁等。

惊则气乱，内动心神，神气被扰，则见情绪不宁，惊恐不安，甚则神志错乱，语言举止失常等。

（二）饮食、劳逸所伤证候

饮食不节或不洁，可导致脾、胃、肠功能紊乱的一类病证；操劳过度可耗伤阳气，导致气虚；房劳过度则损伤肾之精气，导致肾精亏虚；过于安逸，则气机不利，气血运行失畅，痰浊内生，而变生各种疾病。上述证候的具体内容可见"气血津液辨证"及"脏腑辨证"等章节。

三、外伤、虫积辨证

（一）外伤

外伤是指受金刃、跌仆、闪挫及虫兽所伤引起的局部症状及整体所反映的证候。金刃、跌仆等可导致皮肉筋骨或内脏损伤，局部可出现疼痛、青紫、肿胀、出血、筋伤骨折及活动不便等；若内脏受损，则可导致各种出血，甚至昏迷等。虫兽所伤（如蜂、蝎等蜇伤及蛇、犬等咬伤），轻则局部红肿、疼痛、麻木，重则牵及四肢发麻、疼痛、头晕、胸闷、昏迷等。如被狂犬咬伤，日后可发为狂犬病，出现恐水，畏光，畏声，吞咽、呼吸困难，肢体抽搐等。

（二）虫积

虫积是指寄生于人体的虫类，通过耗伤气血，影响脏腑功能而引起的一类病证。寄生虫的致病特点为：①病位以肠道为主，有时也可侵入胃、胆、肝等脏腑。②以腑气逆滞及营血耗损为基本病机。③不同的寄生虫可引起各自特有的症状、体征，具体特征如下：

1. 蛔虫病

脐腹阵痛，甚至剧痛难忍，纳呆，嗜食异物，面黄肌瘦，体倦无力，或睡中龄齿，面有白斑，唇内有粟状结节。

2. 蛲虫病

肛门作痒，夜间明显，睡眠不安。

3. 绦虫病

粪便中有白色虫体节片排出，伴腹痛、腹胀及腹泻等。

4. 钩虫病

面色萎黄虚浮，消瘦或浮肿，倦怠乏力，心悸，气短，善食易饥等。

虫积的辨证要点有以下 3 个方面：①腹痛时作时止，可吐虫、便虫，或可触及虫团。②可有面黄肌瘦等营养不良的表现。③大便显微镜检查可发现虫卵。

第三节 气血津液辨证

气血津液辨证是以中医学中有关气血津液的理论为依据，辨识气、血、津液所反映的不同证候的辨证方法。

在正常生理状态下，气血津液的生成及运行都必须依赖于脏腑的功能活动，而正常的脏腑功能活动又是以气血津液为物质基础的。同样，在病理状态下，两者之间的病变也相互影响。因此，在学习或运用气血津液辨证时，均应与脏腑辨证相互参照。

气血津液辨证包括气病辨证、血病辨证、气血同病辨证及津液病辨证。

一、气病辨证

气是人体生命活动的物质基础之一。它运行于全身，时刻推动和激发着人体的各种生理活动。《素问·举痛论》说："百病生于气也"，指出了很多疾病与气的功能失常相关。根据气病的不同病理机制，其常见临床证候可归纳为气虚、气陷、气不固、气脱、气滞、气逆与气闭等类型。

（一）气虚证

气虚证是指脏腑组织机能减退所表现的证候。本证的形成常由久病体虚、劳累过度、年老体弱等因素引起。

【临床表现】少气懒言，神疲乏力，头晕目眩，自汗，活动则诸症加剧，舌淡苔白，脉虚无力等。

【病机分析】元气亏虚，脏腑机能减退，则见少气懒言，神疲乏力；气虚清阳不升，头目失养，故头晕目眩；气虚腠理疏松，肌表不固，故见自汗；劳则气耗，故活动后诸症加剧；舌淡苔白，脉虚无力均为气虚，血运无力之象。

（二）气陷证

气陷证是指气虚升举无力而反下陷所表现的证候。本证常由气虚证进一步发展而来；或因体弱，劳动或活动用力过猛、过久，损伤某一脏气所致。

【临床表现】头晕目眩，少气倦怠，腹部坠胀，或久泻久痢，或肛门外脱，或子宫下垂等，舌淡苔白，脉弱。

【病机分析】气具有维系内脏固定于一定位置的功能，若正气不足，升举无力，往往导致腹部坠胀（胃下垂）、肛门外脱、子宫下垂等内脏下垂的表现；中气亏虚，脾失健运，清阳不升，则见久泻久痢；头晕目眩，少气倦怠，舌淡苔白，脉弱均为气虚之象。

（三）气不固证

气不固证是指因气虚或阳虚而导致气对精、血、津液的固摄功能减退所表现的证候，为气虚证的特殊表现形式，常表现为肺、脾、肾三脏的气虚不固。

【临床表现】自汗不止；涎、涕、泪清稀量多；久泄不止，甚至滑泄失禁；各种慢性出血症；尿频清长，尿后余沥不尽，二便失禁，滑精早泄，月经量多，白带过多，滑胎，并伴有神疲乏力、气短息弱等气虚的一般表现。

【病机分析】气虚不能固摄津液，津液外泄于腠理，则自汗不止；津液失摄，则涎、涕、泪清稀量多；脾气虚弱，肠道失固，则久泄不止，甚至滑泄失禁；气虚不能统摄血行，则见多种慢性出血症；气化无力，肾气固摄无权，则尿频清长，尿后余沥不尽，二便失禁，男子见滑精、早泄，女子见月经、白带过多或滑胎等。

（四）气脱证

气脱证是指元气虚衰至极而外脱的危急证候，亦称元气虚脱证。

【临床表现】突然面色苍白，呼吸微弱，神情淡漠或昏愦不知，大汗不止，目合口开，手撒身软，二便失禁，舌淡脉微等症。

【病机分析】气脱涉及五脏之气的衰竭。肺气衰竭，则呼吸微弱；心气衰极，则脉微欲绝，神情异常，面白汗出；肝、脾之气衰竭，则口开目合，手撒身软；肾气衰微，则二便失禁。

（五）气滞证

气滞证是指人体某一脏腑、经络，或某一部位气机郁滞，运行不畅所表现的证候。邪气内阻，情志不舒及阳气虚弱，温运无力，皆可导致气机郁滞。

【临床表现】胀闷、疼痛，攻窜发作等。

【病机分析】人体气机以通顺为贵，一旦郁滞，轻则胀闷，重则疼痛，且常攻窜发作。无论郁于脏腑、经络，还是肌肉关节，都能表现出这一特点。由于引起本证的病因不同，病变部位有异，在辨证时还须辨明病因，确定病位。如情志不畅，肝失疏泄，则表现为两胁胀闷疼痛；食积胃脘，胃气郁滞，则表现为胃脘胀满疼痛。

（六）气逆证

气逆证是指气机升降失常，逆而向上所表现的证候。临床上以肝、胃、肺气机上逆为多见。不同脏腑的气逆证，其病因各异，表现亦各有特征。

【临床表现】肝气上逆，可见头痛、眩晕，甚至昏厥、呕血；胃气上逆可见呃逆、嗳气、恶心、呕吐；肺气上逆，可见咳嗽、喘息。

【病机分析】本证以气机逆而向上为主要特征，不同脏腑的气逆证表现与这些脏腑的生理、病理特点有关。肝主升发，其性易动，若郁怒伤肝，肝气升发太过，气火上逆，则见头痛、眩晕、昏厥；血随气涌，则见呕血。胃以降为和，寒饮、痰浊、食积等停留于胃，使胃失和降，逆而向上，则表现为呃逆、嗳气、恶心、呕吐。肺主宣发肃降，外邪袭肺，或痰浊内壅，导致肺气上逆，则见咳嗽、喘息。

（七）气闭证

气闭证是指人体某些脏腑的气机闭塞不通所引起的危急证候。因痰浊、瘀血、结石、蛔虫等实邪内侵而致心、脑、肺、胆等重要脏腑的络脉、管窍堵塞，气机闭阻，病势危急。

【临床表现】局部（如头、胸、腰、腹）剧痛或绞痛，伴四肢厥冷、二便不通等症，甚或突然昏仆，喘急窒息，舌暗苔厚，脉沉实或涩、伏等。

【病机分析】脏腑络脉痹阻，气机不通，则局部绞痛，二便不通；阴阳格拒，气机不相顺接，则四肢厥冷；心、脑络脉痹阻，神明被蒙蔽，则见突然昏仆；肺气闭塞，息道不通，则喘急窒息；舌暗苔厚，脉沉实或涩、伏为实邪内阻之象。

二、血病辨证

血在脉中运行，流布全身，环周不休，不断地对全身各脏腑组织器官起着营养和滋润作用。若外邪干扰，脏腑失调，使血的生理功能失常，则出现各种寒热虚实的病证。其临床常见证候可归纳为血虚证、血瘀证、血热证、血寒证。

（一）血虚证

血虚证是指血液亏虚，脏腑组织失养所表现的全身虚弱的证候。

形成血虚证的原因，可概括为两个方面：一为生成不足，如先天禀赋不足，或脾胃虚弱，气血生化乏源，或瘀血阻络，新血不生。一为消耗太多，如各种急、慢性出血，或久病伤气耗血，或思虑过度，暗耗阴血，或因患肠寄生虫病等。

【临床表现】面白无华或萎黄，口唇、爪甲淡白不荣，头晕目眩，心悸，失眠，手足发麻，妇女月经量少色淡，经期错后或闭经，舌淡苔白，脉细无力等。

【病机分析】人体脏腑组织有赖于血液的濡养，血液亏虚，肌肤失养，则面、唇、爪、舌皆淡白无泽；血虚则脑髓、目睛失养，故见头晕目眩；血虚心失所养，则见心悸、失眠；经脉肌肉失养，则见手足发麻；血液不足，血海空虚，故见妇女月经量少色淡，经期错后或闭经；血虚脉道失充，则脉细无力。

（二）血瘀证

血瘀证是指瘀血内阻所表现的证候。凡离经之血不能及时排出和消散，停留于体内，或血行不畅，瘀积于经脉及脏腑组织器官者，皆称瘀血。引起瘀血的常见因素有寒邪凝滞、热邪煎灼、气机郁滞、气虚不运以及外伤等。

【临床表现】血瘀证的临床表现随着病变部位的不同而各异，但其共同特征为疼痛如针刺刀割，痛有定处，拒按，常在夜间增剧。肿块在腹内或深部者，按之坚硬不移；在体表组织之间者，肤色青紫或黑暗。出血反复不止，血色紫暗，中夹血块，或大便色黑如柏油；面色黧黑、口唇、爪甲暗紫，肌肤甲错，或皮下紫暗斑点，或肌表丝状如缕，或腹部青筋外露，或下肢青筋突出，甚或蜷曲成团。妇女常见经闭。舌质紫暗，或见瘀斑、瘀点，脉多见涩。

【病机分析】瘀血为有形之邪，停留于内，脉络不通，气机阻滞，不通则痛，故痛如针刺刀割，部位固定不移，按之疼痛益甚；夜间阴气用事，阳气不用，瘀凝益甚，所以瘀血疼痛，多在夜间加剧；瘀血凝聚局部，日久不散，形成肿块，肿块在浅表组织者，色呈青紫可见；若在腹内或深部，则按之坚硬，推之不动，称为癥或积；由于瘀血停聚不除，气血运行受阻，血涌络破反复出现，则出血反复不已；大便色黑如柏油，为血瘀胃肠之表现；瘀血不去，新血不生，肌肤失养，或瘀血停留于不同部位，使气血运行不畅，则见面色黧黑、口唇、爪甲暗紫，肌肤甲错，或皮下紫暗斑点，或肌表丝状如缕，或腹部青筋外露，或下肢青筋突出，甚或蜷曲成团；瘀血内阻，新血不生，则妇女可见经闭；舌质紫暗，或见瘀斑、瘀点，脉涩，为瘀血之常见征象。

（三）血热证

血热证是指脏腑火热炽盛，热迫血分所表现的证候。多因外感热邪，或过食辛辣、嗜酒、恼怒伤肝、烦劳、房事过度等因素而使脏腑火热炽盛，热迫血分所致。

【临床表现】咳血，吐血，尿血，衄血，或兼心烦躁扰，口干不喜饮，身热，入夜尤甚，女子可见月经先期、量多，舌红绛，脉弦数。

【病机分析】热邪内迫血分，血热沸腾，以致络伤血溢而出现各种出血症状。由于火热所伤及的脏腑不同，故出血部位有异，如肺络伤则多见咳血，胃络伤则多见吐血，膀胱络脉损伤则多见尿血，以及热迫血溢肌肤或五官的衄血、月经量多等。心主血脉，血热炽盛，内扰心神，故见心烦躁扰；血属阴，邪热入于血分，故身热，入夜尤甚；舌红绛，脉弦数为脉中血行加速，血流涌盛的反映。

血分邪热炽盛，在外感热病和内伤杂病中皆能出现，本文着重论述内伤病的血热证，外感病热入营、血分的病证，参阅"卫气营血辨证"部分。

（四）血寒证

血寒证是指寒邪凝滞，血行不畅所表现的证候。多因外感寒邪所致。

【临床表现】手足冷痛，肤色紫暗；或妇女行经腹痛，喜暖恶寒；或月经愆期，经色紫暗，夹有血块等。形寒肢冷，舌淡暗，苔白，脉沉迟涩。

【病机分析】寒邪凝滞，阻止气血运行，不通则痛，故血寒证临床多见疼痛。血得温则行，遇寒则凝，故疼痛遇冷加剧，得温则减。若寒凝胞宫，瘀血内阻，则见行经腹痛，或月经愆期，经色紫暗，夹有血块等。形寒肢冷、肤色紫暗、舌淡暗苔白、脉沉迟或涩等皆为寒凝血瘀之象。

三、气血同病辨证

人体气与血之间具有相互依存、相互资生、相互为用的密切关系。在发生病变时，两者也常相互影响，导致既见气病又见血病的气血同病。气对血有温煦、化生、推动、统摄的作用，故气虚推动无力，或气机郁滞，则血行必因之运行不畅而瘀滞；气虚不能化生，则血必因之而衰；气虚不统，则血常因之而外溢。血为气之母，对气有濡养、依托作用，故血虚则影响气的补充而致气亏；或因大出血气无所依附，则可引起气脱、亡阳等证。

临床上常见的气血同病证候有气虚血瘀证、气滞血瘀证、气血两虚证、气不摄血证及气随血脱证。

1. 气虚血瘀证

气虚血瘀证是指气虚运血无力而致血行瘀滞，以气虚与血瘀表现并见的证候。

【临床表现】神疲乏力，少气懒言，刺痛不移而拒按，面色淡白或晦滞，舌淡暗或有瘀斑，脉沉涩。

【病机分析】元气不足则脏腑功能减退，故神疲乏力，少气懒言；气虚不荣于面，则面色淡白；气虚运血无力，血行不畅，则面色晦滞，舌淡暗或有瘀斑；瘀血内阻，经络不通，则引起刺痛，痛处不移而拒按，脉沉涩。

2. 气滞血瘀证

气滞血瘀证是指由于气滞导致血运障碍，以气滞与血瘀表现并见的证候。

【临床表现】胸胁、脘腹胀闷、窜痛或刺痛，情志抑郁或急躁易怒，或兼胁下痞块，刺痛拒按，妇女可有经闭、痛经，或经色暗紫有块，舌质紫暗，或有瘀斑，脉涩。

【病机分析】肝主疏泄，调畅情志，情志不遂，则肝气郁滞，疏泄失职，故胸胁、脘腹胀闷、窜痛，情志抑郁或急躁易怒；气为血之帅，气滞血行不畅，则胁下痞块，刺痛拒按，妇女可有经闭、痛经，或经色暗紫有块，舌质紫暗，或有瘀斑，脉涩等。

3. 气血两虚证

气血两虚证是指由于久病，气虚不能生血，或血虚无以化气所致的气虚和血虚并见的证候。

【临床表现】神疲乏力，少气懒言，头晕目眩，心悸，失眠，面色淡白或萎黄，唇甲色淡，舌淡，脉弱。

【病机分析】气虚则形神失养，可见神疲乏力，少气懒言；气血虚弱不能充盈脉络，则唇甲色淡，舌淡，脉弱；血虚心神失养，则心悸，失眠；气血亏虚，不能上荣头面，则头晕目眩，面色淡白或萎黄。

4. 气不摄血证

气不摄血证是指由于气虚不能统摄血液而以出血为主症，且有气虚表现的证候。

【临床表现】吐血，衄血，便血，崩漏，皮下瘀斑，伴体倦乏力，少气懒言，眩晕，自汗，面白无华，舌淡，脉细弱。

【病机分析】气虚可出现乏力，少气懒言，眩晕等；气虚不能统摄血液，血溢脉外，可见吐血，衄血，便血，崩漏，皮下瘀斑等出血症；气虚再加出血，则面白无华，舌淡，脉细弱等。

5. 气随血脱证

气随血脱证是指在大出血时，气随之暴脱所表现的气脱或亡阳的危重证候。

【临床表现】大出血时突然出现面色苍白，大汗淋漓，四肢厥冷，甚至昏厥，舌淡，脉微欲绝，或浮大而散等症。

【病机分析】血为气之母，血脱则气无所依附，故气亦随之而脱。气血不能上荣于面，则见面色苍白；阳气暴脱，失于固摄功能，可见大汗淋漓；阳气失于温煦功能，可见四肢厥冷；气血不能鼓动与充盈血脉，可见脉微欲绝等。

四、津液病辨证

津液是人体一切正常水液的总称，具有滋润和濡养的功能。津液的病变包括津液亏少和水液停聚两个方面。

（一）津液亏少证

津液亏少证简称津亏证，是指由于津液亏少，脏腑组织器官失去其濡润作用所出现的以燥化为特征的证候。多因脾胃虚弱，津液生成不足，或燥热灼伤津液，或汗、吐、下太过等导致津液丧失太多而形成。

【临床表现】口燥咽干，唇燥而裂，甚至皮肤干枯无泽，小便短少而黄，大便干结难解，舌红少津，脉细数。

【病机分析】由于津液亏损，口唇、舌咽、皮肤失去濡润滋养，故呈干燥不荣之象；津液受损，尿液化源不足，大肠失其濡润，故小便短少，大便秘结；舌红少津，脉细数为津液亏少，不能制阳，津亏内热之象。

（二）水液停聚证

水液停聚证是指内外各种因素影响肺、脾、肾三脏输布、排泄水液的功能，致使水液停留于体内而引起的证候，有水停证、痰证和饮证之分。

1. 水停证

水停证是指体内水液停聚，泛溢肌肤所引起的面目、四肢、胸腹甚至全身浮肿的病证。根据其疾病性质可分为阳水与阴水两大类。

（1）阳水

阳水指发病较急，水肿性质属实者。多因外邪侵袭所致。

【临床表现】眼睑先肿，继而头面甚至迅速遍及全身，上半身肿甚，皮肤薄而光亮，小便短少，或兼见恶寒发热、无汗、舌苔薄白、脉象浮紧等症，或兼有咽喉肿痛、舌红、脉浮数等。

【病机分析】风邪外袭，肺失宣降，水道不通，水液内停，则见眼睑、头面等部位急性水肿，尿少；恶寒发热，咽喉肿痛，脉浮紧或浮数是外邪束表，肺卫失宣的表现。

（2）阴水

阴水指发病较缓，水肿性质属虚者。多因劳倦内伤，脾肾阳虚所致。

【临床表现】水肿多始于足部，腰以下肿甚，按之凹陷不易恢复，小便不利，并兼有脘闷腹胀、纳呆、便溏、神疲乏力、畏寒肢冷、面色㿠白、舌淡苔白滑、脉沉缓，或腰膝冷痛、四肢不温、畏寒、神疲、面色㿠白、舌淡胖苔白滑、脉沉迟无力。

【病机分析】多因劳倦内伤，脾肾虚弱，使水液代谢障碍，以致下焦水湿泛滥而成。脾之阳气不足，中焦运化无力，则见脘闷腹胀、纳呆、便溏、神疲等；肾阳虚弱，阴寒内盛，腰膝失养，则见腰膝冷痛、四肢不温、畏寒、神疲等；面色㿠白，舌淡苔白滑，脉沉缓或沉迟无力均为脾肾阳虚，寒水内盛之象。

2. 痰证

痰为水液代谢障碍所形成的、质地较为稠厚的病理产物，常由外感六淫，内伤七情，脏腑功能失调而致。痰证是指痰浊停聚于脏腑、经络、组织之间所引起的病证。

【临床表现】咳嗽，喘促，胸闷，咳痰等；脘闷不舒，纳呆，恶心，呕吐痰涎等；头晕目眩；神昏，癫狂等；肢体麻木，半身不遂等；瘰疬，瘿瘤，痰核，乳癖等；梅核气；形体肥胖，苔腻，脉滑。

【病机分析】痰证的临床表现很多，所以古人有"诸般怪证皆属于痰"之说。由于痰可随气升降而动，内而脏腑，外而筋骨皮肉，故痰停滞的部位不同，其临床表现也不一样。如痰阻于肺，宣降失常，则可见咳嗽、喘促、胸闷、咳痰等；痰阻中焦，胃失和降，胃气上逆，则见脘闷不舒、纳呆、恶心、呕吐痰涎；清阳不升则头晕、目眩等；痰阻心窍，心神受蒙，则可见神昏、癫狂等；痰阻经络，气血运行不利，则出现肢体麻木、半身不遂等；痰结皮下、肌肉，局部气血不畅，凝聚成块，则可见瘰疬、瘿瘤、痰核、乳癖等；痰气阻于咽喉，则出现吞之不下、吐之不出的梅核气。另外，在辨识痰证时，还应结合痰的颜色、形状及舌象、脉象等辨别其病性之寒热。

3. 饮证

饮为水液代谢障碍所形成的、质地较为稀薄的病理产物，多因外感寒湿之邪，或饮食劳倦内伤，影响水液的气化而成。饮邪停留于脏腑、组织之间所引起的病证称为饮证。

【临床表现】脘腹胀满，水声辘辘（肠鸣或胃脘部有振水音），呕吐清水或清稀痰涎，头晕目眩，食欲减退；胸胁胀满，咳唾引痛，气短息促，肋间饱满；肢体沉重而痛，甚至浮肿，小便不利；咳嗽喘促，胸闷气短，甚至倚息不能平卧，痰白质稀量多，喉中痰鸣，浮肿；舌淡胖苔滑，脉沉弦。

【病机分析】根据饮邪所停留部位的不同，《金匮要略》将饮证分为痰饮、悬饮、溢饮、支饮四种，其中溢饮与水停证近似。

饮停于胃肠，阻滞气机，胃失和降，则见脘腹痞胀满闷，水声辘辘，泛吐稀涎或清水，谓之痰饮；饮停于心肺，胸中气机不畅，可见咳嗽气喘，咳痰清稀色白，胸闷心悸，或喉间哮鸣有声，谓之支饮；饮停于胸胁，致肝气不利，肺气不降，则见胸胁饱满，支撑胀痛，随呼吸、咳嗽、转侧而痛增，谓之悬饮；饮停四肢，泛溢肌肤，可见肢体沉重而痛，甚至浮肿，小便不利，谓之溢饮；清阳不升，饮邪上泛，故见眩晕；舌淡胖，苔白滑，脉弦为饮邪内停之征。

第四节　脏腑辨证

脏腑辨证是以中医学的脏腑理论为基础，通过分析、归纳脏腑功能发生异常变化时的症状表现，从而推究病机，判断病变的部位、性质及正邪盛衰情况的一种辨证方法。

人体的各项生理活动及病理变化都与脏腑密切相关。临床辨证时在确定病位、病机时，一般都要落实于脏腑，施治时多以脏腑辨证所得的具体内容作为立法、处方的依据，因而脏腑辨证是整个辨证体系中的重要组成部分，在临床诊治疾病时具有其他辨证方法无法取代的重要价值。

脏腑受病后出现的症状是脏腑病理变化的反映。由于各个脏腑的生理功能不同，因而在出现病证时也各不相同。根据不同脏腑的生理功能来分辨病证，是进行脏腑辨证的理论依据。所以，熟悉各脏腑的生理功能及其病变规律，是掌握脏腑辨证的前提。

脏腑之间及脏腑与各组织器官之间是相互联系的，因此，在进行脏腑辨证时一定要从整体观念出发，注意它们之间的相互联系和影响，才能全面而正确地做出诊断。

脏腑辨证包括脏病辨证、腑病辨证及脏腑兼病辨证，其中以脏病辨证为主要内容。本着理、法、方、药融为一体的指导思想，本书将在"辨证论治"一章中结合相应的处方方法、代表方剂的组成配伍及加减用药等，详细介绍常见脏腑证候的概念、临床表现、病机分析、鉴别诊断等，本节主要根据脏腑的生理、病理特点，以各脏腑为单元，概括性地介绍各脏腑病变的常见症、证的表现。

一、心与小肠病辨证

心居胸中，心包络围护于外，为心主的宫城。其经脉起于心中，出腋下，循臂内，入掌内，并下络小肠，两者互为表里。心主血脉，藏神明。其华在面，其液为汗，在志为喜，在体合脉，开窍于舌。小肠泌别清浊，与小便的排泄有关。

心的病变主要表现在其主血脉、藏神明等方面功能的异常。心主血脉是指其具有推动血液在脉道中运行不息的作用。血液的正常运行以心气充沛、血液充盈及脉道通利为前提条件。如果心之气血不足，鼓动无力，血脉空虚，则见心悸怔忡，面色无华，脉细弱、结代等；如果阳气不足，温运无力，或因寒凝、气滞、痰阻、瘀血等导致血流不畅，血脉受阻，则见心胸憋闷疼痛，痛引肩背内臂，面色灰暗，唇舌青紫，以及脉象结、代、促、涩等。心主神明是指人的精神、意识、思维活动主要为心所主宰。阴血为神志活动的物质基础，如果心之阴血不足，心失所养，心神不安，则见心悸怔忡，失眠多梦，健忘；如果火热之邪内扰心神，轻则心烦，失眠，躁扰发狂，重则神昏谵语；痰浊蒙蔽心神，或痰火扰乱心神，还可出现神识错乱，表现为语言、举止、行为等的失常。心开窍于舌，故心火上炎所致舌尖红、绛，舌痛，舌疮等舌体的病变，也常归属于心。心与小肠相表里，心热下移小肠则见小便赤涩或痛。

综上所述，临床上心与小肠病的常见表现有心悸怔忡，心痛，心烦，失眠，多梦，健忘，谵语，神昏，神识错乱，舌生疮疡或糜烂肿痛，舌尖红绛，脉结、代或促，小便赤涩或痛等。

心病的常见证候有虚实之分。虚证是多由先天不足，或思虑劳神过度，久病伤正等导致的心气虚、心阳虚、心阳虚脱、心阴虚、心血虚证；实证是多由火盛、血瘀、痰阻、气郁、寒凝等引起的心火亢盛、心脉痹阻、痰蒙心神、痰火扰神证；小肠的病证为心火下移小肠所致小肠实热证。

1. 心气虚证

心气虚证是指心气不足，鼓动无力所表现的证候。多由先天禀赋不足、久病体虚、年老脏气虚衰等所致。

【临床表现】心悸怔忡，胸闷气短，精神疲倦，自汗，面白，舌淡，脉弱。

【辨证要点】心悸胸闷与气虚见症并见。

2. 心阳虚证

心阳虚证常由心气虚进一步发展致阳虚寒生所致，是心阳虚衰，鼓动无力，虚寒内生所表现的证候。

【临床表现】心悸怔忡，气短神疲，心胸憋闷或疼痛，畏冷肢凉，面色㿠白，或下肢浮肿，唇舌色暗，苔白，脉弱或结代。

【辨证要点】心悸胸闷或心痛与阳虚见症并见。

3. 心阳虚脱证

心阳虚脱证是指心阳衰极，阳气欲脱所表现的证候。该证常是心阳虚证进一步发展的结果，或因寒邪暴伤心阳，或痰瘀阻塞心脉，或突然失血亡阴所致。

【临床表现】在心阳虚的基础上出现冷汗淋漓，四肢厥冷，呼吸微弱，心悸怔忡，或胸痛暴作，面色苍白，或口唇青紫，神志模糊，脉微欲绝。

【辨证要点】心胸憋闷疼痛与亡阳见症并见。

【证候鉴别】心气虚证、心阳虚证和心阳虚脱证的比较见表2-5。

表2-5　心气虚证、心阳虚证和心阳虚脱证表现比较表

证候	相同表现	不同表现	舌象与脉象
心气虚证	心悸怔忡,胸闷气短,活动后加重,自汗	面色淡白或㿠白	舌淡苔白,脉虚
心阳虚证		畏寒肢冷,心痛,面色㿠白或晦暗	舌淡胖苔白滑,脉弱,或沉迟无力
心阳虚脱证		突然冷汗淋漓,四肢厥冷,呼吸微弱,面色苍白,口唇青紫,神志模糊或昏迷	舌淡或淡紫,脉微细欲绝

4. 心阴虚证

心阴虚证是指心阴亏虚,失其濡养所表现的证候。多因久病伤阴,或因热病后期,耗伤阴液,或思虑劳神太过伤阴,或肝肾等脏阴亏累及心所致。

【临床表现】心悸心烦,失眠多梦,口咽干燥,五心烦热,盗汗,舌红少津,脉细数。

【辨证要点】心悸心烦、失眠多梦与阴虚见症并见。

5. 心血虚证

心血虚证是指心血不足,不能濡养心脏所表现的证候。多因脾胃气虚,生血之源亏乏,或失血过多,或久病失养,或劳心耗血所致。

【临床表现】心悸,头晕,失眠多梦,健忘,面色淡白或萎黄,唇舌色淡,脉细。

【辨证要点】心悸健忘、失眠多梦与血虚见症并见。

【证候鉴别】心阴虚证与心血虚证的比较见表2-6。

表2-6　心血虚证与心阴虚证表现比较表

证候	相同表现	不同表现	舌象与脉象
心血虚证	心悸怔忡,失眠多梦	眩晕,健忘,面唇色淡	舌色淡,脉弱
心阴虚证		五心烦热,潮热盗汗	舌红少津,脉细数

6. 心火炽盛证

心火炽盛证是指心火内炽,心神被扰所表现的实热证候。多因火热之邪内扰,或情志不遂化火,或嗜食肥甘辛辣之品,久蕴化热生火所致。

【临床表现】烦躁失眠,面赤口渴,口舌生疮,或见狂躁谵语,吐血,衄血,或兼见小便赤涩灼痛、尿血,舌红,脉数。

【辨证要点】神志异常或口舌生疮与实热见症并见。

7. 心脉痹阻证

心脉痹阻证是指瘀血、痰浊、寒凝、气滞等因素阻痹心脉所表现出的以心胸憋闷疼痛为特点的证候。多因年高体弱,久病失养,正气衰减,致心气亏虚或心阳不振,加之因过食肥甘厚腻,痰浊凝聚;或外感寒邪,寒凝心脉;或情志抑郁,气滞血瘀等所致。

【临床表现】若因瘀血所致，表现为心悸胸闷，心痛如针刺，舌紫暗或见瘀斑瘀点，脉细涩或结代；若痰浊停聚，则表现为心胸闷痛，且患者多体胖痰多，肢重困倦，舌苔白腻，脉沉滑；若阴寒凝滞，则表现为突然发作心胸憋闷疼痛，痛势剧烈，得温痛减，伴畏寒肢冷，舌淡苔白，脉沉迟或沉紧；若气滞心脉，则表现为心胸胀痛，其发作常与精神因素有关，脉弦。

【辨证要点】心悸怔忡，心胸憋闷作痛，痛引肩背内臂，时作时止。

8. 痰蒙心神证

痰蒙心神证是指痰浊蒙闭心神所表现的以神志异常为特点的证候。多因湿浊酿痰，或情志不遂，气郁生痰而引起。

【临床表现】神识痴呆，朦胧昏昧，或神情抑郁，举止失常，或昏不知人，喉中痰鸣，胸闷痰多，面色晦暗，舌苔白腻，脉滑。

【辨证要点】神志异常与痰浊内盛见症并见。

9. 痰火扰神证

痰火扰神证是指火热痰浊之邪扰乱心神所表现的证候。多因情志不遂，气郁化火，炼液为痰，痰火内盛；或外感热邪，煎灼津液为痰，痰热内扰所引起。

【临床表现】发热口渴，面赤气粗，便秘尿黄，咳痰色黄，或喉间痰鸣，胸闷心悸，烦躁不寐，甚或发狂，或神昏谵语，舌红苔黄腻，脉滑数。

【辨证要点】神志异常与高热、痰盛见症并见。

【证候鉴别】痰蒙心神证与痰火扰神证的比较见表2-7。

表2-7 痰蒙心神证与痰火扰神证表现比较表

证候	相同表现	不同表现	舌脉象
痰蒙心神证	神志异常	抑郁，痴病，癫病，痫病，有痰无热象	舌苔白腻，脉滑
痰火扰神证		狂躁，妄动，神昏，有痰有热象	舌红苔黄腻，脉滑数

10. 小肠实热证

小肠实热证是指小肠里热炽盛所表现的证候。多由心火下移小肠所致。

【临床表现】小便赤涩，尿道灼痛，尿血，伴心烦失眠，面赤口渴，口舌生疮，溃烂灼痛，舌红苔黄，脉数。

【辨证要点】小便赤涩灼痛与心火炽盛见症并见。

二、肺与大肠病辨证

肺位胸中，上连气道、咽喉，开窍于鼻，合称肺系。其经脉起于中焦，从肺系横出腋下，循臂出大指之端，并下络大肠，两者互为表里。肺主气、司呼吸，主宣发肃降，通调水道。其华在毛，其液为涕，在志为悲忧，在体合皮。大肠主传导，排泄糟粕。

肺的病变主要表现在其主呼吸、通调水道及卫外等方面功能的异常。肺的宣发与肃降正常，则气道通畅，呼吸调匀，体内外气体得以正常交换。如果肺之气阴不足，或外邪侵袭肺卫，或痰湿水饮内阻，导致肺失宣发肃降，肺气上逆，气机壅滞，则表现为咳嗽，咳痰，或喘息，胸闷；热邪灼伤肺络则咯血。肺的宣发和肃降对体内水液的输布、运行和排泄起着疏通和调节的作用，若此功能减退，导致水液停聚，则见水肿，小便不利。肺主皮毛，若外邪侵袭人体肌表，导致肺卫功能失常，腠理闭塞或疏松，则可表现为恶风寒，发热，汗出异常等。肺开窍于鼻而与咽喉直接相通，鼻与咽喉是呼吸的门户，故肺的病变可见鼻塞，流涕，喷嚏，咽痒，咽痛，音哑，失音等。大肠主传导、排泄糟粕，其功能失常则表现为大便的秘结或溏泻。

综上所述，临床上肺与大肠病的常见表现有：咳嗽，喘促，咳痰或咯血，胸闷或痛，水肿，寒热，鼻塞流涕，咽喉疼痛，发声改变及大便的异常等。

肺病的常见证候有虚实之分。虚证常为由久病伤正等所致的肺气虚与肺阴虚证；实证多见以风、寒、燥、热等外邪侵袭和痰湿内阻所致风寒束肺、风热犯肺、燥邪犯肺、肺热炽盛、寒痰阻肺及痰热壅肺证；大肠的病证常见大肠湿热及肠燥津亏证。

1. 肺气虚证

肺气虚证是指肺气不足，以肺主呼吸与卫外等功能减弱表现为特征的证候。多由久病咳喘，耗伤肺气或气的生成不足所致。

【临床表现】咳嗽无力，气短而喘，动则尤甚，咳痰清稀，声音低怯，或有自汗，恶风，周身乏力，舌淡，脉弱。

【辨证要点】咳喘无力、咳痰清稀与气虚见症并见。

2. 肺阴虚证

肺阴虚证是指以肺阴不足，肺失清肃及虚热内生表现为特征的证候。多由久咳伤阴，热病后期阴津损伤，或痨虫袭肺所致。

【临床表现】干咳少痰，或痰黏不易咳出，或痰中带血，口燥咽干，或音哑，潮热颧红，盗汗，舌红少津，脉细数。

【辨证要点】干咳无痰或痰少而黏与阴虚见症并见。

3. 风寒束肺证

风寒束肺证是指风寒侵袭肺系，以肺失宣降，卫气郁遏表现为特征的证候。多由风寒之邪侵袭肺卫所致。

【临床表现】恶寒，或伴发热，无汗，咳嗽，胸闷气喘，咳白痰，舌苔白，脉浮紧。

【辨证要点】咳嗽气喘、痰白而稀与风寒表证见症并见。

4. 风热犯肺证

风热犯肺证是指风热侵犯肺系，以肺失宣降，卫表失和表现为特征的证候。多由风热之邪侵袭肺卫所致。

【临床表现】发热微恶风寒，身痛，咽痛，咳嗽，气喘，咳黄痰，舌尖红，苔薄黄，脉浮数。

【辨证要点】咳嗽、咳痰黄稠与风热表证见症并见。

5. 燥邪犯肺证

燥邪犯肺证是指燥邪侵犯肺系，以肺失清润，宣降失常，以及卫表失和表现为特征的证候。多因秋令之季感受燥邪，耗伤肺津，或风温之邪化燥伤津所致。

【临床表现】微有寒热，干咳无痰，或痰夹血丝，口咽干燥，舌燥少津，脉浮紧或浮数或细数。

【辨证要点】以干咳、痰少与干燥少津见症并见。

6. 肺热炽盛证

肺热炽盛证是指热邪内壅于肺，以内热炽盛，肺失宣降为表现特征的证候。多因风热之邪入里，或风寒之邪入里化热，内壅于肺所致。

【临床表现】发热口渴，咳嗽，气粗而喘，或有胸痛、咽痛，鼻扇气促，便秘尿黄，舌红苔黄，脉数。

【辨证要点】咳喘与里实热证见症并见。

7. 寒痰阻肺证

寒痰阻肺证是指寒痰停聚于肺系，以肺失宣降，气道不利为表现特征的证候。多因肺有伏痰，复感寒邪，或寒湿之邪外袭，或咳喘日久，以致肺不布津，聚而为痰，或脾阳不足，湿聚成痰，上干于肺所致。

【临床表现】形寒肢冷，咳嗽气喘，胸闷，咳吐白痰量多，舌质淡，苔白滑，脉弦紧。

【辨证要点】咳嗽痰多，色白易咳与寒痰见症并见。

8. 痰热蕴肺证

痰热蕴肺证是指痰热壅滞于肺，以肺失宣降，气道不利为表现特征的证候。多因肺有伏痰，内蕴化热或复感热邪，痰热互结；或外邪犯肺，郁而化热，热伤肺津，炼液为痰所致。

【临床表现】发热口渴，咳嗽气喘，咳痰黄稠，胸闷，甚至鼻翼扇动，壮热烦躁，或胸痛，咳吐脓血腥臭痰，尿赤便干，舌红苔黄腻，脉滑数。

【辨证要点】咳喘、痰多黄稠与痰热见症并见。

9. 大肠湿热证

大肠湿热证是指湿热蕴结大肠，以大肠传导失常为表现特征的证候。多因感受湿热外邪，或饮食不洁等因素引起。

【临床表现】腹胀腹痛，暴注下泻，或下痢脓血、里急后重，或泻下不爽、粪质黏稠腥臭，肛门灼热，身热口渴，尿短黄，舌红苔黄腻，脉滑数。

【辨证要点】腹痛下痢或泄泻与湿热见症并见。

10. 肠燥津亏证

肠燥津亏证是指津液不足，不能濡润大肠所表现的证候。多由素体阴亏，或年老阴血不足，或久病伤阴，或热病伤津，或妇女产后出血过多等因素所致。

【临床表现】大便干燥难解，数日一行，腹胀作痛，或伴口臭头晕，舌干少津，脉细。

【辨证要点】便秘干燥与津亏失润见症并见。

三、脾与胃病辨证

脾与胃同居中焦，互为表里。脾主运化，胃主受纳，脾主升，胃主降，两者共同完成饮食物的消化、吸收及输布，为气血生化之源，后天之本。脾又主统血，其华在唇，其液为涩，在体合肌肉、四肢，在志为思，开窍于口。

脾的病变主要表现在其主运化、升清及统血等方面功能的异常。脾主运化水谷，若脾失健运，机体的消化吸收机能失常，则见腹胀、便溏、食欲不振，以致倦怠、消瘦等；脾能运化水湿，若此功能减退，导致水湿内停，则见肢体困重或浮肿。脾气主升，使水谷精微物质得以正常输布，人体内脏相对恒定于一定位置。若脾气不能升清，脾气下陷，则可见头晕目眩，腹胀，腹泻，内脏下垂等。脾气具有统摄血液在脉中运行的功能，若脾气不足，统摄无权，则可导致便血，尿血，崩漏等。胃主受纳、腐熟水谷，其气以降为顺，各种原因导致胃气失和，胃气上逆，则表现为脘痛，饮食异常，恶心，呕吐，嗳气，呃逆等。

综上所述，临床上脾与胃病的常见表现有：食欲与食量的异常，脘腹胀满或疼痛，腹泻或便溏，肢体困重或浮肿，出血，内脏下垂及恶心，呕吐，嗳气，呃逆等。

脾病的常见证候有虚实之分。虚证是由饮食不当，或思虑、劳倦过度，或久病体虚等导致的脾气虚、脾气下陷、脾不统血及脾阳虚证；实证是由饮食不节，或外感寒湿、湿热之邪引起的寒湿困脾与湿热蕴脾证。胃的常见证候有胃阴虚、胃热炽盛、寒滞胃脘、食滞胃脘等证。

1. 脾气虚证

脾气虚证是指脾气不足，运化失常所表现的虚弱证候。多因饮食不调，或劳累过度，或素体虚弱，年老体衰，或因其他疾患耗伤脾气所致。

【临床表现】腹胀纳少，食后胀甚，大便溏稀，神疲乏力，少气懒言，形体消瘦或肥胖，面色萎黄，或肢体浮肿，舌淡苔白，或舌淡胖有齿痕，脉缓或弱。

【辨证要点】食少，腹胀，便溏与气虚见症并见。

2. 脾阳虚证

脾阳虚证是指脾阳虚衰，失于温运，阴寒内生，而致脾运化功能失常所表现的虚寒证候。多由脾气虚发展而来；或因过食生冷，过用寒凉药物损伤脾阳；或因肾阳不足，火不生土所致。

【临床表现】腹胀纳少，腹部冷痛，喜温喜按，大便溏稀或完谷不化，畏寒肢冷，口淡不渴，或肢体浮肿，小便短少，或带下清稀量多，舌淡胖有齿痕，苔白滑或白腻，脉沉迟无力。

【辨证要点】腹部冷痛，喜温喜按，腹胀纳少，便溏与阳虚见症并见。

3. 脾虚气陷证

脾虚气陷证是指脾气虚弱，清阳不升，运化失常所表现的证候，又称中气下陷证。多由脾气虚进一步发展，或久泻久痢，或劳累过度，或妇女孕产过多，失于调护等原因所致。

【临床表现】脘腹坠胀，食后尤甚，或便意频繁，肛门坠胀，或久泻久痢，甚至脱肛，或子宫下垂，或小便浑浊如米泔，伴头晕目眩，神疲乏力，少气懒言，食少便溏，舌淡苔白，脉弱。

【辨证要点】脘腹坠胀，或久泻久痢，或内脏下垂与脾气虚见症并见。

4. 脾不统血证

脾不统血证是指脾气亏虚，统血无权，血溢脉外所表现的证候。多因久病脾虚，或劳倦过度，损伤脾气所致。

【临床表现】各种慢性出血（如便血、尿血、肌衄、齿衄、鼻衄），或妇女月经过多，崩漏等，伴腹胀食少，大便溏稀，面白无华或萎黄，神疲乏力，少气懒言，舌淡苔白，脉弱。

【辨证要点】慢性出血表现与脾气虚见症并见。

【证候鉴别】脾气虚证、脾阳虚证、脾虚气陷证、脾不统血证的比较见表2-8。

表2-8 脾气虚证、脾阳虚证、脾虚气陷证、脾不统血证表现比较表

证候	相同表现	不同表现	舌象与脉象
脾气虚证	纳少，腹胀，食后尤甚，便溏，肢倦，少气懒言，面色萎黄	或消瘦，或肥胖，或浮肿	舌淡苔白，脉缓弱
脾阳虚证		腹部冷痛，喜温喜按，大便稀薄，畏寒肢冷，或浮肿尿少，或肢体困重，或带下清稀	舌淡胖有齿痕，苔白滑，脉沉迟无力
脾虚气陷证		脘腹坠胀，肛门重坠，或久泻脱肛，或子宫下垂，或小便浑浊如米泔，头晕目眩	舌淡苔白，脉弱
脾不统血证		各种出血：妇女月经过多或崩漏，便血，尿血，鼻衄，齿衄，肌衄	舌淡苔白，脉弱

5. 寒湿困脾证

寒湿困脾证是指寒湿内盛，脾胃纳运功能失常所表现的证候。多因嗜食生冷肥甘，或久居潮湿之地等因素所致。

【临床表现】脘腹痞闷疼痛，纳呆便溏，恶心欲吐，头身困重，口淡不渴，或肢体浮肿，小便短少，或面目发黄，晦暗不泽，舌体胖，苔白腻或白滑，脉濡或缓。

【辨证要点】脘腹痞闷疼痛，呕恶便溏与寒湿内停见症并见。

6. 湿热蕴脾证

湿热蕴脾证是指湿热内蕴，脾胃纳运功能失常所表现的证候，又称脾胃湿热证。多因感受湿热之邪，或过食肥甘，或嗜酒无度，酿成湿热所致。

【临床表现】脘腹痞闷，纳呆呕恶，大便溏泄不爽，肢体困重，渴不多饮，身热不扬，汗出热不解，或身目发黄，黄色鲜明，舌质红，苔黄腻，脉濡数。

【辨证要点】脘腹痞闷、纳呆、呕恶与湿热内蕴见症并见。

【证候鉴别】寒湿困脾证与湿热蕴脾证的比较见表2-9。

表2-9 湿热蕴脾证与寒湿困脾证表现比较表

证候	相同表现	不同表现	舌象与脉象
湿热蕴脾证	脘腹痞闷，纳呆呕恶，便溏肢重，面目发黄	身热不扬，渴不多饮，便溏不爽，小便短黄，阳黄	舌红苔黄腻，脉濡数
寒湿困脾证		腹痛喜暖，口淡不渴，便溏清稀，带下量多清稀，或肢体浮肿，小便短少，阴黄	舌苔白腻或白滑，脉濡或缓

7. 胃阴虚证

胃阴虚证是指胃阴亏虚，失于濡润和降，虚热内生所表现的证候。多因温热病后期，胃液耗伤；或吐泻太过，伤津耗液；或过食辛辣香燥之品，或过用温燥药物，耗伤胃阴所致。

【临床表现】胃脘嘈杂，饥不欲食，或脘痞不舒，隐隐灼痛，干呕嗳气，口燥咽干，大便干结，舌红少苔乏津，脉细数。

【辨证要点】胃脘嘈杂、灼痛、饥不欲食与阴津不足见症并见。

8. 胃火炽盛证

胃火炽盛证是指胃中火热炽盛，腐熟功能亢进，胃失和降所表现的证候。多因嗜食辛辣，化热生火；或情志不遂，气郁化火等所致。

【临床表现】胃脘灼痛，消谷善饥，吞酸嘈杂，口臭，渴喜冷饮，便秘尿黄，或牙龈肿痛，齿衄，舌红苔黄，脉滑数。

【辨证要点】消谷善饥、胃脘灼痛、牙龈肿痛与实热见症并见。

9. 寒滞胃脘证

寒滞胃脘证是指寒邪犯胃，胃失和降，气机凝滞所表现的证候。多因寒邪直中胃腑，或因过食生冷寒凉所致。

【临床表现】胃脘冷痛，痛势较剧，遇寒加重，得温痛减，呃逆嗳气，口淡不渴或口泛清水，形寒肢冷，苔白润，脉沉紧或弦。

【辨证要点】胃脘冷痛剧烈与实寒见症并见。

10. 食积胃脘证

食积胃脘证是指饮食停滞于胃脘，腐熟和降失职所表现的证候。多因饮食不节，暴饮暴食；或脾胃素虚，饮食不慎，腐熟失职所致。

【临床表现】脘腹胀痛，纳呆厌食，嗳腐吞酸，或呕吐酸腐食物，吐后胀痛得减，舌苔厚腻，脉滑。

【辨证要点】脘腹胀满或胀痛，嗳腐吞酸，纳呆厌食。

四、肝与胆病辨证

肝位于右胁，胆附于肝，两者互为表里。肝之经脉过阴器，抵小腹，布胁肋，上颠顶。肝主疏泄、藏血，调畅情志，通于风气。其华在爪，其液为泪，在体合筋，在志为怒，开窍于目。胆贮存、排泄胆汁，以助消化饮食，并与情志活动有关。

由于肝、胆的生理病理特点，其病症多繁杂。肝的病变主要表现在其主疏泄、调畅情志及藏血、主筋等方面功能的异常。肝主升、主动，调畅全身气机，对于推动血液运行和津液的输布，以及情志活动的调节具有重要的意义。若肝失疏泄，气机郁滞或肝气上逆，血液与津液的运行障碍，则表现为肝经循行部位的胀满疼痛，情志失常，或瘿瘤、痞块，妇女痛经、月经失调、闭经及头晕头痛等；肝藏血，若肝血不足，眼睛、筋脉失养，血海空虚，则见两目干涩、昏花，或夜盲，肢体麻木，筋脉拘急，月经量少，甚至闭经等。肝通于风气，主筋脉，肝阳上亢，热邪内盛，或阴血不足，可导致肝风内动而出现肢体震颤，手足抽搐等。肝藏魂，开窍于目，其病多见失眠多梦，目疾。胆贮存、排泄胆汁，主决断，其经脉循行于头之侧面。胆的功能异常可表现为口苦，黄疸，善惊易恐，偏头痛，耳鸣，耳聋等。

综上所述，临床上肝与胆病的常见表现有：胸胁、乳房、少腹胀满疼痛，睾丸作痛，精神抑郁或急躁易怒，头晕胀痛，肢体震颤，手足抽搐，月经不调，失眠多梦，耳鸣，耳聋，口苦，黄疸，惊悸，目疾及脉弦等。

肝的病证有虚实之别，但以实证居多。虚证是由久病失养等所致的肝血虚与肝阴虚证；实证是由于气郁、火盛及外感湿热与寒邪等引起的肝气郁结、肝火上炎、热极生风、肝胆湿热及寒滞肝脉证；另外还有本虚标实的肝阳上亢与肝阳化风等证。胆病则为胆郁痰扰证。

1. 肝血虚证

肝血虚证是指肝血不足，相关组织器官失于濡养所表现的证候。多因生血不足，或失血过多，或因久病耗伤肝血所致。

【临床表现】头晕目眩，视物模糊或夜盲，爪甲不荣，或肢体麻木，或手足震颤，肌肉瞤动，关节拘急不利，或妇女月经量少色淡，甚则闭经，伴面唇淡白，舌淡苔白，脉细。

【辨证要点】头晕目眩，视物模糊或夜盲，爪甲不荣，妇女月经量少色淡或闭经等与血虚见症并见。

2. 肝阴虚证

肝阴虚证是指肝之阴液亏虚，相关组织器官失于滋养，虚热内扰所表现的证候。多由气郁化火，或肝病、温热病后期损伤肝阴；或因肾阴亏虚，水不涵木所致。

【临床表现】头晕眼花，两目干涩，视力减退，或胁肋隐隐灼痛，或手足蠕动，伴面部烘热，五心烦热，潮热盗汗，口咽干燥，舌红少津，脉弦细数。

【辨证要点】头晕眼花，两目干涩，视力减退，或胁肋隐隐灼痛与虚热见症并见。

【证候鉴别】肝血虚证与肝阴虚证的比较见表2-10。

表2-10 肝血虚证与肝阴虚证表现比较表

证候	相同表现	不同表现	舌象与脉象
肝血虚证	头晕目眩，视力减退	血虚见症：视物模糊或夜盲，面白无华，爪甲不荣，肢体麻木，月经量少色淡，甚则闭经	舌淡苔白，脉弦细
肝阴虚证		阴虚内热见症：两目干涩，面部烘热，五心烦热，潮热盗汗，口咽干燥	舌红少津，脉弦细数

3. 肝气郁结证

肝郁气滞证是指肝失疏泄，气机郁滞所表现的证候。多因情志不遂，郁怒伤肝，或因其他病邪阻滞，肝失疏泄条达所致。

【临床表现】胸胁或少腹或乳房胀满、窜痛，情志抑郁或易怒，善太息，或咽部异物感，或瘿瘤，乳癖，或胁下癥块；或月经不调，痛经；苔薄白，脉弦。病情轻重与情志变化关系密切。

【辨证要点】肝经循行部位（胸胁，或少腹，或乳房）胀满窜痛，情志抑郁或易怒，脉弦。

4. 肝火炽盛证

肝火炽盛证是指肝火内炽，气火上逆所表现的肝经循行部位火热炽盛的证候，又称肝火上炎证。多因情志不遂，气郁化火，或火热之邪内犯所致。

【临床表现】头晕胀痛，面红目赤，急躁易怒，口苦口干，或突发耳鸣耳聋，或胁肋灼痛，或失眠多梦，或吐血、衄血，尿黄便结，舌红苔黄燥，脉弦数。

【辨证要点】头晕胀痛，面红目赤，急躁易怒，或突发耳鸣耳聋，或胁肋灼痛与火热炽盛见症并见。

5. 肝阳上亢证

肝阳上亢证是指肝肾阴亏，阴不制阳，肝阳亢扰于上所表现的上实下虚的证候。多因肝肾阴虚，肝阳失潜；或因恼怒焦虑，气火内郁，暗耗阴津所致。

【临床表现】眩晕耳鸣，头目胀痛，面红目赤，急躁易怒，腰膝酸软，头重脚轻，或失眠多梦，舌红少津，脉弦有力或弦细数。

【辨证要点】眩晕，头目胀痛，头重脚轻，腰膝酸软与阴虚阳亢见症并见。

【证候鉴别】肝火炽盛证与肝阳上亢证的比较见表2-11。

表2-11　肝火炽盛证与肝阳上亢证表现比较表

证候	相同表现	不同表现	舌象与脉象
肝火炽盛证	眩晕耳鸣，头目胀痛，面红目赤，急躁易怒，失眠多梦	实热见症：口苦口渴，便秘尿黄，或胁肋灼痛，或突发耳鸣耳聋，或吐血、衄血	舌红苔黄燥，脉弦数
肝阳上亢证		阴虚阳亢见症：头晕目眩，头重脚轻，步履不稳，腰膝酸软	舌红少津，脉弦有力或弦细数

6. 肝风内动证

肝风内动证泛指患者出现眩晕欲仆、抽搐、震颤、蠕动等以"动摇"表现为主的证候。由于其病因病机不同，临床又分为肝阳化风证、热极生风证、血虚生风证和阴虚动风证。

（1）肝阳化风证

肝阳化风证是指肝阳亢逆无制，引动肝风所表现的证候。多因肝肾之阴亏耗，肝阳亢逆日久而化风所致。

【临床表现】眩晕欲仆，头摇而痛，项强肢颤，手足麻木，步履不稳，言语不利，甚至猝然昏倒，不省人事，舌强语謇，喉中痰鸣，口舌歪斜，半身不遂，舌红苔白腻或黄腻，脉弦有力。

【辨证要点】眩晕欲仆，舌强语謇，口眼㖞斜，步履不稳，半身不遂等"风象"与舌红，脉弦并见。

（2）热极生风证

热极生风证是指邪热炽盛，燔灼肝经，引起肝风所表现的以抽搐项强为特征的证候。多因外感温热病，邪热炽盛，燔灼肝经所致。

【临床表现】高热，躁扰如狂，神昏，抽搐，项强，角弓反张，牙关紧闭，两目上视或直视，舌质红绛，苔黄燥，脉弦数。

【辨证要点】四肢抽搐，颈项强直，两目上视，角弓反张等"风象"与神昏及邪热炽盛见症并见。

（3）血虚生风证

血虚生风证是指肝血亏虚，筋脉失养所表现的以麻木、震颤、眴动为特征的证候。多因久病血虚，或因急、慢性失血过多，筋脉失养而致。

【临床表现】手足麻木、震颤，关节拘急不利，肌肉眴动，眩晕耳鸣，面色无华，爪甲不荣，舌淡，脉细。

【辨证要点】肢体麻木，手足震颤，肌肉眴动等"风象"与血虚见症并见。

（4）阴虚动风证

阴虚动风证是指肝肾阴亏，筋脉失养所表现的以手足蠕动为特征的证候。多因外感热病后期，或内伤久病，阴液亏虚，筋脉失养所致。

【临床表现】手足蠕动，眩晕耳鸣，潮热盗汗，颧红咽干，形体消瘦，舌红少苔，脉细数。

【辨证要点】手足蠕动等"风象"与阴虚见症并见。

7. 肝胆湿热证

肝胆湿热证是指湿热蕴结于肝胆，导致肝胆疏泄功能失职所表现的证候。多因感受湿热之邪，或因嗜食肥甘厚腻，酿生湿热所致。

【临床表现】胁肋胀痛灼热，口苦纳呆，呕恶腹胀，小便短赤，大便溏或不爽，或身目俱黄，胁肋痞块，或睾丸肿胀热痛，或带浊阴痒，或寒热往来，舌红苔黄腻，脉弦数。

【辨证要点】胁肋胀痛，厌食腹胀，身目发黄，阴部瘙痒与湿热内蕴见症并见。

8. 寒滞肝脉证

寒滞肝脉证是指寒邪侵袭肝经，寒凝气滞所表现的以肝经循行部位冷痛为主症的证候。多因感受外寒，如涉水淋雨或房事受寒，肝经寒凝气滞所致。

【临床表现】少腹引及睾丸坠胀作痛，或阴囊内缩，遇寒则加剧，得暖则缓解，形寒肢冷，口淡不渴，舌苔白润，脉沉弦。

【辨证要点】少腹、阴部或颠顶冷痛与寒盛见症并见。

9. 胆郁痰扰证

胆郁痰扰证是指胆失疏泄，痰热内扰所表现的证候。多因情志不遂，气郁生痰，蕴久化热，痰热互结所致。

【临床表现】惊悸不寐，烦躁不宁，眩晕耳鸣，口苦呕恶，胸闷胁胀，舌红苔黄腻，脉弦数。

【辨证要点】惊悸，失眠，眩晕，口苦，胸闷与痰热见症并见。

五、肾与膀胱病辨证

肾位于腰部，左右各一，与膀胱相为表里。其经脉自足上股贯脊。肾藏精，主管生殖与生长发育，内寄元阴元阳，为先天之本。肾又有主水、纳气之功。其华在发，其液为唾，在志为恐，主骨生髓通于脑，开窍于耳及二阴。膀胱则具有贮尿、排尿之作用。

肾的病变主要表现在其主生殖、发育、纳气、水及二便等方面功能的异常，以虚证多见，以腰膝酸痛为共同的基本表现。肾为先天之本，主生殖发育，若肾之阴阳精气不足，则表现为男女生殖系统的病变与成人早衰及小儿发育不良，如男子阳痿遗精、精少不育，女子月经不调、经闭不孕，发白早脱，齿牙动摇，小儿发育迟缓等。肾为气之根，若肾虚摄纳无权，气不归肾，则见息短喘促，呼多吸少，动则尤甚。肾主水与二便，若肾阳不足，不能生土，水液无以温化制约，则见五更泄泻，完谷不化，夜尿增多，二便失禁，浮肿等。肾开窍于耳，肾虚耳失所养，则见耳鸣，耳聋。膀胱贮尿、排尿，若湿热内蕴，气化不利，则见尿频、急、涩痛。

综上所述，临床上肾与膀胱病的常见表现有：腰膝酸软而痛，耳鸣，耳聋，发白早脱，齿牙动摇，男子阳痿遗精、精少不育，女子月经不调、经闭不孕，以及水肿，二便异常等。

肾病多虚证，是由于先天不足，或后天失养所致的肾阳虚、肾阴虚、肾精不足及肾气不固。膀胱病则见膀胱湿热证。

1. 肾阳虚证

肾阳虚证是指肾阳气虚衰，温煦失职，气化功能不足所表现的证候。多由素体阳虚，或年高命火虚衰，或房劳过度伤肾，或其他脏腑久病伤及肾阳所致。

【临床表现】腰膝酸软而痛，畏寒肢冷，口淡不渴，神倦乏力，面色㿠白或黧黑；或男子阳痿、早泄，女子宫寒不孕；或久泄不止，完谷不化，五更泄泻；或尿少浮肿，腰以下为甚，甚则心悸咳喘，全身肿胀。舌质淡胖，或舌边有齿痕，舌苔白滑，脉弱，两尺尤甚。

【辨证要点】腰膝酸痛，生殖功能下降或五更泄泻或尿少浮肿与虚寒见症并见。

2. 肾阴虚证

肾阴虚证是肾阴精亏损，失于滋养，虚热内生所表现的证候。多因禀赋不足，或房事不节，或久病伤肾，或温热病后期，或过服温燥之品劫伤肾阴所致。

【临床表现】腰膝酸软，眩晕耳鸣，失眠多梦，男子遗精、阳强易举，女子经少、经闭，或见崩漏，潮热盗汗，五心烦热，午后颧红，口燥咽干，形体消瘦，尿黄便干，舌红少津，脉细数。

【辨证要点】头晕耳鸣，腰膝酸软，遗精，经少等与虚热见症并见。

3. 肾精不足证

肾精不足证是指肾精亏虚，生长发育和生殖功能减退所表现的证候。多由禀赋不足，先天发育不良，或后天调养失宜，或房劳过度，或久病耗伤肾精所致。

【临床表现】成人早衰，眩晕健忘，耳鸣耳聋，发脱齿摇；男子精少不育，女子经闭不孕，性机能减退；小儿五迟五软，生长发育迟缓，智力低下。舌淡红，苔白，脉细或弱。

【辨证要点】小儿生长发育迟缓，或成人早衰、生殖功能下降。

4. 肾气不固证

肾气不固证是指肾气亏虚，固摄功能不足所表现的证候。多由高年肾气亏虚，或幼年肾气未充，或房事过度伤肾，或久病伤及肾气所致。

【临床表现】神倦乏力，听力减退，小便频数而色清，或尿后余沥不尽，或遗尿，小便失禁，或夜尿频多；男子滑精早泄，女子带下清稀，或胎动易滑。舌淡苔白，脉弱。

【辨证要点】小便频数清长，或滑精早泄，或带下清稀量多，或胎动易滑等与气虚见症并见。

【证候鉴别】肾阳虚证、肾阴虚证、肾精不足证、肾气不固证的比较见表 2－12。

表 2－12　肾阳虚证、肾阴虚证、肾精不足证、肾气不固证表现比较表

证候	相同表现	不同表现	舌象与脉象
肾阳虚证	腰膝酸软，生殖或性功能的异常	男子阳痿，女子宫寒不孕，或五更泄泻，或浮肿，伴畏寒肢冷	舌淡胖，苔白滑，脉弱，尺部尤甚
肾阴虚证		头晕耳鸣，失眠多梦，阳强易举，遗精，颧红咽干，潮热盗汗，尿黄，便干	舌红少津，脉细数
肾精不足证		小儿生长发育迟缓，男子精少，女子经闭，健忘耳聋，发脱齿摇，动作迟缓，足痿无力，精神呆钝	舌淡红，苔白，脉细或弱
肾气不固证		神疲乏力，耳鸣，听力减退，小便频数而清，余沥不尽，遗尿，小便失禁，滑精早泄，或胎动易滑	舌淡苔白，脉弱

5. 膀胱湿热证

膀胱湿热证是指湿热蕴结膀胱，气化不利所表现的证候。多由湿热病邪自尿道内侵，或饮食不节，嗜食辛辣，湿热内生，下注膀胱所致。

【临床表现】尿频急、灼痛、短赤，小腹胀闷，或尿血，或尿有砂石，或伴发热腰痛，舌红，苔黄腻，脉数。

【辨证要点】尿频，尿急，尿痛与湿热见症并见。

六、脏腑兼病辨证

人体各脏腑之间，在生理上具有相互资生、相互制约的关系。因此，当某一脏或某一腑发生病变时，往往可影响其他脏或腑。我们把两个或两个以上的脏腑同时或相继发病，称为脏腑兼病。一般来说，脏腑兼病常发生于具有表里、生克、乘侮关系的脏腑之间。

脏腑兼病在临床上很多见，其证候表现也很复杂。具有表里关系的脏腑兼病证候，已在前边的脏腑辨证中介绍（如肝胆湿热证等），这里主要介绍临床上最为常见的 13 个两脏（或腑）兼病的证候。

1. 心肾不交证

心肾不交证是指心肾水火既济失调所表现的虚热证候。多由思虑过度，或情志抑郁而化火，耗伤心肾之阴；或虚劳久病，房劳过度等，以致肾阴亏耗，虚热上扰心神所致。

【临床表现】心烦失眠，惊悸多梦，腰膝酸软，头晕耳鸣，健忘，遗精，五心烦热，潮热盗汗，口咽干燥，舌红，少苔，脉细数。

【辨证要点】心烦失眠，腰膝酸软与虚热见症并见。

2. 心脾两虚证

心脾两虚证是指心血不足，脾气虚弱所表现的虚弱证候。多由久病失于调养，或因慢性失血，或思虑过度，劳倦伤脾，或饮食失节，脾胃受损等所致。

【临床表现】心悸怔忡，失眠多梦，头晕健忘，纳呆食少，腹胀便溏，倦怠乏力，面色萎黄，或有肌肤紫斑，或女子月经量少，色淡质稀，或崩漏，舌淡嫩，脉弱。

【辨证要点】心悸失眠，或慢性失血，伴食少、腹胀、便溏与气血亏虚见症并见。

3. 心肝血虚证

心肝血虚证是指心肝血液亏虚所表现的血虚证候。多由思虑过度，失血过多，久病耗损，脾虚化源不足等所致。

【临床表现】心悸失眠，多梦健忘，头晕目眩，两目干涩，视物模糊，面色淡白无华，爪甲失荣，肢体麻木或震颤，妇女月经量少，色淡质稀，甚则经闭，舌淡，苔白，脉细。

【辨证要点】心悸失眠，目、筋脉、爪甲失养，月经异常与血虚见症并见。

4. 心肾阳虚证

心肾阳虚证是指心与肾的阳气虚衰，温煦无权所表现的虚寒证候。多由心阳虚衰，久病及肾，或肾阳亏虚，气化失权，水气上凌心阳所致。

【临床表现】心悸怔忡，腰膝酸冷，精神萎靡，形寒肢冷，肢体浮肿，小便不利，甚则唇甲青紫，舌淡紫，苔白滑，脉微。

【辨证要点】心悸，精神萎靡，腰膝酸冷，水肿与虚寒见症并见。

5. 心肺气虚证

心肺气虚证是指心肺两脏气虚所表现的虚弱证候。多由久咳伤肺及心，久病或年老体虚，劳倦过度，脾虚化源不足等所致。

【临床表现】心悸胸闷，咳嗽气喘，动则益甚，咳痰清稀，神疲懒言，气短自汗，面色淡白，舌淡，苔白，脉弱或结或代。

【辨证要点】心悸，咳喘，胸闷与气虚见症并见。

6. 脾肺气虚证

脾肺气虚证是指脾肺两脏气虚导致脾失健运，肺失宣降所表现的虚弱证候。多由久咳伤肺，肺虚及脾，或脾气虚累及于肺所致。

【临床表现】咳喘日久不止，咳痰清稀，纳呆食少，腹胀，便溏，面色淡白，神疲乏力，气短懒言，或见面浮肢肿，舌淡，苔白，脉弱。

【辨证要点】咳喘，咳痰清稀，食少，腹胀，便溏与气虚见症并见。

7. 脾肾阳虚证

脾肾阳虚证是指脾肾阳气亏虚，温化失权所表现的虚寒证候。多由久病耗伤脾肾阳气，或水邪久踞，肾阳虚损而不能温养脾阳；或久泻久痢，脾阳虚弱而病损及肾所致。

【临床表现】久泻久痢，或五更泄泻，完谷不化，或面浮肢肿，小便不利，畏寒肢冷，面色㿠白，腰膝及下腹冷痛，舌淡胖，苔白滑，脉沉细。

【辨证要点】久泻久痢，或水肿，伴腰膝及下腹冷痛与虚寒见症并见。

8. 肺肾阴虚证

肺肾阴虚证是指肺肾两脏阴液不足，虚热内扰所表现的虚热证候。多由燥热、痨虫或久咳等耗伤肺阴，病久及肾；或因房事过度，肾阴亏耗，金失水滋所致。

【临床表现】咳嗽少痰，痰中带血，或声音嘶哑，伴腰膝酸软，形体消瘦，骨蒸潮热，颧红盗汗，口燥咽干，男子遗精，女子月经量少或崩漏，舌红，少苔，脉细数。

【辨证要点】咳嗽少痰，腰膝酸软与虚热见症并见。

9. 肺肾气虚证

肺肾气虚证是指肺肾气虚，降纳无权所表现的虚弱证候，又称肾不纳气证。多由久病咳喘，病久及肾，或因劳损过度，先天不足，年老体弱等所致。

【临床表现】咳喘无力，呼多吸少，动则益甚，咳痰清稀，腰膝酸软，或咳则尿出，神疲乏力，语声低怯，自汗，舌淡，脉弱。

【辨证要点】咳喘无力，呼多吸少，腰膝酸软与气虚见症并见。

10. 肝肾阴虚证

肝肾阴虚证是指肝肾阴液亏虚，虚热内扰所表现的虚热证候。多由久病失调，房事过度，情志内伤，温热病久等所致。

【临床表现】眩晕，耳鸣，健忘，胁痛隐隐，腰膝酸软，口咽干燥，失眠多梦，五心烦热，或低热不退，颧红盗汗，男子遗精，女子月经量少，舌红，少苔，脉细数。

【辨证要点】胁痛，腰膝酸软，眩晕耳鸣与虚热见症并见。

11. 肝郁脾虚证

肝郁脾虚证是指肝失疏泄，脾失健运所表现的证候。多由情志不适，肝气郁结，横犯脾土，以致脾虚不运；或脾失健运，土壅侮木，病及肝脏所致。

【临床表现】胸胁胀闷窜痛，善太息，情志抑郁或急躁易怒，纳呆食少，腹胀，便溏或便秘，肠鸣矢气，或腹痛欲泻，泻后痛减，舌淡红，苔白，脉弦。

【辨证要点】胸胁胀闷窜痛，情绪不稳等与食少腹胀，便溏或便秘并见。

12. 肝胃不和证

肝胃不和证是指肝失疏泄，胃失和降所表现的证候。多由情志不遂，肝气郁滞，横逆犯胃所致。

【临床表现】胁肋、胃脘胀闷窜痛，呃逆，嗳气，嘈杂泛酸，情志抑郁，或急躁易怒，舌淡红，苔薄白，脉弦，或舌红，苔薄黄，脉弦数。

【辨证要点】胁肋胀闷，急躁易怒等与胃脘胀闷窜痛，嗳气，呃逆，泛酸等并见。

13. 肝火犯肺证

肝火犯肺证是指肝火亢盛，上逆犯肺，肺失清肃而表现的实热证候。多由郁怒伤肝，气郁化火，或肝经蕴热，上逆犯肺所致。

【临床表现】咳嗽阵作，甚则咳血，胸胁灼痛，头晕头胀，急躁易怒，目赤口苦，舌红，苔薄黄，脉弦数。

【辨证要点】咳嗽或咳血，胸胁灼痛，急躁易怒与实热见症并见。

第五节 六经辨证

六经辨证源于《伤寒论》，是东汉医学家张仲景所创立的，主要用于分析外感风寒所引起的一系列病理变化及其传变规律的辨证方法。

六经是指太阳经、阳明经、少阳经、太阴经、少阴经、厥阴经。其名称与经络学说中的"六经"相同，但含义不尽相同，它是外感病过程中所出现的六种证候的名称，故又称"六经病证"或"六经病"。

六经辨证是指以六经为纲，以六经所属的脏腑经络的病理变化为依据，将外感病发生、发展过程中所表现的不同证候归纳为太阳病、阳明病、少阳病、太阴病、少阴病、厥阴病六类，分别从邪正斗争关系、病变的部位、病势的进退及相互传变等方面阐述外感病各阶段的病变特点，以指导临床治疗的一种辨证方法。

六经病证又可概括为三阳病和三阴病两大类，太阳病、阳明病、少阳病为三阳病，太阴病、少阴病、厥阴病为三阴病。三阳病证以六腑病变为基础，三阴病证以五脏病变为基础，所以，六经的病证实际上基本概括了脏腑和十二经的病变。六经辨证不仅用于外感病的诊治，对内伤杂病的辨证论治也具有指导意义。

一、六经病证的分类

（一）太阳病证

太阳主表，为人身之藩篱。外邪侵袭，多从太阳而入，于是首先表现为太阳病。太阳病分太阳经证与太阳腑证。太阳经证是对风寒之邪侵犯人体肌表所表现证候的概括，为外感病的初期阶段；太阳经病不愈，外邪循经入腑，则发为太阳腑证。

1. 太阳经证

太阳经证为邪在肌表的病变。根据感邪性质的不同和体质的差异，又有太阳中风证与太阳伤寒证之分。

（1）太阳中风证

太阳中风证是指风邪袭表，卫气不固，营阴外泄，营卫失调所表现的证候。多因其有汗出、脉缓，相对于太阳伤寒之表实而言，又有"表虚证"或"风寒表虚证"之称，但其性质实为表实证。

【临床表现】恶风，发热，汗出，脉浮缓等。

【病机分析】阳在外，为阴之使；阴在内，为阳之守。风邪外袭，营卫失调，阳气外浮与邪相争，则发热，脉浮；风性开泄，肌表不固，营阴不能内守，则汗出。此即所谓"阳浮者热自发，阴弱者汗自出"。汗出肌腠疏松，不胜风袭，故恶风。营阴不足，所以脉呈缓象。

本证虽名中风，但与内伤杂病中猝然倒地的中风迥然不同，应注意区别。

（2）太阳伤寒证

太阳伤寒证是指寒邪袭表，卫阳被遏，营阴郁滞所表现的证候。其性质属表实寒证。

【临床表现】恶寒，发热，头项强痛，体痛，无汗而喘，脉浮紧。

【病机分析】风寒外束，卫阳被郁，肌肤失于温煦，则恶寒；正邪相争，故发热；寒邪外束，腠理闭塞，所以无汗；寒邪凝滞，气血不得宣通，故头身疼痛；正欲向外而寒邪凝束，所以脉见浮紧；肺司呼吸，外合皮毛，邪束于外，肌腠失宣，导致肺气不利，则见喘促。

2. 太阳腑证

太阳腑证是指太阳经邪不解，内传入腑所引起的病变。根据病机之不同，又分为太阳蓄水证与太阳蓄血证。

（1）太阳蓄水证

太阳蓄水证是指太阳经邪不解，内传膀胱，导致膀胱气化不利，水道不通所引起的证候。

【临床表现】发热，烦渴，或渴欲饮水，水入则吐，小便不利，小腹胀满，脉浮或浮数等。

【病机分析】太阳经邪未解，所以仍有发热、脉浮等；邪热内传入腑，导致膀胱气化不利，水液停蓄，则见小便不利，小腹胀满；水停而气不化津，津液不能上承，则口中烦渴；由于口渴乃津液不能上承所致，故饮水不多，或饮水后反而停蓄于胃，使胃气上逆，出现水入则吐。

（2）太阳蓄血证

太阳蓄血证是指外邪入里化热，随经深入下焦，热邪与瘀血相互搏结于小肠腑所引起的病证。

【临床表现】少腹急结或硬满，精神如狂、善忘，甚则发狂，小便自利，或大便色黑，舌紫暗或有瘀斑，脉沉涩或沉结。

【病机分析】邪热内传，与血搏结于小肠，故见少腹急结或硬满；心主血脉而藏神，瘀热互结，上扰心神，则神志异常而见如狂、善忘或发狂的症状；邪在肠腑，膀胱气化并未受影响，所以小便自利；瘀阻于肠，则大便色黑；舌紫暗或有瘀斑，脉沉涩或沉结，为瘀热内阻之象。

（二）阳明病证

阳明病证是对伤寒病发展过程中阳热亢盛，胃肠燥热所表现证候的概括，为邪正斗争的极期阶段。其性质属里实热证，以身热、汗出、不恶寒反恶热为基本特征，有经证与腑证之分。

1. 阳明经证

阳明经证是指邪热亢盛，充斥阳明之经，甚至弥漫全身，但尚未与肠中燥屎互结所表现的证候。

【临床表现】身大热，汗大出，口渴引饮，心烦躁扰，面赤，舌红苔黄燥，脉洪大。

【病机分析】阳明为多气多血之经，阳气旺盛，邪入阳明，最易化燥化热。里热炽盛，蒸腾于外，则见身大热；迫津外泄，故大汗出；热盛伤津，则口渴引饮，苔黄燥；邪热上扰，心神不安，则心烦躁扰；气血涌盛于面，故面赤；舌红，脉洪大，为邪热内盛，气血沸腾之象。

2. 阳明腑证

阳明腑证是指燥热之邪由经入腑，与肠中糟粕互结所表现的证候。

【临床表现】身热（日晡潮热），手足汗出，便秘，腹满疼痛拒按，烦躁，甚至神昏谵语，舌红苔黄厚干燥，甚至焦黑燥裂，或起芒刺，脉沉实有力，或滑数。

【病机分析】阳明经气旺于日晡（下午3~5点），实热内盛，故见日晡潮热；四肢为胃经所主，热腾于中，蒸津外出，故手足汗出；热与糟粕互结肠道，腑气不通，故腹满疼痛而拒按，大便秘结；邪热蒸腾，上扰心神，则烦躁，甚至神昏谵语。

（三）少阳病证

少阳病证是指邪犯少阳经，导致少阳枢机不利所表现的证候，为外感病由表入里，由阳转阴的过渡阶段，属半表半里证。

【临床表现】口苦，咽干，目眩，往来寒热，胸胁苦满，默默不欲饮食，心烦喜呕，苔白，脉弦。

【病机分析】邪热侵犯少阳胆腑，胆热上炎灼津，则见口苦，咽干，目眩；正邪相争于半表半里之间，邪胜则恶寒，正胜则发热，故出现寒热往来；邪郁少阳，经气不利，故胸胁苦满；胆热犯胃，胃失和降，则见默默不欲饮食，欲呕；胆热扰心，则心烦；脉弦为肝胆受病之征象。

（四）太阴病证

太阴病证是指中焦阳虚气衰，寒湿不运，脾胃机能衰减所表现的证候，为三阴病的轻浅阶段，属于里虚寒证的开始阶段。

【临床表现】腹满呕吐，食欲不振，腹泻时痛，喜温喜按，口不渴，舌淡苔白，脉迟或缓。

【病机分析】脾胃虚寒，寒湿凝滞，阻塞气机，故见腹胀满疼痛，喜温喜按；寒湿犯胃，胃气不降而上逆，故见呕吐；中阳不振，脾失健运，则见食欲不振，腹泻；口不渴，舌淡苔白，脉迟或缓，为阳虚寒盛之象。

（五）少阴病证

少阴病证是对伤寒六经病变发展到后期，全身性阴阳衰惫所表现证候的概括，常为伤寒病证病变过程中的危重阶段。由于致病因素及体质的不同，少阴病既可从阴化寒，又可从阳化热，因而在临床上有少阴寒化证与少阴热化证两个类型。但以少阴寒化证为多见。

1. 少阴寒化证

少阴寒化证是指少阴阳气衰微，病邪从水化寒所表现的证候。其性质属于里虚寒。

【临床表现】恶寒蜷卧，手足逆冷，精神萎靡，下利清谷，小便清长，脉微细欲绝，或身热反不恶寒，甚至面赤。

【病机分析】少阴阳气衰微，阴寒内盛，失于温养，故见恶寒蜷卧，手足逆冷，精神萎靡；肾阳虚无力助脾阳以运化，则下利清谷；水不得温化，则见小便清长；阳气虚衰，不能鼓动血行，故脉微细欲绝；若阴寒盛极，格阳于外，可见身热反不恶寒，甚至面赤。

2. 少阴热化证

少阴热化证是指少阴阴虚阳亢，病邪从阳化热所表现的证候。其性质属于里虚热。

【临床表现】心烦不寐，口燥咽干，舌尖红赤，脉细数。

【病机分析】邪入少阴，从阳化热，灼伤真阴，水不济火，使心火亢于上，则见心烦不寐；口燥咽干，舌尖红赤，脉细数，为水亏火旺之象。

（六）厥阴病证

厥阴病证是对伤寒病发展到后期阶段，以寒热错杂，厥热胜复为主要特征的证候的概括，为阴尽阳始，极而复返的转折性阶段。

【临床表现】消渴，气上撞心，心中疼热，饥不欲食，食则吐蛔，下利，肢厥等，或四肢厥冷与发热交替出现。

【病机分析】消渴，气上撞心，心中疼热，为上热之见症，为肝气夹邪热上逆所致；饥不欲食，食则吐蛔，下利，肢厥，为下寒的表现；蛔虫喜温而恶寒，肠寒则蛔动，逆行于胃或胆道，则可见吐蛔。蛔虫致阳气运行受阻，而见四肢逆冷者，称为"蛔厥"；厥热胜复为厥阴病发展过程中阴阳消长的外在表现；阴气盛则厥冷，阳气复则发热，阴阳交争则厥热往来。

二、六经病证的传变

六经病证是脏腑、经络病理变化的临床反映，而脏腑经络之间又是相互联系而不可分割的。因此，六经病证之间可以相互传变，从而表现出传经、合病、并病、直中的情况。

（一）传经

传经是指随着病邪自外向里发展，由这一经证候转变为另一经的证候。其中按伤寒六经的顺序相传者，称为"循经传"；若是隔一经或两经相传者，称为"越经传"（如太阳病传为太阴病等）；若是互为表里的两经相传者，称为"表里传"（如太阳病传为少阴病等）。

（二）合病

合病是指两经或三经的病证同时出现，无先后次第之分者（如太阳少阳合病、太阳阳明合病等）。

（三）并病

并病是指一经证候未罢，又出现另一经证候者。并病证候出现的次序有先后的不同。如太阳阳明并病、太阳少阳并病为先出现太阳证候，再出现阳明或少阳证候。

（四）直中

直中是指伤寒病初起，病邪不从阳经传入，而直接侵袭阴经发病者。其特点是一发病就表现出三阴经的证候。

第六节　卫气营血辨证

卫气营血辨证是由清代叶天士所创立的用于外感温热病的辨证方法。

卫、气、营、血原本指构成人体和维持人体的生理功能的营养物质。四时温热邪气侵袭人体，往往造成卫、气、营、血生理功能的失常。叶氏在《黄帝内经》理论的基础上，根据卫、气、营、血各自的特点，进一步引申其义，用以阐述温病过程中的病理变化。

卫气营血辨证，是以卫、气、营、血为纲，将温病发生、发展过程中不同阶段所表现的证候归纳为卫分证候、气分证候、营分证候、血分证四类，分别从邪正斗争关系、病变的部位、病势的进退及相互传变等方面阐述外感温热病各阶段的病变特点，以指导临床治疗的一种辨证方法。

一、卫气营血病证的分类

（一）卫分证候

卫分证候是指温热病邪侵犯人体肌表，导致肺卫功能失调而引起的病证。卫分证候是温热病的初期阶段，其病变主要累及肺卫。

【临床表现】发热，微恶风寒，口微渴，头痛，咳嗽，咽喉肿痛，舌边尖红，脉浮数。

【病机分析】温热病邪侵袭肌表，卫为邪郁，故恶寒与发热同时并见；温热之邪属阳，故多见发热重，恶寒轻；温热之邪犯肺，肺失宣降，故咳嗽；上灼咽喉，则咽喉红肿疼痛；上扰清窍，则头痛；灼伤津液，故病起即见口微渴；舌边尖红，脉浮数，为温热之邪初袭肺卫之征。

（二）气分证候

气分证候是指温热病邪内入脏腑，正盛邪实，阳热亢盛而引起的证候。气分证候多由卫分证不解，邪热内传入里，或温热邪气直入气分而成，为温热病邪正交争的极期阶段，其病变主要累及肺、胃、胸膈、肠等脏腑。

【临床表现】发热不恶寒反恶热，汗出，口渴，心烦，舌红苔黄，脉数，或兼有咳嗽，喘促，胸痛，咳黄稠痰；或兼有心烦懊憹，坐卧不安；或兼有日晡潮热，汗出，腹胀满疼痛拒按，便秘，甚至谵语。

【病机分析】此为温热病邪入于气分，正邪剧争，阳热亢盛，伤津扰神所致。由于热邪所侵犯的脏腑不同，临床上可表现为不同的证候类型。若邪热壅肺，肺失清肃，气机不利，则兼有咳嗽，喘促，胸痛，咳吐黄稠痰等症；若热扰胸膈，心神不宁，则兼有心烦懊㦎，坐卧不安等症；若热结大肠，腑气不通，上扰心神，则兼有日晡潮热，汗出，腹胀满疼痛拒按，便秘，甚至谵语等症。

（三）营分证候

营分证候是指温热病邪内陷，劫灼营阴，扰乱心神所致的证候。营分证候多由气分证候不解，内传入营，或卫分证候逆传直接入营而成，为温热病发展的深重阶段，以营阴受损、心神被扰为主要病理特点。

【临床表现】身热夜甚，口干但不甚渴饮，心烦不寐，甚或神昏谵语，斑疹隐隐，舌红绛，脉细数。

【病机分析】营行脉中，内通于心。邪热入营，灼伤营阴，导致阴虚内热，故身热夜甚；邪热蒸腾，营阴之气上潮于口，故口干但不甚渴饮；邪热内扰心神，则见心烦不寐，甚或神昏谵语；热窜血络，则见斑疹隐隐；舌红绛，脉细数，为热劫营阴之象。

（四）血分证候

血分证候是指温热病邪深入阴血，导致动血、动风、耗阴所产生的证候。血分证候多由营分证候病邪不解，传入血分，或气分热盛，径入血分而成，为卫、气、营、血病变的最后深重阶段。其病变主要累及心、肝、肾三脏，临床上以动血、动风、耗阴的证候表现为主要特征。

【临床表现】身热夜甚，烦热扰心，神昏谵语，斑疹透露，色紫或黑，吐血、衄血、尿血、便血、崩漏，舌质深绛，脉细数；或见四肢抽搐，颈项强直，角弓反张，双目上视，牙关紧闭，脉弦数；或见持续低热，暮热朝凉，五心烦热，热退无汗，口干咽燥，神倦，耳聋，肢体干瘦，舌上少津，脉细；或见手足蠕动，瘛疭等。

【病机分析】血分热炽，阴血受损，心神被扰，血液妄行，故在营分证候基础上，症状进一步加重，并出现斑疹透露及各种出血表现；若血热炽盛，燔灼肝经，则引动肝风，出现热极生风诸症；若邪热久羁血分，劫灼肝肾之阴，使阴精耗损，虚热内扰，则出现阴虚内热诸症及手足蠕动、瘛疭等筋脉失养，虚风内动的症状。

二、卫气营血病证的传变

温热病的整个发展过程，实际上就是卫、气、营、血证候的传变过程，体现了温病的发生、发展规律。卫气营血病证在传变顺序方面，通常有顺传与逆传两种形式。

（一）顺传

顺传是指病变按照卫分→气分→营分→血分的顺序传变。邪在卫分，病位最浅，属表证，持续时间较短，病情最轻；邪在气分，为病已入里，邪势转盛，病位深入一层，其病变多影响脏腑功能，病情较邪在卫分为重，但此时正气尚盛，治疗得当容易祛邪外出，逐渐痊愈；邪热深入营分、血分，不仅营血耗伤，而且心神亦受影响，病情最为深重。因此，顺传体现了病邪由表入里、由浅入深，病情由轻而重、由实转虚的传变过程。

（二）逆传

逆传是指邪入卫分后，不经过气分阶段而直接深入营分、血分。逆传实际上只是顺传规律中的一种特殊类型，是病情变化较快、较重的表现，它和顺传过程中出现的营分、血分证候在本质上无明显差别。

此外，由于病邪性质及体质强弱的不同，也可出现特殊的传变情况。如在发病初起不见卫分证候，而径见气分或营分证候；卫分证候未罢，又兼见气分证候，而致卫气同病；气分证候尚存，又出现营分证候或血分证候，形成气营两燔或气血两燔。

第七节　三焦辨证

三焦辨证是由清代吴鞠通所倡导的用于温热病的辨证方法。

三焦辨证是依据《黄帝内经》关于三焦部位的概念，结合温病过程中的病理变化及传变规律，将温热病的证候归纳为上、中、下三焦病证，以指导临床治疗的一种辨证方法。

三焦辨证不仅阐述了上、中、下三焦所属脏腑的病理变化及其证候，同时也反映了温病初、中、末三个不同阶段。在三焦病证中，上焦包括手太阴肺经和手厥阴心包经的病变，中焦包括足阳明胃经和足太阴脾经的病变，下焦包括足少阴肾经和足厥阴肝经的病变。

一、三焦病证的分类

（一）上焦病证

上焦病证是指温热病邪侵袭肺卫及陷入心包所表现的证候。温热邪气自口鼻、皮毛侵入机体，自上而下，首先影响肺系而出现肺卫功能失调的证候，为温热疾病的初期阶段，病情轻浅。温邪犯肺之后，若其病邪不解，当传入中焦，出现脾胃的病变。若病情严重时，肺卫热邪可逆传心包，而出现内陷心包的病变。

【临床表现】发热，微恶风寒，汗出，咳嗽，口渴，头痛，舌边尖红，脉浮数或两寸独大；或但热不寒，咳嗽，喘促，口渴，汗出，舌红苔黄，脉数；甚或高热，舌謇，肢厥，神昏谵语或昏愦不语，舌质红绛等。

【病机分析】肺合皮毛而主表，温热之邪侵袭人体，导致肺卫功能失调，轻则表现为表热证，重则表现为邪热壅肺证；若肺卫之邪不解，内陷心包，神明内乱，则见神昏谵语或昏愦不语，舌謇；邪热炽盛，阳气内郁，则见四肢厥冷，但多不过肘膝；舌质红绛为里热炽盛的表现。

（二）中焦病证

中焦病证是指温热之邪从上焦传至中焦，脾胃二经受病所引起的证候，为外感热病的中期或极期阶段。胃喜润而恶燥，若邪入阳明从燥化，则出现阳明燥热之证；脾喜燥而恶湿，若邪入太阴从湿化，则出现太阴湿热证。

1. 阳明燥热证

【临床表现】身热恶热，日晡益甚，面目俱赤，呼吸气粗，口干咽燥，口渴汗出，便秘腹满，唇裂舌干，苔黄或焦黄起芒刺，脉洪数或沉实有力。

【病机分析】阳明燥热炽盛，故身热恶热，日晡益甚，面目俱赤，呼吸气粗，汗出，苔黄或焦黄起芒刺，脉洪数或沉实有力；热盛津伤，则口干咽燥，口渴，唇裂舌干；热邪与燥屎内结，腑气不通，则便秘腹满。

2. 太阴湿热证

【临床表现】午后发热，身热不扬，汗出不解，胸脘痞闷，泛恶欲呕，头身困重，大便溏泄或不爽，舌红苔黄腻，脉濡数。

【病机分析】太阴湿热内盛，湿遏热伏，故午后发热，身热不扬，汗出不解；湿热阻滞，气机不畅，脾运不健，则见胸脘痞闷，泛恶欲呕，头身困重，大便溏泄或不爽；舌红苔黄腻，脉濡数，为湿热内蕴之象。

（三）下焦病证

下焦病证是指温热之邪传至下焦，久留不退，劫灼肝肾之阴所形成的证候，为外感温热病之末期阶段。

【临床表现】身热颧红，手足心热甚于手足背，口燥咽干，神疲耳聋，心烦不寐，或手足蠕动，或瘈疭，心中憺憺大动，脉虚数，舌绛少苔。

【病机分析】肾藏精，肝藏血，乙癸同源。温病后期，邪传下焦，劫灼肝肾之阴，使机体失养，则见口燥咽干，神疲耳聋，脉虚，少苔；肝肾阴虚，虚热内生，故身热颧红，手足心热甚于手足背，心烦不寐，脉数，舌绛；筋脉失养，虚风内动，则见手足蠕动，或瘈疭，心中憺憺大动。

二、三焦病证的传变

三焦病证标志着温病发展过程中的三个不同阶段。上焦病证为初期，中焦病证为极期，下焦病证为末期。其传变规律有顺传和逆传两种形式。

（一）顺传

顺传是指三焦病证由上焦手太阴肺开始，传入中焦，进而传入下焦。上焦病证为温病的初期，中焦病证为温病的极期，下焦病证为温病的后期，标志着病情由浅入深、由轻到重的发展过程。

（二）逆传

逆传是指病邪由肺卫传入手厥阴心包，出现邪陷心包的证候。表明为邪热炽盛，病情危重。

自上而下，是三焦病证的一般传变规律。临床上也有一些特殊情况，如上焦病证未罢，又出现中焦病证；发病则为中焦病证等。

第八节　经络辨证

经络辨证是以经络学说为理论依据，对病人的症状、体征进行分析、归纳，以判断病属何经、何脏、何腑，并进而确定发病原因、病变性质及病机的一种辨证方法。

经络分布周身，联络脏腑肢节，沟通上下内外，为气血运行的通路。当人体患病时，经络又是病邪传递的途径。外邪从皮毛、口鼻侵入人体，可借助经络内传于脏腑。反之，脏腑发生病变时，也能通过经络反映于体表，在体表相应经络循行的部位，尤其是经气聚集的腧穴处，出现各种异常反应，如麻木、酸胀等感觉的异常，疼痛，皮肤色泽改变、脱屑、结节等。临床诊病时，可通过这些症状，推断疾病发生在某经、某脏、某腑。因此，经络辨证主要用于辨别疾病所在的部位，是对脏腑辨证的补充和辅助。

临床上，在针灸、推拿等专科疾病的诊疗中，经络辨证的应用尤为广泛。

经络辨证的内容有十二经脉病证与奇经八脉病证，这里仅简要介绍其病证特点。

一、十二经脉病证的特点

十二经脉病证包括手、足三阴与三阳经的病变，其临床表现虽因各经脉循行部位及所联属脏腑的不同而异，但其辨证仍有一定的共同规律可循，具体归纳如下：一是症状表现多与其循行部位有关，如足太阳膀胱经受邪，可见项背、腰脊、尻、腘窝、足跟和足小指等处的疼痛；二是脏腑病证与其经脉所属部位的症状常相兼出现，如手太阴肺经受病，既可见到咳嗽、喘促、胸满等肺气上逆所致的肺脏症状，又可见缺盆、肩背及臑、臂内侧前缘疼痛等肺经循行部位经气不利的症状；三是一经受病可影响其他经脉，表现为多经病证并见，如脾经有病可见胃脘疼痛、食后作呕等胃经的病证。

二、奇经八脉病证的特点

奇经八脉是指冲、任、督、带、阳维、阴维、阳跷、阴跷八条十二正经以外的经脉。奇经八脉的病证，由其所循行的部位和所具有的特殊功能决定。督脉行身后中线，为阳脉之海，总督一身之阳；任脉行身前中线，为阴脉之海，总任一身之阴；冲脉行任脉两侧，为十二经脉之海，总领诸经气血。三脉皆起于胞中而一源三歧，与足少阴肾经及足阳明胃经等联系密切，所以此三脉的病证常与人的先后天精气有关，并常反映为人的生殖功能障碍及阴阳气血失调，如可见月经不调、不孕、滑胎流产等病。带脉环腰绕腹，总束诸脉，其病常见腰脊绕腹而痛、赤白带下、子宫脱垂等。阳维脉起于诸阳会，以维系诸阳经，其为病多见寒热；阴维脉起于诸阴交，以维系诸阴经，其为病多见心胸、脘腹、阴中疼痛。阳跷与阴跷均起于足跟，前者循行于下肢外侧，后者循行于下肢内侧，有使肢体运动健捷的作用，其病多表现为肢体痿痹无力，运动障碍。

第三章

治则、治法与方剂

　　治则、治法与方剂是中医治疗疾病过程中密不可分的三个重要环节。其中治则是中医治疗疾病时需遵循的最基本的法则，是确立治疗方法的理论依据，具有原则性和普遍性的指导意义；治法是在治则指导下制定的治疗疾病的具体方法，可直接指导遣药组方，比较具体、灵活；方剂是在辨证的基础上，在治法的指导下，依据一定的组成原则选药配伍而成，是治法的具体体现，为中医治疗疾病的重要工具和手段。

　　治法是在长期临床治疗经验积累的基础上逐步形成的，是迟于方剂形成的一种经验性理论。当治法由经验积累上升为理论之后，就成为指导临床选药、组方的主要依据，即所谓"方从法出，法随证立"。此外，治法和方剂的关系还体现在"以法统方"和"以法类方"两个方面，对方剂的分类具有重要的指导作用。历代医家从不同角度提出各种有关方剂分类的方法，其中以治法为依据的方剂分类方法，将病证类型与方剂的功效有机结合起来，纲目分明，便于学习和掌握。

第一节　治　　则

　　治则，亦称治疗法则，是治疗疾病时所必须遵循的基本法则。治则是在整体观念和辨证论治思想指导下制定的正确反映治疗疾病客观规律的准绳，对临床立法、遣药和处方具有普遍的指导作用和意义。

　　治则主要包括治病求本，标本缓急，扶正祛邪，正治、反治及因时、因地、因人制宜等。

一、治病求本

　　治病求本，是指治疗疾病时首先要抓住疾病的本质，针对疾病的本质进行治疗，这是辨证论治中的一个根本原则。

　　任何病证在其发生发展过程中，都会表现出许多症状和体征，它们是疾病本质的一定反映。临床上诊治疾病时，应通过四诊合参详细收集疾病的各种临床表现，通过综合分析与推理，透过疾病的外在表现找出病变的本质所在，才能获得正确的诊断及满意的治疗效果。例如头痛，可因外感六淫或内伤而引起，如因内伤引起者，还应具体分析是由于正虚（如血虚、精亏等）还是邪实（如痰湿内阻、瘀血内停等）所引起，治疗时需针对其病因、病机采取相应的治疗方法（如养血、补精、燥湿化痰、活血化瘀等）进行治疗，这就是所谓的治病求本之意。

二、标本缓急

标本，是一个相对的概念，用以说明各种病证的现象与本质、因果关系及病变过程中矛盾双方的主次关系等。例如，从正邪关系来说，正气是本，邪气是标；从疾病的发生来说，病因是本，症状和体征是标；从病变的部位来说，内脏是本，体表是标；从发病的先后来说，先病是本，后病是标。

疾病的发展变化中，特别是复杂的疾病，往往存在着很多矛盾。其中既有主要矛盾和次要矛盾，也有矛盾的主要方面和次要方面。此外，在疾病的发展过程中，矛盾双方还可能发生变化，有时非主要矛盾可以上升为主要矛盾；或旧的矛盾未解决，又出现了新的矛盾。总之，疾病是复杂多变的，病况常有主次、轻重的不同，因此治疗时也应有先后缓急之分。

（一）急则治其标

急则治其标，是指当标病急迫，出现严重危及患者健康、生命，或影响本病的治疗时所采用的一种先治、急治标病的法则。例如，大出血的病变，出血为标，出血之原因为本，由于出血量多，导致危及生命时，应以止血治标为首要任务，待血止后再治出血之因以图本。再如，当疾病过程中出现剧烈疼痛，或腹水胀满，或二便不通等表现，无法进行治疗时，当先采用缓急止痛、逐水除满、通利二便等治疗方法，以缓解危急，使其他针对本病的治疗随后得以进行。

（二）缓则治其本

在一般情况下，对于病况较为平稳，或急性病证已进入恢复期者，治疗时均需优先治疗本病。这个法则对慢性病的治疗更具指导意义。如对处于稳定期的肺痨病人，阴虚肺燥较重，症见午后发热、咳嗽等，治疗中应着重滋阴润肺以治本，而不是退热止咳以治标。待阴虚肺燥得以改善，机体的抗病能力提高，发热、咳嗽等可逐渐缓解或消失。

急则治其标、缓则治其本的法则，在对素有慢性脏腑疾患又感受外邪的患者的治疗中应用较多，此时治疗宜先解外邪以治其标，待外邪解后，还应针对其内脏的病证以治其本，使机体逐渐恢复正常，并提高抗病能力。

（三）标本同治

在病证标本并重的情况下，宜采用标病与本病同时治疗的方法。例如，对气虚复感外邪的患者，若单纯益气，则易致邪恋而使表证不解，病程延长；若只解表，则正虚无力祛邪，汗出又伤正气，因此需将解表与益气两法合用。这样标本同治，可达到扶正以助祛邪的目的，提高疗效，缩短病程。但标本同治并不是治标与治本不分主次，而应根据临床具体病证有所侧重。

总之，在辨证论治中，分清疾病的标本缓急，是抓主要矛盾，解决主要问题的一个重要法则。在临床辨认疾病标本的同时，还应注意标本相互转化的情况和规律，以便能始终把握住疾病的主要矛盾，以利于治疗。

三、扶正祛邪

疾病的过程，是正气与邪气矛盾双方斗争的过程。邪正双方的消长盛衰决定着疾病的发生、发展和转归。治疗疾病的根本目的就是要改善邪正双方力量的对比，扶助正气，祛除邪气，使疾病向痊愈的方向转化。所以，各种治疗措施中均不同程度地蕴含着"扶正"和"祛邪"的基本思想。

扶正，是指使用扶助正气的方药，或针灸、推拿等其他治疗手段，并配合适当的营养与功能锻炼，以达到扶助正气，增强体质，提高机体抗病能力的目的。扶正的原则，适用于以正虚为主要矛盾的病证。

祛邪，是指使用驱逐邪气的药物，或针灸、推拿等其他治疗手段，祛除病邪，以达到邪去正安的目的。祛邪的原则，适用于以邪盛为主要矛盾的病证。

在运用扶正祛邪的原则时，要认真辨识正邪双方的消长和盛衰情况，根据正邪斗争的主次地位，决定扶正与祛邪的主次、先后，并加以灵活运用。一般说来，正虚较重者，应以扶正为主，兼顾祛邪，遣药组方时应在补益方剂中稍加祛邪药；邪实较重者，则以祛邪为主，兼顾扶正，遣药组方时应在祛邪方剂中稍加补益扶正之品。总之，应用扶正祛邪法，应以扶正不留邪，祛邪不伤正为原则。

四、正治、反治

正治，是指在疾病的临床表现与其本质相一致的情况下，选用与疾病证候性质相反的方药，逆疾病临床表现的性质加以治疗的一种最常用的治疗原则，又称"逆治"。反治，是指在疾病的临床表现与其本质不一致的情况下，顺从疾病的外在假象，选用与疾病假象性质相同的方药进行治疗的原则，故又称"从治"。即《素问·至真要大论》中记载的"逆者正治，从者反治"。

正治是通过分析疾病表现的现象，辨明疾病本质的寒热、虚实，并加以治疗的原则。"寒者热之""热者寒之""虚则补之""实则泻之"等逆其临床表现治疗的治法就是源于正治这一治疗原则。

有些复杂、严重的疾病，其出现的某些临床表现与病变的性质不相符，甚至可能出现一些假象，如"阴盛格阳"的真寒假热证，"阳盛格阴"的真热假寒证，脾虚不运引起的腹胀以及食积所致的泄泻等，均可造成寒热、虚实的假象。在治疗时，要透过现象治其本质，运用和疾病症状性质相同的药物和治法治疗。反治的原则指导于临床，形成了"热因热用""寒因寒用""塞因塞用""通因通用"等具体的治法。

从以上分析可以看出，反治的原则虽然从表面上看是顺从疾病表现而治的一种法则，但实质上也是针对疾病本质进行的治疗。因此，从治病求本的实质上说，反治与正治都是治本。

五、因时、因地、因人制宜

疾病的发生、发展是由多方面因素决定的，时令气候、地理环境、精神刺激、饮食劳倦等条件对病变的发生、发展都有一定的影响。尤其是患者体质的不同，对疾病的影响更大。因此，在治疗疾病时，要把影响疾病的各方面因素考虑进去，具体情况具体分析，根据各个病证的特性，采取相应的治疗措施。

（一）因时制宜

根据不同季节气候特点选择适宜的治法和方药的原则，称为因时制宜。四时气候的变化（如春温、夏热、秋凉、冬寒等）对人体的生理、病理均有一定的影响。如人体的腠理夏天疏松、冬天致密，同是外感风寒，夏天不宜过用辛温，以防开泄太过，损伤气津，变生他病；而冬天则可重用辛温解表药，以使病邪随汗而解。

（二）因地制宜

根据不同地区的地理环境特点而选择适宜的治法和方药的原则，称为因地制宜。不同地区，由于气候条件及生活习惯的不同，人的生理活动和病变特点也不尽相同，所以治疗用药也应有所差别。如我国西北地区地高气寒，病多风寒，故寒凉药物应慎用，而温热药用量可稍重；东南地区气候温暖潮湿，病多温热或湿热，故温热或助湿的药物应慎用，而清热、化湿之品可适当加重用量。

（三）因人制宜

根据患者的年龄、性别、体质强弱、生活习惯以及精神状态的不同选择适宜的治法和方药的原则，称为因人制宜。如患同一种疾病，因患者年龄不同，用药量也应有所差异，成人用药量较大，儿童用药量宜小；老年人生理机能衰减，常兼气血亏乏，故患病多属虚证或正虚邪实，治疗中当注意保护正气，而慎用攻伐之品。小儿气血未充，脏腑娇嫩，为稚阴稚阳之体，患病多因饥饱不匀、寒温失调，治宜及时，忌投峻药，尤当慎用补剂，以免病情转化，变生他病，影响发育。妇女在生理、病理上涉及经、带、胎、产等方面，因此治疗时应注意调补气血，妊娠妇女更要避免使用峻猛、破血、滑窍、走窜及有毒的药物，以防堕胎。此外，体质不同，治疗用药也要有所不同，如阳热之体宜慎用温热药物，阴寒之体应当慎用苦寒药物。

从以上分析可以看出，因人制宜的治则，要求在治疗中不仅要重视对病证的认识，更要注重对病人的整体特点和个体间差异性的认识；因时、因地制宜，则要求治疗时要关注人与自然环境的密切关系。只有全面地看待问题，善于运用因时、因地、因人制宜的治疗原则，才能取得更好的治疗效果。

第二节　治　　法

治法有广义和狭义之分。广义的治法，是泛指治疗疾病时采用的各种方法和手段，如针灸、砭石、吐纳、导引、醪醴、按摩等，方药仅是众多的治疗手段之一。狭义的治法，是指在临床辨明证候、审明病因病机后，在治疗法则的指导下，采取的具有针对性的具体治疗方法。本书中所言治法均指狭义的治法。治法在方剂学中也常被称为"立法"，为指导遣药组方的重要依据。如治寒证用温法、治热证用清法、治虚证用补法、治实证用泻法等。

早在《黄帝内经》中就有丰富的有关治法理论的记载，如"寒者热之，热者寒之，微者逆之，甚者从之"，"形不足者，温之以气"等。这些为后世中医学治法学说的形成和发展奠定了理论基础。汉代张仲景在《伤寒杂病论》中创造性地将理、法、方、药融为一体，并对治法理论和具体方法做了进一步充实和发展，使治法真正成为连接辨证与遣药组方的有效桥梁和纽带。

随着中医学的发展，历代医家对治法理论进行了不断地丰富和发展。清代医家程钟龄对前人的治法理论进行了高度概括和总结，在其著作《医学心悟》中提出了"八法"的理论："论病之源，治病之方，则又以汗、和、下、消、吐、清、温、补八法尽之。"现将"八法"的内容简要介绍如下。

一、汗法

汗法，又称解表法，是指通过开泄腠理、宣发肺气等作用促进发汗，使在表的邪气随汗而解的一种治法。汗法主要用于解除表证，适用于外感表证以及痈肿疮毒、麻疹、水肿等疾病的初期具有表证表现者。《素问·阴阳应象大论》中"其在皮者，汗而发之"的论述，即为汗法的应用原则及理论依据。汗法主要分为辛温发汗和辛凉发汗两大类，同时治疗风湿袭表证的散风祛湿法及治疗燥邪袭表证的轻宣润燥法等也涉及汗法的内容。

二、吐法

吐法，是指通过涌吐的作用，使停留在咽喉、胸膈、胃脘的痰涎、宿食、毒物等从口中吐出的一种治法。吐法适用于有形实邪停聚在中、上二焦，且邪气有上越趋势者。《素问·阴阳应象大论》中"其高者，因而越之"为本法的应用原则和理论依据。

三、下法

下法，是指通过泻下通便的作用，使积聚于体内的宿食、燥屎、冷积、瘀血、结痰、水饮等有形实邪从下窍排出体外的一种方法。《素问·至真要大论》中"其在下者，引而竭之"，"中满者，泻之于内"为其应用原则和理论依据。

下法主要为里实证而设立，因病因、病性有寒、热、虚、实及积滞、水饮、痰浊、瘀血等的不同，病势有缓、急之别，故下法之中又有寒下、温下、润下、逐水、逐痰、逐瘀等不同。

四、和法

和法有广义和狭义之分。广义的和法，泛指对疾病的治疗，即所谓"和之不和"；狭义的和法，是指通过和解与调和的作用，使半表半里之邪，或脏腑、表里、寒热等失调之证得以解除的一种治法。"八法"中的和法为狭义的和法。

和法的形成经历了一个过程。最初的和法专指和解少阳，为治疗邪在半表半里的一种方法。《伤寒明理论》中云："伤寒邪在表者，必渍形以为汗；邪气在里者，必荡涤以为利。其于不内不外，半表半里，既非发汗之所宜，又非吐下之所对，是当和解则可以矣。"因此，最初的和法是专门用治半表半里之邪的方法。和法在后世不断得到补充，脏腑不和、寒热并见、补泻同施等逐渐被归为和法范畴。戴天章在《广瘟疫论》中说："寒热并用之谓和，补泻合剂之谓和，表里双解之谓和，平其亢厉之谓和。"可见，和法是一种以调节脏腑为主的祛邪方法，作用平和，无明显寒热、补泻的偏颇，适用于邪犯少阳、肝脾不和、肠胃不和、邪伏膜原等多种病证。

因和法为两种或两种以上治法的综合运用，故在本教材以证为纲的编写体系中，将体现和法的代表方剂分别依据其治法和主治证候的病因、病机，归入不同证候之下。例如，和解少阳的代表方剂小柴胡汤归入半表半里证的例方，调和肝脾的代表方四逆散和调和肠胃的代表方半夏泻心汤归入气滞证的例方等。

五、温法

温法，是指通过温里、祛寒、回阳、通脉等作用，以消除脏腑、经络寒邪的一类治疗方法。《素问·至真要大论》中"寒者热之""治寒以热"等，均为温法的应用原则和理论依据。根据所治寒证的部位和程度，温法主要有温中散寒法、温经散寒法及回阳救逆法。因寒证的发生、发展与阳气的关系最为密切，故温法常与补法中的补阳法结合使用。

六、清法

清法，是指通过清泄气分、清营凉血、泻火解毒等作用，以清除体内温热火毒之邪，治疗里热证的一类治法。《素问·至真要大论》中"热者寒之""温者清之"是清法的应用原则和理论依据。里热证涉及脏腑热盛证、热毒证，温病之气、营、血分热证，暑热证及虚热证等。清法有清脏腑热、清热解毒、清气分热、清营凉血、清热祛暑及清虚热等多种具体治法。此外，治疗湿热证的清热祛湿法也涉及清法的内容。

七、补法

补法，又称补益法，是指通过补益、滋养人体的气血阴阳，或加强脏腑功能，主治气血、阴阳不足或脏腑功能低下所致虚证的一类治法。《素问·三部九候论》中"虚则补之""损者益之""劳者温之"及《素问·阴阳应象大论》中"形不足者温之以气，精不足者补之以味"，均是补法的理论依据。由于虚证分气血、阴阳的不足，因此补法又有补气法、补血法、补阳法、补阴法及气血双补法、阴阳双补法的不同。

八、消法

消法，是指通过消食导滞和消坚散结等作用，消除体内因气、血、痰、水、虫、食等久积而成的有形痞结、癥块的一类治疗方法。本法以渐消缓散为特点，适用于逐渐形成的有形实邪。由于积滞、癥块形成的主要原因有食积、气滞、血瘀、痰阻、湿聚及虫积的不同，消法涉及的内容非常广泛，如治疗食滞肠胃证的消导法，治疗气滞证的行气散滞法，治疗瘀血证的活血化瘀法，治疗痰证的祛痰法，治疗湿证的祛湿法，以及治疗虫积内停证的驱虫法等。

上述八法中除吐法外，均为临床常用的治疗方法。历代医家随其学术见解的不同，在总结归纳治法时，虽名称不尽相同，但究其实质，总不出八法的范畴。对复杂病证的治疗，往往需要多种治法相互配合，才能满足临床治疗的需求。因此，法虽仅有八种，然其配合变化无穷。故有"一法之中，八法备焉。八法之中，百法备焉。病变虽多，而法归于一"的说法，正所谓"运用之妙，存乎一心"。但需注意的是，多法并用时，应根据证候的需要分清主次，立法描述需遵照先主后次的顺序，不可任意颠倒。

第三节　方　剂

方剂，又称"医方""药方"等，是在辨证立法的基础上，按照一定的配伍原则，选择适宜的药物，酌定适宜的用量，规定适宜的剂型所组成的治疗处方，是理、法、方、药的重要组成部分之一。

一、方剂与辨证

方剂是临床辨证论治的产物，任何一首方剂的产生都是以辨证为依据的，是针对具体病体、病证做出的针对性治疗用药方案，因此药物组成和适应病证是与方剂密切相关，不可或缺的两方面内容。

由于致病因素的多样性及疾病的复杂多变性，临床上常表现为多种病证的同时存在，因此临证治疗时分清主要病证（简称主证）与兼夹病证（简称兼证）是非常有必要的。

主证是对疾病的主要病因、病性、病位和病势的概括，是决定疾病发生、发展的主要矛盾，是选择方剂中主药的依据。兼证是对疾病的次要病因、病性、病位和病势的概括，属疾病的次要矛盾，对疾病的发生、发展不起决定作用，是选择方剂中佐助药的依据之一。

在疾病的发展过程中，除主证和兼证的表现外，还常伴随出现一些其他相对独立的症状和体征，当它们相对较重时，也可选用适宜的佐助药进行治疗。

由此可见，方剂的组成和配伍是以辨证为依据的，是依据具体病证做出的针对性的用药方案。只有辨证准确，才能有的放矢，做到方与证相符。

二、方剂的组成

"药有个性之专长，方有合群之妙用"。方剂是在单味中药治病的基础上逐步发展起来的，是用药经验的归纳、总结。方剂是由两味或两味以上的中药配伍组合而成的，配伍用药是中医用药的特点和优点。方剂不是药物的简单堆砌，而是根据辨证论治的思想，在治则指导下，依据证候确定立法，并按照一定层次结构对中药进行配伍而形成的。不同药物之间，经过有机地配伍，取长补短，既可协同发挥作用以增强疗效，又能相互制约以降低或消除毒副作用，以确保用药安全。

方剂的组成具有严格性，某一张方所对应的证候是确定的。但方剂在应用时又存在一定的灵活性，可以根据病情及病人的体质、性别、年龄等具体情况进行加减变化，以便更准确地适应复杂多变的临床疾病。现将方剂的组成原则、组成结构和组成变化分述如下。

（一）组成原则

方剂是理、法、方、药的综合运用，是中医辨证论治思想的集中体现。方剂的组成必须以正确辨证和立法为前提，因此"法随证立，方从法出"是每首方剂必须遵循的原则。

（二）组成结构

方剂是由多味药物组成的有机整体。通常一个典型的方剂是由主药、辅药、佐药、使药四部分构成，前人习惯称其为"君、臣、佐、使"药。最早对方剂组成配伍理论的记载见于《黄帝内经》。《素问·至真要大论》有云："主病之谓君，佐君之谓臣，应臣之谓使。"元代李东垣言："主病之谓君，兼见何病，则以佐使药分别之，此制方之要也。"明代何伯斋云："大抵药之治病，各有所主。主治者，君也。辅治者，臣也。与君药相反而相助者，佐也。引经及治病之药至病所者，使也。"充分说明关于方剂组成结构的概念是经过不断发展和补充逐步完善的。"君、臣、佐、使"是借用封建政体的等级设置，以说明方剂组成药物之间主次关系的，但由于"君、臣"二字有"国无二君，臣不二主"之意，与方剂组成中可多味中药共为君药的情况不符，故将"君、臣、佐、使"的名称改为"主、辅、佐、使"，以便更加准确地概括方剂的组成结构，现将其含义分别介绍如下。

1. 主药

主药是指针对主病或病证的主要方面（即主证或主症）起主要治疗作用的药物。主药是为解决疾病的主要矛盾或矛盾的主要方面而设的，是方剂组成中的核心部分。

2. 辅药

辅药是指协助主药增强其治疗作用的药物。在一些治疗复杂病证的方剂中，辅药还对兼夹病证起主要治疗作用。

3. 佐药

佐药的含义有三：一是佐助药，指协助主、辅药加强治疗作用，或用于治疗一些次要症状的药物；二是佐制药，指用以制约主、辅药的峻烈之性或降低主、辅药毒性及副作用的药物；三是反佐药，指病重邪甚时，为防止病人拒药不受加入的从治药物，即与主药药性相反而具有相反相成作用的药物。

4. 使药

使药的含义有二：一是引经药，指协助主药，引方中诸药直达病所的药物；二是调和药，指能调和方中诸药，使之更好地协同发挥作用的药物。

在遣药、组方选择主、辅、佐、使药时，应根据其对病证治疗的主次作用，以及药物的药力大小、药量多少来决定。每首方剂中的主药必不可少，但辅、佐、使药的使用当根据病情和药性的具体情况和需要来决定。例如，有的方剂中主药或辅药的功效较为广泛，本身就兼有佐药或使药的作用，可不设佐、使。另外，对于某些药味繁多的大方，难以分清主、辅、佐、使药时，也可按药物在方剂中的作用分出该方的主、次部分。一首方剂中"主、辅、佐、使"药味的多少，没有硬性规定，但主药的药味一般较少，通常为 1～3 味，而药力和药量相对较大；而辅、佐药的药味一般较多。现以麻黄汤为例对方剂中的主、辅、佐、使药的配伍加以说明。

麻黄汤由麻黄、桂枝、杏仁、甘草四味药组成，主治外感风寒表实证，症见恶寒发热、无汗、头身疼痛、喘促、舌苔薄白、脉浮紧等。因该证之病因为外感风寒，病机为风寒束表，毛窍闭塞，肺气失宣，故治疗从辛温解表，宣肺平喘立法。其药物配伍如下：

主药：麻黄，辛温，宣通卫阳以发散风寒，宣通肺气以平喘。

辅药：桂枝，辛甘温，透营达卫，解肌发汗，助麻黄发汗解表而散风寒，兼温经止痛。

佐药：杏仁，苦温，降泄肺气，佐助麻黄平喘。

佐使药：炙甘草，甘温，缓和麻、桂峻烈发汗之性，为佐制药；并调和方中诸药。

通过对麻黄汤的分析可知，遣药、组方时，必须谨守病机，确立准确的治法，深明药性理论，细委主、辅、佐、使，才能组成一首对证的良方。

（三）组成变化

方剂的组成虽然具有明确的规定性，但在临床运用时，还必须根据病证的轻重缓急，邪正对比，患者的年龄、性别及季节气候等因素，灵活加减化裁，以达到切合病情，提高疗效的目的。方剂的组成变化，一般有药味加减变化、药量增减变化和剂型更换变化 3 种形式，现分述如下。

1. 药味加减变化

药味加减变化是指选用成方时，为更加适合病情，在方剂主药不变的情况下，依据兼证或次症的变化，相应加减辅、佐药的变化形式。药味加减变化由于不改变主药，其所治病证的主证不发生变化，因此对原方的功效不产生根本影响。例如《伤寒论》中的桂枝汤，由桂枝、芍药、生姜、大枣、炙甘草五味药组成，具有解肌发表、调和营卫作用，主治太阳中风证而症见发热、头痛、汗出、恶风、脉浮缓等。若桂枝汤证主证未变，而兼见喘咳，则可在原方基础上加用佐药厚朴、杏仁以降气平喘，即"桂枝加厚朴杏子汤"。

若因药味加减而引起主药改变，并影响其所治疗的主证时，不属于药味加减变化，而为另行组方。如麻黄汤中麻、桂相配为辛温发汗峻剂，若去桂枝加石膏，且石膏用量倍于麻黄时，主药变为石膏，即"麻杏甘石汤"，主证为肺热喘咳证，与麻黄汤所治主证不同，不能称为药味加减变化。

2. 药量增减变化

药量增减变化是指在方剂药物组成不变的情况下，通过改变药物的用量，而使方剂的作用强度或功效发生改变的变化形式。药量的改变对方剂功效的影响主要有两种情况：①药物用量变化较小，不改变原方的组成结构（即主、辅药的配伍关系）时，其所针对的主证不变，而仅对方剂的作用强度产生影响。例如：四逆汤与通脉四逆汤，均由附子、干姜、甘草三味药组成，其中四逆汤用生附子一枚、干姜一两五钱、炙甘草二两，主治阴盛阳微，症见四肢厥逆、恶寒蜷卧、下利清谷、脉微细或沉迟弱者，有回阳救逆之功；而通脉四逆汤将生附子用量增大（大者一枚），干姜增至三两，主治阴盛格阳于外，症见四肢厥逆、身反不恶寒、下利清谷、脉微欲绝者，有通脉救逆之功。②药物用量变化较大，引起原方组成结构的变化（即改变了原方主、辅药的配伍关系），使其所针对的主证发生改变，从而对原方的功效产生影响。例如，小承气汤与厚朴三物汤，均由大黄、枳实、厚朴组成，其中小承气汤中以大黄四两为主药，枳实三枚为辅药，厚朴二两为佐使药，主治阳明腑实证而症见大便秘结、腹痛拒按、潮热谵语等，具有泄热通便的功用；而厚朴三物汤改用厚朴八两为主药，枳实五枚为辅药，大黄四两为佐使药，主治气滞便秘而症见腹胀、大便秘结者，具有行气通便的功用。

3. 剂型更换变化

剂型更换变化是指同一方剂，通过选用不同剂型，使其治疗作用发生改变的变化形式。剂型的改变多数情况下仅对方剂的作用强度和作用缓急产生影响。例如，汤剂便于吸收，发挥作用迅速，药力较强；丸剂吸收缓慢，药效缓和而持久。但特殊情况下，也会由于剂型的改变而引起功效的变化。例如，理中丸由干姜、人参、白术、甘草四味药组成，主治中焦虚寒证而症见脘腹冷痛、自利不止、呕吐、舌淡苔白、脉沉迟者。若将以上四味药物煎汤服用，则可用于治疗中焦虚寒、胸阳不振所致胸痹，其病位和功用发生了一定的改变。故在临床运用时可根据病情需要选择适当的剂型。

总之，方剂的变化是灵活多样的，各种剂型既可单独使用，也可配合应用，但必须以证情为依据，做到有的放矢。

三、方剂的分类

方剂的分类是研究和总结古今成方的组成和临床运用规律的科学方法。历代医家经过长期探索，总结出多种分类方法，其中主要有按方剂结构、按病证、按功效（治法）、按主方等分类方法。

（一）按方剂结构分类

按方剂结构分类方法，源于《黄帝内经》。《素问·至真要大论》说："君一臣二，制之小也。君一臣三佐五，制之中也。君一臣三佐九，制之大也。""君一臣二，奇之制也。君二臣四，偶之制也。""补上治上制以缓，补下治下制以急。""奇之不去则偶之，是谓重方。"金人成无己在《伤寒明理论·序》中说："制方之用，大、小、缓、急、奇、偶、复，七方是也。"首次在《黄帝内经》理论的基础上明确提出"七方"的概念，并将其中的"重方"改称为"复方"。这是较早的方剂分类方法之一。这种分类方法比较粗略，体现了对方剂进行分类研究的思想雏形，具有积极的学术意义和价值。然而这种分类方法缺乏实用意义，至今未见有依"七方"进行分类的方书。

（二）按病证分类

按病证分类的方书中，现存最早的是《五十二病方》，该书中收载的方剂均按所治病名排列。这种分类方法便于临床实用，后世的《外台秘要》《太平圣惠方》《普济方》《医方考》等都是以病证分类方剂的代表著作。

（三）按功效（治法）分类

按功效（治法）分类的方法，始于南北朝北齐徐之才的《药对》。该书将中药按功效分为"宣""通""补""泄""轻""重""滑""涩""燥""湿"十种；宋代赵佶的《圣济经》中，在每种之后各添一"剂"字，用于方剂的分类；至金代成无己《伤寒明理论》，正式提出"十剂"的说法，即"制方之体，宣、通、补、泄、轻、重、滑、涩、燥、湿十剂是也"。所谓十剂，即"宣可去壅""通可去滞""补可去弱""泄可去闭""轻可去实""重可去怯""滑可去著""涩可去脱""燥可去湿""湿可去枯"。按功效分类的方法，能更清晰地显示方剂的共性规律，是方剂研究中常采用的分类方法。

宋代寇宗奭在"十剂"的基础上，又添寒、热二剂，称为十二剂。明代缪希雍再增升、降二剂，称为十四剂。明代徐思鹤则综合各家之长，在十剂基础上补充调、和、解、利、寒、温、暑、火、平、奇、安、缓、淡、清，成二十四剂。明代张景岳在《景岳全书·新方八阵》中提出"大都方宜从简"，按功效"采其要者"将方剂分为补、和、攻、散、寒、热、固、因八类，称作"八阵"。清代汪昂著《医方集解》将方剂按功效分为补养、发表、涌吐、攻里、表里、和解、理气、理血、祛风、祛寒、清暑、利湿、润燥、泻火、除痰、消导、收涩、杀虫、明目、痈疡、经产、救急二十二类，概念较为清晰，切合临床应用，现代方剂学教材多以此为分类蓝本。

（四）按主方分类

按主方分类首见于明代施沛的《祖剂》。书中"首冠素、灵二方，次载伊尹汤液一方以为宗，而后悉以仲景之方为祖，其《局方》二陈、四物、四君子等汤以类附焉"。全书共载入主方 75 首，附方 700 余首。以主方分类的方法有助于理解"祖方"的理法证治思路及其类方的演变规律；但由于方剂数目众多，体系庞杂，以本法进行分类，尚欠清晰。

至于其他分类方法虽然各有所长，但头绪纷纭，难免庞杂，一般多不采用，故在此不一一介绍。

四、方剂的剂型

方剂是由药方和剂型两部分内容组成。药方必须制成一定的剂型，如汤、丸、散、膏、丹等，才能更好地为临床所运用，发挥应有的药效。早在《五十二病方》中就有了汤剂、丸剂、散剂的记载。至《黄帝内经》所载的十三首方剂中，又出现了膏、酒、丹等剂型。以后历代医家在医疗实践中又创制了许多行之有效的新剂型，如露、锭、茶、条、线、灸、灌肠、熏洗、坐药等。随着科学的进步，现代制剂中的技术被广泛运用，又研制出多种新剂型，如片剂、针剂、浸膏、流浸膏、冲剂、橡皮膏等，使中药的疗效得到更好的发挥。现将常用的剂型简要介绍如下。

（一）汤剂

汤剂是指将药物混合，加水浸透，煎煮一定时间后，去渣取汁。汤剂一般作内服用，如桂枝汤、大承气汤、四君子汤等，也可外用熏洗。汤剂的特点是吸收快，可迅速发挥药效，便于加减药味，能够全面、灵活地照顾到各种病情，充分体现辨证论治的思想，是中医临床应用最广泛的一种剂型。

但汤剂的不足之处在于服用量大，不便于携带和储存，煎煮耗时，不便于危急病人的抢救。

（二）散剂

散剂是指将药物研碎，混合成为均匀的干燥粉末，有内服和外用两种。内服散剂药末细而量少者，可直接冲服，如六一散、紫雪等；亦有研成粗末，临用时加水煮沸取汁服用，如香苏散等。外用散剂一般多做外敷、掺撒疮面或患病部位，如生肌散、七厘散等；亦有用于点眼、吹喉等外用者，如冰硼散等。散剂具有制作简便、节约药材、便于服用携带、吸收较快、不易变质等优点。

（三）丸剂

丸剂是指将药物碾研成细末或煎煮浓缩成膏，以蜜水或米糊、面糊、酒、醋、药汁等作为赋形剂制成的球型固体剂型。丸剂吸收较缓慢，药力持久，体积小，便于服用、携带和贮存，也是一种较为常用的剂型。一般多用于慢性、虚弱性疾病，如六味地黄丸、十全大补丸等；亦有用于急救需先期制备的，如安宫牛黄丸、苏合香丸等；某些药物药性峻猛，需使其缓慢发挥药效，或毒性药物、贵重药物、芳香走窜之品不宜入煎，也应制成丸剂。临床常用的丸剂有蜜丸、水丸、糊丸、浓缩丸等。

1. 蜜丸

蜜丸是将药料细粉，用炼制过的蜂蜜做赋型剂制成丸。蜜丸质地柔润，作用缓和，兼有矫味和补益作用，适用于慢性病。一般多制成大丸使用，如归脾丸、八珍丸等；也有用水、蜜各半制成水蜜丸使用的，如补中益气丸等。

2. 水丸

水丸系将药物细粉，用冷开水或酒、醋，或其中部分药物煎汁等调和，起湿润、黏合作用，用人工或机械制成的小丸。水丸较蜜丸、糊丸易于崩解，吸收快，丸粒小而易于吞服，适用于多种疾病，为一种比较常用的丸剂。临床上很多成药制成水丸服用，如逍遥丸、龙胆泻肝丸等。

3. 糊丸

糊丸系将药物细粉，用米糊、面糊为赋型剂制成丸剂。糊丸黏性大，崩解时间长于水丸、蜜丸，服后在体内缓缓吸收，既可延长药效，又能减轻毒剧药物的不良反应及药物对胃肠的刺激，如犀黄丸等。

4. 浓缩丸

浓缩丸系将方中某些药物煎汁浓缩成膏，再与其他药物细粉混合干燥、粉碎，以水或酒，或方中部分药物煎出液制成丸剂，如牛黄解毒浓缩丸等。其优点为含有效成分高，体积小，用量轻，易于服用，可用于治疗各种疾病。

（四）膏剂

膏剂是指将药物用水或植物油煎熬浓缩而成的剂型，分为内服和外用两种。内服膏剂有流浸膏、浸膏、煎膏3种；外用膏剂又分软膏和硬膏两种。

1. 流浸膏

流浸膏是用适当溶媒浸出药材中的有效成分后，将浸出液中一部分溶媒采用低温蒸发的方法除去，并调整浓度及含醇量至规定标准而成的液体浸出剂型。除特别规定者外，1mL 流浸膏相当于1g 原药材。流浸膏与酊剂中均含醇，但流浸膏的有效成分含量较酊剂高，因此服用量较小，溶媒的副作用亦小，如甘草流浸膏、益母草流浸膏等。

2. 浸膏

浸膏是含有药材中可溶性有效成分的半固体或固体浸出剂型。用适当溶媒将药材中的有效成分浸出后，低温将溶媒全部蒸发除去，并调整为规定标准，每1g 浸膏相当于原药材2～5g。浸膏不含有溶媒，避免了溶媒的副作用，其浓度高，体积小，服用剂量小。亦可制成片剂或丸剂使用，或直接装胶囊服用。浸膏可分为两种，即软浸膏和干浸膏。软浸膏为半固体，如毛冬青膏等，多供制片或制丸用；干浸膏为干燥粉末，如紫珠草浸膏、龙胆草浸膏等，可直接冲服或装入胶囊使用。

3. 煎膏

煎膏又称膏滋，是将药物反复煎煮后，除去药渣，再浓缩，加入适量的蜂蜜、冰糖或砂糖煎熬成膏。由于纤维素等杂质已大部分除掉，故体积小，便于服用。又因含有大量蜂蜜或糖，味甜而富有营养，有滋补作用，适于久病体虚者服用，如参芪膏、秋梨膏等。

4. 软膏

软膏又称药膏，是用适当的基质与药物混合均匀制成一种容易涂于皮肤、黏膜的半固体外用制剂。软膏基质在常温下是半固体的，具有一定的黏稠性，但涂于皮肤或黏膜后能逐渐软化或熔化，有效成分可被缓慢吸收，持久发挥疗效。软膏具有局部作用，适用于外科疮疡等疾病，如三黄软膏、穿心莲软膏等。

5. 硬膏

硬膏又称膏药，是用植物油将药物煎炸至一定程度，去渣后再加黄丹、白蜡等收膏，并将暗黑色的膏药涂布于布或纸等材料上，供贴敷于皮肤患处或穴位的外用剂型，亦称黑膏药，古代称作"薄贴"。常温时呈固体状，36℃～37℃时软化而释放药力，起局部或全身治疗作用，同时亦起到机械性的保护作用。其用法简单，携带、贮藏方便，多用于跌打损伤、风湿痹痛、痈疡等疾病，如阳和解凝膏、拔毒膏等。

（五）丹剂

丹剂并非一种固定的剂型，分为外用和内服两种。有的丹剂是将药物研成细末即成，有的再加糊或黏性药汁制成各种形状，有的丹剂也是丸剂的一种，因多用精炼药品或贵重药制成，因此不称为丸而称为丹，如制成丸剂的至宝丹、黑锡丹等，制成锭剂的玉枢丹等。外用丹剂多系指用含汞、硫黄等的矿物药，经过加热升华而成的剂量小、药力强的一种化学药物，如红升丹、白降丹等。

（六）酒剂

酒剂古代称"酒醴"，后世称"药酒"，一般以白酒或黄酒为溶媒浸制药物，或加温同煮，去渣取液供内服或外用。酒剂多用于体虚补养或风湿痹痛、跌打扭伤等的治疗，如虎骨酒、跌打损伤酒等。因酒性温散，故阴虚火旺者不宜服用。

（七）茶剂

茶剂是指由药物粗粉与黏合剂混合制成的固体制剂。使用时置有盖容器中，以沸水冲泡代茶服用，故称茶剂。茶剂并无固定外形，常制成小方块、长方块、饼状或散剂，定量装入纸袋中备用。由于茶剂制作简单，服用方便，有一定疗效，很受患者欢迎，如午时茶等。

（八）露剂

露剂亦称药露，是指用新鲜含有挥发性成分的药物，用蒸馏法制成的芳香气味的澄明水溶液。因其气味清淡，便于口服，一般多作为饮料，夏天尤为常用，如金银花露、青蒿露等。

（九）锭剂、饼剂

锭剂是指将药物研成细末，单独或加适当的糊粉、蜂蜜与赋型剂混合后，制成不同形状的固体剂型。其可供内服或外用，常研末调服或磨汁服，亦可磨汁涂敷患处，如紫金锭等。若制成饼状，则被称为饼剂。

（十）条剂

条剂又称纸捻，是指将桑皮纸黏药后捻成细条线，或将桑皮纸捻成细条后再黏着药物而成，是中医外科常用的一种制剂。使用时插入疮口或瘘管内，能化腐拔毒，生肌收口，常用于治疗瘘管、痔疮或赘生物等，如红升丹药条等。

（十一）线剂

线剂是指将丝线或棉线浸泡于药液中，并与药液同煮，经干燥而得的一种外用制剂。多用于结扎瘘管或赘肉，使之自行萎缩、脱落。

（十二）灸剂

灸剂是指将艾叶捣碎如绒状，捻成一定大小形状后，置于体表的某些腧穴或患部，点燃熏灼，使之发生温热或灼痛感觉，以达到预防或治疗目的的一种外用制剂。

（十三）糖浆剂

糖浆剂是指含有药物或不含药物的蔗糖饱和水溶液。不含药物的蔗糖饱和水溶液称为单糖浆或糖浆，一般做赋形剂或调味剂；含药物的糖浆，是将药物煎煮去渣取汁煎熬成浓缩液，加入适量蔗糖溶解而成。糖浆剂有甜味，尤适于儿童服用，如杏苏止咳糖浆、驱蛔糖浆等。

（十四）片剂

片剂是指将药物加工或提炼后与辅料混合，压制成片状剂型。片剂用量准确，体积小。对于味道苦、有恶臭的药物经压片后可以再包糖衣，使之易于吞服；如需在肠道中起作用或遇胃酸易破坏的药物，则可包肠溶衣，使之在肠道中崩解。目前中药的片剂应用广泛，如三黄片、银翘解毒片等。

（十五）颗粒剂

颗粒剂是指将药材的浓缩浸膏与适量的辅料（淀粉、糊精、糖粉等）混合制成的颗粒状散剂。颗粒剂是在汤剂和糖浆剂的基础上发展起来的一种新剂型。颗粒剂易吸潮，应置于封闭容器中保存，一般用塑料袋分剂量包装备用。颗粒剂较丸剂、片剂作用迅速，较汤剂、糖浆剂体积小、重量轻，易于运输携带，且服用简便，适用于多种疾病，如板蓝根颗粒、感冒清热颗粒等。

（十六）注射剂

注射剂是指将中药经过提取、精制、配制等步骤制成的灭菌溶液，供皮下、肌肉、静脉注射等使用的一种制剂。具有剂量准确、作用迅速、给药方便、药物不受消化和食物的影响、能直接进入人体组织等优点，如柴胡注射液、复方丹参注射液等。对于神志昏迷无法口服药物的病人尤为适宜。

除上述介绍的常用剂型外，还有海绵剂、油剂、气雾剂、栓剂、霜剂、胶囊剂、五官外科用制剂等新剂型，也值得重视和进一步研究。

五、方剂的煎服法

掌握方剂的煎法和服法，对于充分发挥药效有着重要作用，应当予以重视。

（一）煎药法

煎药法是指汤剂的煎煮方法。汤剂是中医临床最常使用的一种剂型，历代医家对其煎煮方法颇为重视，很有讲究。如缪希雍说："观夫茶味之美恶，饭味之甘饴，皆系于水火烹饪之得失，即可推矣。"徐灵胎亦说："煎药之法，最宜深讲，药之效不效，全在乎此。"制备汤剂时，应根据药物的性质和病情的特点采用适宜的煎煮方法。

1. 煎药用具

前人不主张用锡、铁锅煎煮药物，因有些药物用后其成分会出现沉淀，降低溶解度，甚至会引起化学变化，产生副作用。目前则多用有盖的陶瓷砂锅、瓦罐等，其性质稳定，不易发生化学反应。

2. 煎药用水

前人有用长流水、泉水、甘澜水（亦称劳水）、米泔水、酒水以及麻沸渍等。现在煎药除有特殊规定外，用水以水质纯净无污染为原则，如自来水、甜井水或蒸馏水等。用水量一般为30g 药物用水 150～300mL，为药量的 5～10 倍。

3. 煎药火力

火有文火、武火之分。所谓文火，是指火势不大，火力较弱，使药液温度上升缓慢的火力；所谓武火，是指火势大，火力强，能使药液温度急骤上升的火力。煎药时开始多用武火，煎沸后改用文火，以免药液溢出或过快熬干。

4. 煎药方法

煎药前，先将药物放入容器内，加冷水浸泡 30 分钟左右，再进行煎煮，使有效成分易于煎出。煎药时不宜频频打开锅盖，以防止气味走散，使挥发性成分减少，影响药效。对于解表药、清热药、芳香药，宜用武火急煎，以免耗散有效成分，降低药效；厚味滋补药，宜文火久煎，使药效尽出。又如乌头、附子、狼毒等毒性药，亦宜慢火久煎，以减低毒性。如药物煎煳后则当弃去，不可再服。另有煎煮方法比较特殊的药物（处方必须注明），现介绍如下：

（1）先煎

介壳类、矿石类药物，因质坚而难于煎出有效成分者，应打碎先煎，煮沸后 10～20 分钟，再投入其他药物。如龟甲、鳖甲、代赭石、石决明、生牡蛎、生龙骨、磁石、生石膏等。泥沙多的药物如灶心土、糯稻根等，以及质轻体积大的植物药，如灯心草、芦根、茅根、竹茹等，亦宜先煎取汁澄清，然后以其药汁代水煎其他药物，称为"煎汤代水"。

（2）后下

气味芳香富含挥发油的药物，宜在其他药物即将煎好前 5 分钟左右时放入，以防止有效成分散失，影响药效，如薄荷、砂仁、白豆蔻、香薷等。

（3）包煎

为防止药物煎煮后药液混浊及减少对消化道、咽喉的不良刺激，先用薄布将药包好，再放入锅内煎煮，如赤石脂、滑石粉、旋覆花、车前子等。

（4）另炖或另煎

某些贵重药，为了尽量保存其有效成分，减少煎煮时被其他药物吸收而造成损失，可将药物切成小薄片，放入加盖盅内，隔水炖 1～2 小时，如人参、西洋参、羚羊角等。

（5）熔化（烊化）

胶质、黏性大而且易熔的药物，如阿胶、鹿角胶、蜂蜜、饴糖等，使用时应先单独将其加温熔化，再加入去渣的药液中，微煮或趁热搅拌，使之溶解，以免同煎时黏着锅底而煮焦，或黏附于他药，影响药效。

（6）冲服

散剂、丹剂、小丸、自然汁，以及某些芳香或贵重药物，需以水或药汁冲服，如牛黄、麝香、沉香末、肉桂末、三七、紫雪丹、六神丸、生藕汁等。

（二）服药法

1. 内服法

服药是否得宜，对疗效也有一定影响。内服法包括服药时间和服药方法。

（1）服药时间

一般来说，服药宜在饭前 1 小时左右为宜；对胃肠有刺激的药物宜在饭后服；滋补药宜空腹服；治疟药物应在疟疾发作前 2 小时服用；安神药宜睡前服；急病则不拘时服；慢性病服丸、散、膏、酒剂者应定时服。另外，根据病情需要，有的可一日数服，有的亦可煎汤代茶不拘时服。个别方剂有特殊服法者，如鸡鸣散，宜在天明前空腹冷服。

（2）服药方法

汤剂一般采用每日 1 剂、分 2~3 次口服的方法；病情紧急时，可一次顿服；也有根据需要采取持续服药的方法，以维持疗效者。目前临床服药多为每日 1 剂，如遇特殊情况也可一日连服两剂，以增强药力。汤剂一般多用温服。服发汗解表药，除温服外，药后还宜温覆避风，使遍身持续微微汗出。热证用寒药，也可用冷服的方法以增强疗效；寒证用热药，也可采用温服的方法。但当病情较重，可能出现拒药不受时，则宜采用热药冷服或寒药热服的方法，以顺病性，此属服法反佐。一般服药呕吐者，可加入少许姜汁，或用鲜姜擦舌，或嚼少许陈皮后服药，或采用冷服或少量频服等服法。如遇昏迷病人，吞咽困难者，可用鼻饲给药。

丸、散、膏、丹等中成药，一般为每日 2 次，但也有少数规定为每日 1 次或 3 次。对于剧毒药则必须按规定剂量服用，或遵医嘱服用。小儿和老人服药，剂量当酌减。服用成药多用温开水或凉开水送服，有的则要求以黄酒、白酒、米汤、盐汤及藕汁、萝卜汁、药物煎汁等送服。对小儿或难于吞咽的病人，可将散剂、蜜丸等用水调成糊状喂服。一般用于治疗咽喉病证的成药，可将其含于口中，使其缓缓溶解，慢慢咽下，如六神丸等。凡属胶剂（阿胶、鹿角胶等）单独服用时，皆以黄酒（亦可加冰糖）隔水加热使之熔化后服下。

对于峻烈或毒性药，宜先从小量开始，逐渐增加，取效即止，慎勿过量，以免发生中毒。此外，在治疗过程中还应根据病情的需要和药物的性质选择适宜的服法。

2. 外用法

外用剂型亦有多种，其使用方法各有要求，应用时当遵照使用说明执行，以确保疗效。

外用的油膏剂、水剂多用涂敷法，即将患处洗净后，把药物均匀地涂抹患处，如獾油、癣药水、三黄膏等；外用生肌、止血、收敛、止痛的散剂多用撒布法，即将药粉直接均匀地撒布患处，如珍珠散、生肌散等；外用散剂还可用调敷法，即将药物用酒、醋、茶水等液体调成糊状敷布患处，如七厘散、如意金黄散、青蛤散等；有的散剂也可用吹布法，即取质地较硬的纸片卷成细筒，一端剪成斜口，挑起少许药粉，用口吹之布于患处，多用于吹耳、吹喉、吹牙龈，如红棉散、锡类散、冰硼散等；眼部疾患可用眼用散剂，直接用所附小玻璃棒蘸凉开水后将药物点于眼角，如拨云散等，或用锭剂以水蘸之，点于眼角，如瓜子眼药等；对于耳、鼻及阴道和肛门的疾患可用塞法，即将药物以纱布裹之、扎紧，或将药物制成锭剂填塞于孔窍中，如下番锭等（用于阴道、肛门者，称为坐药）；外用黑膏药常用贴敷法，即将患处洗净，把黑膏药加热烘软，贴于患处，如狗皮膏、追风膏等。还有一些其他外用方法，因临床不常用，故不再一一介绍。

第四章

辨 证 论 治

辨证和论治，是诊治疾病过程中相互联系、不可分割的两个部分，辨证是治疗的前提和依据，而治疗的效果又是检验辨证正确与否的标准之一。只有在正确辨证的前提下，采取恰当的治疗方法（如方药、针灸、按摩等），才能取得预期的效果。辨证是指以中医辨证理论为指导，辨别疾病所属证候；论治则是根据辨证的结果进行立法、处方、用药。因此，中医辨证理论与中药、方剂的综合应用，就是辨证论治的全过程，可概括为理、法、方、药四个环节。

中医学在长期发展过程中，逐步形成了多种不同的辨证方法，这些辨证方法虽各有特点和侧重，但又有一定的交叉和重叠。归纳中医辨证的内容，不外乎病因、病性（可简称病性）和病位两个要素，因此，临床上用于指导施治的、完整的证候诊断名称，一般应包括病位和病性两个方面的内容。这里所谓的病位，既可是反映空间位置的具体脏腑病位（如心气虚证），也可是反映疾病不同阶段的时间性病位（如温热病中的卫分证候），或两者兼而有之。

方剂是中医药治疗的手段之一，其分类多是以"八法"为基础，以法统方。历代形成的无以数计的方剂，多有其特定的功效及主治证候，并随着实践和发展，得到不断的完善。

本章以八纲辨证和气血津液辨证的内容为纲，将脏腑、经脉及气、营、血分等病位的内容融入其中，并结合八法和具体的处方方法，将证候分成表证、半表半里证、表里同病证、虚证、实证、寒证、热证、气证、血证、水湿证、痰证十一大类，介绍证候辨识、立法原则、处方方法及例方（包括组成、用法、功效、主治、方解、附方、方论选录、歌诀）等，体现中医辨证论治过程中以证统法、以法统方的辨证思维及理、法、方、药的一贯性。

第一节 表 证

表证是指六淫邪气经皮毛、口鼻侵入机体，正邪相争于表所产生的证候。临床上主要见于外感病的初期阶段，具有起病急、病程短、病位浅的特点。其临床表现以发热、恶风寒、舌苔薄、脉浮等为主，也常见到头身疼痛、鼻塞、咳喘等。

根据病人所感受病邪性质的不同，可将表证进一步分为风寒表证、风热表证、风湿袭表证及燥邪袭表证等。

表证当用解表法治疗。

解表法，又称汗法，属于"八法"之一，一般用于邪气在表，尚未入里的情况，也可用于麻疹、疮疡、水肿等初起兼有表证者。如果表邪未尽，又出现里证，宜先解表后治里，或以解表为主，兼治其里；如果表里俱急，需考虑用表里双解法（详见"表里同病证"）。凡麻疹已透，疮疡已溃者，均不宜再用解表法。

汗法并非以发汗为目的，而是通过发汗作用，使腠理开、营卫和、肺气畅、血脉通，从而达到祛邪外出、调和正气的目的。解表取汗，以遍身微微汗出为佳，汗出不彻之不及与大汗淋漓之太过，均不适宜，容易导致病邪不解，或气津耗伤。解表剂中多用辛散轻扬之品，故不宜久煎，以免药性耗散，功效减弱。服用解表剂后，宜增加衣被，或避风寒，以助汗出，或防止外邪复入。

一、风寒表证

风寒表证亦称表寒证，是指感受风寒邪气所致表证，以恶风寒重，发热轻，头身疼痛，口不渴，舌苔薄白，脉浮为主要表现。由于病邪性质、感邪轻重及患者体质的差异，表寒证又可进一步分为风寒表实证与风寒表虚证。

（一）证候辨识

1. 风寒表实证

风寒表实证，即狭义的风寒表证，亦称为太阳伤寒证，是指寒邪袭表，卫阳被束，营阴郁滞所致的证候。

【临床表现】恶寒重，发热轻，头身疼痛，无汗，脉象浮紧，或兼有鼻塞流涕，咳喘等。

【病机分析】因寒邪盛于表，故恶寒重，发热轻；寒性凝滞，故头身疼痛明显；寒性收引，腠理闭塞，故无汗；鼻塞，咳喘，为肺失宣降，鼻窍不利之表现；正气趋于外而寒邪束于表，故脉浮而紧。因其无汗，故称表实证。

2. 风寒表虚证

风寒表虚证，即风邪袭表证，亦称为太阳中风证，是指外感风邪，营卫失调所致的证候。

【临床表现】发热，恶风，头痛，自汗出，鼻流清涕，脉浮缓等。

【病机分析】风邪伤表，腠理不固，则恶风；营阴不能内守，则汗出而脉缓；邪居肌表，故出现发热，头痛，鼻流清涕，脉浮。因其有汗，故称表虚证。

【鉴别诊断】风寒表虚证与风寒表实证，分别又称为太阳中风证与太阳伤寒证。从感受邪气的性质来说，前者以风邪为主，后者以寒邪为主；从临床症状表现来看，两者均有恶风寒、发热、头身痛、脉浮等，但前者有汗出而脉浮缓，后者则无汗而脉浮紧。恶风与恶寒是两个有区别的症状。恶风，是指遇见风则怕冷的症状，若关门闭户则无此感觉；恶寒，是指关门闭户，或增加衣被，也有怕冷的感觉，恶寒比恶风更重。

（二）立法原则

表寒证当用辛温解表法。风寒表实证宜用发汗解表法；风寒表虚证宜用解肌发表法（即调和营卫法）。

（三）辛温解表法

辛温解表法，属于"八法"的汗法（或解表法）之一，适用于外感风寒表证。临床上依据病情轻重及所感邪气侧重的不同而选取相应的方药。如属于表寒初起，恶寒、无汗较轻、脉微浮的轻证，可用葱白、豆豉、生姜通阳发汗为主药；属于恶寒重、无汗、脉浮紧的风寒表实重证者，可以麻黄、桂枝相须为用，峻发其汗；若患者外感风邪为重，营卫失和，出现发热、汗出、恶风、脉浮缓等表现者，常以桂枝配白芍相使为用，解肌发表，调和营卫为主；如暑季感寒，兼见吐泻者，可选香薷、藿香、佩兰为主，以解表散寒，化湿和中；若兼气滞，症见胸胁、脘腹胀满者，当选苏叶等解表理气为主。

（四）例方

葱豉汤
（《肘后方》）

[组成] 葱白一握（5条） 豆豉一升（30g）

[用法] 上以水三升，煮取一升，顿服取汗。不汗复更作，加葛根二两、升麻三两，水五升，煎取二升，分再服，必得汗；若不汗，更加麻黄二两，又用葱汤研米二合，水一升，煮之，少时下盐、豉，后纳葱白四物，另火煎取三升，分服取汗。

[功效] 通阳发汗。

[主治] 风寒表实证之轻者，症见微恶寒发热，无汗，头痛，鼻塞，舌淡红，苔薄白，脉浮或正常等。

[方解] 风寒之邪伤人肌表，阻遏卫阳，故见恶寒发热，无汗，头痛，脉浮；风寒束肺，肺气不宣，故鼻塞；表证初起，故恶寒发热较轻，舌象、脉象可正常或略有变化。

本方为治疗外感风寒轻证的代表方。方中葱白辛温通阳，疏肌表，温而不燥，为主药；淡豆豉辛甘以宣散解表，为辅。葱、豉相配，药性和平，散而不烈，无过汗伤津之弊。

现代临床常用本方治疗普通感冒和流行性感冒初起属本证者。

[附方]

葱白七味饮 葱白连根切，一升（9g） 干葛切，六合（9g） 新豉一合（6g） 生姜切，二合6g 生麦门冬去心，六合（9g） 干地黄六合（9g） 劳水八升（此水以杓扬之一千过） 用法：上药以劳水煎之，三分减二，去滓，分三次温服，相去行八九里。如觉欲汗，渐渐复之。忌芜荑。功效：解表。主治：病后亏虚，调摄不慎，感受外邪，或失血（吐血、便血、咳血、衄血）之后，复感冒风寒，头痛身热，微寒无汗者（《外台秘要》）。

葱豉桔梗汤 鲜葱白三枚至五枚 苦桔梗一钱至一钱半（5g） 焦山栀二钱至三钱（6g）

淡豆豉三钱至五钱（9g）　　苏薄荷一钱至一钱半（4g）　　青连翘一钱半至二钱（6g）　　生甘草六分至八分（2g）　　鲜淡竹叶三十片（3g）　　用法：水煎服。功效：解表透邪，清肺泄热。主治：温病初起，症见头痛身热，微恶风寒，咳嗽咽痛，口渴，舌尖红，苔薄白，脉浮数（《重订通俗伤寒论》）。

　　按：葱白七味饮与葱豉桔梗汤虽都是葱豉汤的加减方，但前者配用滋阴药为主，故多用于阴血虚兼表寒证者；而后者多配伍清热药，共成辛凉解表剂，用治风温初起。

　　[歌诀]　葱豉汤原肘后方，伤风感冒此先尝；

　　　　　　药简力专验便廉，轻宣透表又通阳。

香薷散
(《太平惠民和剂局方》)

　　[组成]　香薷去土，一斤（500g）　　白扁豆微炒　　厚朴去粗皮，姜汁炙熟，各半斤（各250g）

　　[用法]　上为粗末。每服三钱（9g），水一盏，入酒一分，煎七分，去滓，水中沉冷，连吃二服，随病不拘时。

　　[功效]　解表散寒，化湿和中。

　　[主治]　寒湿束表兼里湿证，症见恶寒发热，无汗，头重身痛，腹痛吐泻，胸闷泛恶，舌苔白腻，脉浮等。

　　[方解]　夏月乘凉饮冷，感受寒湿，束于肌表，故见恶寒发热，无汗，头重身痛，脉浮等风寒表证的表现；湿邪伤中，阻碍气机，脾胃失和，则见腹痛吐泻，胸闷泛恶，舌苔白腻等。

　　方中香薷芳香辛微温，有"夏月麻黄"之称，既可外散表寒，又可和中化湿，为主药；厚朴苦辛温，温中燥湿，行气除满，助香薷化湿和中，止吐泻，为辅药；白扁豆甘平益气，健脾化湿，为佐药；酒能散寒，温通血脉，为使药。

　　现代临床常用本方治疗夏季感冒、胃肠炎、菌痢等属本证者。

　　[附方]

　　新加香薷饮　香薷二钱（6g）　　银花三钱（9g）　　鲜扁豆花三钱（9g）　　厚朴二钱（6g）连翘二钱（6g）　　用法：上以水五杯，煮取两杯，得汗，止后服；不汗再服，服尽不汗，再服。功效：祛暑解表，清热化湿。主治：暑温夹湿，复感外寒证，症见发热，微恶寒，无汗，头痛，心烦面赤，口渴，舌质红，舌苔薄白，脉浮数等（《温病条辨》）。

　　按：本方为香薷散改白扁豆为鲜扁豆花，以加强芳香和胃作用，又加银花、连翘清热解毒，易辛温解表剂为清暑剂，用于暑温兼湿证。

　　[歌诀]　三物香薷豆朴先，解表散寒功效坚；

　　　　　　化湿和中调胃气，感寒伤湿此方煎。

香苏散
(《太平惠民和剂局方》)

　　[组成]　香附炒，去毛　　紫苏叶各四两（各120g）　　甘草炙，一两（30g）　　陈皮不去白，二两

（60g）

［用法］上为粗末。每服三钱（9g），水一盏，煎七分，去滓热服，不拘时候，一日三次；若作细末，只服二钱（6g），入盐点服。

［功效］解表理气。

［主治］风寒表实兼气滞证，症见恶寒发热，头痛无汗，胸脘痞闷，不思饮食，舌苔薄白，脉浮。

［方解］外感风寒，则见恶寒发热，头痛无汗，舌苔薄白，脉浮等；气机郁滞，脾胃失和，则见胃脘痞闷，不思饮食等。

方中苏叶辛温解表，并能理气和中，为主药；香附辛苦性平，疏肝理气解郁，为辅药；陈皮辛苦温，理气健脾，燥湿和胃，为佐药；炙甘草调和诸药，为使药。

现代临床常用本方治疗胃肠型感冒属本证者。

［附方］

加味香苏散　紫苏叶一钱五分（5g）　陈皮　香附各一钱二分（各4g）　甘草炙，七分（2.5g）　荆芥　秦艽　防风　蔓荆子各一钱（各3g）　川芎五分（1.5g）　生姜三片　用法：上剉一剂，水煎温服，微复似汗。功效：发汗解表，理气解郁。主治：四时感冒，外感风寒，兼有气滞证，症见头痛项强，鼻塞流涕，身体疼痛，发热恶寒或恶风，无汗，胸脘痞满，舌苔薄白，脉浮（《医学心悟》）。

按：加味香苏散即香苏散加荆芥、秦艽、防风、川芎、蔓荆子、生姜而成，其发汗力更强。

［歌诀］香苏散纳草陈皮，外感风寒气滞宜；
　　　　寒热头痛胸脘痞，解表理气此方施。

麻黄汤
（《伤寒论》）

［组成］麻黄去节，三两（9g）　桂枝去皮，二两（6g）　杏仁去皮尖，七十个（9g）　甘草炙，一两（3g）

［用法］上四味，以水九升，先煮麻黄，减二升，去上沫，内诸药，煮取二升半，去滓，温服八合。覆取微似汗，不须啜粥，余如桂枝法将息。

［功效］发汗解表，宣肺平喘。

［主治］风寒表实证之重者，症见恶寒发热，头痛身疼，无汗而喘，舌苔薄白，脉浮紧。

［方解］风寒束表则见恶寒发热，头痛身疼，无汗，舌苔薄白，脉浮紧；肺主皮毛，毛窍闭塞，肺失宣降，故见喘。

方中麻黄性温可助阳散寒，味辛可解表，为肺经专药，可宣肺平喘，为方中主药；桂枝性温味甘，既可温经散寒，又可通营达卫，与麻黄相配使营卫通畅，共成发汗峻剂，并可解除头痛身疼，为辅药；杏仁甘苦温，利肺降气，与麻黄宣降并用，增强平喘之功，为佐药；炙甘草既可缓和麻、桂的峻烈之性，又能调和麻、杏之宣降不和，为使药。

本方为辛温发汗峻剂。《伤寒论》指出"疮家""淋家""衄家""亡血家",以及伤寒表虚自汗,血虚脉见"尺中迟",误下而见"身重心悸"等虽有表证者,亦当禁用本方。因汗与血、津、液、气皆为同源异流之物,重发其汗,必使正气受损。

现代临床常用本方治疗感冒、流行性感冒以及慢支气管炎、支气管哮喘等属本证者。

[附方]

大青龙汤 麻黄去节,六两(12g) 桂枝去皮,二两(6g) 甘草炙,二两(5g) 杏仁去皮尖,四十粒(6g) 石膏如鸡子大,碎(12g) 生姜三两(9g) 大枣十二枚,擘(3枚) 用法:以水九升,先煮麻黄,减二升,去上沫,内诸药,煮取三升,去滓,温服一升,取微似汗。汗出多者,温粉扑之。一服汗者停后服。若复服,汗多亡阳,遂虚,恶风烦躁,不得眠也。功效:发汗解表,清热除烦。主治:外感风寒,内有郁热证,症见发热恶寒,寒热俱重,脉浮紧,身疼痛,不汗出而烦躁者(《伤寒论》)。

按:大青龙汤证为寒邪更甚,毛窍闭塞而无汗,卫阳内郁化热而生烦躁。故本方在麻黄汤基础上,倍麻黄以增强发汗解表之力,加石膏以清里热,甘草加倍,又加生姜、大枣,既可缓和麻、桂发汗峻猛之力,又可调和营卫以助汗源,使表解而不伤正。此方发汗作用最强,故临床当慎用,不可发汗太过。

方中"温粉",即温粉方(《备急千金方》) 煅牡蛎、生黄芪各三两(9g) 粳米粉一两(30g) 用法:共研细末,和匀以稀绢包,缓缓扑于肌肤,外用以止汗。

麻黄加术汤 即麻黄汤原方加白术四两(9g) 用法:五味,以水九升,先煮麻黄,减二升,去上沫,内诸药,煮取二升半,去滓,温服八合,覆取微似汗。功效:发汗解表,散寒祛湿。主治:风寒湿痹证,症见身热烦疼,无汗者(《金匮要略》)。

麻黄杏仁薏苡甘草汤 麻黄去节,汤泡,半两(6g) 杏仁去皮尖,炒,十个(6g) 薏苡仁半两(12g) 甘草炙,一两(3g) 用法:上锉麻豆大,每服四钱(12g)。水一盏半,煎至八分,去滓温服,有微汗,避风。功效:解表祛湿。主治:风湿在表,湿郁化热证,症见一身尽疼,发热,日晡所剧者(《金匮要略》)。

按:麻黄加术汤与麻黄杏仁薏苡甘草汤(简称麻杏苡甘汤)都是治疗外感寒湿的方剂。麻黄加术汤证属素体多湿,又感风寒,表实寒证较为明显,故用麻黄汤发汗解表。但治湿又不宜过汗,以微似汗出为宜,故配白术可固表止汗,使麻、桂发汗不致太过,并兼祛表里之湿。麻杏苡甘汤主治汗出当风,外感寒湿而表证较轻者,并有日晡发热的化热倾向,故去桂枝,加薏苡仁,且全方用量尤轻,为微汗之用,力远不如麻黄加术汤。

三拗汤 甘草不炙 麻黄不去根节 杏仁不去皮尖,各等分(各6g) 用法:上为粗末,每服五钱(15g),水一盏半,姜五片,同煎至一盏,去滓,口服,以衣被盖覆睡,取微汗。功效:宣肺解表。主治:外感风寒轻证,症见鼻塞身重,语音不出,或伤风伤冷,头痛目眩,咳嗽痰多,胸满气短者(《太平惠民和剂局方》)。

华盖散 麻黄去根节 桑白皮蜜炙 紫苏子隔纸炒 杏仁去皮尖,炒 赤茯苓去皮 陈皮去白,各一两(9g) 甘草炙,半两(6g) 用法:上药为末,每服二钱(9g)。水一盏,煎至六分,食后温服。功效:宣肺解表,祛痰止咳。主治:风寒袭肺证,症见咳嗽上气,痰气不利,脉浮紧者(《博济方》)。

按：三拗汤与华盖散都是由麻黄汤去桂枝加味而成，均可治疗风寒束肺的咳喘症。三拗汤因方中麻黄不去节，杏仁不去皮尖，甘草不炙而得名，所治为风寒所伤的轻证。华盖散加苏子、陈皮、炙桑皮、赤茯苓，降气化痰之力较强。

　　[歌诀] 伤寒表实喘无汗，身痛头痛必恶寒；

　　　　　　麻黄为主桂杏辅，甘草调和表寒散。

桂枝汤
（《伤寒论》）

　　[组成] 桂枝去皮，三两（9g）　　芍药三两（9g）　　甘草炙，二两（6g）　　生姜切，三两（9g）大枣擘，十二枚（6g）

　　[用法] 上五味，㕮咀，以水七升，微火煮取三升，去滓，适寒温，服一升。服已须臾，啜热稀粥一升余，以助药力。温覆令一时许，遍身漐漐，微似有汗者益佳，不可令如水流漓，病必不除。若一服汗出病瘥，停后服，不必尽剂；若不汗，更服，依前法，又不汗，服后小促其间，半日许，令三服尽；若病重者，一日一夜服，周时观之，服一剂尽，病证犹在者，更作服；若不汗出，乃服至二三剂。禁生冷、黏滑、肉、面、五辛、酒酪、臭恶等物。

　　[功效] 解肌发表，调和营卫。

　　[主治] 风寒表虚证，症见头痛发热，汗出恶风，鼻鸣干呕，苔白不渴，脉浮缓或浮弱者。

　　[方解] 风邪袭表，营卫失和，则见头痛发热，汗出恶风，苔白不渴，脉浮缓或浮弱等；邪郁肌表，肺气不利，胃气不和，故鼻鸣干呕。

　　本方是治疗外感风寒表虚证的代表方剂。方中桂枝辛甘温，入膀胱经为主，助卫通营，可解除肌表风寒之邪，为主药；白芍酸苦微寒，益营敛阴，与桂枝相配，散收并用，以调营卫，为辅药；生姜助桂枝发散表邪，大枣助白芍以和营血，姜、枣配合，又可助桂、芍以和营卫，共为佐药；使以炙甘草调和诸药，并能合桂枝助阳解肌，合白芍益阴和营。

　　本方具有调和营卫、阴阳之功，与专于发汗祛邪之方不同。除用于风寒表虚之证之外，还可用于病后、产后、体弱等因营卫、阴阳不和所致的病证。但对表实无汗，或表寒里热、不汗出而烦躁，以及温病初起，见发热口渴、咽痛、脉浮数者，皆不宜使用。热盛误用本方，有时会引起鼻衄，应加注意。

　　现在临床常用本方治疗流行性感冒、上呼吸道感染等，亦可用于治疗湿疹、荨麻疹、多形红斑、皮肤瘙痒症、冻疮等多种皮肤病属本证者。

　　[附方]

　　桂枝加葛根汤　葛根四两（12g）　　桂枝去皮，二两（6g）　　芍药二两（6g）　　生姜切，三两，（9g）甘草炙，二两（6g）　　大枣擘，十二枚（6g）　　用法：上六味，以水八升，煮取三升，去滓，温服一升。覆取微似汗，不须啜粥，余如桂枝法将息及禁忌。功效：解肌散邪，舒利筋脉。主治：风寒客于太阳经，营卫不和之证，症见桂枝汤证兼项背强痛而不舒者（《伤寒论》）。

　　桂枝加厚朴杏子汤　桂枝去皮，三两（9g）　　芍药三两（9g）　　甘草二两（6g）　　生姜切三两（9g）　　大枣擘，十二枚（6g）　　厚朴炙、去皮，二两（6g）　　杏仁去皮尖，五十枚（6g）　　用法：上七味，以水七升，微火煮取三升，去滓，温服一升。覆取微似汗。功效：解肌发表，降气定喘。主治：宿有喘疾，又感风寒而见桂枝汤证者；或风寒表证误用下剂后，表未解而微喘者（《伤寒论》）。

按：桂枝加葛根汤与桂枝加厚朴杏子汤，都是桂枝汤原方加味而成。其所治主证均为风寒表虚证。桂枝加葛根汤证因兼见太阳经气不舒，津液不能敷布，而致项背强几几，故加葛根，而减桂枝、芍药各一两，取其解肌发表、生津舒筋之功。而桂枝加厚朴杏子汤所治为表虚未解，又增见喘症者，加厚朴、杏仁以下气平喘。

桂枝加桂汤　桂枝去皮，五两（15g）　　芍药三两（9g）　　生姜切，三两（9g）　　甘草炙，二两（6g）　　大枣擘，十二枚（6g）　　用法：上五味，以水七升，煮取三升，去滓，温服一升。功效：解肌发表，平冲降逆。主治：太阳病误用温针或因发汗太过所致奔豚，症见气从少腹上冲心胸，起卧不安，有发作性者（《伤寒论》）。

桂枝加芍药汤　桂枝去皮，三两（9g）　　芍药六两（18g）　　生姜切，三两（9g）　　甘草炙，二两（6g）　　大枣擘，十二枚（6g）　　用法：上五味，以水七升，煮取三升，去滓，分三次温服。功效：解表和里。主治：太阳病误下，邪陷太阳，表证未罢，兼见腹满时痛者（《伤寒论》）。

按：桂枝加桂汤与桂枝加芍药汤都是不改变桂枝汤药味，只是增加某味药物的药量而成。桂枝加桂汤中另加桂枝二两，不仅能祛外寒，且能降逆平冲，故可治疗奔豚之证。桂枝加芍药汤中芍药量加一倍，目的在于缓急止痛。

［歌诀］桂枝汤治表虚证，芍药甘草姜枣同；

　　　　　解肌发表调营卫，有汗恶风效验灵。

止嗽散

（《医学心悟》）

［组成］桔梗炒　荆芥　紫菀蒸　百部蒸　白前蒸，各二斤（各9g）　　甘草炒，十二两（3g）　陈皮水洗，去白，一斤（6g）

［用法］上为末，每服三钱（9g），食后，临卧开水调下；初感风寒，生姜汤调下。

［功效］宣利肺气，疏风止咳。

［主治］风邪犯肺，痰滞气阻证，症见咽痒咳嗽，咳痰不爽，或微有恶风发热，舌苔薄白，脉浮缓。

［方解］风邪犯肺，肺失宣降，津液敷布失常，聚而成痰，故咽痒咳嗽，咳痰不爽；恶风发热，舌苔薄白，脉浮缓，为表邪尚存之象。

方中以紫菀、百部化痰止咳，温而不热，润而不寒，为主药。桔梗苦辛，善于开宣肺气；白前辛甘，长于降气化痰，二药宣降并用，以复肺气之升降，助主药止咳化痰，为辅药。佐以陈皮理气化痰，荆芥疏风解表利咽。甘草调和诸药，并可配桔梗利咽止咳，为使药。

现代临床常用本方治疗上呼吸道感染、支气管炎、肺炎、流行性感冒等属本证者。

［歌诀］止嗽散桔草白前，紫菀荆陈百部研；

　　　　　镇咳化痰兼解表，姜汤调服不必煎。

二、风热表证

风热表证，即表热证，亦称风热犯表证或卫分证，是指温热邪气侵犯人体肌表所引起的病证。

（一）证候辨识

【临床表现】发热，微恶风寒，头痛，有汗，口干或渴，咽痛，舌边尖红，脉浮数，或有咳嗽。此外，麻疹初起亦属表热之范畴。

【病机分析】外感风热之邪，客于卫表，故发热而微恶寒；热伤津液，故口渴，口干而咽痛；舌尖红，脉浮而数，均为热邪在表的征象。

（二）立法原则

表热证当用辛凉解表法。

（三）辛凉解表法

辛凉解表法，属于"八法"的汗法（或解表法）之一，适用于外感风热的表热证。临床上依病情轻重而选取相应的方药。若属微发热口渴、咳嗽的风热犯肺轻证，可选用桑叶、菊花、薄荷疏散风热，宣肺止咳为主；若受邪重，表热明显，出现口渴咽痛，舌尖红者，应解表与清热并重，用银花、连翘、牛蒡子清热解毒，解肌透热；兼有疹毒者，可以柴胡、葛根、升麻、西河柳等为主药；若风热犯肺，上熏咽喉，咽喉肿痛者，可配马勃、射干、板蓝根、山豆根等清热利咽；热盛津伤，口渴心烦，可配芦根、天花粉、竹叶清热生津；表热证因卫气壅盛，又见无汗或少汗者，可配荆芥、豆豉等开泄腠理，宣畅卫气。

（四）例方

桑菊饮
（《温病条辨》）

[组成] 桑叶二钱五分（7.5g）　菊花一钱（3g）　杏仁二钱（6g）　连翘一钱五分（5g）薄荷八分（2.5g）　桔梗二钱（6g）　甘草生，八分（2.5g）　苇根二钱（6g）

[用法] 上用水二杯，煮取一杯，日二服。

[功效] 疏风清热，宣肺止咳。

[主治] 风温初起所致风热表证之轻者，症见咳嗽，身热不甚，口微渴等。

[方解] 风温袭肺，肺失肃降，故见咳嗽；受热较浅，故身热不甚，口微渴。

本方为辛凉解表轻剂。方中桑叶苦甘寒，轻清发散，清肺止咳；菊花甘苦微寒，长于疏风解毒，二者相须为用，共为主药。连翘、薄荷助主药疏风清热解表，为辅药。杏仁与桔梗升降并用，宣肺止咳；苇根清热生津止渴，共为佐药。甘草调和诸药为使，与桔梗相配，兼利咽喉。若病证复杂可仿原方加减法用药："二三日不解，气粗似喘，燥在气分者，加石膏、知母"，"肺热甚，加黄芩；渴者，加花粉"。

现在临床常用本方治疗上呼吸道感染、急性扁桃体炎、肺炎、麻疹等属本证者。

[歌诀] 桑菊饮中桔杏翘，芦根甘草薄荷饶；

清疏肺卫轻宣剂，风温咳嗽服之消。

银翘散

（《温病条辨》）

[组成] 连翘一两（9g）　银花一两（9g）　苦桔梗六钱（6g）　薄荷六钱（6g）　竹叶四钱（4g）　生甘草五钱（5g）　荆芥穗四钱（5g）　淡豆豉五钱（5g）　牛蒡子六钱（9g）

[用法] 上共杵为散，每服六钱，鲜苇根汤煎，香气大出，即取服，勿过煮。肺药取轻清，过煮则味厚而入中焦矣。病重者，约二时一服，日三服，夜一服；轻者三时一服，日二服，夜一服；病不解者，作再服。

[功效] 辛凉透表，清热解毒。

[主治] 风热表证，症见发热无汗，或有汗不畅，微恶风寒，头痛口渴，咳嗽咽痛，舌尖红，苔薄白或薄黄，脉浮数等。

[方解] 风热袭表，则见发热无汗或有汗不畅，微恶风寒，头痛，舌尖红，苔薄白或薄黄，脉浮数等；热邪上熏口咽，则见口渴，咽痛；热邪犯肺，肺失清肃，则咳嗽。本证之无汗或有汗，不是绝对的。一般因热性升散、开泄，故有汗者为多见；有时风热邪盛，卫气壅滞，不得发越，也可见无汗，但与风寒表实证之寒闭无汗的机理不同。

本方为辛凉平剂。方中银花、连翘既有辛凉透邪清热之效，又有芳香辟秽解毒之功，为主药。辅药共分两组，一是薄荷、牛蒡子，增强疏散风热、清利咽喉之力；二是荆芥穗、淡豆豉，此二味均是辛温解表药，但其药性都较平和，温而不燥，配合主药其目的在于透邪解表，而不是为了发汗，故有汗、无汗均可使用。竹叶、苇根甘寒生津，清热止渴；桔梗升提肺气，止咳利咽，共为佐药。甘草调和诸药，为使药，并可配桔梗利咽祛痰。

按：本方与桑菊饮在用药上均有连翘、薄荷、桔梗、甘草、芦根等，但本方增用银花、竹叶、荆芥、豆豉、牛蒡子以疏风解表，清热解毒；而桑菊饮仅用桑叶、菊花、杏仁等疏散风热，宣肺止咳。从而可知，桑菊饮在疏风解表及清热解毒方面均不及本方，但偏重于宣肺止咳。

现代临床常用本方治疗流行性感冒、急性扁桃体炎以及"乙脑""流脑""腮腺炎"等初起属于本证者。

[附方]

银翘汤　银花五钱（15g）　连翘三钱（9g）　竹叶二钱（5g）　生甘草一钱（3g）　麦冬四钱（12g）　细生地四钱（12g）　用法：水煎服。功效：滋阴透表。主治：阳明温病，下后无汗，脉浮者（《温病条辨》）。

按：本方只用银花、连翘、竹叶、甘草疏风解表，清热解毒，解表之力远不如银翘散。本证因下后阴伤，邪不得外透，故见无汗，脉浮；增入麦冬、细生地滋阴生津，使表邪从汗出而解。

[歌诀] 银翘散主上焦疴，竹叶荆牛豉薄荷；

甘桔芦根凉解法，清宣温热煮勿过。

柴葛解肌汤
（《伤寒六书》）

[组成] 柴胡 (6g)　干葛 (9g)　甘草 (3g)　黄芩 (6g)　芍药 (6g)　羌活 (3g)
白芷 (3g)　桔梗 (3g)　（原书未标注剂量）

[用法] 水二盅，姜三片，枣二枚，《杀车捶法》加石膏末一钱 (5g)，煎之热服。本经
无汗、恶寒甚者，去黄芩加麻黄。冬月宜加，春月宜少，夏秋去之加苏叶。

[功效] 解肌清热。

[主治] 外感风寒，郁而化热之证，症见恶寒渐轻，身热增盛，无汗，头痛肢楚，目疼
鼻干，心烦不眠，眼眶痛，脉浮略洪等。

[方解] 风寒在表未解，则见恶寒发热，无汗，头痛肢楚，脉浮等；风寒郁而化热，则
见恶寒渐轻，身热增盛；病入阳明，则见目疼鼻干，眼眶痛及心烦不眠，脉洪等。本病属于
太阳、阳明合病，治疗时不可单解太阳之表，亦不得单清阳明之里，当辛凉解肌发表为主，
兼清阳明郁热。

方中葛根辛甘平，为阳明经之表药，可解肌透热；柴胡苦平，解表退热，共为主药。方
中辅药有两组，一是白芷、羌活，白芷善走阳明经，治前额头痛，羌活为太阳经药，解表散
寒；二是黄芩、石膏清阳明经之里热。白芍、甘草酸甘化阴，以防疏散太过。桔梗宣利肺
气、生姜、大枣和营卫，并可和中，为佐药。甘草调和诸药，为使药。原方加减："本证无
汗，恶寒甚者，去黄芩加麻黄，冬月宜加春宜少，夏秋去之加苏叶"。说明表寒重时，应去
黄芩，恐其凉遏太过。反之，若表寒已解，则当去羌活、白芷。临床当灵活掌握。

[附方]

程氏柴葛解肌汤　柴胡一钱二分 (6g)　葛根一钱五分 (9g)　甘草五分 (3g)　芍药一钱
(6g)　黄芩一钱五分 (6g)　知母一钱 (5g)　生地二钱 (9g)　丹皮一钱五分 (3g)　贝母一
钱 (6g)　用法：水煎服。心烦加淡竹叶十片，谵语加石膏三钱 (15g)。功效：解肌清热。
主治：春温夏热之病，发热头痛与正伤寒同，但不恶寒而口渴者（《医学心悟》）。

按：此方比陶氏柴葛解肌汤少羌活、白芷、桔梗、石膏，多知母、贝母、丹皮、生地
黄，可知本方重在滋阴清里，而陶氏方重在解肌透热。

[歌诀] 柴葛解肌芷桔羌，膏芩芍草枣生姜；

恶寒渐轻热增重，解肌清热此方良。

升麻葛根汤
（《阎氏小儿方论》）

[组成] 升麻 (3g)　干葛细剉 (6g)　芍药 (6g)　甘草剉，炙 (3g)

[用法] 上药为粗末，每服四钱 (12g)，水一盏半煎至一盏，量大小与之，温服无时。

[功效] 解肌透疹。

[主治] 麻疹初起，邪郁肌表，疹发不透之证，症见身热恶风，头痛身痛，喷嚏咳嗽，目赤流泪，口渴，舌红苔干，脉浮数等。

[方解] 本病属于麻疹初起未发，或发而不透，疹毒蕴结肺胃二经之证。邪气犯肺，肺失宣降，故身热恶风，头痛身痛，喷嚏咳嗽；热邪上攻头面，故目赤流泪；热伤胃津，故口渴，舌红苔干；邪郁肌表，故疹发不透。

方中升麻辛甘凉，入肺胃，善解肌透疹，清热解表；葛根辛甘平，入胃，解肌透疹，生津止渴，二药合用，使疹毒从皮毛、肌腠透发而出，为主药。佐以芍药益阴和营。使以甘草调和药性，兼益气和中。

[附方]

宣毒发表汤　升麻 (3g)　　葛根 (8g)　　前胡 (5g)　　杏仁 (6g)　　桔梗 (3g)　　枳壳 (3g)　　荆芥 (3g)　　防风 (3g)　　薄荷叶 (3g)　　木通 (3g)　　连翘 (3g)　　牛蒡子炒 (5g)　淡竹叶 (2g)　　生甘草 (2g)　　用法：水煎服。功效：解表透疹，止咳利咽。主治：麻疹初起，欲出不出，症见身热无汗，咳嗽咽痛，烦渴尿赤者（《痘疹仁端录》）。

按：本方由升麻葛根汤去芍药加味而成。方中荆芥、防风、牛蒡子、薄荷叶加强解肌透疹之力；枳壳、桔梗、杏仁、前胡化痰止咳；连翘、淡竹叶清热除烦；木通导热下行。本方宣肺发表，清热解毒之功更强。

[歌诀]　阎氏升麻葛根汤，芍药甘草合成方；
　　　　麻疹初起出不畅，解肌透疹此方彰。

三、风湿袭表证

风湿袭表证，即表湿证，是指风湿之邪侵袭肌表所致的证候。

（一）证候辨识

【临床表现】恶寒发热，身重困倦，头重如裹，关节酸痛，口淡不渴，舌苔白腻或白滑，脉濡或缓等。

【病机分析】风湿之邪客于肌表，阻遏卫分，故恶寒发热，身重困倦，头重如裹；湿滞关节，则关节酸痛；湿邪内停，则口淡不渴，舌苔白腻或白滑，脉濡或缓等。

（二）立法原则

风湿袭表证当用散风祛湿法。

（三）散风祛湿法

散风祛湿法，也属于"八法"之中汗法的范畴，适用于外感风湿之邪在表之证。对于风湿在表者，当选用羌活、独活、防风、荆芥等祛风除湿之药组方。若兼有寒邪者，当选用细辛、白芷等药，以加强发汗解表之力；兼有内热者，可加黄芩等清解里热之药；兼有气虚者，可加人参等扶正之药。

（四）例方

羌活胜湿汤
（《内外伤辨惑论》）

[组成] 羌活 独活各一钱（各6g） 藁本 防风 甘草炙 川芎各五分（各3g） 蔓荆子三分（2g）

[用法] 上㕮咀，都作一服，水二盏，煎至一盏，去滓，大温服，空心食前。

[功效] 祛风胜湿。

[主治] 风湿袭表证，症见肩背痛不可回顾，头痛身重，或腰脊疼痛，难以转侧，苔白，脉浮等。

[方解] 汗出当风，或久居潮湿，风湿之邪着于肌表，太阳经输不利，气血不畅，故见头痛身重，或腰脊疼痛，难以转侧；苔白，脉浮，为风湿在表之征。

本方是治疗风湿在表的常用方。方中羌活辛温解表，散风祛湿，善治上焦风湿，为太阳经主药；独活祛风胜湿，长于治下焦风湿痹证，二味合用，能除周身上下风湿，舒利关节，为主药。辅以防风祛风除湿，润而不燥；藁本发散风寒湿邪，为太阳经风药，善止颠顶痛，二药助羌活、独活祛风胜湿之力。川芎活血散血，蔓荆子祛风止痛，共为佐药。使以甘草调和诸药。服后当微发其汗，俾风湿尽去，疼痛即止。

现代临床常用本方治疗感冒、风湿性关节炎、神经性头痛属本证者。

[附方]

蠲痹汤 当归去土，酒浸一宿 羌活去芦 姜黄 黄芪蜜炙 赤芍药 防风去芦，各一两半（各9g） 甘草炙，半两（3g） 用法：上㕮咀，水二盏，姜五片，煎至一盏。去滓温服，不拘时候。功效：益气和营，祛风胜湿。主治：营卫两虚，风湿痹痛，肩项臂痛，手足麻木等证（《百一选方》）。

按：本方与羌活胜湿汤均可治疗风湿痹痛。但本方偏于益气和营，适用于肩项臂痛，手足麻木；而羌活胜湿汤偏于疏散风湿，主治风湿在表，对伤风头痛疗效较好。

[方论选录]

汪昂 此足太阳药也。经曰：风能胜湿。如物之湿，风吹则干。羌、独、防、藁、芎、蔓皆风药也。湿气在表，六者辛温升散，又皆解表之药，使湿从汗出，则诸邪散矣。藁本专治太阳寒湿；荆防善散太阳风湿；二活祛风胜湿，兼通关节。川芎能升厥阴清气，上治头痛；甘草助诸药，辛甘发散为阳，气味甘平，发中有补也（《医方集解》）。

[歌诀] 羌活胜湿草独芎，蔓荆藁本与防风；
湿邪在表头腰痛，发汗升阳有殊功。

九味羌活汤
（《此事难知》引张元素方）

[组成] 羌活（10g） 防风（6g） 苍术（6g） 细辛（2g） 川芎（3g） 白芷（3g）

生地黄（3g）　　黄芩（3g）　　甘草（3g）　　（原书未标注剂量）

[用法] 上药㕮咀，水煎服。若急汗，热服，以羹粥投之；若缓汗，温服，而不用汤投之也。

[功效] 发汗祛湿，兼清里热。

[主治] 寒湿束表兼里热证，症见恶寒发热，肌表无汗，头痛项强，肢体酸楚疼痛，口苦而渴等。

[方解] 风寒湿邪束于肌表，毛窍闭塞，卫阳郁遏，气血不畅，故恶寒发热，无汗，头痛，肢体酸疼；口苦而渴为里有蕴热之象。

本方为治疗四时感冒风寒湿邪表证的常用方剂。羌活辛苦温，入太阳经散表寒，祛风湿，利关节，为治风寒湿邪在表的要药，为主药。防风辛甘温，为太阳本经药物，散风除湿之力缓和；苍术苦温，既可燥湿健脾，又可发汗散表湿，二药共为辅药。川芎、细辛、白芷散风祛寒，除诸经头痛；生地、黄芩清泄在里之蕴热，并可防止温燥之药伤津耗液。《医方集解》中另加生姜、葱白，以助发汗解表之功，均为佐药。甘草调和诸药，为使药。

现代临床常用本方加减治疗流感、风湿性关节炎等属本证者。

[歌诀] 九味羌活配防风，细辛苍术白芷芎；
　　　　黄芩生地同甘草，发汗祛湿里热清。

败毒散
（《小儿药证直诀》）

[组成] 柴胡洗，去芦　前胡　川芎　枳壳　羌活　独活　茯苓　桔梗炒　人参各一两（各6g）　甘草半两（3g）

[用法] 上为末，每服二钱（6g），入生姜、薄荷煎。

[功效] 解表散寒，祛风除湿。

[主治] 风寒湿表证，症见憎寒壮热，头项强痛，肢体酸痛无汗，鼻塞声重，咳嗽有痰，胸膈痞满，舌苔白腻，脉濡等。

[方解] 外感风寒湿邪，邪正交争于肌表，卫阳被郁，故憎寒壮热，无汗，头项强痛，肢体酸痛；痰阻气机，肺气不宣，故鼻塞声重，咳嗽，胸膈痞满；舌苔白腻，脉濡，为外感寒湿之象。

方中羌活、独活散风解表，祛湿止痛，通达周身，为主药。柴胡辛散解肌，川芎活血祛风，为辅药。桔梗、枳壳升降并用，调畅肺气；前胡宣肺祛痰；茯苓健脾化痰，配以小量人参，培其正气，以鼓邪外出，使风寒湿邪随汗出而解，共为佐药。甘草调和诸药，兼益气和中；生姜、薄荷发散外邪，皆为佐使。

按：本方原为小儿而设，因小儿元气未充，故用小量人参，补其元气。后推广用于年老、产后、大病之后，以及素体虚弱而外感风寒湿邪见有表证者，皆有疗效。清代喻嘉言用本方治疗痢疾初起有表证者，认为此证属正虚而表邪内陷，培其正气，疏解表邪，使入里之邪复出于表而解，其痢自愈，称为"逆流挽舟"之法。本方药性偏于温燥，非外感风寒湿邪表证，不宜使用。

［附方］

荆防败毒散 羌活 独活 柴胡 前胡 枳壳 茯苓 荆芥 防风 桔梗 川芎各一钱五分（各5g） 甘草五分（3g） 用法：水煎服。功效：发汗解表，消疮止痛。主治：疮肿初起，红肿疼痛，恶寒发热，无汗不渴，舌苔薄白，脉浮数者（《摄生众妙方》）。

按：荆防败毒散即败毒散去人参、生姜、薄荷，加荆芥、防风而成，故本方没有益气扶正之功，而祛风散寒之力强，适用于表证较重者。

［歌诀］ 人参败毒草苓芎，羌独柴前枳桔同；

瘟疫伤寒嗓口痢，祛邪扶正有奇功。

四、燥邪袭表证

燥邪袭表证，又称外燥袭表证，或外燥证，是指外感秋令燥邪所引起的一类证候。

（一）证候辨识

1. 凉燥证

【临床表现】恶寒微发热，无汗，皮肤及口、鼻、唇、咽干燥，干咳无痰，或咳嗽痰少而黏，或咳嗽痰稀，大便干燥，舌苔薄白而干，脉浮紧等。

【病机分析】燥邪性干燥，易伤津液，易伤肺脏，故侵袭人体后可出现皮肤及口、鼻、唇、咽干燥，干咳无痰或痰少而黏，大便干燥等；深秋季节，燥与寒邪合而致病，故出现恶寒微发热、无汗、舌苔薄白而干、脉浮紧等类似外感风寒表证的表现；若凉燥伤肺，肺失宣降，津液不布，则可见咳嗽痰稀。

2. 温燥证

【临床表现】发热微恶寒，口渴，皮肤及口、鼻、唇、咽干燥，干咳无痰或痰少而黏，痰色黄甚至胸痛，痰中带血或咳血，大便干燥，舌苔薄黄，脉浮数。

【病机分析】燥邪性干燥，易伤津液，易伤肺脏，故侵袭人体后可出现皮肤及口、鼻、唇、咽干燥，干咳无痰或痰少而黏，大便干燥等；初秋季节，燥与热邪合而致病，故出现发热微恶风寒，口渴，痰色黄，舌苔薄黄，脉浮数等类似外感风热表证的表现；若燥热损伤肺络，血溢络外，则可见胸痛，痰中带血或咳血等。

（二）立法原则

燥邪袭表证，当以轻宣润燥法。

（三）轻宣润燥法

轻宣润燥法，属于"八法"中汗法的范畴，适用于外感凉燥或温燥之证。对于凉燥之证，常用辛温宣散药与润肺化痰药为主组方，如苏叶、杏仁、前胡、桔梗等；对于温燥之证，常用辛凉宣散药配伍清热生津、润燥化痰、滋阴益气等药组方，如桑叶、杏仁、沙参、麦冬等。

（四）例方

杏苏散
（《温病条辨》）

[组成] 苏叶（9g）　半夏（9g）　茯苓（9g）　前胡（9g）　苦桔梗（6g）　枳壳（6g）甘草（3g）　生姜（3片）　大枣去核（3枚）　橘皮（6g）　杏仁（9g）　（原书未标注剂量）

[用法] 水煎服。

[功效] 轻宣凉燥，止咳化痰。

[主治] 凉燥证，症见头微痛，恶寒无汗，咳嗽痰稀，鼻塞咽干，苔白，脉弦。

[方解] 凉燥束表，皮毛闭塞，故恶寒无汗，头痛；凉燥伤肺，肺气不利，失于肃降，津液不布，故鼻塞咽干，咳嗽痰稀。

本方为治疗凉燥的代表方剂。方中苏叶辛温，微发其汗，使凉燥从表而解，为主药。杏仁苦温而润，能润肺止咳，助苏叶轻宣达表，使之润而偏缓，为辅药。桔梗、枳壳一升一降，助杏仁宣肺降气止咳；前胡疏风止咳；半夏、橘皮、茯苓理气健脾，燥湿化痰，生姜、大枣调和营卫，为佐药。甘草协调诸药，为使药。

现代临床常用本方加减治疗慢性支气管炎、支气管扩张、肺气肿之咳嗽属凉燥伤肺，痰湿内阻者。

[方论选录]

吴瑭　燥伤皮毛，故头微痛恶寒也，微痛者，不似伤寒之痛甚也……咳嗽稀痰者，肺恶寒，古人谓"燥为小寒"也；肺为燥气所搏，不能通调水道，故寒饮停而咳也。鼻塞者，鼻为肺窍；嗌塞者，嗌为肺系也。脉弦者，寒兼饮也。无汗者，凉搏皮毛也……若伤燥凉之咳，治以苦温，佐以甘辛，正为合拍（《温病条辨》）。

[歌诀]　杏苏散内夏陈前，枳桔苓甘姜枣研；
　　　　　轻宣温润治凉燥，止咳化痰病自痊。

桑杏汤
（《温病条辨》）

[组成] 桑叶一钱（3g）　杏仁一钱五分（4.5g）　沙参二钱（6g）　象贝一钱（3g）　香豉一钱（3g）　栀皮一钱（3g）　梨皮一钱（3g）

[用法] 上以水二杯，煮取一杯，顿服之，重者再作服。

[功效] 轻宣温燥，凉润止咳。

[主治] 温燥证之轻证，症见身热不甚，干咳无痰，咽干口渴，舌红，苔薄黄而干，脉浮数而右大者。

[方解] 温燥外袭，伤于肺卫，故身热不甚，舌红，苔薄黄而干，脉浮数；温燥袭肺，肺失清肃，津液被灼，故咳嗽无痰，咽干口渴。

本方是治疗温燥外袭所致之肺燥咳嗽的代表方剂。方中桑叶轻宣燥热，杏仁苦辛温润，润肺降气，共为主药；淡豆豉助桑叶轻宣解表，沙参、梨皮润肺生津，同为辅药；栀子皮清泄上焦肺热，象贝止咳化痰，为佐使药。

本方证邪气较浅，肺药亦宜轻清，故用药即取气味之轻，且煎煮时间亦不宜过长。原书方后注云："轻药不得重用。"即此义也。

现代临床常用本方加减治疗慢性支气管炎、支气管扩张、肺气肿之咳嗽属温燥伤肺者。

[附方]

翘荷汤　薄荷　连翘　黑栀皮各一钱五分（各4.5g）　生甘草一钱（3g）　桔梗三钱（9g）绿豆皮二钱（6g）　用法：水二杯，煮取一杯，顿服之，日服二剂，甚者日三服。耳鸣者加羚羊角、苦丁茶，目赤者加鲜菊叶、苦丁茶、夏枯草，咽痛者加牛蒡子、黄芩。功效：清上焦气分燥热。主治：燥气化火，清窍不利，耳鸣目赤，龈肿咽痛等（《温病条辨》）。

[方论选录]

张秉成　此因燥邪伤上，肺之津液素亏，故见右脉数大之象，而辛苦温散之法，似又不可用矣。只宜轻扬解外，凉润清金耳。桑乃箕星之精，箕好风，故善搜风，其叶轻扬，其纹象络，其味辛苦而平，故能轻解上焦脉络之邪。杏仁苦辛温润，外解风寒，内降肺气。但微寒骤束，胸中必为之不舒，或痰或滞，壅于上焦，久而化热，故以香豉散肌表之客邪，宣胸中之陈腐。象贝化痰，栀皮清热，沙参、梨皮养阴降火，两者兼之，使邪去而津液不伤，乃为合法耳（《成方便读》）。

[歌诀]　桑杏汤中象贝宜，沙参栀豉与梨皮；

　　　　　干嗽鼻涸还身热，清宣凉润燥能医。

清燥救肺汤

（《医门法律》）

[组成]　桑叶经霜者，去枝梗，三钱（9g）　　石膏煅，二钱五分（8g）　　甘草一钱（3g）　　人参七分（2g）　　胡麻仁炒，研，一钱（3g）　　真阿胶八分（3g）　　麦门冬去心，一钱二分（4g）杏仁泡，去皮尖，炒黄，七分（2g）　　枇杷叶刷去毛，蜜涂，炙黄，一片（3g）

[用法]　上以水一碗，煎六分，频频二三次，滚热服。

[功效]　清燥润肺。

[主治]　温燥证之重证，症见头痛身热，干咳无痰或痰少稠黏咳之不爽，气逆而喘，咽喉干燥，鼻燥，胸满胁痛，心烦口渴，舌干无苔，脉虚大而数。

[方解]　外感温燥，燥热伤肺，肺合皮毛，故头痛身热；肺为燥热所灼，气阴两伤，失其清肃润降之常，故咳嗽无痰，气逆而喘，咽喉干燥，鼻燥，或痰少稠黏，咳之不爽；肺气不降，故胸满胁痛；邪热内扰，故心烦；舌干无苔，脉虚大而数，为气阴两伤之征。

方中重用桑叶轻宣燥热，杏仁润肺降气，并为主药。石膏清肺经之热，麦冬润肺金之燥，宣中有清，清中有润，同为辅药。枇杷叶利肺气，使肺气肃降有权；阿胶、胡麻仁润肺养阴，使肺得濡润；人参、甘草益气和中，使土旺金生，共为佐药。甘草调和诸药，兼为使药。

按：本方与桑杏汤均用于治疗温燥证，但本方以清肺之燥热与养气阴之药组方，较桑杏汤的养阴润肺作用为强。因此，温燥外袭，肺津受灼之轻证，宜用桑杏汤；燥热甚而气阴两伤之重证，则宜用清燥救肺汤。

［附方］

沙参麦门冬汤　沙参三钱（9g）　玉竹二钱（6g）　生甘草一钱（3g）　冬桑叶一钱五分（4.5g）　麦冬三钱（9g）　生扁豆一钱五分（4.5g）　花粉一钱五分（4.5g）　用法：水五杯，煮取二杯，日再服。久热久咳者，加地骨皮三钱（9g）。功效：清养肺胃，生津润燥。主治：肺胃阴伤证，症见咽干口渴，或热，或干咳少痰，舌红少苔者（《温病条辨》）。

按：本方沙参、麦冬用量较桑杏汤、清燥救肺汤二方为多，重在滋养肺胃，生津润燥。其阴伤较桑杏汤证为重，其燥热较清肺救燥汤证燥热为轻，且为肺胃同病。

［歌诀］　清燥救肺参草杷，石膏胶杏麦胡麻；

　　　　　经霜收下冬桑叶，清燥润肺效可夸。

第二节　半表半里证

半表半里证是指外邪由表内传，尚未入于里，或里邪透表，尚未至于表，邪正相争于表里之间所引起的证候。一般认为，少阳为半表半里，因此，在"六经辨证"中称为少阳病证。

一、证候辨识

【临床表现】寒热往来，口苦，咽干，目眩，胸胁苦满，默默不欲饮食，心烦喜呕，苔白或薄黄，脉弦等。

【病机分析】邪犯少阳，正邪相争于半表半里之间，正不胜邪，则恶寒；正胜于邪，则发热，因此表现为恶寒与发热交替出现。邪热熏蒸，胆液上溢，则口苦。胆火内盛，灼伤津液则咽干，上行清窍则目眩，扰乱心神则心烦。胸胁是少阳经脉循行的部位，邪热壅于少阳，经脉阻滞，气血不和，故胸胁满闷。肝胆疏泄不利，影响及胃，则见呕吐，默默不欲饮食。病位在半表半里之间，故苔白或薄黄。肝胆受病，气机郁滞，故脉弦。

二、立法原则

半表半里证当以和解少阳法。

三、和解少阳法

和解少阳法，是指采用调和的方法，以解除少阳半表半里之邪，属于"八法"中"和法"的范畴。少阳经位于人体半表半里，邪入少阳，"既非发汗之所宜，又非吐下之所对"（《伤寒明理论》），当用外透内清之方以和解之。既要透解半表之邪，又要清泄半里之热，还要防邪深入，因此常用柴胡或青蒿与黄芩配伍为主，辅佐以降逆止呕之品，如半夏、竹茹等；或益气扶正之品，如人参、大枣、甘草等；或行气分利之品，如枳壳、陈皮、滑石、茯苓等组方。

四、例方

小柴胡汤
(《伤寒论》)

[组成] 柴胡半斤 (24g)　黄芩三两 (9g)　人参三两 (9g)　半夏洗, 半升 (9g)　甘草炙, 三两 (9g)　生姜切, 三两 (9g)　大枣擘, 十二枚 (4枚)

[用法] 上七味, 以水一斗二升, 煮取六升, 去滓, 再煎, 取三升, 温服一升, 日三服。

[功效] 和解少阳。

[主治] ①伤寒少阳证, 症见往来寒热, 胸胁苦满, 默默不欲饮食, 心烦喜呕, 口苦, 咽干, 目眩, 舌苔薄白, 脉弦。②妇人伤寒, 热入血室证, 症见经水适断, 寒热发作有时。

[方解] 少阳胆经属半表半里之位, 邪正相争, 正不胜邪则恶寒, 邪不胜正则发热, 故往来寒热; 胆热气逆, 故口苦, 咽干; 胆经起于目锐眦, 胆经经气不利, 故目眩; 胆经循行于胸胁, 热盛经气壅滞, 故胸胁苦满; 脉弦为肝胆病象; 胆气横逆, 胃失和降, 故心烦喜呕, 默默不欲饮食; 妇人经期, 血海空虚, 邪热乘虚而入, 热与血结, 故导致月经当断不断, 寒热发作有时。

本方是和解少阳的代表方剂。少阳为病, 邪已离太阳之表, 但又未入阳明之里, 故不可用汗、吐、下之法, 只有和解一法适宜。方中柴胡清透少阳, 解表退热, 疏肝解郁, 使半表之邪得从外宣, 为主药。辅以黄芩清解少阳半里之热, 与主药相合, 外透内清, 使少阳之邪得以和解。邪在少阳, 可进可退, 用人参、大枣益气调中, 扶正祛邪, 防邪内传; 半夏、生姜和胃降逆; 生姜、大枣和营卫, 调寒热, 共为佐药。甘草调和诸药, 为使药。

柯韵伯喻此方为"少阳机枢之剂, 和解表里之总方"。

本方的临床运用很广, 除伤寒少阳证外, 其他如疟疾、黄疸以及妇人产后、经期感冒等病属于本证者, 均可酌情加减使用。

[附方]

柴胡枳桔汤　川柴胡一钱至钱半 (3~4.5g)　枳壳钱半 (4.5g)　姜半夏钱半 (4.5g)　鲜生姜一钱 (3g)　青子芩一钱至钱半 (3~4.5g)　桔梗一钱 (3g)　新会皮钱半 (4.5g)　雨前茶一钱 (3g)　用法: 水煎服。功效: 和解少阳, 舒利气机。主治: 少阳病兼胸膈气郁证, 症见往来寒热, 两头角痛, 耳聋, 目眩, 胸胁满痛, 舌苔白滑, 脉右弦滑, 左弦而浮大 (《重订通俗伤寒论》)。

按: 本方为小柴胡汤去人参、甘草、大枣, 加枳壳、桔梗、陈皮、雨前茶而成。重在和解升降, 调畅气机, 偏于治上治表, 适于少阳经病偏于半表, 兼胸膈气郁者。

柴胡桂枝干姜汤　柴胡半斤 (24g)　桂枝去皮, 三两 (9g)　干姜二两 (6g)　天花粉四两 (12g)　黄芩三两 (9g)　牡蛎熬, 三两 (12g)　甘草炙, 二两 (6g)　用法: 上七味, 以水一斗二升, 煮取六升, 去滓, 再煎取三升, 温服一升, 日三服。初服微烦, 复服, 汗出便愈。功效: 和解少阳, 温化水饮。主治: 伤寒五六日, 已发汗而复下之, 胸胁满微结, 小便不利，渴而不呕，但头汗出，往来寒热，心烦者。

按：柴胡桂枝干姜汤所治乃少阳证兼内有寒饮之证，故方中保留了小柴胡汤中的柴胡、黄芩、甘草三味，以和解少阳；增加桂枝、干姜温阳化饮；口渴加天花粉以生津止渴；胸胁满微结加牡蛎软坚散结。

［方论选录］

吴谦　在半表者，是客邪为病也；在半里者，是主气受病也。邪正在两界之间，各无进退而相持，故立和解一法，即以柴胡解少阳在经之表寒，黄芩解少阳在腑之里热，犹恐在里之太阴正气一虚，在经之少阳邪气乘之，故以姜、枣、人参和中而预壮里气，使里不受邪而和，还表以作解也《医宗金鉴》。

［歌诀］小柴胡汤和解功，人参半夏甘草从；
　　　　更用黄芩加姜枣，少阳为病此方宗。

蒿芩清胆汤
（《重订通俗伤寒论》）

［组成］青蒿脑一钱半至二钱（4.5~6g）　淡竹茹三钱（9g）　仙半夏一钱半（4.5g）　赤茯苓三钱（9g）　青子芩一钱半至三钱（4.5~9g）　生枳壳一钱半（4.5g）　陈广皮一钱半（4.5g）　碧玉散（滑石、甘草、青黛）包，三钱（9g）

［用法］水煎服。

［功效］清胆利湿，和胃化痰。

［主治］少阳湿热痰浊证，症见寒热往来，寒轻热重，口苦胸闷，吐酸苦水，或呕吐黄涎而黏，或干呕呃逆，胸胁胀痛，小便短黄，舌苔白腻而间现杂色，脉数而右滑左弦等。

［方解］湿热蕴结少阳胆经，则见寒热往来，寒轻热重，口苦胸闷，胸胁胀痛，小便短黄，脉弦数等；胆热犯胃，痰热中阻，胃失和降，则见吐酸苦水，呕黄涎而黏，干呕呃逆，苔腻，脉滑等。

方中青蒿苦寒芳香，清透少阳邪热，为主药。黄芩苦寒，善清半里之热，并可燥湿，与主药同用既可清透半表之邪，又可内清少阳湿热，为辅药。陈皮、半夏、竹茹、赤茯苓、碧玉散清胆化痰，和胃降逆，清利小便；枳壳下气宽中，助除痰消痞，共为佐药。甘草调和诸药，为使药。诸药同用，可使胆热清，痰湿化，气机畅，胃气和。

按：本方与小柴胡汤均可和解少阳，但小柴胡汤为表邪入里化热，往来寒热基本相当，故柴胡与黄芩为主，用人参益气扶正，半夏、生姜降逆止呕；本方寒轻热重，兼有湿热痰浊，故青蒿与黄芩同用，和解少阳，兼祛湿热，配赤茯苓、滑石导湿热从小便而出。

［歌诀］蒿芩清胆枳竹茹，陈夏茯苓碧玉入；
　　　　热重寒轻痰湿重，胸痞呕恶总能除。

第三节　表里同病证

表里同病证是指表证与里证同时并见的证候。由于不同的形成途径及与寒、热、虚、实的相互交叉等，表里同病证可有多种不同的情况，以表里与虚实或寒热分别排列组合的常见证候有表寒里热证、表热里寒证、表里俱寒证、表里俱热证、表里俱实证、表实里虚证等。本节仅以其中的几种常见情况为例进行介绍。

一、证候辨识

1. 表寒里热证

表寒里热证，是指表寒证与里热证同时并见的证候。本处所举的例子，实为表寒里热、表里俱实的表实寒证与里实热证并见的情况，多因素有内热，外感寒邪，或表寒未解，里热已盛所致。

【临床表现】恶寒发热，头身疼痛，无汗，心烦不寐，口干口渴，咽喉肿痛，痰涕稠黏，小便短黄，大便秘结，舌红苔黄，脉滑数等。

【病机分析】恶寒发热，头身疼痛，无汗，为风寒之邪在表的表现；里热内盛，扰乱心神，则心烦不寐；火热上攻，则咽喉肿痛；热邪灼伤津液，则口干口渴，小便短黄，大便秘结，痰涕稠黏；舌红苔黄，脉滑数，均为热邪内蕴的表现。

2. 表里俱寒证

表里俱寒证，是指表寒证与里寒证同时并见的证候。本处所举的例子，实为表里俱寒、表里俱实的表实寒证与里实寒证并见的情况，多因外感风寒，内伤饮食生冷所致。

【临床表现】恶寒发热，头身疼痛，无汗，脘腹冷痛，吐泻肢冷，舌淡苔白润，脉迟等。

【病机分析】恶寒发热，头身疼痛，无汗，为风寒之邪郁滞于表的表现；内伤生冷，阳气受损，寒邪凝滞，气血不和，则出现脘腹冷痛，吐泻肢冷，舌淡苔白润，脉迟等。

3. 表里俱实证

表里俱实证，是指表实证与里实证同时并见的证候。本处所举的例子，实为表寒里热、表里俱实的表实寒证与里实热证并见的情况，多因外感风寒表邪不解，又入里化热，内结肠胃所致。

【临床表现】恶寒发热，头身疼痛，无汗或有汗，腹部胀满，疼痛拒按，大便不通，舌苔白腻或黄腻，脉浮滑。

【病机分析】恶寒发热，头身疼痛，无汗或有汗，脉浮，为表邪不解；表邪不解，入里化热，内结肠胃，里实已成，故腹部胀满，大便不通。

4. 表实里虚证

表实里虚证，是指表实证与里虚证同时并见的证候。本处所举例子，实为表实寒证与阳气虚证，或血虚证，或阴虚证并见的情况，多因素体虚弱，复感外邪，或外邪未解，正气已伤所致。

【临床表现】恶寒发热，头身疼痛，或伴有倦怠乏力，少气懒言，面色苍白，肢冷，舌淡苔白，脉沉无力或浮大无力等；或伴有头晕目眩，面色无华，舌淡，脉细弱等；或伴有心中烦热，咽干口渴，舌红绛少苔，脉细数等。

【病机分析】恶寒发热，头身疼痛，为风寒邪气在表的表现；倦怠乏力，少气懒言，面色苍白，肢冷，舌淡苔白，脉沉无力或浮大无力等，为阳气不足的表现；头晕目眩，面色无华，舌淡，脉细弱等，为血虚的表现；心中烦热，咽干口渴，舌红绛少苔，脉细数等，为阴虚的表现。本证实为表实寒证与阳气虚证，或血虚证，或阴虚证并见的情况，多因素体虚弱，复感外邪，或外邪未解，正气已伤所致。

二、立法原则

表里同病当用表里双解法。

三、表里双解法

表里双解法，适用于治疗表里同病之证，具体应根据表证与里证的寒、热、虚、实属性及表、里证候之轻重、缓急等情况，将汗法与温、清、攻、补等法有机地结合起来，针对病情选择适当的方剂或组方配伍，以解表清里、解表温里、解表攻里、解表补里。

外感六淫之邪，可见风寒表证、风热表证、风湿袭表证、燥邪袭表证等，其见症、病机和药用配伍规律如上所述。若表证与里热证同见，解表药常与生石膏、黄芩、黄连、栀子等清热泻火药同用。若表证与冷积或寒饮内停同见，解表药常与干姜、肉桂、桂枝等温里散寒、温化水饮药同用。若表证与大便秘结、腹部胀满等热结肠胃表现并见者，解表药常与大黄、芒硝等泄热通便药同用。若表证与里虚证并见，兼气虚者，常与人参、黄芪等补脾益气药同用；兼血虚者，常与当归、白芍等养血补血药同用；兼阴虚者，常与玉竹、生地、麦冬等滋阴清热药同用；兼阳虚者，常与干姜、肉桂、附子等温里散寒药同用。

四、例方

葛根黄芩黄连汤
（《伤寒论》）

[组成] 葛根半斤（15g）　甘草炙，二两（6g）　黄芩三两（9g）　黄连三两（9g）

[用法] 上四味，以水八升，先煮葛根，减二升，内诸药，煮取二升，去滓，分二次温服。

[功效] 解表清热。

[主治] 表里俱热证，症见身热，下利臭秽，肛门有灼热感，胸脘烦热，口干作渴，喘而汗出，舌红苔黄，脉数或促等。

[方解] 表邪未完全解除，里热已盛，内迫津液，大肠传化失司，故身热下利；火热上炎，故胸脘烦热；热盛津伤，故口干作渴；里热已炽，故舌红苔黄，脉数。

本方为治疗身热下利之代表方。方中重用葛根既能辛凉解表，又能升腾脾胃清阳而止泻，表里兼顾，为主药；辅以黄芩、黄连清热燥湿，厚肠止利；使以甘草和中缓急，调和诸药，共成表里双解之剂。

现代临床常用本方治疗急性肠炎、细菌性痢疾、阿米巴痢疾等属于本证者。

[方论选录]

许宏　用葛根为君，以通阳明之津而散表邪；以黄连为臣，黄芩为佐，以通里气之热，降火清金而下逆气；甘草为使，以缓其中而和调诸药者也。且此方亦能治阳明大热下利者，又能治嗜酒之人热喘者，取用不穷也（《金镜内台方议》）。

[歌诀]　葛根黄芩黄连汤，再加甘草共煎尝；

　　　　邪陷阳明成热利，解表清里保安康。

小青龙汤
（《伤寒论》）

[组成]　麻黄去节，三两（9g）　　芍药三两（9g）　　细辛三两（3g）　　干姜三两（3g）　　甘草炙，三两（6g）　　桂枝去皮，三两（6g）　　五味子半升（3g）　　半夏洗，半升（9g）

[用法]　上八味，以水一斗，先煮麻黄，减二升，去上沫，内诸药，煮取三升，去滓，温服一升。

[功效]　解表散寒，温肺蠲饮。

[主治]　风寒客表，水饮内停之表里俱实证，症见恶寒发热，无汗，喘咳，痰多而稀，或痰饮咳喘，不得平卧，或身体疼痛，头面四肢浮肿，舌苔白滑，脉浮等。

[方解]　素有寒饮，外感风寒，水寒相搏，则皮毛闭塞；卫阳郁闭，故恶寒发热，无汗，身痛；水饮内迫，肺寒气逆，故喘咳，痰多而稀，甚至水饮溢于肌肤而为浮肿；舌苔白滑，脉浮，为外寒内饮之征。

本方是解表散寒，温肺化饮的常用方剂。方中麻黄、桂枝为主药，发汗解表，除外寒而宣肺气；根据"病痰饮者，当以温药和之"的原则，以干姜、细辛为辅药，温肺化饮，兼助麻、桂解表；然而肺气逆甚，纯用辛温发散，既恐耗伤肺气，又虑其温燥伤津，所以配五味子敛肺气而止咳喘，芍药益阴血而敛津液，并为佐制之用；半夏燥湿化痰和胃，亦为佐药；炙甘草益气和中，调和于辛散、酸敛之间，兼佐、使之用。八味相配，使风寒解，水饮去，肺气复舒，宣降有权，诸症自平。

现代临床常用本方治疗慢性支气管炎、支气管哮喘、慢性阻塞性肺疾病及肺心病等属于本证者。

[方论选录]

吴崑　伤寒表不解，心下有水气，干呕，或咳，或噎，或喘，小青龙汤主之。表不解者，头痛发热身疼尚在也。伤寒曾渴饮水过多，故心下有水气。有声无物谓之干呕，名曰水气，则有形之水已散，但无形之水仍在耳。故无物可吐而但有声，或咳，或噎，或喘，皆水寒射肺故也。青龙者，东方木神，主发育万物，二方以发散为义，故名之。麻黄、桂枝、甘草发表邪也，半夏、细辛、干姜散水气也，芍药所以和阴血，五味子所以收肺气（《医方考》）。

[歌诀]　小青龙汤桂芍麻，干姜辛草夏味加；

　　　　外束风寒内停饮，散寒蠲饮效堪夸。

防风通圣散
（《黄帝素问宣明论方》）

[组成] 防风　川芎　当归　芍药　大黄　薄荷叶　麻黄　连翘　芒硝各半两（各15g）
石膏　黄芩　桔梗各一两（各30g）　滑石三两（90g）　甘草二两（60g）　荆芥　白术　栀子
各一份（各3g）

[用法] 上为末，每服二钱（6g），水一大盏，加生姜三片，煎至六分，温服。

[功效] 疏风解表，泄热通里。

[主治] 外感风邪，内有蕴热之表里俱实证，症见憎寒壮热，头目昏眩，目赤睛痛，口
苦口干，咽喉不利，胸膈痞闷，咳呕喘满，涕唾稠黏，大便秘结，小便赤涩，舌苔黄腻，脉
数有力；亦治疮疡肿毒、肠风痔漏、丹斑瘾疹等。

[方解] 风邪伤人肌表，正邪相争，故憎寒壮热；风热上攻，故头目昏眩，目赤睛痛，
咽喉不利；风热上淫肺胃，故胸膈痞闷，咳呕喘满，涕唾稠黏；内有蕴热，则口苦口干，便
秘尿赤。至于疮疡肿毒、肠风痔漏、丹斑瘾疹等，均由风热壅盛，气血怫郁所致。本方证的
病机要点为风热外壅肌表，上攻头面，内结三焦。

本方为解表、清里、攻下三法并用立方。方中麻黄疏风解表；大黄泄热通便；石膏清热
泻火，解表、清里、攻下并重，共为主药。防风、荆芥、薄荷、连翘助麻黄疏风解表，使风
邪随汗出而解；芒硝协大黄清热通便；黄芩清泄肺胃之热，栀子、滑石清热利尿，使里热随
二便而下，共为辅药。更以当归、川芎、白芍养血和血，白术健脾燥湿；桔梗宣肺化痰与苦
寒泻降之药升降并用，使降中有升，共为佐药。甘草和中缓急，调和诸药，为使药。此方为
表里、气血、三焦通治之剂，使汗不伤表，下不伤里，故名曰"通圣"。

现代临床常用本方治疗感冒、高血压、偏头痛、习惯性便秘等属于本证者。

[方论选录]

吴崑　风热壅盛，表里三焦皆实者，此方主之。防风、麻黄，解表药也，风热之在皮肤
者，得之由汗而泄，荆芥、薄荷，清上药也，风热之在颠顶者，得之由鼻而泄。大黄、芒
硝，通利药也，风热之在肠胃者，得之由后而泄，滑石、栀子，水道药也，风热之在决渎
者，得之由溺而泄，风淫于膈，肺胃受邪，石膏、桔梗，清肺胃也。而连翘、黄芩又所以祛
诸湿之游火。风之为患，肝木主之，川芎、归、芍，和肝血也，而甘草、白术，又所以和胃
气而健脾。诸痛疡疮痒，皆属心火，故表有疥疮，必里有实热。是方也，用防风、麻黄泄热
于皮毛；用石膏、黄芩、连翘、桔梗泄热于肺卫；用荆芥、薄荷、川芎泄热于七窍；用大
黄、芒硝、滑石、栀子泄热于二阴；所以各道分消其是也。乃当归、白芍者，用之于和血，
而白术、甘草者，用之以调中尔。刘守真氏长于治火，此方之旨，详且悉哉（《医方考》）。

[歌诀] 防风通圣大黄硝，麻黄荆芥栀芍翘；
　　　　甘桔芎归膏滑石，薄荷芩术力偏饶。

大柴胡汤
（《伤寒论》）

[组成] 柴胡半斤（24g）　黄芩三两（9g）　芍药三两（9g）　半夏洗，半升（9g）　生姜

切，五两（15g）　　枳实炙，四枚（9g）　　大黄二两（6g）　　大枣擘，十二枚（5枚）

[用法] 上八味，以水一斗二升，煮取六升，去渣再煎，温服一升，日三服。

[功效] 外和少阳，内泄热结。

[主治] 少阳、阳明合病之表里俱实证，症见往来寒热，胸胁苦满，呕不止，郁郁微烦，心下痞硬，或心下满痛，大便不解，或协热下利，舌苔黄，脉弦数有力。

[方解] 少阳病未解，故见往来寒热，胸胁苦满；胃气上逆，故见呕不止；至于心下满硬或痛，便秘或热利，苔黄等，为邪入阳明，化热成实之表现；邪居少阳，正盛邪实，故脉弦数有力。

今谓少阳、阳明合病为表里同病，当知此表非太阳之肌表，实则相对于阳明之里而言，故治疗立"双解"之法，即外和少阳，内泻阳明。

本方系小柴胡汤合小承气汤加减而成。方以柴胡透少阳半表之邪，大黄泻阳明实热，共为主药。辅以黄芩协柴胡清半里之热，枳实助大黄行气导滞。配白芍酸寒，助柴、芩清泻肝胆，调和气血，合大黄缓急止痛；重用生姜合半夏和胃降浊，以治呕不止，生姜配大枣调和营卫，兼和诸药，共为佐药。

现代临床常用本方治疗胆石症、胆囊炎、胆道蛔虫病、急性胰腺炎及十二指肠溃疡等属于少阳、阳明合病者。

[方论选录]

吴崑　伤寒阳邪入里，表证未除，里证又急者，此方主之。表证未除者，寒热往来，胁痛口苦尚在也，里证又急者，大便难而燥实也。表证未除故用柴胡、黄芩以解表也，里证燥实，故用大黄、枳实以攻里，芍药能和少阳，半夏能治呕逆，大枣、生姜又所以调中而和营卫也（《医方考》）。

[歌诀]　大柴胡汤用大黄，枳夏芍芩同枣姜；

　　　　少阳阳明同合病，和解攻里是良方。

麻黄附子细辛汤
（《伤寒论》）

[组成] 麻黄去节，二两（6g）　　附子炮，去皮，破八片，一枚（8g）　　细辛二两（3g）

[用法] 上三味，以水一斗，先煮麻黄减二升，去上沫，内诸药，煮取三升，去滓，温服一升，日三服。

[功效] 助阳解表。

[主治] 肾阳亏虚兼外感风寒之表实里虚、表里俱寒证，症见少阴病，始得之，反发热，脉沉者。

[方解] 阳虚之少阴病，当见畏寒蜷卧，下利清谷，四肢厥逆，脉沉等症，不应发热，现见到"反发热"，为阳虚外感风寒之征，治当解表助阳并重。

方中麻黄解表散寒；附子温肾扶阳，鼓邪外出，为主药。细辛助麻黄解表，并可引麻黄入少阴肾经，为辅药。三药合用，使邪去而不伤正，扶正而不留邪，共成解表助阳之剂。

现代常用本方治疗感冒、过敏性鼻炎、病窦综合征等属于本证者。

[附方]

麻黄附子甘草汤　麻黄去节，二两（5g）　甘草炙，二两（5g）　附子炮，去皮，破八片，一枚（3g）　用法：上以水七升，先煮麻黄一两沸，去上沫，纳诸药，煮取三升，去滓，每日三次。功效：助阳益气，发汗利尿。主治：少阴病，恶寒身疼，无汗，微发汗，脉沉微者，或水病身面浮肿，气短，小便不利，脉沉而小（《伤寒论》）。

按：本方即麻黄附子细辛汤去细辛加甘草。二方均可用治少阴病兼外感风寒者。本方配甘草，药力缓和，益气之功稍强，适用于表证较轻者。

[歌诀] 麻黄附子细辛汤，发汗温阳两法彰；

若非表里兼相治，少阴表证何能康。

再造散
（《伤寒六书》）

[组成] 黄芪（6g）　人参（3g）　桂枝（3g）　甘草（1.5g）　熟附子（3g）　细辛（2g）　羌活（3g）　防风（3g）　川芎（3g）　煨生姜（3g）　（原书未标注剂量）

[用法] 水二盅，枣两枚，煎至一盅。《杀车槌法》加炒白芍一撮（3g），煎三沸，温服。

[功效] 助阳益气，散寒解表。

[主治] 阳气亏虚，外感风寒之表实里虚、表里俱寒证，症见头痛，身热恶寒，热轻寒重，无汗肢冷，倦怠嗜卧，面色苍白，语声低微，舌淡苔白，脉沉无力或浮大无力等。

[方解] 外感风寒，邪在肌表，卫阳被郁，故身热恶寒，热轻寒重，无汗，头痛，脉浮；阳虚气弱，不得温养，故肢冷，嗜卧，语声低微，面色苍白，脉沉无力。

方中桂枝、羌活散寒解表；附子、人参助阳益气，共为主药，解表与扶正并重。防风、川芎、细辛助主药发散表邪，祛风止痛；黄芪助人参补益元气，固密肌表，为辅药。白芍与桂枝相配可调和营卫，并可防止温燥之药伤阴；煨姜、大枣和营卫，助汗源，共为佐药。甘草调和诸药，为使药。

现代常用本方治疗老年性感冒及风湿性关节炎属于本证者。

[歌诀] 再造散用参芪甘，桂附羌防芎芍参；

细辛加枣煨姜煎，阳虚无汗保平安。

加减葳蕤汤
（《重订通俗伤寒论》）

[组成] 生葳蕤二钱至三钱（9g）　生葱白二枚至三枚（6g）　桔梗一钱至钱半（5g）　东白薇五分至一钱（3g）　淡豆豉三钱至四钱（9g）　苏薄荷一钱至钱半（5g）　炙草五分（1.5g）红枣二枚

[用法] 水煎，分温再服。

[功效] 滋阴清热，发汗解表。

[主治] 阴液亏虚，外感风热之表实里虚、表里俱热之证，症见头痛身热，微恶风寒，无汗或有汗不多，咳嗽心烦，口渴咽干，舌红，脉数等。

[方解] 风热侵袭肺卫，故见头痛身热，微恶风寒，无汗或汗出不多，咳嗽，口渴；素体阴亏，阴虚内热，故见咽干，心烦，舌红，脉数。

方中葳蕤（即玉竹）滋阴润燥，药性平和；薄荷疏散风热，清利咽喉，二味相配滋阴解表，为主药。辅以葱白、淡豆豉疏散外邪，发汗力缓，汗不伤阴。佐以白薇清虚热，桔梗宣肺化痰，大枣益气养血。使以炙甘草调和诸药。

现代临床常用本方治疗老年人及产后感冒、咽炎等属于本证者。

[歌诀] 加减葳蕤用白薇，豆豉甘草桔梗随；

　　　　大枣薄荷生葱白，滋阴发汗最相宜。

参苏饮
（《太平惠民和剂局方》）

[组成] 人参　苏叶　葛根　前胡　半夏姜汁炒　茯苓各七钱半（各9g）　陈皮　甘草　桔梗　枳壳麸炒　木香各五钱（各6g）

[用法] 上㕮咀，每服四钱（12g），水半盏，姜七片，枣一个，煎六分，去滓，微温服，不拘时。

[功效] 益气解表，理气化痰。

[主治] 脾肺气虚，内有痰湿，外感风寒之表里同病证，症见恶寒发热，头痛鼻塞，咳嗽痰多，胸膈满闷，倦怠乏力，少气懒言，苔白，脉弱等。

[方解] 风寒束表，则见恶寒发热，头痛鼻塞，苔白等；脾肺气虚，机体失养，则见倦怠乏力，少气懒言；脾虚不运，津液失布，痰饮内阻，则见咳嗽痰多，胸膈满闷等。

本方以人参补益肺脾之气；苏叶发散表寒，开宣肺气，共为主药。葛根发表解肌，前胡降气化痰，半夏、茯苓、陈皮燥湿化痰，共为辅药。桔梗宣肺化痰，枳壳行气化痰，木香行气调中，共为佐药。甘草益气和中，为使药。

本方发散之力弱，作用温和，宜于老幼体弱之人外感风寒，内有痰湿之病证。

现代临床常用本方治疗老年人、儿童感冒及慢性支气管炎等属于本证者。

[歌诀] 参苏饮内用陈皮，枳壳前胡半夏齐；

　　　　干葛木香甘桔茯，气虚外感最相宜。

第四节　虚　证

虚证是指人体气血、阴阳、津液、精髓等正气亏虚，机体失于濡养所致的证候。临床上主要见于久病正气耗损过度或体质素弱者。因正气亏虚的类型不同，其临床表现是复杂多样的。

人体正气包括气、血、阴、阳、精、津等，它们在生理上相互依存，病理上互相影响。根据机体气、血、阴、阳、精、津等不足的差异和侧重，虚证可进一步分为气虚类证、阳虚类证、血虚证、阴虚类证、津亏证、气血两虚证和阴阳两虚证等。

虚证当用补法治疗。

补法，又称补益法，属"八法"之一，有峻补和平补之分。对于病势急迫而正气虚甚之证，如气血暴脱、阴竭阳微等，需用峻补之法，以力挽危亡。对于病势较缓，病程较长的慢性虚损，宜用平补之法，以缓图其效。峻补之方一般药味少而药量大，取效宏力专之意；平补之方往往药味较多而药量较小，药力和平，适宜久服、常服以取效。

运用补益法时应注意以下几个方面：①应辨清证候的虚实真假。补益法是为虚证所设，但某些邪实之证也可见到类似虚证的假象，即"大实有羸状"；而某些虚极证候也可出现类似实证的表现，即"至虚有盛候"。如辨证不清而误治，则会使病情恶化，甚至危亡立至。②应用补益法需注意顾护脾胃的功能。补益之品多味厚滋腻，若素体脾胃不健，药物难以运化吸收，不仅难于取效，反而有碍正气化生。故应用补益法时，应酌情配伍行气助运之品；或先调理脾胃，复其运化，然后再予补益。③如正气虚损而兼有实证时，一般宜采取先攻后补、先表后里的方法，以免引邪入里，"闭门留寇"；如虚实并重时，则宜攻补兼施；如正虚甚兼有邪实者，亦可先扶正后祛邪，使正气充沛以助祛邪。不论采用何种治法，均须做到祛邪而不伤正，扶正而不碍邪。④补益方剂多味厚滋腻之品，煎煮时间宜稍长，务使药味尽出。⑤服药时间以饭前或临卧空腹服用为佳，若急证使用则不受此限。

一、气虚类证

气虚类证，是指由元气不足，脏腑机能衰退，或气虚升举无力，应升反降，以及固摄无力，正气散脱或急骤外泄等所致以虚弱为主要表现的一类病证，以气短乏力、神疲懒言、头晕眼花、脱肛、内脏下垂，甚或面色苍白、汗出肢冷、呼吸微弱、舌淡脉虚为主要表现。根据气虚的轻重及特点的差异，气虚类证又可进一步分为气虚证、气陷证、气不固证及气脱证。

（一）气虚证

气虚证是指因元气不足，气的推动、固摄、防御、气化等功能减退，使机体脏腑功能减弱而出现全身性虚弱所表现的证候。临床常表现为神疲乏力，少气懒言，自汗，活动后诸症加剧，舌淡苔白，脉虚无力等症。

根据气虚所影响脏腑的不同，临床可分为心气虚、肺气虚、脾胃气虚、脾不统血、肺肾气虚、心肺气虚、脾肺气虚等不同证候。

1. 证候辨识

（1）心气虚证

心气虚证，是指心气不足，鼓动无力所表现的虚弱证候。

【临床表现】心悸怔忡，胸闷气短，体倦乏力，自汗，活动或劳累后诸症加重，面色淡白，舌淡苔白，脉弱。

【病机分析】心气不足，心神失养，故心悸怔忡；心气无力鼓动血脉，胸中气血运行不畅，故见胸闷气短；体倦乏力，自汗出，面色淡白及舌淡苔白，脉弱等，均为气虚机能衰减之象。

（2）肺气虚证

肺气虚证，是指肺气虚弱，功能减弱，其主气、司呼吸与卫外等功能失职所表现的证候。

【临床表现】咳喘无力，少气短息，动则益甚，声音低微，或语言断续无力，或自汗畏风，易于外感，倦怠乏力，面色淡白，舌质淡嫩，脉弱。

【病机分析】肺主气，司呼吸，肺气亏虚，则宗气不足，呼吸功能减弱，故见咳喘无力，少气短息；动则耗气，故活动后咳喘尤甚；肺为声音之门，肺失充养，则声音低微，或语言断续无力；肺外合皮毛，主宣发卫气，肺气虚则卫气不固，腠理不密，而易感外邪；倦怠乏力，面色淡白，舌质淡嫩，脉弱，均为气虚机能衰减之象。

（3）脾胃气虚证

脾胃气虚证，是指脾胃之气不足，其受纳、腐熟、运化功能失职所表现的证候。

【临床表现】食欲不振，脘腹痞胀，食后尤甚，大便溏泻，面色淡白或萎黄，神疲乏力，气短懒言，肢体倦怠，舌淡苔白，脉缓或弱。

【病机分析】胃主受纳，脾主运化，脾胃之气不足，则受纳、腐熟、运化功能失职，故见食欲不振，脘腹痞胀；食后脾胃之气愈困，则食后胀甚；脾气不足，水湿不运，下走大肠，故大便溏泻；脾虚气血生化乏源，不能上荣于面，则面色淡白或萎黄；不能充养肢体肌肉，故肢体倦怠；脾虚不能上养于肺，故见气短懒言；神疲乏力，舌淡苔白，脉弱，为气虚机能衰减之象。

（4）脾不统血证

脾不统血证，是指脾气亏虚，不能统摄血液而致血溢脉外所表现的证候。

【临床表现】便血，尿血，肌衄，齿衄，月经过多或崩漏，食少便溏，倦怠无力，气短懒言，面色淡白或萎黄，舌质淡，脉细。

【病机分析】脾主统血，脾虚气弱，统摄无权，则血溢脉外，可见出血诸症。如血溢于胃肠，则见便血；血溢于膀胱，则见尿血；溢于肌肤，则见肌衄；冲任不固，则见月经过多或崩漏。由于脾气虚弱，清阳不升，故多见下部出血；脾气虚弱，运化失职，故食少便溏；气血乏源，机体失养，故见倦怠无力，气短懒言，面色淡白或萎黄；舌淡，脉细，为脾气虚弱，化源不足之象。

（5）肺肾气虚证

肺肾气虚证，又称肾不纳气证，是指肺肾两脏气虚，摄纳无权所表现的以短气喘息为主的证候。

【临床表现】喘息短气，呼多吸少，动则益甚，声音低怯，自汗乏力，腰膝酸软，尿随咳出，舌淡，脉弱。

【病机分析】肺为气之主，司肃降；肾为气之根，主摄纳。肺气虚则肃降无力，肾气虚则摄纳无权，气不归元，故见喘息短气，呼多吸少；动则耗气，故喘息益甚；肺气虚，卫外不固，则自汗；机能活动减退，则声音低怯，乏力；肾主骨，为腰之府，肾气虚，骨骼失养，则见腰膝酸软；膀胱固摄无力，则见尿随咳出；舌淡，脉弱，为气虚之象。

（6）心肺气虚证

心肺气虚证，是指心肺两脏气虚所表现的以心悸、咳喘为主的证候。

【临床表现】心悸咳喘，胸闷气短，动则尤甚，痰液清稀，神疲乏力，头晕自汗，声低气怯，面色淡白，舌淡苔白，脉弱或结、代。

【病机分析】心气不足，心失所养，故心悸；肺气虚弱，肃降无权，气机上逆，则咳喘；心肺气虚，气机运行无力，故胸闷气短；动则耗气，则活动后诸症加重；肺通调水道，朝百脉，主治节，肺气虚则水津不布，停聚为痰，故可见痰液清稀；肺气虚，卫外不固，则自汗；宗气不足，则声低气怯，脉来虚弱或结、代；气虚清窍失养，则头晕，神疲；面色淡白，舌淡苔白，为气虚之象。

（7）脾肺气虚证

脾肺气虚证，是指脾肺两脏气虚导致脾失健运，肺失宣降，水津不布所表现的证候。

【临床表现】食欲减少，腹胀便溏，咳嗽声低，气短而喘，痰多清稀，声低懒言，体倦乏力，易于外感，甚则面浮肢肿，面白无华，舌淡苔白，脉细或弱。

【病机分析】脾主运化，脾气虚则水谷、水湿不运，故见食少，腹胀便溏；肺主宣降，肺气虚则宣降失常，气机上逆而见咳喘；脾肺气虚，水津不布，湿聚成痰，则见痰多而清稀；水湿泛溢肌肤，而见面浮肢肿；肺气虚，腠理不固，则易于外感；气短乏力，声低懒言，面白无华，舌淡苔白，脉细或弱，为气虚生化乏源，全身机能活动减退之象。

2. 立法原则

气虚证当用补气法治疗。

3. 补气法

补气法，属于"八法"之中补法的一种，适用于气虚证。气是具有营养作用的精微物质，也是人体脏腑组织功能活动的动力。气的来源有三：肾中精气、脾胃化生的水谷精微之气和肺吸入之清气。肾气以先天之精为基础，又赖后天水谷之气的滋养；清气由肺从自然界吸入，与肺气的功能有关，而肺气亦靠水谷之气的充养。由此可见，补气治疗的重点在脾、肺二脏，而核心在脾。临床常以人参、党参、黄芪等补脾益肺之品为主组方，并酌情配伍白术、山药、莲子等以增强补气健脾之力。

若兼水湿停滞者，可加入茯苓、薏苡仁、白扁豆等以健脾祛湿；若湿聚成痰，胸膈不利，可酌配陈皮、半夏等理气化痰；若兼气滞，可配伍少量木香、砂仁、白蔻仁等以行气和中。

4. 例方

生脉散

（《医学启源》）

［组成］人参　麦冬各三钱（9g）　　五味子十五粒（6g）

［用法］长流水煎，不拘时服。

［功效］益气生津，敛阴止汗。

［主治］气阴两伤证，症见体倦汗多，气短神疲，咽干口渴，或久咳不愈，呛咳少痰，

舌红少津或少苔，脉虚数或细数。

[方解] 本证多因肺热久羁或外感暑热之邪，耗气伤阴所致。气虚不固，津液外泄，故汗多；汗出过多，耗伤气津，故体倦，气短，咽干口渴，舌红少津或少苔，脉数；肺失所养，故久咳不愈，呛咳少痰；心失所养，则神疲，脉虚。

本方为治疗气阴两虚的常用方剂。方中人参甘温，大补元气，益肺生津，为主药；麦冬甘寒，养阴生津，清心除烦，润肺止咳，与人参相配，益气生津，为辅药；五味子酸敛，入肺肾，敛肺止咳，敛阴止汗，取"肺欲收，急食酸以收之"之义，为佐使药。三药合用，补、清、敛并用，益气生津，敛阴止汗，使正气得补，津液得生，其脉自复。

现代临床常用本方治疗心律不齐、慢性支气管炎、神经衰弱等属本证者。

[方论选录]

吴谦 经云：大气积于胸中，则肺主之。夫暑热伤肺，肺伤则气亦伤矣，故气短倦怠而喘咳也。肺主皮毛，肺伤则失其卫护，故汗出也。热伤元气，气伤则不能生津，故口渴也。是方君人参以补气，即所以补肺；臣麦冬以清气，即所以清肺；佐五味以敛气，即所以敛肺。吴崑云：一补一清一敛，养气之道备矣。名曰生脉，以脉得气则充，失气则弱。李杲谓：夏月服生脉饮，加黄芪、甘草，名生脉保元汤，令人气力涌出；更加当归、白芍，名人参饮子，治气虚喘咳，吐血衄血，亦虚火可补之例也（《医宗金鉴》）。

[歌诀] 生脉麦味与参施，热伤气阴此方医；

　　　　气短神疲口干渴，益气生津法最宜。

玉屏风散

（《医方类聚》引《究原方》）

[组成] 防风一两（30g）　黄芪蜜炙　白术各二两（各60g）

[用法] 上㕮咀，每服三钱（9g），水一盏半，加枣一枚，煎七分，去滓，食后热服。

[功效] 益气固表。

[主治] 肺卫气虚证，症见恶风自汗，面色㿠白，易感风邪，舌淡苔白，脉浮虚。

[方解] 肺卫气虚，腠理失固，营阴不守，津液外泄，故自汗恶风，脉浮虚，易感风邪；气虚失养，气血不得上荣，故面色㿠白，舌淡。

本方为益气固表，以补为固的代表方剂。方中黄芪甘温，主入脾肺经，善补脾肺之气，益气实卫，固表止汗，为主药。白术苦甘性温，健脾益气，助黄芪健运中焦，资助化源，培土生金，使气旺表实，汗不易泄，邪不易侵，为辅药。防风温而不燥，缓散风邪，防腠理疏松，邪郁肌表，为佐药。防风与黄芪相配伍，一散一敛，使黄芪得防风，固表而不留邪；防风得黄芪，祛邪而不伤正，两药相反相成，为补散结合之良法。

现代临床常用本方治疗过敏性鼻炎、上呼吸道感染、肾小球肾炎等属本证者。

按：本方与桂枝汤均可用于治疗自汗，但本方功专益气固表以止汗，主治肺卫之气虚弱，腠理不固所致之自汗；桂枝汤重在解肌发表，调和营卫以止汗，主治风邪外袭，营卫不和所致之自汗。

[方论选录]

吴崑　气虚自汗者，此方主之。自汗者，无因而自汗也。常人不自汗者，由卫气固卫于外，津液不得走泄。所谓阳在外，阴之卫也。卫气一亏，则不足以固津液，而自渗泄矣，此自汗之由也。白术、黄芪所以益气，然甘者性缓，不能速达于表，故佐之以防风。东垣有言，黄芪得防风而功愈大，乃相畏而相使者也（《医方考》）。

[歌诀]　玉屏风散术芪防，脾虚气弱汗多尝；

　　　　守中实卫还疏表，补散兼施义须详。

四君子汤
（《太平惠民和剂局方》）

[组成]　人参去芦 (9g)　　白术 (9g)　　茯苓去皮 (9g)　　甘草炙 (6g)，各等分

[用法]　上为细末，每服二钱 (6g)，水一盏，煎至七分，通口服，不拘时；入盐少许，白汤点亦得。

[功效]　益气健脾。

[主治]　脾胃气虚证，症见面色萎黄，语声低微，气短乏力，食少便溏，舌淡苔白，脉弱。

[方解]　脾胃为后天之本，气血生化之源。脾胃气虚，运化无力，化源不足，血不上荣，四肢肌肉无所禀受，故面色萎黄，气短乏力，食少便溏，舌淡苔白；脾为肺母，脾胃一虚，肺气先绝，故语声低微，脉弱。

本方为治疗脾胃气虚的基础方剂。方中人参甘温，入脾肺二经，大补一身之元气，为主药。白术甘苦温，健脾燥湿，为辅药。茯苓甘淡而平，渗湿健脾，使湿浊从小便而去，加强健脾除湿之功，以助脾运，为佐药。茯苓、白术合用，健脾除湿之力更强。炙甘草甘温，益气和中，调和诸药，为使药。

本方诸药皆味甘入脾，益气之中有祛湿之力，补脾之中有运脾之功，合脾喜燥恶湿之性，体现了治疗脾胃气虚证的基本立法。本方药性平和，补而不滞，温而不燥，具冲和之性，"常服可温和脾胃，进益饮食，辟寒邪瘴雾气"（《太平惠民和剂局方》），故称"四君子汤"。

现代临床常用本方治疗慢性胃炎、胃及十二指肠溃疡、功能性消化不良等属本证者。

[附方]

异功散　即四君子汤加陈皮锉，各等分 (各6g)　　用法：上为细末，每服二钱 (6g)，水一盏，加生姜五片、大枣两个，同煎至七分，食前温服，量多少与之。功效：健脾益气，行气和胃。主治：脾胃虚弱兼气滞证，症见食欲不振，或胸脘痞闷不舒，或呕吐泄泻者（《小儿药证直诀》）。

六君子汤　即四君子汤加陈皮、半夏。陈皮一钱 (3g)　　半夏一钱五分 (4.5g)　　茯苓一钱 (3g)　　甘草一钱 (3g)　　人参一钱 (3g)　　白术一钱五分 (4.5g)　　用法：上切细，作一服。加大枣二个，生姜三片，新汲水煎服。功效：益气健脾，燥湿化痰。主治：脾胃气虚兼痰湿证，症见不思饮食，恶心呕吐，胸脘痞闷，大便不实，或咳嗽痰多稀白等（《医学正传》引

《局方》)。

香砂六君子汤 即六君子汤加木香、砂仁。人参一钱（3g）　白术二钱（6g）　茯苓二钱（6g）　甘草七分（2g）　陈皮八分（2.5g）　半夏一钱（3g）　砂仁八分（2.5g）　木香七分（2g）　用法：上加生姜二钱（6g），水煎服。功效：益气化痰，行气温中。主治：脾胃气虚兼寒湿气滞证，症见呕吐痞闷，不思饮食，脘腹胀满或疼痛，消瘦倦怠者（《古今名医方论》引柯韵伯方）。

六神汤 即四君子汤加炒白扁豆、黄芪各等分　　用法：上为末，每服二钱（6g），苏盐汤、正气生姜枣子汤调下。功效：益气，和胃，止吐泻。主治：脾虚气弱证，症见倦怠乏力，吐泻，不进饮食，身发虚热，口干咽燥（《世医得效方》）。

保元汤 人参一钱（3g）　黄芪三钱（9g）　甘草一钱（3g）　肉桂五至七分（1.5~2g）用法：生姜一片，水煎温服（原书无用法，《景岳全书》加糯米一撮，无姜）。功效：补气温阳。主治：虚损劳怯，元气不足。症见倦怠乏力，少气畏寒，或小儿痘疮，阳虚顶陷，血虚浆清，不能起发灌浆者（《博爱心鉴》）。

按：四君子汤是补益脾胃的基本方，以上诸方皆由此方化裁而成。异功散即四君子汤加陈皮而成，侧重理气健脾；再加半夏为六君子汤，偏于燥湿化痰；六君子汤加木香、砂仁为香砂六君子汤，理气醒脾之功更强；六神汤由四君子汤加扁豆、黄芪、姜枣而成，益气健脾之功更著；保元汤取四君子中参、草，更加黄芪益气实表，升陷托毒，辅以肉桂温助元气，鼓舞气血化生，全方补气温阳力著，适用于虚损劳怯、元气不足诸证。

[方论选录]

汪昂　此手足太阴、足阳明药也。人参甘温，大补元气为君。白术苦温，燥脾补气为臣。茯苓甘淡，渗湿泄热为佐。甘草甘平，和中益土为使也。气足脾运，饮食倍进，则余脏受荫，而色泽身强矣。再加陈皮以理气散逆，半夏以燥湿除痰，名曰六君，以其皆中和之品，故曰君子也（《医方集解》）。

[歌诀] 参术苓草四君汤，补气健脾推此方；

　　　　食少便溏体羸瘦，甘平益胃效相当。

参苓白术散
（《太平惠民和剂局方》）

[组成] 莲子肉去皮，一斤（9g）　薏苡仁一斤（9g）　缩砂仁一斤（6g）　桔梗炒令深黄色，一斤（6g）　白扁豆姜汁浸，去皮，微炒，一斤半（12g）　白茯苓二斤（15g）　人参去芦，二斤（15g）　甘草炒，二斤（10g）　白术二斤（15g）　山药二斤（15g）

[用法] 上为细末，每服二钱（6g），枣汤调下。

[功效] 健脾益气，渗湿止泻。

[主治] 脾胃气虚夹湿证，症见四肢乏力，形体虚羸，食少便溏，或吐或泻，或胸脘痞塞，咳嗽痰多色白，面色萎黄，苔白腻，脉虚缓。

[方解] 脾胃气虚，失于生化，气血不充，形体失养，故四肢乏力，形体虚羸，面色萎黄，脉来虚缓；水湿不化，气机阻滞，故食少便溏，或吐或泻，胸脘痞塞，苔白腻。

本方由四君子汤加山药、扁豆、薏苡仁、莲子肉、砂仁、桔梗组成。方中人参、白术甘温益气，健脾燥湿，为主药。茯苓、扁豆、薏苡仁甘淡渗湿止泻，利小便而实大便；山药、莲子肉味甘，兼有涩性，助主药健脾益气，兼能收摄脾肾之气以助止泻利，共为辅药。砂仁芳香行气，醒脾和胃，使补而不滞；桔梗宣肺化痰，通调水道，以利湿浊下行，且为手太阴肺经引经药，可载诸药上行于肺，取"培土生金"之意；炙甘草益气和中，调和诸药，共为佐使药。

《古今医鉴》所载参苓白术散，较本方多陈皮一味，适用于脾胃气虚兼有湿阻气滞者。

现代临床常用本方治疗慢性胃肠炎、慢性支气管炎、慢性肾炎以及妇女带下病等属本证者。

按：本方与四君子汤均具有益气健脾的功用，但四君子汤以补气健脾为主；而本方在补气的同时，更具渗湿止泻之功，对于脾胃气虚，湿浊内停者最为适宜；且本方脾肺同调，肺气虚咳嗽有痰者亦可使用，为培土生金的代表方剂之一。

[附方]

七味白术散　即四君子汤加藿香、葛根、木香。　人参二钱五分（6g）　白茯苓五钱（12g）　白术炒，五钱（12g）　甘草一钱（3g）　藿香叶五钱（12g）　木香二钱（6g）　葛根五钱，渴者加至一两（12～30g）　用法：上㕮咀，服三钱（9g），水煎。热甚发渴，去木香。功效：益气健脾，化湿止泻。主治：脾胃虚弱，津亏内热证，症见呕吐泄泻频作不止（《小儿药证直诀》）。

[方论选录]

吴崑　脾胃虚弱，不思饮食者，此方主之。脾胃者，土也。土为万物之母，诸脏腑百骸受气于脾胃而后能强。若脾胃一亏，则众体皆无以受气，日见羸弱矣。故治杂证者，宜以脾胃为主。然脾胃喜甘而恶秽苦，喜燥而恶湿，喜利而恶滞。是方也，人参、扁豆、甘草，味之甘者也；白术、茯苓、山药、莲肉、薏苡仁，甘而微燥者也；砂仁辛香而燥，可以开胃醒脾；桔梗甘而微苦，甘则性缓，故为诸药之舟楫，苦则喜降，则能通天气于地道矣（《医方考》）。

[歌诀]　参苓白术扁豆陈，山药甘莲砂薏仁；

　　　　桔梗上浮兼保肺，枣汤调服益脾神。

完带汤
（《傅青主女科》）

[组成]　白术土炒，一两（30g）　山药炒，一两（30g）　人参二钱（6g）　白芍酒炒，五钱（15g）　车前子酒炒，三钱（9g）　苍术制，三钱（9g）　甘草一钱（3g）　陈皮五分（2g）　黑芥穗五分（2g）　柴胡六分（2g）

[用法]　水煎服。

[功效]　健脾疏肝，祛湿止带。

[主治]　脾虚肝郁，湿浊下注证，症见带下色白或淡黄，清稀无臭，面色㿠白，倦怠便溏，舌淡苔白，脉缓或濡。

[方解] 肝郁不舒，脾失健运，湿浊下注，带脉不固，故带下清稀无臭；脾虚湿停，清气不升，故倦怠便溏；舌淡苔白，脉缓或濡，为脾虚湿盛之象。

方中白术甘苦温，燥湿健脾；山药甘平，健脾止带，为主药。人参甘温补脾益气；苍术、陈皮苦温燥湿，健脾行气；车前子甘寒，淡渗利湿，使湿有去路，共为辅药。主、辅药相配，补虚不碍邪，祛湿不伤正。柴胡苦辛微寒，行气疏肝，白芍苦酸微寒，养血柔肝，柴胡与白芍并用，一疏一柔，合肝"体阴用阳"之性，以防木旺克伐脾土；荆芥穗味辛微苦，性温，制黑后微涩，长于升提清阳，胜湿止带，同为佐药。甘草益气和中，调和诸药，为使药。

本方为治疗脾虚带下之方，若带下色黄或赤白，稠黏臭秽，苔黄脉弦，属肝郁化热，湿热下注者，非本方所宜。

现代临床常用本方治疗阴道炎、宫颈糜烂、盆腔炎等属本证者。

[方论选录]

傅青主　夫带下俱是湿症，而以带名者，因带脉不能约束而有此病，故以名之。盖带脉通于任督，任督病而带脉始病。带脉者，所以约束胞胎之系也。带脉无力，则难以提系，必然胎胞不固，故曰：带弱则胎易坠，带伤则胎不牢。然而带脉之伤，非独跌闪挫气已也，或行房而放纵，或饮酒而癫狂，虽无疼痛之苦，而有暗耗之害，则气不能化经水，而反变为带病矣。故病带者，惟尼僧、寡妇、出嫁之女多有之，而在室女则少也。况加以脾气之虚，肝气之郁，湿气之侵，热气之逼，安得不成带下之病哉！故妇人有终年累月下流白物，如涕如唾，不能禁止，甚则臭秽者，所谓白带也。夫白带乃湿盛而火衰，肝郁而气弱，则脾土受伤，湿土之气下陷，是以脾精不守，不能化荣血以为经水，反变成白滑之物，由阴门直下，欲自禁而不可得也。治法宜大补脾胃之气，稍佐以舒肝之品，使风木不闭塞于地中，则地气自升腾于天上，脾气健而湿气消，自无白带之患矣（《傅青主女科》）。

[歌诀]　完带汤中二术陈，人参甘草车前仁；
　　　　柴芍淮山黑芥穗，湿滞脾虚白带珍。

人参蛤蚧散
（《卫生宝鉴》）

[组成]　蛤蚧全者，河水浸五宿，逐日换水，洗去腥气，酥炙黄色，一对　杏仁炒，去皮尖，六两（12g）　甘草炙，五两（9g）　人参　茯苓　贝母　桑白皮　知母各二两（各12g）

[用法]　上八味，研为细末，盛瓷器内，每日如茶点服。

[功效]　补肺益肾，清热定喘。

[主治]　肺肾气虚，痰热内蕴证，症见咳嗽气喘，呼多吸少，语音低怯，痰稠色黄，或咳吐脓血，胸中烦热，身体羸瘦，或面目浮肿，舌苔薄白或薄黄而腻，脉浮虚。

[方解]　肺肾气虚，气无所主，虚气上逆，则发为咳喘，呼多吸少，语音低怯；日久不愈，则脉象浮虚；津液不布，聚而成痰，郁久化热，故见痰稠色黄，胸中烦热，咳吐脓血，舌苔薄白或薄黄而腻；水湿泛溢肌肤，故面目浮肿；正气久虚，肌肉失养，故身体羸瘦。

方中蛤蚧甘咸微温，峻补肺肾之气，纳肾平喘；人参甘温大补元气，益肺生津；两药相合，肺肾并补，共为主药。茯苓甘淡，渗湿健脾，以杜生痰之源；重用甘草健脾益气，止咳化痰，兼治贮痰之器，合为辅药。杏仁、桑白皮肃肺降气，泻肺平喘；贝母、知母清热润肺，止咳化痰，四药并为佐药。炙甘草益气和中，与贝母配伍，能增强润肺止咳之功；且能调和诸药，兼为佐使药。

现代临床常用本方治疗慢性支气管炎、支气管扩张等属本证者。

[附方]

人参胡桃汤　新罗人参寸许，切片（9g）　胡桃取肉切片，五个（12g）　用法：上作一服，用水一小盏，生姜五片，煎至七分去滓，临卧温服。功效：补肺肾，定喘逆。主治：肺肾两虚之咳喘证（《济生方》）。

按：本方与人参蛤蚧散均可用治虚喘。本方功专补肺益肾，用药偏温，对纯虚无邪，且病性偏寒之虚喘轻证较为适宜；人参蛤蚧散药力较强，且兼有清热化痰之功，适用于肺肾虚喘而兼有痰热者。

[歌诀]　宝鉴人参蛤蚧散，喘咳痰血与胸烦；

　　　　桑皮二母杏苓草，若非虚热慎毋餐。

（二）气陷证

气陷证，是指脾气亏虚，气机升降失常，升举无力，反致下陷所表现的证候，亦称脾虚气陷证或中气下陷证。

1. 证候辨识

【临床表现】头晕目眩，少气懒言，肢体倦怠，脘腹坠胀，食后益甚，或便意频繁，肛门重坠，或久利脱肛，或子宫下垂，舌淡苔白，脉弱。

【病机分析】脾虚气陷证多由脾气虚证进一步发展而成。脾气亏虚，则水谷不运，气血化生无源，则出现少气懒言，肢体倦怠，舌淡苔白，脉弱；脾不升清，清窍失养，则头晕目眩；水谷精微之气与糟粕相混而下注，故见便意频繁，久利不止，肛门重坠；清阳不升，中气下陷，则无力承托脏腑，故见脘腹坠胀，脱肛，子宫下垂等脏器下垂的表现。

2. 立法原则

气陷证当用益气升陷法治疗。

3. 益气升陷法

益气升陷法，属于补气法与升阳举陷法的结合运用，适用于脾虚气陷证。气陷证的治疗需要抓住两个核心环节：一是补益脾胃之气，使脾气充沛，水谷精微得以化生；二是升提气机，使脾气得升，中气复常。因此，临床常以益气、升阳之品为主组成，如黄芪；同时配伍人参、党参、白术等健脾益气，升麻、柴胡等升提气机，加强健脾益气、升阳举陷之力。若兼血虚，可选配当归、白芍、大枣等养血和营；若兼阳虚，可配伍肉桂、干姜等温阳祛寒等。

4. 例方

补中益气汤
（《内外伤辨惑论》）

[组成]　黄芪一钱（15g）　　甘草炙，五分（5g）　　人参去芦，三分（9g）　　升麻（3g）　　柴

胡 (3g)　　橘皮 (6g)　　当归身酒洗 (9g)　　白术 (9g)

[用法] 上药㕮咀，都作一服。水二盏，煎至一盏，去渣，早饭后温服。如伤之重者，二服而愈。量轻重治之。

[功效] 补中益气，升阳举陷。

[主治] 气虚发热证，症见身热有汗，渴喜温饮，头痛恶寒，少气懒言，体倦肢软；气虚下陷证，症见饮食无味，面色㿠白，脱肛，子宫脱垂，胃下垂，久泻久痢。舌淡苔薄白，脉虚。

[方解] 饮食劳倦损伤脾胃，运化无力，气血不生，肌肉失养，肺气不充，故少气懒言，体倦肢软，饮食无味，面色㿠白，舌淡苔薄白，脉虚；脾失健运，湿浊下流，郁遏下焦阳气，不得外达，郁而生热，故发热；卫阳不固，营阴外泄，故自汗，头痛恶寒；脾津不布，津不上承，故渴喜温饮；脾虚清阳不升，气虚下陷，故见脱肛，子宫脱垂，胃下垂，久泄久痢等。根据"劳者温之""下者举之"的原则，当以补中益气，升阳举陷立法。

本方为补气升阳的代表方剂。方中黄芪甘温，入脾肺经，补中益气，升阳举陷，通达内外，为主药。人参、白术、炙甘草甘温益气健脾，助黄芪补中益气之力，为辅药。陈皮味苦辛，性温，醒脾和胃，畅达气机；当归养血和营，既能助自汗过多所伤之阴血，又可扶运化不利所致之阴血不足，且与黄芪同用气血营卫兼顾，使表固汗止，共为佐药。同时配伍升麻、柴胡引清气上行，升下陷之清阳，为佐使药。

全方以甘温药物为主组成，健脾益气升阳为主，用于治疗气虚发热时，属"甘温除热"之法，阴虚内热者当忌用。

现代临床常用本方治疗脏器脱垂、久泻久痢、习惯性流产、崩漏、功能性低热、重症肌无力等属本证者。

[附方]

升陷汤　生黄芪六钱 (18g)　　知母三钱 (9g)　　柴胡一钱五分 (5g)　　桔梗一钱五分 (4g)
升麻一钱 (3g)　　用法：水煎三次，一日服尽。功效：益气升陷。主治：胸中大气下陷证，症见气短不足以息，或努力呼吸，有似乎喘，或气息将停，危在顷刻，或寒热往来，或咽干作渴，或满闷怔忡，或神昏健忘，种种病状，诚难悉数。其脉象沉迟微弱，关前尤甚。甚剧者，或脉不全，或三五不调者（《医学衷中参西录》）。

按：本方与补中益气汤均为升阳举陷之方，但前者重在升提胸中之气，重用黄芪，并用桔梗、升麻、柴胡引药上行，并以知母制约黄芪温热之性。而后者重在补益中焦之气，故用黄芪与参、术、草同用，且配伍当归，调和气血营卫而除寒热。

[方论选录]

柯韵伯　至若劳倦，形气衰少，阴虚而生内热者，表证颇同外感，惟东垣知其为劳倦伤脾，谷气不盛，阳气下陷阴中而发热，制补中益气之法，谓风寒外伤其形为有余，脾胃内伤其气为不足，遵《内经》"劳者温之，损者益之"之义，大忌苦寒之药，选用甘温之品，升其阳以行春生之令。凡脾胃一虚，肺气先绝，故用黄芪护皮毛而开腠理，不令自汗；元气不足，懒言气喘，人参以补之；炙甘草之甘，以泻心火而除烦，补脾胃而生气。此三味除燥热之圣药。佐白术以健脾，当归以和血。气乱于胸，清浊相干，用陈皮以理之，且以散诸甘药之滞。胃中清气下沉，用升麻、柴胡气之轻而味之薄者，引胃气以上腾，复其本位，便能升浮，以行生长之令矣。补中之剂，得发表之品而中自安；益气之剂，赖清气之品而气益倍，此用药有相须之妙也。是方也，用以补脾，使地道卑而上行；亦可以补心肺，损其肺者益其气，损其心者调其营卫也；亦可以补肝，"木郁则达之"也。惟不宜于肾，阴虚于下者不宜升，阳虚于下者更不宜升也。凡东垣治脾胃方，俱是益气，去当归、白术加苍术、木香，便是调中；加麦冬、五味辈，便是清暑。此正是医不执方，亦是医必有方（《古今名医方论》）。

[歌诀] 补中益气芪术陈，升柴参草当归身；

劳倦内伤功独擅，气虚下陷亦堪珍。

（三）气不固证

气不固证，是指气虚或阳虚失其固摄之能，以汗出、久咳，或大便、小便、经血、精液、带下等滑脱不禁为主要表现的证候。常由久病耗伤，正气虚损，摄纳无权所致。气不固证皆由正气亏虚所致，同时气、血、精、津等的脱失不禁，也会进一步加重正气的亏虚。

1. 证候辨识

【临床表现】由于其发病部位的不同，气不固证在临床上有自汗、盗汗、久咳虚喘、久泻滑脱、遗精滑泄、遗尿尿频、崩漏、带下不止等多种表现。

【病机分析】阳在外，阴之卫也，若体虚卫外不固，肌腠疏松，营阴不守，津液外泄，则见自汗或盗汗。肺主宣降，若肺气耗散，肺阴亏损，肺之宣降失职，气机上逆，则见久咳不已，甚则喘促。脾主升清，肾主固摄，若脾肾阳虚，肠失固摄，则见泻痢日久，滑脱不禁。肾藏精、主水，有固摄下元之功，若肾虚封藏失职，精关不固，则遗精滑泄；若肾虚失摄，膀胱失约，不能约束水液，则遗尿尿频。冲脉为血海，为月经之本，"冲脉隶于阳明"，赖后天脾胃化生之气血供养。若脾胃气虚，化源不足，统摄无权，则冲脉不固，而见崩漏。"带下女子生而即有"，正常的带下是脾运化、肾封藏、任带二脉司约的结果。若脾失健运，肾虚不藏，任脉失固，带脉失约，则见带下不止，同时伴有色、质、味的异常改变。

2. 立法原则

气不固证，当以收敛固涩法为治疗总则。

3. 收敛固涩法

收敛固涩法，实际是收敛固涩与"八法"中补法的结合运用。临床运用中，当根据气不固所致血、精、津等脱失不禁和发病部位的不同，或者气阴耗伤所致久咳不愈，或者久泻久痢、滑脱不禁等，分别采用以下不同的收敛固涩法，并结合相应的补益法，以标本兼顾。

（1）固表止汗法

固表止汗法适用于阳气虚弱，卫外不固所致自汗、盗汗的病证。临床常选用麻黄根、牡蛎、浮小麦、五味子等固涩敛汗之品为主，以治其标；配伍黄芪、白术等补益脾肺、实卫固表之品，以治其本。

（2）敛肺止咳法

敛肺止咳法适用于肺之气阴两伤所致久咳不已的病证。临床常以乌梅、诃子、罂粟壳、五味子等敛肺止咳之品为主；若咳吐痰浊，痰少而黏，当配桑白皮、贝母、桔梗、款冬花等以润肺降气，化痰止咳。若兼气虚，症见短气自汗者，可配伍人参、党参等以补益脾肺之气；若兼阴虚，症见咽干口燥，少痰或无痰者，可酌配阿胶、麦冬等以滋阴养血。

（3）涩肠固脱法

涩肠固脱法适于脾肾阳虚所致泻痢日久，滑脱不禁的病证。临床常用诃子、罂粟壳、五味子、肉豆蔻、赤石脂等涩肠固脱之品为主，以治滑脱之标；同时辅用补骨脂、肉桂、干姜、人参、白术等温肾暖脾，益气扶正，以助脾肾虚寒之本。若兼气滞，见脘腹胀满，里急后重者，常配伍木香、陈皮、青皮等以行气健脾；若兼下痢脓血，则常配当归、白芍等以养血调血。

（4）涩精止遗法

涩精止遗法适用于肾气虚失摄所致遗精滑泄，尿频失禁的病证。临床常以沙苑蒺藜、芡实、莲须、龙骨、牡蛎、桑螵蛸等涩精止遗之品为主；若兼见心虚，而致心肾不交，症见心神恍惚，健忘者，可配伍石菖蒲、远志、龟甲等交通心肾；若精亏损及气血者，可配伍人参、茯苓、当归、熟地等益气补血。

（5）固崩止带法

固崩止带法适用于妇女崩漏不止及带下过多等病证。崩漏病证治疗宜用固经止血法。临床常酌情选用煅龙骨、煅牡蛎、五倍子、山茱萸、五味子、地榆炭、茜草炭、棕榈炭、紫石英、赤石脂、禹余粮等收敛固涩以止血，为主辅药；同时依据崩漏病因中血热、脾气虚、血瘀等不同，相应配伍适宜的药物。若脾气虚不能统血，症见出血量多色淡，倦怠乏力，宜配伍黄芪、人参、白术等补脾益气，固冲摄血；若血热破血妄行，症见血色鲜红，须配黄芩、黄柏、生地等凉血止血；若兼瘀血，症见血色紫暗夹带血块，可配乳香、没药、五灵脂、当归尾、川芎等活血化瘀。

带下病证治疗宜用收涩止带法。临床常用白果、椿根皮、芡实等收涩止带为主辅药。若兼湿热，带下黏稠，臭秽色黄，则当配用黄柏、车前子、泽泻、栀子等清热利湿；若兼肝郁气滞，则配少量柴胡、香附、白芍等疏肝柔肝；若带下清稀，少腹冷痛，须配肉桂、小茴香、补骨脂、菟丝子等温肾助阳。代表方如完带汤、易黄汤。

4. 例方

牡蛎散
（《太平惠民和剂局方》）

[组成] 黄芪去苗土　　麻黄根洗　　牡蛎米泔浸，刷去土，火烧通赤，各一两（各15g）

[用法] 上为粗散，每服三钱（9g），水一盏半，小麦百余粒，同煎至八分，去滓，热服，日二服，不拘时候。

[功效] 敛阴止汗，益气固表。

[主治] 气阴两虚之自汗、盗汗，症见体常汗出，夜卧尤甚，久而不止，心悸惊惕，短气烦倦，舌淡红，脉细无力。

[方解] 肺气不足，卫外不固，阴液外泄，故自汗；汗为心之液，汗出过多，心阴受损，心阳不潜，虚热内生，阴津外泄，故汗出，夜卧尤甚；汗出日久，心之气阴耗伤，心神

失养，故心悸惊惕，短气烦倦；舌淡红，脉细无力，为气阴两虚之象。

本方是敛汗固表的常用方剂。方中牡蛎咸寒，敛阴潜阳，收涩止汗，为主药。生黄芪益气实卫，固表止汗；麻黄根甘平微涩，专于收敛止汗，共为辅药。小麦甘凉益心气，养心阴，退虚热，为佐药。

现代临床常用本方治疗病后或产后体虚、自主神经功能失调、肺结核等引起的自汗、盗汗属本证者。

按：本方与玉屏风散均可治疗卫气虚弱，腠理不固之自汗。但玉屏风散配伍以补气实卫之品为主，以补为固，主要用于治疗自汗；牡蛎散配伍以收涩止汗药为主，兼以益气固表，益阴潜阳，除自汗外，还可治疗心阳不潜所致之盗汗。

[方论选录]

汪昂 此手太阴、少阴药也。陈来章曰：汗为心之液，心有火则汗不止。牡蛎、浮小麦之咸凉，去烦热而止汗；阳为阴之卫，阳气虚则卫不固；黄芪、麻黄根之甘温，走肌表而固卫（《医方集解》）。

[歌诀] 牡蛎散内用黄芪，小麦麻黄根最宜；
卫虚自汗或盗汗，收敛固表此方奇。

九仙散
（《卫生宝鉴》引太医王子昭方）

[组成] 人参 款冬花 桑白皮 桔梗 五味子 阿胶 乌梅各一两（各12g） 贝母半两（6g） 御米壳去顶，蜜炒黄，八两（6g）

[用法] 上为细末，每服三钱（9g），白汤点服。嗽住止后服。

[功效] 敛肺止咳，益气养阴。

[主治] 肺气阴两虚之久咳，症见久咳不已，甚则气喘自汗，痰少而黏，舌红苔少，脉虚数。

[方解] 久咳伤肺，耗气伤阴，肺气虚弱，宣降失调，气机上逆，故久咳不已，甚则气喘；肺气不足，卫气不固，故见自汗；肺阴亏损，虚热内生，故痰少而黏，舌红苔少，脉虚数。

方中重用御米壳（即罂粟壳），其味酸涩，为敛肺止咳之要药；人参补肺益气生津，共为主药。五味子、乌梅味酸，敛肺生津，助罂粟壳敛肺止咳；阿胶滋阴养血润燥，助人参扶久咳耗伤之正气，同为辅药。款冬花、桑白皮降气化痰，止咳平喘；贝母清热润燥，止咳化痰，同为佐药。桔梗宣畅肺气，并能载诸药入肺，为佐使药。

本方敛肺止咳之力颇强，故内有痰涎，或外有表邪者，虽久咳不止，亦不可用本方，以免留邪为患。

现代临床常用本方治疗慢性支气管炎、支气管哮喘、肺气肿、肺结核、百日咳等属本证者。

[歌诀] 九仙散用乌梅参，桔梗桑皮贝母呈；
粟壳阿胶冬花味，敛肺止咳气能增。

真人养脏汤
（《太平惠民和剂局方》）

[组成] 人参去芦，六钱（6g）　　当归去芦，六钱（9g）　　白术焙，六钱（12g）　　肉豆蔻面裹，煨，半两（12g）　　肉桂去粗皮，八钱（3g）　　甘草炙，八钱（6g）　　白芍药一两六钱（25g）　　木香不见火，一两四钱（9g）　　诃子去核，一两二钱（12g）　　罂粟壳去蒂、萼，蜜炙，三两六钱（6g）

[用法] 上为粗末，每服二大钱（6g），水一盏半，煎至八分，去滓，食前温服。忌酒、面、生冷、鱼腥、油腻。

[功效] 涩肠固脱，温补脾肾。

[主治] 脾肾阳虚之久泻久痢，症见泻痢无度，滑脱不禁，甚至脱肛坠下，脐腹疼痛，喜温喜按，倦怠食少，或下痢赤白，或便脓血，日夜无度，里急后重，舌淡苔白，脉迟细。

[方解] 脾肾阳虚，阴寒凝滞，关门不固，故滑脱不禁，腹痛喜温喜按；脾失健运，化源不足，故倦怠食少；气血不和，故下痢赤白，里急后重；舌淡苔白，脉迟细，均为虚寒之象。

本方为治虚寒泻痢而设，其证虽以脾肾阳虚为本，但泻利日久而致滑脱不禁，当以涩肠固脱为主，急治其标。方中重用罂粟壳，取其酸涩之性以固肠止泻；肉桂辛甘大热，善温肾暖脾，共为主药。诃子、肉豆蔻温肾暖脾，涩肠止泻，助罂粟壳治泻痢之标；人参、白术益气健脾，助肉桂治虚寒之本，四药同为辅药。当归、白芍养血和营；木香行气醒脾，气血并调，以除下痢脓血，里急后重，并为佐药。炙甘草益气和中，调和诸药，且合芍药以缓急止痛，为佐使药。

现代临床常用本方治疗慢性结肠炎、溃疡性结肠炎、慢性腹泻等属本证者。

[附方]

桃花汤　赤石脂一半全用，一半筛末，一斤（25g）　　干姜一两（6g）　　粳米一斤（25g）　用法：上三味，以水七升，煮米令熟，去滓，温服七合，内赤石脂末方寸匕（3～5g），日三服。如一服愈，余勿服。功效：温中涩肠止痢。主治：虚寒痢，症见下痢不止，便脓血，色暗不鲜，日久不愈，腹痛喜温喜按，舌淡苔白，脉迟弱或微细（《伤寒论》）。

[方论选录]

张秉成　夫脱肛一证，皆大肠之病，寒热虚实，皆可致之。虚而夹热者，如前之诃子散，虚而有寒者，即用此方。然脱肛虽属大肠，推其致此之由，皆多因脾虚而致。故以人参、白术、甘草，大补其脾。但泻痢日久，赤白虽无，其气分与血分，不无虚而留滞，故以木香理气，归芍和血，肉桂温其下而散其寒。肉蔻、罂粟、诃子三味，皆可固肠止脱，而为收涩之剂耳（《成方便读》）。

[歌诀]　真人养脏木香诃，当归肉蔻与粟壳；
　　　　术芍参桂甘草共，脱肛久痢即安和。

四神丸
(《证治准绳》)

[组成] 肉豆蔻二两（6g）　　补骨脂四两（12g）　　五味子二两（6g）　　吴茱萸浸，炒，一两（3g）

[用法] 上为末，生姜八两，红枣一百枚，煮熟，取枣肉和末为丸，如桐子大。每服五七十丸，空心或食前白汤送下。

[功效] 温肾暖脾，涩肠止泻。

[主治] 脾肾阳虚之五更泻，症见五更泄泻，不思饮食，或久泻不愈，或腹痛，腰酸肢冷，神疲乏力，舌淡苔白，脉沉迟无力。

[方解] 肾阳亏虚，脾阳不振，黎明之时，阴气极盛，阳气萌发，人体阳气当至不至，阴寒之气下行，故为五更泄泻；肾阳不足，不得温煦，故腰酸肢冷，神疲乏力，腹痛；脾阳不足，运化不利，故不思饮食；舌淡苔白，脉沉迟无力，为虚寒之象。

本方为治疗五更泄泻的常用方剂。方中补骨脂辛温，补命门之火，以温肾暖脾，为主药。肉豆蔻苦辛温，温肾暖脾涩肠；五味子性温，酸敛固涩，收摄脾肾之气以止泻痢，共为辅药。吴茱萸辛苦性热，温中散寒，兼以疏肝，升少阳生发之气，以制阴寒之气下行；生姜、大枣鼓舞脾胃之气，散寒和胃，同为佐药。

现代常用本方治疗慢性结肠炎、肠结核、过敏性肠炎等属本证者。

[方论选录]

柯韵伯　夫鸡鸣至平旦，天之阴，阴中之阳也，因阳气当至而不至，虚邪得以留而不去，故作泻于黎明。其由有四：一为脾虚不能制水，一为肾虚不能行水，故二神丸君补骨脂之辛燥者，入肾以制水；佐肉豆蔻之辛温者，入脾以暖土，丸以枣肉，又辛甘发散为阳也。一为命门火衰不能生土，一为少阳气虚无以发陈，故五味子散君五味子之酸涩，以收坎宫耗散之火，少火生气，以培土也；佐吴茱萸之辛温，以顺肝木欲散之势，为水气开滋生之路，以奉春生也。此四者，病因虽异，而见症则同，皆水亢为害。二神丸是承制之剂，五味散是化生之剂也。二方理不同而用则同，故可互用以助效，亦可合用以建功。合为四神丸，是制生之剂也。制生则化，久泄自瘳矣，称曰四神丸，比理中、八味二丸较速欤（《古今名医方论》）。

[歌诀]　四神骨脂与吴萸，肉蔻五味四般须；
　　　　　大枣生姜同煎烂，五更肾泻火衰宜。

桑螵蛸散
(《本草衍义》)

[组成] 桑螵蛸　远志　石菖蒲　龙骨　人参　茯神　当归　龟甲醋炙，各一两（各10g）

[用法] 上为末，夜卧以人参汤调下二钱（6g）。

[功效] 调补心肾，涩精止遗。

[主治] 心肾两虚之遗尿、遗精，症见小便频数，或尿如米泔色，或遗尿，或遗精，心

神恍惚，健忘食少，舌淡苔白，脉沉细无力。

[方解] 肾气虚弱，精关不固，气化不利，摄纳无权，故见小便频数，或遗尿，或遗精；心肾两虚，水火不济，神失所养，故见恍惚，健忘，舌淡苔白，脉沉细无力。

方用桑螵蛸味甘咸入肾，补肾固精，收涩止遗，为主药。龙骨甘涩性平，涩精安神；龟甲咸甘微寒，养血滋阴，益肾养肝，同为辅药。人参、当归补气养血，以资化源；茯神甘淡性平，宁心安神；石菖蒲、远志辛苦性温，安神定志，交通心肾，共为佐药。

本方既可补肾益精，涩精止遗，又可养心安神，交通心肾，对心肾不足，小便频数或遗尿遗精，颇为适合。若由下焦火盛所致小便频数，尿赤涩痛者，非本方所宜。

现代临床常用本方治疗小儿遗尿、产后遗尿、尿道综合征等属本证者。

[方论选录]

张秉成　夫便数一证，有属火盛于下者，有属下虚不固者。但有火者，其便必短而赤，或涩而痛，自有脉证可据。其不固者，或水火不交，或脾肾气弱，时欲便而不能禁止，老人小儿多有之。凡小儿睡中遗溺，亦属肾虚而致。桑螵蛸补肾固精，同远志入肾，能通肾气上达于心。石菖蒲开心窍，使君主得受参、归之补，而用茯苓之下行者，降心气下交于肾，如是则心肾自交。龙与龟皆灵物，一则入肝而安其魂，一则入肾而宁其志。以肝司疏泄，肾主闭藏，两脏各守其职，宜乎前证皆瘳也（《成方便读》）。

[歌诀]　桑螵蛸散用龙龟，参苓菖远及当归；
　　　　尿频遗尿精失固，补肾宁心法毋违。

金锁固精丸
（《医方集解》）

[组成]　沙苑蒺藜去皮，炒　芡实蒸　莲须各二两（各12g）　　龙骨酥炙　牡蛎盐水煮一日一夜，煅粉各一两（各6g）

[用法]　为细末，莲子粉糊为丸，每服三钱（9g），空腹时淡盐汤下（亦可加莲子肉6g，水煎服）。

[功效]　补肾涩精。

[主治]　肾气不固之遗精，症见遗精滑泄，神疲乏力，四肢酸软，腰酸耳鸣，舌淡苔白，脉弱。

[方解]　肾气亏虚，固摄无权，封藏失司，故见遗精滑泄；肾虚精亏，下元虚惫，故见神疲乏力，四肢酸软，腰酸耳鸣，舌淡苔白，脉弱。

方中沙苑蒺藜甘温补肾涩精，为“泄精虚劳要药”，最能固精，为主药；莲子、芡实甘涩性平，固肾涩精，健脾宁心，共为辅药；龙骨、牡蛎、莲须性涩收敛，功专涩精止遗，同为佐药。

本方用药以收涩之品为主，如属下焦湿热所致遗精者，禁用本方；若相火妄动而梦遗者，亦非本方所治。

现代临床常用本方治疗遗精滑精、早泄、慢性肾炎乳糜尿、男性不育等属本证者。

[方论选录]

张秉成　夫遗精一证，不过分其有火无火，虚实两端而已。其有梦者，责相火之强，当清心肝之火，病自可已；无梦者，全属肾虚不固，又当专用补涩以固其脱。既属虚滑之证，则无火可清，无瘀可导，故以潼沙苑补摄肾精，益其不足。牡蛎固下潜阳，龙骨安魂平木，二味皆有涩可固脱之能；芡实益脾而止浊，莲肉入肾以交心，复用其须者，专赖其止涩之功，而为治虚滑遗精者设也（《成方便读》）。

[歌诀]　金锁固精芡实研，莲须龙牡沙苑填；

　　　　莲粉糊丸盐汤下，肾虚精滑此方先。

缩泉丸（原名固真丹）
（《魏氏家藏方》）

[组成]　乌药细锉　益智仁大者，去皮，炒，各等分（各9g）

[用法]　上为末，酒煎山药末为糊，丸桐子大，每服七十丸，盐、酒或米饮下（亦可加山药6g，水煎服）。

[功效]　温肾祛寒，缩尿止遗。

[主治]　肾气亏虚，膀胱虚寒之遗尿，症见小便频数，或遗尿，舌淡，脉弱。

[方解]　肾气不足，膀胱虚冷，气化不利，津液失约，故见小便频数或遗尿；舌淡，脉弱，为虚寒之象。

方中益智仁味辛性温，善补肾助阳，固精缩尿，为主药；乌药辛温，温肾散寒，助膀胱气化，为辅药；山药甘平性涩，益肾涩精，补益脾胃，为佐药。

本方药力较薄弱，如证情较甚者，须另配伍温补固涩之品，以加强疗效。

现代临床常用本方治疗遗尿症、张力性尿失禁、小儿神经性尿频、尿道综合征等属本证者。

[歌诀]　缩泉丸治小便数，肾气虚寒失约束；

　　　　山药合乌益智仁，糊丸服后收功速。

固冲汤
（《医学衷中参西录》）

[组成]　白术炒，一两（30g）　生黄芪六钱（18g）　龙骨煅，捣细，八钱（24g）　牡蛎煅，捣细，八钱（24g）　山茱萸去净核，八钱（24g）　生杭芍四钱（12g）　海螵蛸捣细，四钱（12g）茜草三钱（9g）　棕边炭二钱（6g）　五倍子轧细，药汁送服，五分（1.5g）

[用法]　水煎服。

[功效]　益气健脾，固冲摄血。

[主治]　脾肾气虚，冲脉不固之血崩，症见血崩或月经过多，色淡质稀，心悸气短，腰膝酸软，舌淡，脉细或虚大。

[方解]　脾胃气虚，气血不生，统摄无权，冲脉不固，故见月经过多，色淡质稀，舌淡，脉细或虚大；肾虚不固，冲脉失摄，故血下如崩，腰膝酸软；气血不足，心失所养，故

心悸气短。

本方为治疗脾肾气虚，统摄无权，气不摄血而致崩漏的常用方剂。方中重用甘温之白术、黄芪补气健脾，固冲摄血，以治其本，共为主药。山茱萸酸涩，补益肝肾，敛阴养血；白芍酸敛，养血敛阴，助主药固冲摄血，同为辅药。佐用海螵蛸、煅龙骨、煅牡蛎、棕榈炭、五倍子收敛固涩，收敛止血，以治其标；另配伍茜草活血止血，相反相成，使止血而不留瘀。诸药配合，共为血崩标本兼治之剂。

现代常用本方治疗子宫功能性出血、产后出血过多、溃疡病出血等属本证者。

按：本方与归脾汤均可用治脾不统血之崩漏。但归脾汤以补益心脾为主，偏于治本；而本方健脾与收涩止血药相配，标本兼顾，止血力更强。

［附方］

固经丸 黄芩炒 白芍炒 龟甲炙，各一两（30g） 黄柏炒三钱（9g） 椿树根皮七钱半（21g） 香附子二钱半（5g） 用法：上为末，酒糊为丸，如梧桐子大。每服五十丸（6g），空心温酒或白汤送下。功效：滋阴清热，固经止血。主治：阴虚血热之崩漏，症见经水过期不止，或下血量过多，血色深红或紫黑稠黏，手足心热，腰膝酸软，或小腹疼痛，舌红，脉弦数（《丹溪心法》）。

［歌诀］固冲汤中用术芪，龙牡芍萸茜草施；

倍子海蛸棕炭合，崩中漏下总能医。

震灵丹

（《太平惠民和剂局方》）

［组成］禹余粮火煅，醋淬不计遍，以手捻得碎为度 紫石英 赤石脂 丁头代赭石如禹余粮炮制，各四两（各120g） 以上四味，并作小块，入坩埚内，盐泥固济，候干，用炭一十斤煅通红，火尽为度，入地坑埋二宿，出火毒 滴乳香别研 五灵脂去砂石，研 没药去砂石，研，各二两（各60g）朱砂水飞，一两（30g）

［用法］上为细末，以糯米煮糊为丸，如小鸡头大，晒干出光，每服一粒（6g），空心温酒下，冷水亦得。忌猪、羊血，恐减药力。妇人醋汤下，孕妇不可服。

［功效］化瘀止血。

［主治］冲任虚寒，瘀阻胞宫之崩漏，症见出血不止，血色紫红或紫黑，夹有血块，小腹疼痛拒按，血块排出则痛减，舌质紫暗，脉沉细而弦。

［方解］方中赤石脂、禹余粮、紫石英、代赭石均经煅制，温涩之性更强，温暖胞宫，收涩止血，为主药。辅以乳香、没药、五灵脂活血化瘀，行气止痛，使瘀血去，新血生，出血止。糯米为丸，甘平补益脾胃，固护中焦；朱砂定志安神，共为佐药。

现代常用本方治疗崩漏、经间期出血、血尿等属本证者。

［歌诀］震灵石脂禹余粮，赭石灵脂没乳香；

石英朱砂糯米入，化瘀止血是良方。

易黄汤
（《傅青主女科》）

[组成] 山药炒，一两（30g）　　芡实炒，一两（30g）　　黄柏盐水炒，二钱（6g）　　车前子酒炒，一钱（3g）　　白果碎，十枚（12g）

[用法] 水煎服。

[功效] 补脾益肾，清热祛湿。

[主治] 脾肾两虚，湿热下注之带下，症见带下色黄如浓茶汁，黏稠腥臭，食少，腰膝酸软，舌苔薄黄腻，脉濡或滑。

[方解] 肾与任脉相通，肾虚气不化津，津液反化为湿，湿郁化热；或脾虚失于健运，水湿不化，蕴生湿热。湿热之邪下注前阴，故见带下色黄，黏稠腥臭，舌苔薄黄腻；脾虚则食少；肾虚则腰膝酸软。

方中重用味甘性平的山药、芡实，具收敛之性，补脾益肾，固精止带，并为主药。白果性平，收涩以止带，为辅药。黄柏清热燥湿，车前子清热利湿，祛湿以止带，共为佐药。五药相伍，清补并用，补泻同施，重在补虚固肾，兼以清热祛湿。

现代临床常用本方治疗宫颈炎、阴道炎等属本证者。

[附方]

清带汤　生山药一两（30g）　　生龙骨捣细，六钱（18g）　　生牡蛎捣细，六钱（18g）　　海螵蛸去净甲，捣，四钱（12g）　　茜草三钱（9g）　　用法：水煎服。功效：健脾止带和营。主治：脾虚湿浊带下证，症见带下赤白（《医学衷中参西录》）。

按：完带汤、易黄汤、清带汤三方均可用于治疗脾虚带下，均具有健脾祛湿止带的功效。完带汤主治脾虚湿滞兼肝郁者，重在健脾益气，兼以疏肝柔肝；易黄汤主治脾肾两虚兼湿热者，除健脾祛湿外，兼具补肾清热作用；清带汤主治脾虚带下赤白者，全方在健脾基础上，更有收涩止带，兼以和营的功效。

[方论选录]

傅青主　妇人有带下而色黄者，宛如黄茶浓汁，其气腥秽，所谓黄带是也。夫黄带乃任脉之湿热也。任脉本不能容水，湿气安得而入而化为黄带乎？不知带脉横生，通于任脉，任脉直上走于唇齿，唇齿之间，原有不断之泉下贯于任脉以化精，使任脉无热气之绕，则口中之津液尽化为精，以入于肾矣。惟有热邪存于下焦之间，则津液不能化精，而反化湿也……法宜补任脉之虚，而清肾火之炎，则庶几矣……此不独治黄带方也，凡有带病者，均可治之，而治带下黄者，功更奇也。盖山药、芡实专补任脉之虚，又能利水，加白果引入任脉之中，更为便捷，所以奏功之速也。至于用黄柏，清肾中之火。肾与任脉相通以相济，解肾中之火，即解任脉之热也（《傅青主女科》）。

[歌诀] 易黄白果与芡实，车前黄柏加薯蓣；
　　　　能消带下黏稠秽，补肾清热又祛湿。

（四）气脱证

气脱证，是指元气亏虚已极，脏腑功能极度虚衰而出现气息奄奄欲脱的危重证候，多为气虚或气不固进一步发展而形成的证候。气脱证与肺、脾、肾三脏关系密切，进一步发展可导致亡阴、亡阳，危及生命。

1. 证候辨识

【临床表现】突然大汗淋漓，呼吸微弱，面色苍白，精神萎靡，甚则昏迷、昏仆，口开目合，手撒身软，二便失禁，舌淡苔白，脉微欲绝。

【病机分析】元气虚极，肺气衰微，故见呼吸微弱，似有似无，时断时续而不规则；气虚失摄，阳气泄越，津随气脱，故汗出不止，二便失禁，口开目合，手撒身软；神随气散，神无所主，故见精神萎靡，甚则昏迷或昏仆；气衰血运无力，不得荣养，脉道失充，则面色苍白，舌淡苔白，脉微欲绝。

2. 立法原则

气脱证当用益气固脱法治疗。

3. 益气固脱法

益气固脱法，属于"八法"中的补法，适宜于气脱证。临床治疗宜采用峻补元气以固脱。治疗中常以人参峻补元气，益气固脱，为主药。若兼津伤，常辅以麦冬、五味子等滋阴生津，敛阴复脉；若兼阳弱，则辅以附子温阳救逆。本法用药一般药味较少，药量较大，取峻补力专之意。

4. 例方

独参汤
（《景岳全书》）

[组成]　人参二两（60g）

[用法]　水一升，煮取四合，乘热顿服，日再进之。

[功效]　益气固脱。

[主治]　气脱证，症见大汗淋漓，呼吸微弱或喘促，面色苍白，精神萎靡，反胃呕吐，舌淡苔白，脉微欲绝。

[方解]　阳气衰微，元气外脱，故大汗淋漓，呼吸微弱，精神萎靡，面色苍白，舌淡苔白，脉微欲绝；胃气虚衰，饮食不化，故反胃呕吐。

方中重用人参甘苦微温，峻补一身之元气，益气固脱。一则可补衰微之元气，使脾气得助，生化有源；二则使肺气得养，卫气得宣，肌表得固，气不外泄。本方以单味人参而成，力专效宏，功专益气固脱，为拯危救脱之要药。

现代临床常用本方治疗心源性休克、慢性充血性心力衰竭、神经衰弱等属本证者。

[方论选录]

唐容川　人之真气，生于肾中，全赖水阴含之；出纳于肺，又赖水津以濡之。故肾中水阴足，则气足而呼吸细；肺中之水津足，则气足而喘息平。人参滋补中宫之津液，上布于肺，下输于肾，故肺肾之气得所补益（《血证论》）。

吴谦　若病兼别因，则又当随机应变。于独参汤中或熟附补阳而回厥逆；或加生地凉阴而止吐衄；或加黄芪固表之汗；或加当归救血之脱；或加姜汁以除呕吐；或加童便以止阴烦；或加茯苓令水化津生，治消渴泄泻；或加黄连折火逆冲上，治噤口毒痢；是乃相得相须以有成，亦何害其为独哉？如薛己治中风，加人参两许于三生饮中，以驾驭其邪，此真善用独参者矣（《删补名医方论》）。

［歌诀］独参功擅得嘉名，血脱脉微可返生；

一味人参浓取汁，应知专任力方宏。

二、阳虚类证

阳虚类证，是指因阳气亏损，失却温煦推动，脏腑机能衰退，甚或阳气衰竭欲脱所致的全身性虚弱病证，以畏寒肢冷，神疲乏力，气短，口淡不渴，或喜热饮，尿清便溏，或尿少浮肿，舌淡胖，脉沉迟无力，甚或冷汗淋漓，身凉肢厥，神倦息微，面色苍白，脉微欲绝等为主要表现。根据阳气虚弱的程度和特点，阳虚类证又可进一步分为阳虚证和亡阳证。

（一）阳虚证

阳虚证是指体内阳气亏虚，机体失却阳气的温煦、推动、蒸腾、气化等，以致脏腑机能减退所表现的虚寒证候，以畏寒肢冷，神疲乏力，气短，口淡不渴，或喜热饮，小便清长，或尿少浮肿，面白，舌淡胖，脉沉迟无力为主要表现。

根据阳虚所影响脏腑及其程度的不同，阳虚证可进一步分为心阳虚证、肾阳虚证、脾阳虚证、脾胃阳虚证、心肾阳虚证和脾肾阳虚证等。

1. 证候辨识

（1）心阳虚证

心阳虚证，是指心阳虚衰，温运失司，虚寒内生所表现的虚弱性证候，常由心气虚进一步发展而来。

【临床表现】心悸怔忡，心胸憋闷或疼痛，畏寒肢冷，面色㿠白，或下肢浮肿，短气自汗，体倦乏力，活动尤甚，舌质淡胖或紫暗，苔白，脉弱或结代。

【病机分析】心阳虚衰，鼓动无力，心失所养，惕惕而动，轻则心悸，重则怔忡；胸阳不振，阳虚寒凝，心脉痹阻，则见胸闷而痛；阳气虚，不能温煦肢体，则畏寒肢冷；卫虚不固，则短气自汗；舌质淡胖或紫暗，苔白，脉弱或结代，为阳虚寒盛，心血运行不畅之象；气短，体倦乏力，活动尤甚，为气虚之征。

【鉴别诊断】心阳虚证与心气虚证均为心病的常见证候，心阳虚证常由心气虚证进一步发展而来。心气虚证以心脏及全身机能活动减退为主，主要表现为心悸怔忡，胸闷气短，自汗，体倦乏力，活动后加重；心阳虚证除包含心气虚的临床表现之外，更具有虚寒之象，如畏寒肢冷，心痛，舌质紫暗。可见，虚寒症状的有无是上述两证的鉴别要点。

（2）肾阳虚证

肾阳虚证，是指肾中阳气虚衰，温煦失职，气化失权所表现的虚寒证候。

【临床表现】腰膝酸软，畏寒肢冷，尤以下半身为甚，精神萎靡，面色白或黧黑，小便清长，夜尿尤甚，或尿少浮肿，腰以下为甚，按之凹陷不起，大便溏泄，或五更泄泻，男子阳痿、早泄、精冷，女子宫寒不孕，舌淡胖苔白，脉弱，两尺尤甚。

【病机分析】腰为肾之府，肾主骨，肾阳虚衰，腰膝失于温养，则腰膝酸软；阳虚不得温煦，则畏寒肢冷；肾居下焦，阳气不足，阴寒盛于下，故以下肢发冷为甚；肾阳不足，不得上养心阳，心神振奋无力，则见精神萎靡；气血运行无力，不能上荣于面，则面色白；元阳虚衰，浊阴弥漫肌肤，故面色黧黑；肾司二便，肾阳固摄无力，则久泄不止，或小便清长，夜尿尤甚，或因命门火衰，不能温煦脾阳，脾肾阳虚而致五更泄泻；肾阳不足，膀胱气化不利，水液内停，溢于肌肤而水肿；水湿下趋，故腰以下肿甚，按之凹陷不起；肾主生殖，命门火衰，生殖机能减退，故见男子阳痿、早泄、精冷，女子宫寒不孕；舌淡胖苔白，脉弱，两尺尤甚，亦为肾阳不足之象。

（3）脾阳虚证

脾阳虚证，是指脾阳虚衰，失于温运，阴寒内生所表现的虚寒证候。

【临床表现】腹胀食少，腹中冷痛，喜温喜按，畏寒肢冷，大便稀溏，面白无华或虚浮，或肢体浮肿，或妇女白带量多而清稀，舌淡胖苔白润，脉沉迟无力。

【病机分析】脾阳不足，运化失健，则见腹胀食少；阳虚生寒，失于温煦，故腹中冷痛，喜温喜按；脾阳不达四末，故畏寒肢冷；气血乏源，则可见面白无华；水湿不运，湿浊内停，则可见大便溏薄，面目虚浮，或肢体浮肿，或白带量多而清稀；舌淡胖苔白润，脉沉迟无力，均为阳虚、水湿不化之象。

【鉴别诊断】脾阳虚证和脾气虚证均为脾病的常见证候。脾气虚证以正气亏虚，脾脏功能减退，运化不利，气血生化不足为主，以食少便溏，倦怠乏力，面白无华，舌淡苔白等为主要表现；脾阳虚证常由脾气虚证进一步发展而来，除上述脾气虚的常见表现外，尚可见到腹中冷痛，喜温喜按，畏寒肢冷等虚寒之象。

（4）脾胃阳虚证

脾胃阳虚证亦称脾胃虚寒证，是指中焦阳虚，纳运无权，而出现的水谷不化，水湿内停，阳气不得温煦脏腑、四末等虚寒证候。

【临床表现】脘腹疼痛绵绵，喜温喜按，空腹痛甚，得食痛减，纳差，便溏，气短神疲，畏寒肢冷，舌淡苔白，脉弱或沉迟无力。

【病机分析】中阳不足，内失温养，故脘腹绵绵而痛；寒得温而散，气得按而行，故喜温喜按；脾胃赖水谷之气滋养，空腹时脾胃益虚，则腹痛加重；脾胃得食则产热，中焦得温而痛减；阳虚失煦，故畏寒肢冷，神疲；纳差便溏，舌淡苔白，脉弱或沉迟无力，亦为脾胃虚寒，中气不足之象。

（5）心肾阳虚证

心肾阳虚证，是指心肾两脏阳气虚衰，温运无力，而致血行瘀滞，水气内停所表现的虚寒证候。

【临床表现】心悸怔忡，畏寒肢冷，神疲乏力，小便不利，肢体浮肿，下肢为甚，或唇甲青紫，舌质淡暗或青紫，舌苔白滑，脉沉细或沉迟无力。

【病机分析】肾阳为一身阳气之根本，心阳为气血、津液运行之动力，故心肾阳虚主要表现为阴寒内盛，血行瘀滞，水气内停，全身机能活动低下的病变；心阳虚，心失所养，则心悸或怔忡；肾阳虚，膀胱气化失司，则小便不利；水液停聚，泛溢肌肤，则肢体浮肿；水性趋下，故下肢肿甚；阳气虚，血运无力，血脉瘀滞，则见唇甲青紫，舌质淡暗或青紫；形神失于温养，则见畏寒肢冷，神疲乏力；苔白滑，脉沉细或沉迟无力，亦为心肾阳虚，水气内停之象。

（6）脾肾阳虚证

脾肾阳虚证，是指脾肾两脏阳气亏虚，虚寒内生，温化无权所表现的以泄泻、水肿为主要表现的虚寒证候。

【临床表现】畏寒肢冷，面色㿠白，腰膝或腹中冷痛，久泻不止，或五更泄泻，或下利清谷，或面浮肢肿，小便不利，甚则腹满鼓胀，舌淡胖苔白滑，脉沉迟无力。

【病机分析】脾为后天之本，肾为先天之本，脾的功能正常，有赖肾阳之温煦，肾亦需水谷精微之气的滋养。因此，脾、肾一脏阳气受损，可致两脏俱虚。脾肾阳虚，机体失于温煦，则畏寒肢冷，腰膝或腹中冷痛；脾主运化，肾司二便，阳虚收摄无力，水湿不化，湿浊流注肠中，故久泻不止，或五更泄泻，或下利清谷；膀胱气化不利，则小便不利；水湿泛溢肌肤，则面浮肢肿；甚则土不制水，反受其侮，而见腹部胀满如鼓；面色㿠白，舌淡胖苔白滑，脉沉迟无力，均为阳虚，水寒之气内盛之象。

2. 立法原则

阳虚证宜用补阳法治疗。

3. 补阳法

补阳法，属于"八法"中的补法之一，适用于阳气虚证。临床治疗常根据阳气虚所涉及脏腑的侧重、病情的轻重等，酌情配伍相应的药物。若属心阳虚证，常以桂枝、甘草补益心阳；若属脾胃阳虚证，常以黄芪、桂枝、生姜、饴糖等温胃暖脾散寒；若属肾阳虚证，常以肉桂、附子、巴戟天、杜仲、鹿角、鹿茸、淫羊藿、肉苁蓉等补阳助火，温肾填精；若肾阳虚兼水停，小便不利者，可配茯苓、泽泻、车前子等淡渗利湿。肾阴、肾阳相互依存、相互转化，故补肾阳药中往往配用熟地、山茱萸、枸杞子等补阴药，使阴长阳生，阴中求阳。

4. 例方

桂枝甘草汤
（《伤寒论》）

[组成] 桂枝去皮，四两（12g）　甘草炙，二两（6g）

[用法] 上二味，以水三升，煮取一升，去滓，顿服。

[功效] 温补心阳。

[主治] 心阳虚证，症见发汗过多，其人叉手自冒心，心下悸，欲得按，舌淡苔白，脉弱。

[方解] 汗为心之液，发汗过多，阳随汗脱，心阳虚损。心失所养，故心下悸，欲得按，叉手冒心；舌淡苔白，脉弱，为阳虚之象。

本方为补益心阳之主方。方中桂枝辛甘性温，入心经，温助心阳，为主药；甘草甘温，益气和中，为辅药。二药相伍，辛甘化阳，使心阳复，则心悸可愈。全方药味少而药力专，疗效卓著。

现代临床常用本方治疗心律失常、胸痹、心血管神经官能症、原发性低血压等属本证者。

[歌诀] 桂枝甘草取甘温，四桂二甘药不繁；

叉手冒心虚已极，汗多亡液究根源。

理中丸
（《伤寒论》）

[组成] 人参　干姜　甘草炙　白术各三两（各9g）

[用法] 上四味，捣筛，蜜和为丸，如鸡子黄许大，以沸汤数合和一丸，研碎，温服之，日三四服，夜二服；腹中未热，益至三四丸，然不及汤。汤法：以四物依两数切，用水八升，煮取三升，去滓，温服一升，日三服。服汤后，如食顷，饮热粥一升许，微自温，勿发揭衣被。

[功效] 温中散寒，健脾益气。

[主治] ①脾胃虚寒证，症见脘腹疼痛，喜温喜按，呕吐下利，腹满不食，口淡不渴，舌淡苔白润，脉沉迟无力。②脾胃虚寒所致崩漏、便血，或小儿慢惊，或病后喜唾涎沫，或胸痛等。

[方解] 寒性收引凝滞，脾胃虚寒，中焦阳气凝结不通，纳运失常，升降失司，故见脘腹疼痛，喜温喜按，呕吐下利，腹满不食；口淡不渴，舌淡苔白润，脉沉迟无力等，均为阳虚有寒之象。阳虚气弱，脾不统血，则可见崩漏、便血；小儿久病或吐泻，脾胃受损，化源不足，血不养肝，筋脉失养，故见手足抽搐、目睛上视等虚风内动之象；中焦虚寒，脾不摄津，上溢为涎，故流涎不止；中阳亏虚，胸阳不振，阴寒凝滞，气机不通，故胸痛。

本方为治疗脾胃虚寒的代表方。方中干姜大辛大热，直入脾胃，为温中祛寒，振奋脾阳之要药，为主药；人参甘而微温，补气健脾，促进运化，为辅药。主辅相合，甘温辛热，温补阳气。白术苦温，健脾燥湿，配人参健运脾气，复其升降之职，为佐药。炙甘草甘温，益气补中，缓急止痛，兼和诸药，为使药。四药合用，一温、一补、一燥、一调，共收温中祛寒，补益脾胃之功。

临床用本方治疗急慢性胃肠炎、胃及十二指肠溃疡、胃下垂、慢性结肠炎、慢性支气管炎、蛔虫病及妇女月经过多等属本证者。

本方性偏温热，阴虚内热者忌用；阳虚失血而阴血亏损者，亦当慎用。

[附方]

桂枝人参汤　桂枝四两（6g）　甘草炙，四两（9g）　白术三两（9g）　人参三两（6g）　干姜三两（5g）　用法：上五味，以水九升，先煮四味，取五升，内桂，更煮，取三升，去滓，温服一升，日再，夜一服。功效：温阳健脾，解表散寒。主治：脾胃阳虚，风寒表实之表里同病证，症见脘腹痞满、疼痛，下利便溏，口不渴，恶寒发热，头身疼痛，舌淡苔白滑，脉浮虚（《伤寒论》）。

附子理中丸　附子炮，去皮、脐　人参去芦　干姜炮　甘草炙　白术各三两（各9g）　用法：上为细末，炼蜜和丸，每两作十丸。每服一丸，以水一盏，化开，煎及七分，稍热服，空心食前。小儿分作三，二服，大小以意加减。功效：温阳祛寒，益气健脾。主治：脾胃虚寒重证，或脾肾阳虚证，脘腹冷痛，下利清谷，恶心呕吐，畏寒肢冷，或霍乱吐利转筋等（《太平惠民和剂局方》）。

[方论选录]

程郊倩　阳之动始于温，温气得而谷精运，谷气升而中气赡，故名曰理中，实以爕理之功，予中焦之阳也。若胃阳虚则中气失宰，膻中无发宣之用，六腑无洒陈之功，犹如釜薪失焰，故下至清谷，上失滋味，五脏凌夺，诸症所由来也。参、术、炙草所以固中州，干姜辛以守中，必假之以焰，釜薪而腾阳气，是以谷气入于阴，长气于阳，上输华盖，下摄州都，五脏六腑，皆以受气矣，此理中之旨也。若水寒互胜，即当脾肾双温，附子之加，而命门益，土母温矣（《名医方论》）。

[歌诀]　理中丸主理中乡，甘草人参术干姜；

　　　　吐利腹痛阴寒盛，或加附子更扶阳。

小建中汤
（《伤寒论》）

[组成]　芍药酒炒，六两（18g）　　桂枝去皮，三两（9g）　　甘草炙，二两（6g）　　生姜切，三两（10g）　　大枣擘，十二枚（4枚）　　饴糖一升（30g）

[用法]　上六味，以水七升，先煮五味，取三升去滓，纳饴，更上微火消解，温服一升，日三服。

[功效]　温中补虚，和里缓急。

[主治]　脾胃虚寒证，症见腹中时痛，喜温喜按，或心中悸动，虚烦不宁，面色无华，或四肢酸楚，手足烦热，咽干口燥，舌淡苔白，脉细弦。

[方解]　中气虚寒，不得温养，故腹中时痛，喜温喜按；脾胃虚寒，生化不足，营卫失调，故四肢酸楚，手足烦热，咽干口燥；营血不生，心失所养，故心中悸动，虚烦不宁，面色无华，舌淡苔白，脉细弦。

本方为桂枝汤倍芍药加饴糖而成。方中饴糖甘温入脾，温中补虚，和里缓急，兼以润燥，为主药。桂枝辛甘，温助中阳，与饴糖合用，辛甘化阳，温中补虚；白芍酸寒，敛阴柔肝，缓急止痛，较桂枝倍量使用，增强其入里之力，与主药饴糖相合，酸甘化阴，增强其缓急而止腹痛之力；且桂枝与白芍一温一凉，调营卫和阴阳，共为辅药。生姜温中，助桂枝散寒；大枣益脾滋液，助芍药养血敛阴，两药相合，鼓舞脾胃生发之气，同为佐药。炙甘草益气和中，助饴糖、桂枝温中补虚；又合饴糖、芍药，益脾养肝，缓急止痛，兼能调和药性，为佐使药。诸药合用，辛甘化阳，酸甘化阴，使中气健，化源足，五脏得养，则虚劳里急诸证自除。

现代临床常用本方治疗胃及十二指肠溃疡、慢性肝炎、慢性胃炎、神经衰弱、再生障碍性贫血、功能性发热等属本证者。

[附方]

黄芪建中汤　即小建中汤加黄芪一两半（9g）　　用法：同小建中汤。功效：温中补气，和里缓急。主治：虚劳里急，中气不足证。症见虚劳里急腹痛，喜温喜按，形体羸瘦，面色无华，心悸气短，自汗盗汗（《金匮要略》）。

当归建中汤　即小建中汤加当归四两（12g）　用法：同小建中汤。功效：温补气血，缓急止痛。主治：中焦虚寒，营血不足证，症见产后虚羸不足，腹中痛不止，吸吸少气，或者小腹拘急，痛引腹背，不能饮食（《千金翼方》）。

按：黄芪建中汤、当归建中汤与小建中汤均可治疗虚劳里急腹痛。黄芪建中汤兼可治疗"诸不足"，其证候虚弱程度较小建中汤为重，故加黄芪增强其益气补虚作用。而当归建中汤伍用当归，增强补血和血作用，适用于治疗营血不足之拘挛腹痛。

[方论选录]

许宏　建中者，建其脾也。脾欲缓，急食甘以缓之，建中之味甘也。阳脉涩，阴脉弦者，为中虚内寒也。心中悸者为气虚，烦者为血虚。故用胶饴为君；甘草、大枣为臣，以甘佐甘缓之也；白芍药之酸，能收敛脾气，而益其中，故用之为佐；桂枝、生姜之辛，以散余邪而益气也（《金镜内台方议》）。

[歌诀] 小建中汤芍药多，桂姜甘草大枣和；
更加饴糖为君药，阳虚劳损起沉疴。

肾气丸
（《金匮要略》）

[组成] 干地黄八两（24g）　薯蓣四两（12g）　山茱萸四两（12g）　泽泻三两（9g）　茯苓三两（9g）　牡丹皮三两（9g）　桂枝一两（3g）　附子炮，一两（3g）

[用法] 上八味，末之，炼蜜和丸，梧子大。酒下十五丸（6g），加至二十五丸（9g），日再次服。

[功效] 补肾助阳。

[主治] 肾阳虚证，症见腰痛脚软，下半身常有冷感，少腹拘急，小便不利，或小便反多，尺脉沉细，舌质淡而胖，苔薄白不燥，以及脚气、痰饮、消渴、转胞等证。

[方解] 肾为先天之本，内寄元阳，藏精化气，主骨生髓，肾阳虚衰，下焦失于温养，故腰痛脚软，下半身常有冷感，少腹拘急；肾虚不能化气行水，则小便不利；水气上泛，则为痰饮；水湿下积，则为脚气、转胞；肾气不固，膀胱失约，则小便反多，或消渴；肾阳虚损，则舌质淡而胖，苔薄白不燥，尺脉沉细。

方中重用干地黄滋肾填精；附子辛甘大热，温阳补火，散寒除湿；桂枝温阳化气，三味合用，补肾温阳，并为主药。其中附、桂少量使用，其意不在峻补元阳，而在微微生火，取"少火生气"之意，体现"善补阳者，必阴中求阳"的组方思路。山茱萸、山药补肝养脾益精，同为辅药。茯苓渗湿健脾；泽泻通调水道；丹皮清虚热，防温燥之品扰动相火，三药并用为佐药。诸药合用，阴中求阳，温而不燥，补而不腻，为治疗肾阳虚的代表方剂。

现代临床常用本方治疗慢性肾炎、神经衰弱、糖尿病、甲状腺功能低下症、慢性支气管哮喘等属本证者。

[附方]

济生肾气丸（原名加味肾气丸）　附子炮，二个（15g）　熟地黄　官桂　川牛膝各半两（各15g）　白茯苓　泽泻　山茱萸取肉　山药炒　牡丹皮　车前子酒蒸，各一两（各30g）　用法：为细末，炼蜜为丸，如梧桐子大，每服七十丸（9g），空心米饮送下。功效：温补肾阳，利水消肿。主治：肾阳不足，水湿内停证，症见腰重脚肿，小便不利（《济生方》）。

十补丸　附子炮，去皮，二两（10g）　五味子二两（10g）　山茱萸取肉，一两（5g）　山药炒，一两（5g）　牡丹皮一两（5g）　鹿茸去毛，酒蒸，一两（5g）　熟地黄酒蒸，一两（5g）　肉桂一两（5g）　泽泻一两（5g）　用法：为细末，炼蜜为丸，如梧桐子大，每服七十丸，空心盐酒、盐汤送下。功效：温补肾阳。主治：肾阳虚损，精血不足证，症见面色黧黑，足冷足肿，耳鸣耳聋，肢体羸瘦，足膝软弱，小便不利，腰背疼痛（《济生方》）。

[方论选录]

柯韵伯　命门之火，乃水中之阳。夫水体本静，而川流不息者，气之动，火之用也，非指有形者言也。然火少则生气，火壮则食气，故火不可亢，亦不可衰。所云火生土者，即肾家之少火，游行其间，以息相吹耳。若命门火衰，少火几于熄矣。欲暖脾胃之阳，必先温命门之火，此肾气丸纳桂、附于滋阴剂中十倍之一，意不在补火而在微微生火，即生肾气也。故不曰温肾，而名肾气，斯知肾以气为主，肾得气而土自生也。且形不足者，温之以气，则脾胃因虚寒而致病者固瘳，即虚火不归其原者，亦纳之而归封蛰之本矣（《删补名医方论》）。

[歌诀]　肾气丸补肾阳虚，干地薯蓣及山萸；
　　　　　苓泽丹皮加桂附，水中生火在温煦。

右归丸
（《景岳全书》）

[组成]　大怀熟地八两（24g）　山药炒，四两（12g）　山茱萸微炒，三两（9g）　枸杞微炒，四两（12g）　鹿角胶炒珠，四两（12g）　菟丝子制，四两（12g）　杜仲姜汤炒，四两（12g）　当归三两（9g）　肉桂二两，渐可加至四两（6~12g）　制附子二两，渐可加至五六两（6~12g）

[用法]　上先将熟地蒸烂杵膏，余为细末，加炼蜜为丸，如梧桐子大。每服百余丸（6~9g），食前用滚汤或淡盐汤送下；或丸如弹子大，每嚼服二三丸（6~9g），以滚白汤送下。

[功效]　温补肾阳，填精益髓。

[主治]　肾阳虚证，症见年老或久病气衰神疲，畏寒肢冷，腰膝酸软，阳痿遗精，或阳衰无子，或饮食减少，大便不实，或小便自遗，舌淡苔白，脉沉而迟。

[方解]　肾阳虚衰，不得温煦，则畏寒肢冷，腰膝酸软；肾失封藏，则遗精，小便自遗；肾虚不能主生殖，故阳痿，阳衰无子；肾阳为一身之根本，肾阳虚衰，不能上养心神，则气衰神疲；肾不暖脾，脾阳不振，运化失常，则饮食减少，大便不实；舌淡苔白，脉沉而迟，为虚寒之象。

方中附子、肉桂辛热入肾，温壮元阳，补命门之火；鹿角胶甘咸微温，温肾填精，三药合用，培补肾中之元阳，共为主药。熟地黄、山茱萸、山药、枸杞子滋阴益肾，填精益髓，与主药相伍，有"阴中求阳"之功；菟丝子、杜仲补肾温阳，助主药温肾，共为辅药。佐用当归养血和血，补血填精，取"精血同源"之意。

本方用药纯补无泻，为填精温阳之峻剂，适用于精气俱亏，命门火衰之证。

现代临床常用本方治疗肾病综合征、老年骨质疏松症、精少不孕症、白细胞减少症等属本证者。

[附方]

右归饮　熟地二三钱或加至一二两（6～30g）　山药炒，二钱（6g）　山茱萸一钱（3g）　枸杞二钱（6g）　甘草炙，一二钱（6g）　杜仲姜制，二钱（6g）　肉桂一二钱（6g）　制附子一二三钱（9g）　用法：上以水二盅，煎至七分，食远温服。功效：温补肾阳，填精补血。主治：肾阳不足，症见气怯神疲，腹痛腰酸，肢冷，舌淡苔白，脉沉细，或阴盛格阳，真寒假热之证（《景岳全书》）。

[方论选录]

徐镛　仲景肾气丸，意在水中补火，故于群队阴药中加桂、附。而景岳右归峻补真阳，方中惟肉桂、附子、熟地、山药、山茱与肾气丸同，而亦减去丹皮之辛，泽泻、茯苓之淡渗。枸杞、菟丝、鹿胶三味，与左归丸同；去龟胶、牛膝之阴柔，加杜仲、当归温润之品，补右肾之元阳，即以培脾胃之生气也（《医学举要》）。

[歌诀]　右归丸中地附桂，山药茱萸菟丝归；

杜仲鹿胶枸杞子，益火之源此方魁。

济川煎
（《景岳全书》）

[组成]　当归三至五钱（9～15g）　牛膝二钱（6g）　肉苁蓉酒洗去咸，二至三钱（6～9g）　泽泻一钱半（5g）　升麻五七分或一钱（1.5～3g）　枳壳一钱，虚甚者不必用（3g）

[用法]　水一盅半，煎七分，食前服。

[功效]　温肾填精，润肠通便。

[主治]　肾阳虚之便秘，症见大便不通，小便清长，腰酸膝冷，舌淡苔白，脉沉迟。

[方解]　肾主水，司二便，肾阳虚弱，温化无力，津液不布，肠失濡润，则大便不通；水液直输膀胱，故小便清长；肾阳虚弱，故腰酸膝冷，舌淡苔白，脉沉迟。

方中肉苁蓉咸温润降，益肾填精，润肠通便，为主药。当归辛甘温，养血和血，且能润肠通便；牛膝补肝肾，强腰膝，善引气引血下行，两药合用，助主药润降通便，共为辅药。泽泻利小便而泄肾浊；枳壳宽肠下气，与肉苁蓉相伍，使补而不滞；稍加升麻，与泽泻、枳壳升降并用，得欲降先升之妙，共为佐药。

现代临床常用本方治疗习惯性便秘、老年便秘、产后便秘等属本证者。

[方论选录]

何秀山　夫济川煎注重肝肾，以肾主二便，故君以苁蓉、牛膝，滋肾阴以通便也。肝主疏泄，故臣以当归、枳壳，一则辛润肝阴，一则苦泄肝气。妙在升麻升清气以输脾，泽泻降浊气以输膀胱，佐蓉、膝以成润利之功（《通俗伤寒论》）。

[歌诀] 济川归膝肉苁蓉，泽泻升麻枳壳从；

便结体虚难下夺，寓通于补法堪宗。

（二）亡阳证

亡阳证是指体内阳气极度衰微而表现出阳气欲脱的危重证候，以冷汗淋漓，身冷肢厥，脉微欲绝等为主要表现。

1. 证候辨识

【临床表现】冷汗淋漓，身凉肢厥，神倦息微，甚至昏迷，面色苍白，舌淡苔白润，脉微欲绝等。

【病机分析】阳气衰竭欲脱，津液失摄，故见冷汗淋漓；阳气虚衰，不能充养四肢，鼓动脉道，故身冷肢厥，脉微欲绝；阳气衰不得养神，故神倦；阳衰失于温煦，故面色苍白，舌淡苔白润。

2. 立法原则

亡阳证当用回阳救逆法治疗。

3. 回阳救逆法

回阳救逆法，属于"八法"中的补法与温法的结合使用，适用于真阳衰微，阳气暴脱的亡阳证。临床常以附子、肉桂、干姜等温壮元阳，回阳救逆，为主药；并辅以人参、白术等大补元气，益气固脱。回阳救逆方为拯危救急之方，为回阳固脱之峻剂，一般药味少而药量大，取力专效宏之意。

4. 例方

参附汤
（《重订严氏济生方》）

[组成] 人参半两（15g）　　附子炮，去脐，一两（30g）

[用法] 上为末，分作三服。水二盏，生姜十片，煎至八分，去滓，食前温服。

[功效] 回阳，益气，救脱。

[主治] 阳气暴脱证，症见手足厥逆，冷汗淋漓，呼吸微弱，或上气喘急，脉微欲绝。

[方解] 阳气暴脱，四末失于温煦，故手足厥逆，脉微欲绝；元阳大亏，津液失守，故冷汗淋漓；元气大衰，肺气将绝，故呼吸微弱，甚则上气喘急。本证实属危急重症，非大剂回阳益气之品不能救急固脱。

方中以附子为主药，大辛大热，速补一身之元阳，回阳救逆；辅以人参，大补脾肺之气，以固后天之本，益气固脱。两药相须为用，上助心阳，下补命门，中助脾土，药专力宏。

现代临床常用本方治疗缓慢性心律失常、急慢性心力衰竭、心源性休克等属本证者。

[方论选录]

吴谦　补后天之气无如人参，补先天之气无如附子，此参附汤之所由立也……二药相须，用之得当，则能瞬息化气于乌有之乡，顷刻生阳于命门之内，方之最神捷者也（《删补名医方论》）。

[歌诀] 参附汤是救急方，补气回阳效力彰；
　　　　正气大亏阳暴脱，脉微肢厥急煎尝。

三、血虚证

血虚证是指由于血液亏虚，脏腑、经络、五官、百脉失于濡养而表现的全身虚弱的证候，以面白无华或萎黄，唇甲色淡，头晕眼花，心悸失眠，手足发麻，妇女月经量少或后期或经闭，舌质淡，脉细无力等为主要表现。

根据血虚所涉及脏腑的不同，血虚证可进一步分为心血虚证、肝血虚证、心肝血虚证等。

（一）证候辨识

1. 心血虚证

心血虚证是指心血不足，不能濡养心脏所表现的以心与心神失养为主要表现的证候。

【临床表现】心悸怔忡，失眠多梦，健忘，头晕，面白无华或萎黄，唇舌色淡，脉细。

【病机分析】心主血脉，主神志，心血不足，心神失养，故可见心悸怔忡，失眠健忘；血不上荣，清窍失养，则见头晕；面白无华或萎黄，唇舌色淡，脉细为一派血虚濡养不足之象。

2. 肝血虚证

肝血虚证是指肝血不足，肝所主之组织、官窍等失于濡养所表现的证候。

【临床表现】头晕目眩，面白无华，爪甲不荣，两目干涩，或视物模糊，夜寐梦多，肢体麻木，女子月经量少、色淡，甚则闭经，舌淡，脉细。

【病机分析】肝藏血，开窍于目，在体为筋，其华在爪。肝血不足，目失所养，则目眩，两目干涩或视物模糊；爪甲失养，则干枯不荣；筋脉失养，则肢体麻木；肝血虚，魂不守舍，则夜寐梦多；女子以肝为先天，肝血不足，血海空虚，故月经量少、色淡，或经闭；面白无华，舌淡及脉细，均为血虚失荣之象。

3. 心肝血虚证

心肝血虚证是指心肝两脏血液亏虚，心神及肝所主组织、官窍等失养所表现的证候。

【临床表现】心悸怔忡，失眠健忘，头晕目眩，面白无华，视物模糊，爪甲不荣，肢体麻木，甚则拘挛震颤，女子月经量少、色淡或经闭，舌淡，脉细。

【病机分析】心血不足，心神失养，则心悸怔忡，失眠健忘；肝血不足，官窍失养，则头晕目眩，视物模糊，肢体麻木，爪甲不荣，甚或引动肝风而见拘挛震颤；血海空虚，则见女子月经量少、色淡或经闭；面白无华，舌淡及脉细，均为血虚失荣之象。

（二）立法原则

血虚证当用补血法治疗。

（三）补血法

补血法，属于"八法"中的补法之一，适用于营血亏虚证。心主血，肝藏血，脾主生血、统血，故血虚证主要宜从心、肝、脾三脏论治。临床常依据血虚病证所涉及的不同脏腑，选择相应的药物。如属肝血虚，常以熟地、当归、白芍、何首乌、阿胶、酸枣仁等补血养肝；若属心血虚，常以龙眼肉、柏子仁、小麦等补心养血；若属脾虚不能生血，则以黄芪、党参、白术等补气生血。

若兼气滞，可配香附、木香、陈皮、枳实等行气导滞；若兼血瘀，可配川芎、丹参、桃仁、红花等活血化瘀；若兼阴伤，可配生地、麦冬、玄参等养阴清热；若兼阳弱，可配桂枝、炙甘草以温阳；若兼见失眠、眩晕等症状，可酌情配伍茯神、远志等安神定志，或配伍天麻、白蒺藜、菊花等祛风定眩。

（四）例方

四物汤
（《太平惠民和剂局方》）

[组成] 当归去芦，酒浸炒（12g）　　川芎（9g）　　白芍（12g）　　熟地黄酒蒸（12g），各等分

[用法] 上为粗末，每服三钱（9g），水一盏半，煎至七分，空心热服。

[功效] 补血调血。

[主治] 营血虚滞证，症见心悸失眠，头晕目眩，唇甲无华，妇人月经量少或经闭不行，脐腹作痛，舌质淡，脉弦细或细涩。

[方解] 营血亏虚，脏腑组织失于濡养，则见头晕目眩，唇甲无华，舌淡，脉细；血不养心，故心悸失眠；肝血不足，冲任空虚，故月经量少，或闭而不行；血虚多滞，经血不行，故经闭，脐腹作痛，脉弦或涩。

本方是补血常用方。方中熟地甘温，大补肝肾，养血滋阴，取精血同源之意，为主药。当归甘辛性温，养血补肝，和血调经，既可助熟地养血，又可行血脉之滞；白芍苦酸微寒，养血敛阴，柔肝缓急而止腹痛，与当归并为辅药。川芎辛温，活血行血，开郁止痛，并使地、芍补而不滞，为佐药。四药合用，补而不腻，温而不燥，补中有行，刚柔相济。

本方在临床应用时当灵活加减，若用于调经，当以当归为主；若用于活血，则应以归、芎为主，白芍易赤芍。若平素脾胃虚弱，运化不利，纳呆食少，则熟地当慎用，或加砂仁、陈皮等行气和胃之品。

临床常用本方治疗妇女月经不调、胎产疾病、荨麻疹以及过敏性紫癜等属本证者。

[附方]

圣愈汤　即四物汤加人参、黄芪而成　用法：水煎服。功效：益气，补血，摄血。主治：气血两虚证，症见月经先期而至，量多色淡，四肢乏力，体倦神衰（《医宗金鉴》）。

桃红四物汤　即四物汤加桃仁、红花而成　用法：水煎服。功效：养血活血。主治：血

虚兼血瘀证，症见妇女经期提前，量多，色紫质黏稠，或有块状，腹痛腹胀等（《医宗金鉴》）。

按：圣愈汤与桃红四物汤均由四物汤加味而成。圣愈汤中加人参、黄芪，增强益气摄血之功；桃红四物汤则加桃仁、红花，活血祛瘀之力较优。

[方论选录]

张秉诚 四物汤，治一切营血虚滞及妇人经水不调，偏于阴分不足者，夫人之所赖以生者，血与气耳。而医家之所以补偏救弊者，亦惟血与气耳。故一切补气诸方，皆从四君化出；一切补血诸方，又当从此四物汤而化也。补气者，当救之脾肺。补血者，当求之肝肾。地黄入肾，壮水补阴，白芍入肝，敛阴益血，二味为补血之正药。然血虚多滞，经脉隧道不能滑利通畅，又恐地、芍纯阴之性，无温养流动之机，故必加以当归、川芎辛香温润，能养血而行血中之气者，以流动之。总之，此方乃调理一切血证，是其所长，若纯属阴虚血少，宜静不宜动者，则归、芎之走窜行散，又非所宜也（《成方便读》）。

[歌诀] 四物地芍与归芎，血家百病此方通；

凡属血虚之病证，加减运用在胸中。

甘麦大枣汤
（《金匮要略》）

[组成] 甘草三两（9g） 小麦一升（30g） 大枣十枚（10枚）

[用法] 上三味，以水六升，煮取三升，温分三服。

[功效] 养心安神，柔肝缓急。

[主治] 阴血亏虚，肝气失和之脏躁，症见精神恍惚，常悲伤欲哭，不能自主，睡眠不安，甚则言行失常，呵欠频作，舌淡红苔少，脉细数等。

[方解] 脏躁属情志之病，多由忧思太过，阴血耗损，肝气郁滞所引起。阴血不足，心神失养，神不归于舍，故见精神恍惚，睡眠不安；阴伤不能涵阳，阳疲于外，屡欲入于阴中而不得，故数欠伸，以舒其疲惫；肝体失养，肝气失和，故常悲伤欲哭，或言行失常；舌淡红苔少，脉细数，为阴血亏虚之象。

方中以小麦为主药，味甘性凉，益心气，安心神，养肝除烦，合"肝苦急，急食甘以缓之"（《素问·脏气法时论》）及"心病者，宜食麦"（《灵枢·五味》）之旨。辅以甘草，甘平性缓，养心益气，和中缓急；佐以大枣，甘温，益气和中，养血润燥，缓肝之急。三药合用，甘润滋补，养心调肝，共奏润燥缓急之功。

现代临床常用本方治疗产后、更年期及老年抑郁症、焦虑症、经前期紧张症、心脏神经官能症等属本证者。

[方论选录]

徐忠可 小麦能和肝阴之客热，而养心液，且有消烦利溲止汗之功，故以为君。甘草泻心火而和胃，故以为臣。大枣调胃，而利其上壅之燥，故以为佐。盖病本于血，心为血主，肝之子也。心火泻而土气和，则胃气下达，肺脏润，肝气调，躁止而病自除也。补脾气者，火为土之母，心得所养，则火能生土也（《金匮要略论注》）。

[歌诀] 金匮甘麦大枣汤，药味甘平效力彰；

情志失常由脏躁，滋养心神用此方。

当归补血汤
（《内外伤辨惑论》）

[组成] 黄芪一两（30g）　　当归酒洗，二钱（6g）

[用法] 上㕮咀，以水二盏，煎至一盏，去滓，空腹温服。

[功效] 补气生血。

[主治] 血虚发热证，症见肌热面赤，烦渴欲饮，脉洪大而虚，重按无力。亦治妇人经期、产后血虚发热头痛，或疮疡溃后，久不愈合者。

[方解] "气为血帅，血为气母"，阳气为阴血所载。劳倦内伤，阴血虚耗，阴不维阳，阳气浮越，故肌热面赤，烦渴欲饮，或经期、产后血虚发热头痛，脉洪大而虚，重按无力。本证颇似白虎汤"四大症"，但脉洪大而虚软，口渴而喜热饮，身虽热而欲近衣被，汗出不多或大汗淋漓。此证纯属因虚致热，绝非实热，切忌使用解表、清热之剂。

本证以阴血不足为本，阳浮发热为标。但有形之血不能速生，若外浮之阳气不及时补固，恐有散脱之弊，故本方急则治标，急固浮阳，使气旺血生，缓图其本。

方中重用黄芪，味甘性温，大补脾肺之气，固护肌表，以防阳浮气脱，且能补气以助生血，为主药。辅以当归甘温质润，养血和营，使气有所依，阴血得生，阳气得潜，虚热自退。需注意本方中黄芪的用量5倍于当归，取补气生血，摄纳浮阳之意。本方又被称为"补气生血"的代表方剂。

本方还可用于妇人经期、产后血虚而见发热头痛者，取其益气生血退热之功。对疮疡溃后久不收口，气血亏虚者，取其益气托毒，养血生肌之意。

现代临床常用本方治疗妇人经期、产后发热等属血虚阳浮者，以及各种贫血、过敏性紫癜等属血虚气弱者。

[方论选录]

张秉成　当归补血汤，炙黄芪一两，酒洗当归二钱，治烦劳伤阳，气火妄动，阴血不能宁静，脉洪身热而成烦渴之证。凡病有真假，脉亦有真假。即如脉洪身热一证，一望而知其为火邪阳亢矣。而脱血之后，每亦如之，以阳无所附，浮散于外也。全在医者细心详察，辨其舌苔之黄白润燥，口渴之欲冷欲热，其大要犹在于小便，如真热者必短赤，假热者必清长，胸次了然，用药自无毫厘千里之误。如果大脱血之后，而见此等脉证，不特阴血告匮，而阳气亦欲散亡。斯时也，有形之血不能速生，无形之气所当急固，故以黄芪大补肺脾元气而能固外者为君，盖此时阳气已去里而越表，恐一时固里不及，不得不从卫外以挽留之。当归益血和营，二味合之，便能阳生阴长，使伤残之血，亦各归其经以自固耳，非区区补血滋腻之药所可同日语也（《成方便读》）。

[歌诀] 当归补血主黄芪，甘温除热法颇奇；

芪取十份归二份，阳生阴长法需知。

酸枣仁汤
（《金匮要略》）

[组成] 酸枣仁炒，二升（30g）　　茯苓二两（6g）　　知母二两（6g）　　川芎二两（6g）　　甘草一两（3g）

[用法] 上五味，以水八升，煮酸枣仁得六升，内诸药，煮取三升，分温三服。

[功效] 养血安神，清热除烦。

[主治] 肝血不足，虚热扰神证，症见失眠心悸，虚烦不安，头目眩晕，咽干口燥，舌淡红，脉弦细。

[方解] 肝血不足，心失所养，魂不守舍，故见失眠心悸，虚烦不安，头目眩晕；肝血不足，虚热内生，则虚烦不安，咽干口燥，舌淡红，脉弦细。

方中重用酸枣仁，味甘酸，性平，入心肝经，养肝血，安心神，为主药。茯苓宁心安神，为辅药。知母清热滋阴，润燥除烦，既可助主药填补阴血，又可清虚热以除烦，兼具辅、佐药之功；佐用川芎疏达肝气，调畅气机，合肝"体阴用阳"之性，使全方敛中有散，相反相成，具养血调肝之妙；甘草生用，清热和中，调和药性，为佐使药。

《素问·脏气法时论》云："肝欲散，急食辛以散之，用辛补之，酸泻之。"又曰："肝苦急，急食甘以缓之。"此为调肝之要法。本方酸收、辛散、甘缓并用，为治肝血不足，虚烦不眠之代表方剂。

现代临床常用本方治疗神经衰弱、心脏神经官能症、更年期综合征等属本证者。

[方论选录]

罗美　枣仁酸平，应少阳木化，而治肝极者，宜收宜补，用枣仁至二升，以生心血，养肝血，所谓以酸收之，以酸补之是也。顾肝郁欲散，散以川芎之辛散，使辅枣仁通肝调营，所谓以辛补之。肝急欲缓，缓以甘草之甘缓，防川芎之疏肝泄气，所谓以土葆之。然终恐劳极，则火发于肾，上行至肺，则卫不和而仍不得眠，故以知母崇水，茯苓通阴，将水壮、金清而魂自宁，斯神凝魂藏而魄且静矣。此治虚劳肝极之神方也（《古今名医方论》）。

[歌诀]　酸枣仁汤治失眠，川芎知草茯苓煎；
　　　　养血除烦清内热，安然入睡梦乡甜。

四、阴虚类证

阴虚类证是指因阴精不足，津液亏虚，机体失于濡养，虚热内生，或阴不制阳，阳气上亢所致的全身虚损或本虚标实的证候，以形体消瘦，口燥咽干，眩晕，头重脚轻，颧红，五心烦热，潮热盗汗，耳鸣耳聋，舌红少苔，脉细数为主要表现。阴虚类证又可分为阴虚证和阴虚阳亢证。

（一）阴虚证

阴虚证是指机体阴精不足，津液亏虚所致滋润、濡养功能减退，以及阴不制阳，虚热内生所表现的证候，以形体消瘦，口燥咽干，眩晕耳鸣，五心烦热，潮热盗汗，舌红少苔，脉细数为主要表现。

根据阴虚所涉及脏腑及其程度的不同，阴虚证可进一步分为心阴虚证、肺阴虚证、肝阴虚证、肾阴虚证、肺肾阴虚证、肝肾阴虚证及心肾不交证。

1. 证候辨识

（1）心阴虚证

心阴虚证是指心阴亏虚，心失所养，虚热内扰所表现的证候。

【临床表现】心悸怔忡，心烦，失眠多梦，五心烦热，颧红潮热，盗汗，舌红少苔，脉细数。

【病机分析】心阴不足，心失所养，则心中空虚，惕惕而动，发为心悸怔忡；虚火内扰，心神不宁，则心烦，失眠多梦；五心烦热，颧红潮热，盗汗，舌红少苔，脉细数，均为阴虚无以制阳，虚热内生之象。

【鉴别诊断】心阴虚证与心血虚证均为以心及心神失养为主要表现的常见证候，二者均可见心悸怔忡，失眠多梦等心神失养的症状。但由于阴与血的特点不同，其临床表现也存在差异。阴能制阳，若心阴虚，阳失所制，则易生虚热，故五心烦热，颧红潮热，盗汗，舌红，脉数等虚火内扰之象明显；血主荣养，心血虚，则血不上荣，故可见面白无华或萎黄，唇舌色淡等血虚失荣的表现。

（2）肺阴虚证

肺阴虚证是指肺阴不足，清肃失职，虚热内扰所表现的证候。

【临床表现】干咳无痰，或痰少而黏，不易咳出，或痰中带血，咽干口燥，或声音嘶哑，五心烦热，潮热颧红，盗汗，舌红少苔，脉细数。

【病机分析】肺主清肃，性喜清润，肺阴不足，虚热内生，肺受热灼，失于清肃，则气逆而咳；津为热伤，故无痰或痰少而黏；甚则虚火灼伤肺络，络伤血溢，则痰中带血；肺阴不足，咽喉失润，又兼虚热上蒸，故见咽干口燥，声音嘶哑；五心烦热，潮热颧红，盗汗，舌红少苔，脉细数，均为阴虚失养，虚热内扰之象。

（3）肝阴虚证

肝阴虚证是指肝之阴液亏虚，濡润失职，官窍失养，或阴不制阳，虚热内扰所表现的证候。

【临床表现】头晕耳鸣，两目干涩，视力减退，或胁肋灼痛，或手足蠕动，五心烦热，颧红潮热，盗汗，舌红少苔，脉弦细数。

【病机分析】肝阴不足，官窍失养，故头晕耳鸣，两目干涩，视力减退；筋脉失养，则可见手足蠕动；阴不制阳，虚热内生，则见五心烦热，颧红潮热，盗汗；若肝络为虚火所灼，疏泄失常，则可见胁肋灼痛；舌红少苔，脉弦细数，为阴虚内热之象。

【鉴别诊断】肝阴虚证与肝血虚证均为肝体及所主官窍失于滋养所表现的证候，二者均可见头晕目眩，两目干涩，视物模糊，筋脉拘急，手足蠕动等症状。但因阴虚与血虚的特点不同，其临床症状也存在差异。肝阴虚证可因阴不制阳，虚火内生而出现胁肋灼痛，五心烦热，颧红潮热，盗汗等症状；而肝血虚证则以血虚不得荣养而表现出面白无华，爪甲不荣，舌淡脉细等症状。

（4）肾阴虚证

肾阴虚证是指肾阴不足，失于滋养，虚热内生所表现的证候。

【临床表现】腰膝酸软而痛，眩晕耳鸣，齿松发脱，失眠多梦，男子遗精早泄，女子经少、经闭或崩漏，五心烦热，颧红潮热，盗汗，舌红少苔，脉细数。

【病机分析】肾阴为人身阴液之根本，肾阴不足，脑髓、清窍、骨骼失养，则见腰膝酸软而痛，眩晕耳鸣，齿松发脱；精血同源，阴亏则血亦少，故女子月经量少或经闭；若阴不制阳，阴虚火旺，迫血妄行，则见崩漏；虚火扰动精室，可见男子遗精早泄；虚火上扰心神，则可见失眠多梦；五心烦热，颧红潮热，盗汗，舌红少苔，脉细数，均为阴虚内热之象。

（5）肺肾阴虚证

肺肾阴虚证是指肺肾两脏阴液亏虚，虚热内扰所表现的证候。

【临床表现】咳嗽少痰，或痰中带血，咽干口燥，或声音嘶哑，形体消瘦，腰膝酸软，骨蒸潮热，颧红盗汗，舌红少苔，脉细数。

【病机分析】肺阴不足，虚热内生，肺失清肃，肺窍失濡，可见咳嗽少痰，咽干口燥或声音嘶哑；甚则虚火灼伤肺络，则见痰中带血；肾阴不足，阴虚火扰，故见腰膝酸软；肺肾同病，金水不生，故虚热之象益甚，而见骨蒸潮热，颧红盗汗；舌红少苔，脉细数，则为阴虚内热之征。

【鉴别诊断】肺肾阴虚证与肺肾气虚证，病位均在肺肾，均可见咳嗽喘息，腰膝酸软等症状。但前者重在阴虚，以阴虚失濡，虚火内扰为病机核心，故可见咽干口燥，咳嗽痰少，甚则痰中带血，骨蒸潮热等症状；后者以气虚为主，以气虚摄纳无权为病机核心，故以咳喘无力，呼多吸少，吐痰清稀，声低自汗为主要症状。

（6）肝肾阴虚证

肝肾阴虚证是指肝肾两脏阴液亏虚，虚热内扰所表现的证候。

【临床表现】头晕耳鸣，健忘，失眠多梦，胁肋灼痛，腰膝酸软，或手足麻木，五心烦热，颧红潮热，盗汗，男子遗精，女子经少或经闭，舌红少苔，脉细数。

【病机分析】肝肾阴虚，不能上充髓海清窍，则见头晕耳鸣，健忘；肝主筋，肾主骨，肝肾阴液不足，筋脉、骨骼失养，则手足麻木，腰膝酸软；阴虚无以制阳，虚热内生，心神被扰，则失眠多梦；肝脉被虚火所灼，肝气不畅，则可见胁肋灼痛；虚火扰动精室，则遗精；冲任隶属肝肾，肝肾阴亏，则冲任空虚，故女子月经量少或经闭；五心烦热，颧红潮热，盗汗，舌红少苔，脉细数，均为阴虚内热之象。

（7）心肾不交证

心肾不交证是指心与肾阴液亏损，心火偏亢而致心肾水火既济失调所表现的证候。

【临床表现】心悸心烦，失眠健忘，头晕耳鸣，腰膝酸软，遗精，咽干口燥，潮热盗汗，舌红少苔或无苔，脉细数。

【病机分析】心为火脏，心火下暖肾水，使肾水不寒；肾为水脏，肾水上济心火，使心火不亢，此为心肾相交或水火既济。若肾水不足，心火失济，心阳偏亢，或心火偏亢，下及肾水，耗伤肾阴，均可导致心肾不交或水火失济。心火扰神，则见心悸心烦，失眠；肾水亏于下，骨髓不充，脑髓失养，故见头晕耳鸣，腰膝酸软，健忘；虚火扰动精室，则遗精；咽干口燥，潮热盗汗，舌红少苔或无苔，脉细数，均为阴亏火旺之征。本证实为心火亢于上、肾水亏于下，上实下虚之证候。

2. 立法原则

阴虚证当用补阴法治疗。

3. 补阴法

补阴法，属于"八法"中的补法之一，适用于各种阴虚病证。临床常根据阴液亏虚所涉及的脏腑差异，选择配伍相应的药物。若属心阴虚证，常选用生地黄、天冬、柏子仁等滋阴养心为主；若属肺阴虚证，常选用百合、沙参、麦冬、天门冬、石斛等养阴生津，润肺止咳为主；若属肝肾阴虚证，肾精亏耗，当选用熟地黄、龟甲、枸杞子、山茱萸等补肾填精，滋阴养肝为主，同时还可配伍鹿角胶、肉苁蓉、补骨脂、菟丝子等温肾益精之品，取"阳中求阴"之意。

若兼虚火内盛者，常配伍知母、黄柏、丹皮、地骨皮等清虚火，或加牡蛎、龟甲等益阴潜阳；若兼肝郁气滞者，则可配川楝子、川芎等疏肝行气；若兼燥痰咳嗽者，可配贝母、杏仁、百部等润肺清热，化痰止咳；若兼视物昏花等症状，可酌情配伍菊花、决明子、青葙子、白蒺藜等疏风明目。此外，因补阴药多为滋腻之品，易阻气机，故补阴方剂中常宜配伍陈皮、砂仁、茯苓、泽泻等行气运脾，淡渗湿浊，以防滋腻碍胃，气滞湿郁。

4. 例方

天王补心丹
（《校注妇人良方》）

[组成] 生地黄酒洗，四两（12g）　人参去芦　白茯苓去皮　玄参　丹参微炒　远志去心，炒，五味子　桔梗各五钱（各5g）　当归身酒洗　麦门冬去心　天门冬去心　柏子仁炒　酸枣仁各二两（各9g）

[用法] 上为末，炼蜜为丸，如梧桐子大，用朱砂为衣。每服二三十丸，临卧竹叶煎汤送下。忌胡荽、大蒜、萝卜、鱼腥、烧酒。

[功效] 滋阴养血，补心安神。

[主治] 心肾阴虚证，症见虚烦少寐，心悸神疲，梦遗健忘，大便干结，口舌生疮，舌红少苔，脉细而数。

[方解] 劳伤过度，损伤心肾，阴血亏损，虚火内动，故见虚烦少寐，心悸怔忡，梦遗；肾阴不足，精髓空虚，故神疲，健忘；舌为心之苗，虚火循经上炎，故口舌生疮；阴亏肠道失濡，故大便干结；舌红少苔，脉细而数，为阴虚火旺之象。

本方为治疗心肾不足，阴虚火旺所致失眠心悸，梦遗健忘的常用方。方中重用生地甘苦性寒，上清心火，下滋肾水，滋阴养血，壮水以制虚火，为主药。玄参、天冬、麦冬甘寒质润，助生地滋阴清热；柏子仁、酸枣仁甘平质润，养心血，安心神；当归甘温质润，长于养血和血，取补母生子之意，共为辅药。丹参味苦微寒，活血清心；人参、茯苓味甘，入心脾经，健脾宁心；远志苦辛，入心肾经，安神益智，交通心肾；五味子酸甘温，酸敛心气，补肾宁心；兼以少量朱砂甘寒质重，镇心安神，数药并用，同为佐药，共成宁心定志，清心安神之效。另配伍桔梗载药上行于胸中，增强其养心宁神之力，为使药。

现代临床常用本方治疗神经衰弱、冠心病、精神分裂症、甲状腺功能亢进症及复发性口疮等属本证者。

[附方]

柏子养心丸　柏子仁四两（12g）　枸杞子三两（9g）　麦门冬　当归　石菖蒲　茯神各一两（各3g）　玄参　熟地黄各二两（各6g）　甘草五钱（2g）　用法：蜜丸，梧桐子大，每服四五十丸（9g）。功效：养心安神，滋阴补肾。主治：阴血不足，心肾两虚证，症见精神恍惚，怔忡惊悸，夜寐多梦，健忘盗汗（《体仁汇编》）。

枕中丹（旧名孔圣枕中丹）　龟甲　龙骨　远志　石菖蒲各等分　用法：为末，酒服一方寸匕（3g），日三，常服令人大聪。亦可蜜丸，每服二钱（6g），黄酒送服。功效：补肾宁心，益智安神。主治：心肾不足证，症见健忘失眠，心神不安（《备急千金要方》）。

按：天王补心丹、柏子养心丸、枕中丹均可治疗心肾两虚之虚烦不眠。天王补心丹重在滋阴养血，清心安神力强，标本兼顾，以治本为主；柏子养心丸清虚热力不及天王补心丹，立法、组方以滋补心神为主；枕中丹宁心益智与潜镇安神并用，以交通心肾为组方要点。

[方论选录]

李中梓　心者神明之官也，忧愁思虑则伤心，神明受伤，则主不明而十二官危，故健忘怔忡。心主血，血燥则津枯，故大便干燥；舌为心之外候，心火炎上，故口舌生疮。是丸以生地为君，取其下入足少阴以滋水主，水盛可以伏火，况地黄为血分要药，又能入手少阴也。枣仁、远志、柏仁养心神者也，当归、丹参、元参生心血者也，二冬助其津液，五味收其耗散，参苓补其气虚，以桔梗为使者，欲载诸药入心，不使之速下也（《摄生总要》）。

[歌诀]　补心丹用柏枣仁，二冬生地与归身；
　　　　三参桔梗朱砂味，远志茯苓养心神。

百合固金汤
（《慎斋遗书》）

[组成]　百合一钱半（4.5g）　熟地　生地　当归身各三钱（各9g）　白芍　甘草各一钱（各3g）　桔梗　玄参各八分（各2.4g）　贝母　麦冬各一钱半（各4.5g）

[用法]　水煎服。

[功效]　养阴润肺，清热化痰。

[主治]　肺肾阴虚证，症见咳痰带血，咽喉燥痛，手足心热，骨蒸盗汗，舌红少苔，脉细数。

[方解]　肺肾阴虚，虚火上炎，故咽喉燥痛；火伤肺络，故咳痰带血；手足心热，骨蒸盗汗，舌红少苔，脉细数等，皆为阴虚内热之象。

本方为治疗肺肾阴虚咳嗽的常用方剂。方中百合味甘微寒，滋阴润燥，清肺止咳，滋水之上源而保肺金；熟地甘温质润，滋阴益肾，下助肾水而制虚火，两药合用，金水相生，共为主药。生地、麦冬、玄参味甘质润，滋阴清热，润肺止咳，为辅药。当归甘润养血和血，并治咳逆上气；白芍酸敛养阴柔肝，可防肝木反侮肺金；贝母、桔梗清热润肺化痰，利咽止咳，共为佐药；生甘草调和诸药，且合桔梗可清热利咽，为佐使药。

现代常用本方治疗肺结核、气管炎、支气管扩张、慢性咽炎等属本证者。

[方论选录]

汪昂　此手太阴足少阴药也。金不生水，火炎水干，故以二地助肾滋水退热为君。百合保肺安神，麦冬清热润燥，元参助二地以生水，贝母散肺郁而除痰，归、芍养血兼以平肝，甘、桔清金，成功上部，皆以甘寒培元清本，不欲以苦寒伤生发之气也（《医方集解》）。

[歌诀]　百合固金二地黄，玄参贝母桔甘尝；

　　　　麦冬芍药当归配，喘咳痰血肺家伤。

补肺阿胶汤
（《小儿药证直诀》）

[组成]　阿胶麸炒，一两五钱（9g）　鼠黏子（即牛蒡子）炒香，二钱五分（7.5g）　甘草炙，二钱五分（7.5g）　马兜铃焙，五钱（15g）　杏仁去皮尖，炒，七个（10g）　糯米炒，一两（30g）

[用法]　上为粗末，每服一二钱（3～6g），水一盏，煎至六分，食后温服。

[功效]　养阴补肺，清热止血。

[主治]　肺阴虚证，症见咳嗽气喘，咽喉干燥，咳痰不爽，或痰中带血，舌红少苔，脉细数。

[方解]　本方原治疗小儿肺阴虚有热之证，为风热外袭，邪热久羁不去，肺阴耗损，热毒未清所致。肺阴不足，宣降失常，故咳嗽气喘；虚热内扰，耗伤津液，灼伤血络，则咽喉干燥，咳痰不爽，或痰中带血，舌红少苔，脉细数。

方中重用阿胶甘平质润，滋阴润燥，养血止血，为主药。糯米甘平，补脾益肺，培土生金，与阿胶相合，更增补肺宁嗽之力，为辅药。马兜铃苦寒，清肺化痰，降气平喘；牛蒡子味辛性凉，疏风散邪，清热利咽；杏仁苦温质润，降气平喘，润肺止咳，共为佐药。炙甘草调和诸药，且与糯米相合，增强"培土生金"之力，为佐使药。

本方所治为虚实夹杂之证，以虚为主。诸药相伍，既可润肺补虚，又可清肺解毒，使嗽宁血止。

现代临床常用本方治疗慢性咳嗽属本证者。

[方论选录]

吴崑　肺虚有火，嗽无津液，咳而哽气者，此方主之。燥者润之，今肺虚自燥，故润以阿胶、杏仁；金郁则泄之，今肺中郁火，故泄以兜铃、黏子；土者金之母，虚者补其母，故入甘草、糯米，以补脾益胃（《医方考》）。

[歌诀]　补肺阿胶马兜铃，鼠黏甘草杏糯呈；

　　　　肺虚火盛人当服，顺气生津嗽哽宁。

一贯煎
（《续名医类案》）

[组成]　北沙参三钱（9g）　麦冬三钱（9g）　当归三钱（9g）　生地黄六钱至一两五钱

（18~30g）　枸杞子三钱至六钱（9~18g）　川楝子一钱半（5g）

［用法］水煎服。

［功效］滋阴疏肝。

［主治］肝阴虚兼气滞证，症见胸脘胁痛，吞酸吐苦，咽干口燥，舌红少津，脉细或虚弦。亦治疝气瘕聚。

［方解］肝阴不足，失于濡润，故见咽干口燥，舌红少津，脉细或虚；肝阴不足，肝失所养，肝气郁滞，故见胸脘胁痛，脉弦，甚至疝气瘕聚；肝气横逆，胃失和降，故吞酸吐苦。

本方为治疗肝阴虚兼气滞的常用方。方中重用生地甘苦寒，滋阴清热，为主药。枸杞子甘平，补肝肾，益精血，寓“滋水涵木”之意；当归味甘辛而质润，养血和血，于补肝之中寓疏达调肝之力，使补而不滞，共为辅药。沙参、麦冬滋阴清热，清肺益胃，于滋阴之中涵“佐金平木”“扶土抑木”之意；更用川楝子苦寒，引药入肝，疏肝泄热，行气止痛，为佐使药。诸药合用，既柔养肝体以助其本，又疏肝行气以合其用，充分照顾肝“体阴用阳”之本性。

现代临床常用本方治疗慢性肝炎、慢性胃炎、胃及十二指肠溃疡、肋间神经痛、神经官能症等属本证者。

［方论选录］

张山雷　柳州此方，原为肝肾阴虚，津液枯涸，血燥气滞，变生诸证设法。凡胁肋胀痛，脘腹搅撑，多是肝气不疏，刚木恣肆为虐。治标之剂，恒用香燥破气，轻病得之，往往有效。但气之所以滞，本由液之不能充，芳香气药，可以助运行，而不能滋血液，且香者必燥，燥更伤阴，频频投之，液尤耗而气尤滞，无不频频发作，日以益甚，而香药气药，不足持矣。驯致脉反细弱，舌红光燥，则行气诸物，且同鸩毒。柳州此方，再从固本丸、集灵膏二方脱化而来，独加一味川楝子，以调肝气之横逆，能顺其条达之性，是为涵养肝阴无上良药，其余皆柔润以驯其刚悍之气，苟无停痰积饮，此方最有奇功（《沈氏女科辑要笺正》）。

［歌诀］一贯煎中生地黄，沙参归杞麦冬藏；
　　　　少佐川楝泄肝气，阴虚胁痛此方良。

六味地黄丸
（《小儿药证直诀》）

［组成］熟地黄八钱（24g）　山茱萸四钱（12g）　干山药四钱（12g）　泽泻三钱（9g）茯苓去皮，三钱（9g）　丹皮三钱（9g）

［用法］上为末，炼蜜为丸，如梧桐子大，空心温水化下三丸。

［功效］滋阴补肾。

［主治］肾阴精不足证，症见腰膝酸软，头目眩晕，耳鸣耳聋，盗汗，遗精，消渴，骨蒸潮热，手足心热，口燥咽干，牙齿动摇，足跟作痛，以及小儿囟门不合，舌红少苔，脉细数。

［方解］久病虚损或房劳耗伤，肾阴精不足，充养失职，故腰膝酸软，头目眩晕，耳鸣

耳聋，牙齿动摇；阴不制阳，阴虚火旺，故骨蒸潮热，盗汗遗精，手足心热，口燥咽干，消渴；虚火上炎，则舌红少苔，脉细数；小儿囟门不合亦属先天肾精不足之征。

本方为滋阴补肾的代表方剂。方中熟地甘温质润，主入肾经，滋阴补肾，填精益髓，为主药。山茱萸酸温，主入肝经，滋补肝肾，涩精止遗，取肝肾同源之意；山药甘平，主入脾经，健脾固肾，以后天养先天，共为辅药。然熟地味厚滋腻，山茱萸温燥易助相火，山药性偏滞涩，故于佐药中各纠其偏性。泽泻入肾，渗泄肾浊，防熟地滋腻；丹皮入肝，清泄相火，使山茱萸补而不燥；茯苓入脾，淡渗利湿，助山药健运脾气，同为佐药。

全方用药三补三泻，以补为主；肾、肝、脾三阴并补，以补肾为要。诸药相合，补中有泻，使补而不滞；寓泻于补，泻不伤正，相反相成，为平补少阴之代表方剂。

现代临床常用本方治疗慢性肾炎、高血压病、糖尿病、肺结核、肾结核、甲状腺功能亢进症、中心性视网膜炎、无排卵性功能失调性子宫出血、更年期综合征等属本证者。

[附方]

知柏地黄丸　又名知柏八味丸，即六味地黄丸加知母盐炒、黄柏盐炒，各二钱（各6g）用法：同六味地黄丸。功效：滋阴降火。主治：阴虚火旺证，症见骨蒸潮热，虚烦盗汗，腰脊酸疼，遗精等（《医方考》）。

都气丸　即六味地黄丸加五味子二钱（6g）　用法：同六味地黄丸。功效：滋肾纳气。主治：肾阴虚证所致喘咳、气逆，症见咳嗽气喘，呃逆，滑精，腰痛（《症因脉治》）。

麦味地黄丸（原名八仙长寿丸）　熟地黄酒蒸　山茱萸酒浸，去核，取净肉，各八钱（各24g）　丹皮　泽泻各二钱（各6g）　白茯神去皮木　山药蒸，各四钱（各12g）　五味去梗　麦冬去心，各五钱（各15g）　用法：上为细末，炼蜜为丸。每日七十丸，空心白汤送下；冬天酒下亦宜。功效：滋补肺肾。主治：肺肾阴虚证，症见咳嗽喘逆，潮热盗汗，咽干，眩晕耳鸣，腰膝酸软（《医部全录》）。

杞菊地黄丸　即六味地黄丸加枸杞子、菊花各三钱（各9g）　用法：同六味地黄丸。功效：滋肾养肝明目。主治：肝肾阴虚证，症见两眼昏花，视物不明，或眼睛干涩，迎风流泪（《麻疹全书》）。

按：知柏地黄丸、都气丸、麦味地黄丸、杞菊地黄丸均是由六味地黄丸加味而成，都具有滋阴补肾的作用。知柏地黄丸因加入知母、黄柏，故能滋阴泻火，善治阴虚火旺之证；都气丸因配伍五味子，长于敛肺纳气平喘，故善治肾阴亏虚，肾不纳气之喘咳、气逆。麦味地黄丸因加入麦冬、五味子，增强润肺养阴，敛肺止咳之力，故常用治肺肾阴虚之咳喘；杞菊地黄丸因配伍枸杞子、菊花，养肝明目之力增强，主治肝肾阴虚证。

[方论选录]

吴崑　肾虚不能制火者，此方主之。肾非独水也，命门之火并焉。肾不虚，则水足以制火，虚则火无所制，而热证生矣，名之曰阴虚火动。河间氏所谓肾虚则热是也。今人足心热，阴股热，腰脊痛，率是此证。老人得之为顺，少年得之为逆，乃咳血之渐也。熟地黄、山茱萸味浓者也。经曰：味浓为阴中之阴，故能滋少阴，补肾水。泽泻味甘咸寒，甘从湿化，咸从水化，寒从阴化，故能入水脏而泻水中之火。丹皮气寒味苦辛，寒能胜热，苦能入血，辛能生水，故能益少阴，平虚热。山药、茯苓味甘者也，甘从土化，土能防水，故用之以制水脏之邪，且益脾胃而培万物之母也（《医方考》）。

[歌诀] 六味地黄丸或汤，萸薯丹泽茯苓当；

肝肾阴亏虚火上，滋阴泄火自安康。

左归丸
（《景岳全书》）

[组成] 大怀熟地八两（24g） 山药炒，四两（12g） 枸杞子四两（12g） 山茱萸肉四两（12g） 川牛膝酒洗，蒸熟，三两（9g） 菟丝子制，四两（12g） 鹿胶敲碎，炒珠，四两（12g）龟胶切碎，炒珠，四两（12g）

[用法] 上先将熟地蒸烂，杵膏，炼蜜为丸，如梧桐子大。每服百余丸（9g），食前用滚汤或淡盐汤送下。

[功效] 滋阴补肾，填精益髓。

[主治] 肾阴精亏虚证，症见腰膝酸软，头晕眼花，耳聋失眠，遗精滑泄，自汗盗汗，口燥舌干，舌红少苔，脉细。

[方解] 肾阴不足，肾精亏虚，不能主骨、生髓，清窍失养，故腰膝酸软，耳聋失眠，头晕眼花；阴不制阳，虚火内生，故自汗盗汗，舌红；口燥舌干，少苔，脉细，为阴虚之象。

方中重用熟地甘温质润，滋阴益肾，填精益髓，为主药。辅以龟甲胶甘咸而寒，峻补肝肾之阴，益肾填精；鹿角胶甘咸微温，温肾助阳，填精益髓，取"阳中求阴"之意。同时配伍山茱萸滋阴养肝；山药健脾固肾；枸杞子滋阴补肾；菟丝子平补阴阳，固肾涩精；川牛膝补肝肾，强腰膝，俱为佐药。诸药配伍，共奏滋肾填精，填精益髓之效。

本方乃六味地黄丸减去"三泻"药味，加龟甲胶、鹿角胶、枸杞子、菟丝子、川牛膝而成。全方纯补无泻，且寓阳中求阴之意，变平补肾阴之方为填补真阴，纯甘壮水之峻剂。

现代临床常用本方治疗老年性痴呆、更年期综合征、老年骨质疏松症、闭经、月经量少等属本证者。

[附方]

左归饮 熟地二三钱或加至一二两（9~30g） 山药二钱（6g） 枸杞子二钱（6g） 炙甘草一钱（3g） 茯苓一钱半（4.5g） 山茱萸一二钱（3~6g），畏酸者少用之 用法：以水二盅，煎至七分，空腹服。功效：补益肾阴。主治：肾阴不足证，症见腰酸遗泄，盗汗，口燥咽干，口渴欲饮，舌光红，脉细数（《景岳全书》）。

按：本方与左归丸均为纯补之剂，同治肾阴不足之证。但本方药味较少，补力较缓，宜用于肾阴不足之轻证，用汤剂以图急治；左归丸药味较多，且配伍血肉有情之品，补力较峻，宜用于肾阴亏虚较重者，用丸剂以缓缓图之。

[歌诀] 左归丸中山药地，萸肉枸杞与牛膝；

菟丝龟鹿二胶合，壮水之主方第一。

大补阴丸
（《丹溪心法》）

[组成] 黄柏炒褐色，四两（12g） 知母酒浸，炒，四两（12g） 熟地黄酒蒸，六两（18g）

龟甲酥炙，六两（18g）

[用法] 上为末，猪脊髓、蜜为丸，每服七十丸（6~9g），空心盐白汤送下。

[功效] 滋阴降火。

[主治] 肝肾阴虚火旺证，症见骨蒸潮热，盗汗遗精，咳嗽咳血，心烦易怒，足膝疼热或痿软，舌红少苔，尺脉数而有力。

[方解] 真阴亏损，精血不足，相火失制，虚火内生，故骨蒸潮热，盗汗遗精，舌红少苔，尺脉数而有力；虚火上烁，扰及心神，损伤肺络，故心烦易怒，咳嗽咳血；肝主筋，肾主骨，虚火下扰，故足膝疼热或痿软。

方中重用熟地甘温质润，滋补真阴，为主药。龟甲咸甘微寒，滋阴补水，益肾潜阳，为辅药。主辅药并用，大补真阴，壮水制火，以培其本。佐以黄柏苦寒坚阴以泻相火；知母苦甘寒，滋肾润燥，清肺泻火，二药相配使火降而不耗阴。更加猪脊髓、蜂蜜，以血肉有情甘润之质，滋补精髓，并可制约知、柏之苦燥，共为佐使药。

本方依据朱丹溪"阴常不足，阳常有余"的理论而立，全方滋阴降火力强，《医宗金鉴》称本方"能骤补真阴，承制相火，较之六味功效尤捷"，为"滋阴降火，培本清源"之代表方剂。

现代临床常用本方治疗甲状腺功能亢进症、肾结核、骨结核、糖尿病等属本证者。

[方论选录]

朱丹溪　阴常不足，阳常有余，宜常养其阴，阴与阳齐，则水能制火，斯无病矣。今时之人，过欲者多，精血既亏，相火必旺，真阴愈竭，孤阳妄行，而劳瘵、潮热、盗汗、骨蒸、咳嗽、咳血、吐血等证悉作。所以世人火旺致此病者，十居八九，火衰成此疾者，百无二三……是方能骤补真阴，承制相火，较之六味功效尤捷。盖因此时以六味补水，水不能遽生；以生脉保肺，金不免犹燥。惟急以黄柏之苦以坚肾，则能制龙家之火；继以知母之清以凉肺，则能全破伤之金。若不顾其本，则病去犹恐复来，故又以熟地、龟板大补其阴，是谓培其本，清其源矣。虽有是证，若食少便溏，则为胃虚，不可轻用（《医宗金鉴·删补名医方论》）。

[歌诀]　大补阴丸是妙方，阴虚火旺效验彰；

地黄知柏猪脊髓，龟甲沉潜制亢阳。

二至丸
（《医方集解》）

[组成]　冬青子（即女贞子）冬至日采，不拘多少，阴干，蜜酒拌蒸，过一夜，粗袋擦去皮，晒干为末，瓦瓶收贮。或先熬旱莲草膏，旋配用　旱莲草夏至日采，不拘多少，捣汁熬膏，和前药为丸，各等分（15g）　（一方加桑椹干为丸，或桑椹熬膏和入）

[用法]　临卧酒服。

[功效]　补肾养肝。

[主治]　肝肾阴虚证，症见头昏眼花，失眠多梦，口苦咽干，腰膝酸软，下肢痿软，遗精，早年发白等。

[方解] 肝肾阴虚，精血不足，筋骨失养，故腰膝酸软，下肢痿软；阴精不得上荣，故头昏眼花，早年发白；阴虚火旺，精关不固，故口苦咽干，失眠多梦，遗精。

本方为平补肝肾之剂。方中女贞子甘苦性凉，滋肾养肝；伍以旱莲草甘酸性寒，养阴益精，凉血止血。本方药味少，药性平和，补而不腻，宜常服用。若方中加甘寒之桑椹，则更增滋养肝肾之效。

现代临床常用本方治疗更年期综合征、骨质疏松症、月经过多、慢性肝炎等属本证者。

[歌诀] 二至冬青旱莲草，平补肝肾常服好；

　　　　腰膝酸软发早白，更加桑椹力偏饶。

七宝美髯丹

（《本草纲目》引《积善堂方》）

[组成] 赤、白何首乌米泔水浸三四日，瓷片刮去皮，用淘净黑豆二升，以砂锅木甑，铺豆及首乌，重重铺盖蒸之，豆熟取出，去豆晒干，换豆再蒸，如此九次，晒干，为末，各一斤（各25g）　赤、白茯苓去皮，研末，以水淘去筋膜及浮者，取沉者捻块，以人乳十碗浸匀，晒干，研末，各一斤（各25g）牛膝去苗，酒浸一日，同何首乌第七次蒸之，至第九次止，晒干，八两（12.5g）　当归酒浸，晒，八两（12.5g）　枸杞子酒浸，晒，八两（12.5g）　菟丝子酒浸生芽，研烂，晒，八两（12.5g）补骨脂以黑脂麻炒香，四两（6g）

[用法] 上为末，炼蜜为丸，如弹子大，共一百五十丸。每次一丸（5g），一日三次，清晨温酒送下，午时姜汤送下，卧时盐汤下。

[功效] 补益肝肾，乌发壮骨。

[主治] 肝肾不足证，症见须发早白，脱发，牙齿动摇，腰膝酸软，遗精滑泄，肾虚不孕不育等。

[方解] 发为血之余，肾其华在发，肝肾精血不足，不得上荣于发，则须发早白，脱发；肾虚不能主骨，故腰膝酸软，牙齿动摇；肾气不固，肾失封藏，故遗精滑泄，不孕不育。

方中赤、白首乌并用，以黑豆反复蒸制，苦甘味厚质润，温而不燥，善补肝肾，益精血，壮筋骨，乌须发，为治疗须发早白之要药，故重用为主药。辅以枸杞子、当归甘润，益肾补肝，滋阴养血；牛膝苦甘酸平，入肝肾经，长于补肝肾，强筋骨；菟丝子、补骨脂性温入肾，长于温助肾阳，固精强腰。佐用赤、白茯苓，甘淡渗利水湿，健脾助运，防诸药滋腻碍胃。诸药合用，精血充，阳气固，齿固发长，诸证悉除。

本方中滋阴养血与温肾固精之品并用，亦可看作阴阳并补之方。但全方重在滋养精血，兼顾阳气，配伍用药补而不腻，温而不燥，为平补肝肾精血之剂。

现代临床常用本方治疗斑秃、脱发、排卵障碍性不孕症、男性不育症、再生障碍性贫血等属本证者。

[方论选录]

汪昂　此足少阴、厥阴药也。何首乌涩精固气，补肝坚肾为君；茯苓交心肾而渗脾湿；牛膝强筋骨而益下焦；当归辛温以养血；枸杞甘寒而补水；菟丝子益三阴而强卫气；补骨脂助命火而暖丹田。此皆固本之药，使荣卫调适，水火相交，则气血太和，而诸疾自已也。即有加减，当各依本方随病而施损益（《医方集解》）。

[歌诀] 七宝美髯何首乌，菟丝牛膝茯苓俱；
　　　　骨脂枸杞当归合，专益肝肾精血虚。

（二）阴虚阳亢证

阴虚阳亢证是指阴液亏虚，阳气失于制约而致偏亢所表现的证候，以眩晕耳鸣，烦躁失眠，咽干口燥，舌红少苔，脉细数或弦而有力等为基本表现，甚至出现头重脚轻、肢体麻木、步履不稳、猝然昏倒等阳亢化风之象。根据病证轻重，阴虚阳亢证又可进一步分为肝阳上亢证和肝阳化风证。

1. 证候辨识

（1）肝阳上亢证

肝阳上亢证是指肝肾阴液亏虚，水不涵木，肝阳偏亢，迫扰于上所表现的证候。

【临床表现】眩晕耳鸣，头痛且胀，面红目赤，失眠多梦，急躁易怒，咽干口燥，腰膝酸软，头重脚轻，舌红少苔，脉弦。

【病机分析】肝为刚脏，体阴而用阳，肝肾阴虚，阴不制阳，肝阳亢逆无制，气血冲逆于上，故眩晕耳鸣，头痛且胀，面红目赤；肝阳上亢，内扰心神，魂不守舍，则失眠多梦，急躁易怒；肝肾阴虚，筋骨失养，故见腰膝酸软；阳亢于上，阴亏于下，上实下虚，故见头重脚轻；舌红少苔，脉弦，均为肝阴虚阳亢之象。

（2）肝阳化风证

肝阳化风证是指肝阳亢逆无制，肝风内动，风阳上扰所表现的证候。

【临床表现】眩晕欲仆，头胀头痛，项强头摇，耳鸣，急躁易怒，面赤，肢体麻木，步履不正，甚或猝然昏倒，不省人事，喉中痰鸣，口舌歪斜，语言謇涩，半身不遂，舌红，脉弦。

【病机分析】肝阳化风，上扰头目，则眩晕欲仆；气血随风上逆，则头胀头痛，耳鸣，面赤；阴虚不能濡养筋脉，阳亢风动，则见项强头摇，肢体麻木；足厥阴肝脉络舌本，风阳窜扰络脉，则语言謇涩；阴亏于下，风动于上，上实下虚，故见步履不正；若肝风夹痰上蒙清窍，则见猝然昏倒，不省人事；痰随风升，则喉中痰鸣；风痰窜扰经络，使患侧气血运行不利，则见口舌歪斜，半身不遂；舌红，脉弦，为肝阳偏亢，风动之象。

【鉴别诊断】肝阳化风证与肝阳上亢证均属于肝肾阴虚，水不涵木，肝阳上亢的证候，都可见头痛、眩晕、面红目赤、腰膝酸软、头重脚轻、步态不稳、舌红脉弦等阳亢于上，阴亏于下的表现。但肝阳化风证还伴有肝阳亢逆无制而化风所致的多种肝风内动的表现，如肢体麻木震颤、语言謇涩、猝然昏倒、不省人事、口眼歪斜、半身不遂等。

2. 立法原则

阴虚阳亢证当用滋阴潜阳法治疗。

3. 滋阴潜阳法

滋阴潜阳法属补法与泻法的结合运用，适用于阴虚阳亢证。阴虚阳亢证为虚实夹杂的证候，其以阴虚为本，阳亢为标，治疗时当标本并治。临床治疗时常选用龟甲、鳖甲、代赭石、石决明、珍珠母等金石质重之品，重镇潜阳，平抑亢阳。选用白芍、生地、玄参、天冬、麦冬、阿胶等滋阴养血，使阴旺而能涵阳。两类药物一治标实，一治本虚，相辅相成，常为主辅药。若阳亢日久，阳升风动，则需配伍天麻、钩藤、羚羊角等平肝息风；若气血上逆，面红目赤，则配伍川牛膝、怀牛膝、益母草等引血下行。若兼阳热内盛，可配伍黄芩、栀子、菊花、夏枯草、生石膏等清热泻火；若兼痰热，可选用贝母、竹茹、胆南星等清热涤痰。

4. 例方

大定风珠
（《温病条辨》）

[组成] 生白芍六钱（18g）　　阿胶三钱（9g）　　生龟甲四钱（12g）　　干地黄六钱（18g）　　麻仁二钱（6g）　　五味子二钱（6g）　　生牡蛎四钱（12g）　　麦冬连心，六钱（18g）　　炙甘草四钱（12g）　　鸡子黄生，二枚（2个）　　鳖甲生，四钱（12g）

[用法] 上以水八杯，煮取三杯，去滓，入阿胶烊化，再入鸡子黄，搅令相得，分三次服。

[功效] 滋阴息风。

[主治] 肝肾阴虚动风证，症见神倦瘛疭，舌绛苔少，脉气虚弱，有时时欲脱之势。

[方解] 温病后期，邪热灼伤肝肾，消耗阴精，以致真阴大亏，故见舌绛苔少；真阴亏虚，阳无所依，故神倦，脉虚，时时欲脱；阴精亏耗，筋脉失养，则手足瘛疭。

方中鸡子黄味甘入脾，镇定中焦，上通心气，下达肾气，可滋阴潜阳，养血息风，为主药。生地、麦冬甘寒质润，滋阴生津；阿胶、麻仁甘润，养血润燥；白芍酸寒，敛阴柔肝，舒筋缓急；五药并用，助主药滋阴养血，使筋脉得濡，而不致拘挛瘛疭，共为辅药。龟甲、鳖甲、牡蛎咸寒质重，既能滋阴以潜阳，又可重镇以息风；五味子酸收，敛阴复脉，缓时时欲脱之势，同为佐药。炙甘草味甘缓急，和中调药，兼做佐使。

现代临床常用本方治疗乙脑后遗症、眩晕、放疗后舌萎缩、甲状腺功能亢进症、神经性震颤等属本证者。

[歌诀]　大定风珠鸡子黄，胶芍三甲五味襄；
　　　　麦冬生地麻仁草，滋阴息风是妙方。

镇肝熄风汤
（《医学衷中参西录》）

[组成] 怀牛膝一两（30g）　　生赭石轧细，一两（30g）　　生龙骨捣碎，五钱（15g）　　生牡蛎捣碎，五钱（15g）　　生龟甲捣碎，五钱（15g）　　生杭芍五钱（15g）　　玄参五钱（15g）　　天冬五钱（15g）　　川楝子捣碎，二钱（6g）　　生麦芽二钱（6g）　　茵陈二钱（6g）　　甘草一钱半（4.5g）

[用法] 水煎服。

[功效] 镇肝息风，滋阴潜阳。

[主治] 肝阳上亢，肝风内动证，症见头目眩晕，目胀耳鸣，脑中热痛，心中烦热，面色如醉，或时常嗳气，或肢体渐觉不利，口角渐歪斜，甚或眩晕颠仆，昏不知人，移时始醒，或醒后不能复原，精神短少，脉弦长有力。

[方解] 肝阳上亢，风阳上扰，故见头目眩晕，目胀耳鸣；肝胃不和，胃气上逆，故时常嗳气；若肝阳过亢，血随气逆，并走于上，则面色如醉，脑中热痛，甚则出现颠仆，昏不知人，肢体不利，口角歪斜等中风半身不遂等症状；脉弦长有力，为肝阳亢盛之象。

本方为镇肝息风之代表方剂。方中重用怀牛膝，主入肝肾经，通利血脉，引血下行，并有补益肝肾之效，为主药。代赭石、生龙骨、生牡蛎性寒质重，善镇降冲逆之气，潜阳息风；龟甲、玄参、天冬、白芍滋养阴液，滋阴涵阳，共为辅药。茵陈、川楝子、生麦芽三药，缓缓生发少阳之气以助疏肝，既可顺肝升发之性，防重镇之品镇降太过使肝气反冲，又不致疏肝太过而资肝阳上亢之力；且茵陈、川楝子性寒，兼能清泄肝阳之有余，并为佐药。甘草调和诸药，与麦芽相配，和胃调中，防金石类药物碍胃之弊，兼为佐使药。

原书方后有加减法："心中热甚者，加生石膏一两；痰多者，加胆星二钱；尺脉重按虚者，加熟地黄八钱，净萸肉五钱；大便不实者，去龟甲、赭石，加赤石脂一两。"可作临床参考。

现代临床常用本方治疗高血压病、脑血栓、脑出血及血管、神经性头痛等属本证者。

[附方]

建瓴汤　生怀山药一两（30g）　怀牛膝一两（30g）　生赭石轧细，八钱（24g）　生龙骨捣细，六钱（18g）　生牡蛎捣细，六钱（18g）　生怀地黄六钱（18g）　生杭芍四钱（12g）　柏子仁四钱（12g）　用法：磨取铁锈浓水，以之煎药。功效：镇肝息风，滋阴安神。主治：肝肾阴虚，肝阳上亢证，症见头目眩晕，心悸健忘，烦躁不宁，失眠多梦，脉弦长而硬（《医学衷中参西录》）。

按：本方与镇肝熄风汤均用治肝阳上亢之头目眩晕，但镇肝熄风汤镇潜清降之力较建瓴汤强，而建瓴汤兼能宁心安神。

[方论选录]

张锡纯　方中重用牛膝以引血下行，此为治标之主药。而复深究病之本源，用龙骨、牡蛎、龟甲、芍药以镇肝息风；赭石以降胃降冲；玄参、天冬以清肺气。肺中清肃之气下行，自能镇制肝木……茵陈为青蒿之嫩者，得初春少阳生发之气，与肝木同气相求，泻肝热兼舒肝郁，实能将顺肝木之性。麦芽为谷之萌芽，生用之亦善将顺肝木之性，使不抑郁。川楝子善引肝气下达，又能折其反动之力。方中加此三味，而后用此方者，自无他虞也（《医学衷中参西录》）。

[歌诀]　镇肝熄风芍天冬，玄参龟甲赭茵从；
　　　　龙牡麦芽膝草楝，肝阳上亢奏奇功。

天麻钩藤饮
（《中医内科杂病证治新义》）

[组成] 天麻（9g）　钩藤后下（12g）　石决明先煎（18g）　山栀（9g）　黄芩（9g）

杜仲 (9g)　　川牛膝 (12g)　　益母草 (9g)　　桑寄生 (12g)　　夜交藤 (9g)　　朱茯神 (9g)
（原方未标注剂量）

　　[用法] 水煎服。

　　[功效] 平肝息风，清热活血，补益肝肾。

　　[主治] 肝阳偏亢，风阳上扰证，症见头痛，眩晕，失眠，舌红苔黄，脉弦数。

　　[方解] 肝肾阴虚，肝阳偏亢，风阳上扰，故见头痛，眩晕；肝阳有余，内扰神魂，故失眠；舌红苔黄，脉弦数，为肝阳亢盛之象。

　　本方为治疗肝厥头痛、晕眩、失眠之良剂。方中天麻、钩藤入肝经，功擅平肝息风定眩，共为主药。石决明咸寒质重，镇肝潜阳；川牛膝、杜仲、桑寄生入肝肾经，补益肝肾，滋水涵木，使阴旺而能涵阳；其中川牛膝善能引血下行，降气血之冲逆，共为辅药。山栀、黄芩苦寒，清热泻火；夜交藤、朱茯神安神定志；益母草辛苦甘微寒，善活血利水，助牛膝平降肝阳，寓"治风先治血，血行风自灭"之法，俱为佐药。

　　现代临床常用本方治疗高血压病、急性脑血管病、内耳性眩晕等属本证者。

　　[方论选录]

　　胡光慈　本方为平肝降逆之剂。以天麻、钩藤、生决明之平肝祛风降逆为主；辅以清降之山栀、黄芩，活血之牛膝，滋肝肾之桑寄生、杜仲等，滋肾以平肝之邪；并辅夜交藤、朱茯神，以安神安眠，缓解其失眠。故为用于肝厥头痛、晕眩、失眠之良剂（《中医内科杂病证治新义》）。

　　[歌诀]　天麻钩藤石决明，栀杜寄生膝与芩；
　　　　　　夜藤茯神益母草，主治眩晕与耳鸣。

五、津亏证

　　津亏证是指津液亏少，脏腑组织失于濡养所表现的证候。以口鼻、咽喉、唇舌、皮肤干燥，口渴喜饮，小便短黄，大便干结，舌红少津，脉细数等干燥、津少之象为主要表现。

　　根据津亏所涉及脏腑的不同，津亏证又可进一步分为肺津亏虚证、胃津亏虚证和肠燥津亏证。

（一）证候辨识

1. 肺津亏虚证

　　肺津亏虚证是指肺中阴津不足，肺失濡养，气机上逆所表现的证候。

　　【临床表现】干咳无痰，或痰中带血，或咳吐涎沫，咽痛口渴，舌红少津或少苔，脉细数。

　　【病机分析】肺为娇脏，不耐寒热。肺津不足，燥热内生，肺气上逆，故干咳无痰，咽痛口渴；燥伤肺络，故咳痰带血；阴津不足，肺失濡养，肺叶枯萎，不能敷布津液，故见咳吐涎沫；舌红少津，脉细数，为津伤内热之象。

2. 胃津亏虚证

　　胃津亏虚证亦称胃阴虚津亏证，是指胃阴津不足，胃失濡养、和降所表现的证候。

【临床表现】胃脘隐隐灼痛，饥不欲食，咽干口燥，或脘痞不舒，或干呕、呃逆，大便干结，舌红少苔或无苔，脉细数。

【病机分析】胃喜润恶燥，以和降为顺。胃阴津不足，虚热内生，胃体被灼，故胃脘隐隐灼痛；胃中虚热消谷，胃虚受纳无权，则饥不欲食，脘痞不舒；虚热内扰，胃失和降，胃气上逆，则见干呕、呃逆；阴亏不能上承，故咽干口燥；肠道失濡，则大便干结；舌红少苔或无苔，脉细数，亦为阴虚内热之象。

3. 肠燥津亏证

肠燥津亏证是指大肠阴津亏虚，传导不利所表现的证候。

【临床表现】大便燥结难下，数日一行，口干咽燥，或口臭，或头晕，舌红苔黄燥少津，脉细数。

【病机分析】肠道阴津亏虚，失于滋润，传导失职，故见大便燥结，难以排出，数日一行；阴津亏损，不能上承，则口干咽燥；大肠腑气不通，秽浊之气上逆，清阳被扰，则口臭，头晕；舌红苔黄燥少津，脉细数，为阴津亏虚，燥热内生之象。

（二）立法原则

津亏证当用滋阴润燥法治疗。

（三）滋阴润燥法

滋阴润燥法属于"八法"中的补法，适用于津液亏虚证。临床常依据津亏所涉及的脏腑不同选配相应的药物。若肺津亏虚，常选用百合、麦冬、天冬、沙参等滋阴润肺；若胃津不足，常配伍生地、玄参、麦冬、石斛等益胃生津；若肠燥津亏，常选用玄参、生地、熟地、蜂蜜等润肠通便。

若兼燥痰，则配伍贝母、瓜蒌、天花粉等润燥化痰；若兼燥伤血络而见出血，可配伍白茅根、白及、藕节等凉血止血；若兼胃逆呕吐，则配伍半夏、竹茹等降逆止呕；若兼气虚，可加山药、黄芪、人参等益气生津。

（四）例方

麦门冬汤
（《金匮要略》）

[组成] 麦门冬七升（42g）　半夏一升（6g）　人参三两（9g）　甘草二两（6g）　粳米三合（10g）　大枣十二枚（4枚）

[用法] 上六味，以水一斗二升，煮取六升，温服一升，日三夜一服。

[功效] 滋养肺胃，降逆下气。

[主治] ①肺胃阴津亏虚之肺痿，症见咳逆上气，咳痰不爽，或咳吐涎沫，口干咽燥，手足心热，舌红少苔，脉虚数。②胃津亏虚证，症见气逆呕吐，口渴咽干，舌红少苔，脉虚数。

[方解] 肺痿之成，其病在肺，其源在胃。胃阴不足，不能上养肺阴，肺失濡润，虚火灼肺，肺气上逆，故见咳逆上气，咳痰不爽，或咳吐涎沫；胃之阴津亏虚，胃失所养，胃气上逆，故气逆呕吐；咽干口渴，手足心热，舌红少苔，脉虚数，均为肺胃阴津损伤之象。

方中重用麦门冬为主药，甘寒入肺胃经，滋养肺胃之阴，且清虚火；半夏降逆下气，化痰止呕。两药相伍，麦门冬甘寒滋润可制约半夏之温燥，使其燥性减而降逆之性存，为"去性存用"之法；半夏之辛燥可助布散津液，使大量麦门冬滋而不腻，补而不滞。人参甘温补益中气，与麦门冬配伍，补气生津之效著；更加粳米、大枣滋脾益胃，使中气健，津液生，则津液自能上输于肺。以上四味合用，共为佐药。生甘草甘寒清热生津，调和诸药，为佐使药。

诸药合用，胃得其养，肺得其润，寓"培土生金"之意，对于虚热肺痿，咳唾涎沫者，为正治之方；对于胃阴津不足，气逆呕吐者，亦为有效之剂。

现代临床常用本方治疗慢性支气管炎、支气管扩张、慢性咽喉炎、矽肺、肺结核，或胃及十二指肠溃疡、慢性萎缩性胃炎、妊娠呕吐等属本证者。

[方论选录]

张璐 此肺中津液干枯，虚火上炎之候。凡肺病，有胃气则生，无胃气则死。胃气者，肺之母气也，故于竹叶石膏汤中偏除方名二味，而加麦门冬数倍为君，人参、粳米、甘草以滋肺母，使水谷之精微皆得上注于肺，自然沃泽无虞。当知火逆上气，皆是胃中痰气不清，上溢肺隧，占据津液流行之道而然。是以倍用半夏，更加大枣通津涤饮为先，奥义全在乎此。若浊饮不除，津液不致，虽曰用润肺生津之剂，乌能建止逆下气之绩哉。俗以半夏性燥不用，殊失仲景立方之旨（《张氏医通》）。

[歌诀] 麦门冬汤用人参，枣甘粳米半夏斟；
肺痿咳逆因虚火，益胃生津降逆珍。

养阴清肺汤
（《重楼玉钥》）

[组成] 大生地二钱（6g）　麦冬一钱二分（4g）　生甘草五分（2g）　玄参一钱半（5g）贝母去心，八分（3g）　丹皮八分（3g）　薄荷五分（2g）　炒白芍八分（3g）

[用法] 水煎服。

[功效] 养阴清肺，解毒利咽。

[主治] 阴虚肺燥之白喉，症见喉间起白如腐，不易拨去，咽喉肿痛，初起发热或不发热，或咳或不咳，呼吸有声，似喘非喘，鼻干唇燥，舌红，脉数无力或细数。

[方解] 素体肺肾阴虚，内有蕴热，复感疫毒，热毒熏蒸，津液耗伤，初起兼有表证，故发热，鼻干唇燥；肾脉夹咽，喉为肺系，肺肾阴虚，虚火上炎，故咽喉肿痛，喉生白膜；肺失肃降，气道受阻，故呼吸有声，似喘非喘，或咳或不咳；舌红，脉数无力或细数，为阴虚有热之象。

本方为治疗白喉的常用方剂。方中生地甘苦性寒，养阴生津，清热凉血，上滋肺阴，下益肾水，为主药。麦冬、玄参性寒质润，清热解毒，养阴清肺，为辅药。白芍酸敛，养血柔肝，以防木火刑金；丹皮苦辛微寒，清热凉血，散瘀消肿；贝母苦甘微寒，润肺化痰，清热散结；薄荷辛凉，宣肺利咽，共为佐药。生甘草泻火解毒，调和诸药，为佐使药。全方滋养肺肾，凉血解毒，利咽散结并用，标本兼顾，为治疗白喉之要药。

现代临床常用本方治疗急性扁桃体炎、急性咽喉炎、鼻咽癌等属本证者。

[方论选录]

郑梅涧　喉间起白如腐一症，其害甚速。乾隆四十年前无是症，即有亦少。自二十年来，患此症者甚多，惟小儿尤甚，且多传染，一经误治，遂致不救。虽属疫气为患，究医者之过也。按白腐一证，即所谓白缠喉是也。诸书皆未论及，惟《医学心悟》言之。至于论治之法，亦未详备。缘此症发于肺肾，凡本质不足者，或遇燥气流行，或多食辛热之物，感触而发。初起者，发热或不发热，鼻干唇燥，或咳或不咳，鼻通者轻，鼻塞者重。音声清亮，气息调匀易治；若音哑气息，即属不治。近有好奇之辈，一遇此症，即用象牙片动手于喉中，妄刮其白，益伤其喉，更速其死，岂不哀哉！余与既均三弟疗治以来，未尝误及一人，生者甚众。经治之法，不外肺肾，总要养阴清肺，兼辛凉而散为主（《重楼玉钥》）。

[歌诀]　养阴清肺麦地黄，玄参甘芍贝丹襄；

　　　　薄荷共煎利咽膈，阴虚白喉是妙方。

益胃汤
（《温病条辨》）

[组成]　沙参三钱（9g）　麦冬五钱（15g）　冰糖一钱（3g）　细生地五钱（15g）　玉竹炒香，一钱五分（4.5g）

[用法]　水五杯，煮取二杯，分二次服，滓再煮一杯服。

[功效]　养阴益胃。

[主治]　胃阴虚证，症见胃脘隐痛，饥不欲食，口干咽燥，舌红少苔，脉细数。

[方解]　胃阴不足，虚热内生，胃腑失养，故胃脘隐隐作痛；燥热消谷，故见易饥；胃虚失于受纳，故饥不欲食；口干咽燥，舌红少苔，脉细数，为阴虚有热之象。

方中生地、麦冬味甘性寒，滋阴清热，生津润燥，为益胃养阴之佳品，共为主药。北沙参、玉竹养阴生津，助主药益胃养阴之力，同为辅药。冰糖濡润肺胃，兼以调味，为佐使药。全方甘凉清润，清而不寒，润而不腻，药简力专，共奏养阴益胃之功。

现代临床常用本方治疗慢性胃炎、糖尿病、小儿厌食症等属本证者。

[歌诀]　温病条辨益胃汤，沙参麦地合成方；

　　　　玉竹冰糖同煎服，温病须虑胃津伤。

玉液汤
（《医学衷中参西录》）

[组成]　生山药一两（30g）　生黄芪五钱（15g）　知母六钱（18g）　生鸡内金捣细，二钱（6g）　葛根一钱半（5g）　五味子三钱（9g）　天花粉三钱（9g）

［用法］ 水煎服。

［功效］ 益气生津，润燥止渴。

［主治］ 气阴两虚之消渴，症见口渴引饮，小便频数量多，或小便浑浊，困倦气短，舌嫩红而干，脉虚数。

［方解］ 口渴引饮，为胃燥消渴之主症。胃燥消渴之病因有二：其一，脾气虚惫，气不布津，胃燥失濡；其二，肾虚不固，水精下流，直走小水，津液益耗。脾气不升、肾气不固为消渴之根本。脾气虚，则困倦气短，脉虚数；肾虚不固，则小便频数量多，或小便浑浊。

方中重用生黄芪、生山药补脾固肾，既可升清阳、布津液以消燥渴，又助肾之封藏，缩小便以缓津液丢失；且生山药质地滑润，善滋补脾阴而润胃燥，两者同为主药。知母、天花粉性寒质润，滋阴生津，清热润燥；葛根甘辛性凉，升发脾胃之清阳，助黄芪输布津液以止渴，共为辅药。生鸡内金、五味子固肾缩尿，兼以生津，并为佐药。诸药合用，益气养阴，固肾缩尿，共奏开源节流之功。

现代临床常用本方治疗糖尿病、干燥综合征、甲状腺功能亢进症、慢性咽炎等属本证者。

［方论选录］

张锡纯　消渴之证，多由于元气不升，此方乃升元气以止渴者也。方中黄芪为主，得葛根能升元气。而又佐以山药、知母、花粉以大滋真阴，使之阳升而阴应，自有云行雨施之妙也。用鸡内金者，因此证尿中皆含有糖质，用之以助脾胃强健，化饮食中糖质为津液也。用五味者，取其酸收之性，大能封固肾关，不使水饮急于下趋也（《医学衷中参西录》）。

［歌诀］　玉液山药芪葛根，花粉知味鸡内金；

消渴口干溲多数，补脾固肾益气阴。

增液汤
（《温病条辨》）

［组成］ 玄参一两（30g）　麦冬连心，八钱（24g）　细生地八钱（24g）

［用法］ 水八杯，煮取三杯，口干则与饮令尽，不便，再作服。

［功效］ 滋阴清热，润燥通便。

［主治］ 肠燥津亏证，症见大便秘结，口渴，舌干红，脉细数或沉无力。

［方解］ 阳明温病，热盛津伤，津亏液涸，肠道失濡，故大便秘结；口渴，舌干红，脉细数或沉无力，为津亏虚热之象。

本方为增液润燥通便的代表方剂。方中玄参咸寒滋阴生津，润肠通便，为主药；麦冬、生地甘寒，养阴清热，生津润燥，共为辅药。全方诸药均质润多汁，滋阴润燥力强，旨在增水行舟，非攻下之意，通下之力较缓，适用于津液亏少而燥结不甚者。

若服后不大便者，需增加药量再服，或加大黄、芒硝服之。若津液不足，燥结已甚者，则不宜单独使用本方治疗。

现代临床常用本方治疗习惯性便秘、干燥综合征、慢性咽喉炎、复发性口腔溃疡、糖尿病等属本证者。

[方论选录]

吴瑭　温病不大便，偏于阴亏液涸之半虚半实证。方取元参为君，其味苦咸微寒，壮水制火，通二便，启肾水上潮于天；麦冬主治心腹结气，能补、能润、能通，故以为佐；生地亦主寒热积聚，通血痹，用细者取其补而不腻，兼能走络也。三者合用，可收"增水行舟"之功（《温病条辨》）。

[歌诀] 增液汤用玄地冬，滋阴润燥有殊功；

热病津枯肠燥结，增水行舟便自通。

麻子仁丸
（《伤寒论》）

[组成] 麻子仁二升（20g）　芍药半斤（9g）　枳实炙，半斤（9g）　大黄去皮，一斤（12g）　厚朴炙，去皮，一尺（9g）　杏仁去皮尖，熬，别作脂，一升（10g）

[用法] 六味为末，炼蜜为丸，如梧桐子大。饮服十丸，日三服，渐加，以知为度。

[功效] 润肠泄热，行气通便。

[主治] 胃肠燥热之便秘（或称脾约证），症见大便干结，小便频数，脘腹胀痛，舌红苔微黄，脉细或数。

[方解] 脾主为胃行其津液，胃肠燥热，脾受约束，津液不得四布，但下输膀胱，故小便频数；津液不布，肠失濡润，故见大便干结；舌红苔微黄，脉细或数，为胃中燥热，津液不足之象。

方中火麻仁甘平质润多脂，润肠通便，为主药。杏仁味苦降泄，润肠通便，且能肃降肺气以助大肠通降之力；白芍味酸性微寒，养阴和里，缓急止痛，共为辅药。大黄、枳实、厚朴，泄热行气通便，泻胃肠有余之燥热，为佐药。白蜜甘缓，与小承气同用，缓其攻下之力，兼能润肠通便，为佐使药。原方用法仅服十丸，不效渐加，说明本方意在"缓下"。

本方虽为缓下之剂，但终为攻伐之品，虽可用治虚人及老人肠燥便秘及习惯性便秘，但体虚年老者不宜常服，当中病即止。

现代临床常用本方治疗虚人及老人肠燥便秘、习惯性便秘、产后便秘、痔疮术后便秘等属本证者。

[附方]

润肠丸　大黄　当归尾　羌活各五钱（各15g）　桃仁去皮尖　麻仁去皮，各一两二钱五分（30g）　用法：除麻仁另研如泥外，捣细，炼蜜和丸，如梧桐子大，每服五十丸（12g），空心服，白汤送下。功效：润肠通便，活血散风。主治：风结、血结之便秘，症见大便秘涩，或干燥不通，全不思食（《脾胃论》）。

按：本方由润肠药同活血祛风药配伍组成，主治因风热入于大肠与血燥互结所致的肠燥便秘证。而麻子仁丸是以润肠通便药同小承气汤配伍而成，润下之中兼具泄热导滞之力，专用于脾约所致便秘证。

[方论选录]

成无己　约者，约结之约，又约束之约也。《内经》曰：饮入于胃，游溢精气，上输于脾，脾气散精，上归于肺，通调水道，下输膀胱，水精四布，五经并行，是脾主为胃行其津液也。今胃强脾弱，约束津液不得四布，但输膀胱，致小便数而大便硬。故曰：其脾为约。麻仁味甘平，杏仁味甘温。《内经》曰：脾欲缓，急食甘以缓之。麻仁、杏仁润物也。《本草》曰：润可去枯。脾胃干燥，必以甘润之物为之主，是以麻仁为君，杏仁为臣。枳实味苦寒，厚朴味苦涩。润燥者，必以甘，甘以润之；破结者必以苦，苦以泻之。枳实、厚朴为佐，以散脾之约结。芍药味酸微寒，大黄味苦寒。酸苦涌泄为阴，芍药、大黄故为使，以下脾之结燥，肠润结化，津液还入胃中，则大便利，小便少而愈矣（《伤寒明理论》）。

[歌诀]　麻子仁丸治脾约，芍麻枳朴杏黄餐；

　　　　润而甘缓布津液，脾虚胃热自能安。

五仁丸
（《世医得效方》）

[组成]　桃仁一两 (15g)　　杏仁炒，去皮尖，一两 (15g)　　柏子仁半两 (5g)　　松子仁一钱二分五厘 (4g)　　郁李仁炒，一钱 (3g)　　陈皮另研末，四两 (15g)

[用法]　研为膏，再入陈皮末研匀，炼蜜为丸，如梧桐子大，每服五十丸 (9g)，空心时米饮送下。

[功效]　润肠通便。

[主治]　肠燥津亏证，症见大便干燥，艰涩难出，舌红少津，脉细数，以及年老或产后血虚便秘。

[方解]　本证病机核心为津液不足，阴虚血少。阴血津液不足，肠道失养，故可见大便干燥，艰涩难出；舌红少津，脉细数，为阴血不足之象。

本方为润肠通便的代表方剂。方中五仁皆富含油质，取其润肠通便之用。方中桃仁、杏仁用量较大，滋润之中又兼能活血降气，为主药。柏子仁、松子仁、郁李仁、白蜜助主药润下之力，为辅药。重用陈皮行气健脾，既可防止油润之品滋腻碍胃，又可行气以助通便，为佐药。本方对津液不足所致便秘颇为适宜。因方中桃仁能活血通经，郁李仁通便力强，故孕妇便秘宜慎用。

现代临床常用本方治疗老年习惯性便秘、便秘型肠易激综合征等属本证者。

[歌诀]　五仁柏子杏仁桃，松子陈皮郁李饶；

　　　　蜜水为丸米饮下，血结气滞可通调。

六、气血两虚证

气血两虚证是指气虚与血虚并见所表现的证候。

（一）证候辨识

【临床表现】面色无华，头晕目眩，心悸怔忡，食少倦怠，短气懒言，舌淡，脉虚无力。

【病机分析】血虚不能上荣于面，故面色无华，舌淡；清窍失养，故头晕目眩；血不养心，则心悸怔忡；气虚运化失常，生化乏源，故食少倦怠，短气懒言；气血不能充盈脉道，故脉虚无力。

（二）立法原则

气血两虚证宜气血双补法治疗。

（三）气血双补法

气血双补法属于"八法"中的补法，适宜于气血两虚证。临床常以人参、黄芪、白术、茯苓、炙甘草等补气健脾，助气血生化之源；以当归、熟地、生地、白芍、阿胶、火麻仁等滋阴养血。

若兼阳气虚，可配伍肉桂、桂枝、干姜、生姜等以温助阳气；若兼阴液虚，可加生地、麦冬、五味子等滋阴生津；若兼气滞，可配伍砂仁、陈皮、木香、苏梗等行气和胃；若兼见心悸失眠，可配用龙眼肉、炒枣仁、远志等养心安神；若胎气不固，胎元失养而见胎动不安，可配伍桑寄生、续断、黄芩、砂仁、糯米等以安胎。

（四）例方

八珍汤
（《瑞竹堂方》）

[组成] 当归去芦　川芎　熟地黄　白芍药　人参　茯苓去皮　白术各一两（各10g）　甘草炙，五分（5g）

[用法] 上㕮咀。每服三钱（9g），水一盏半，加生姜五片，大枣一枚，煎至七分，去滓，不拘时候，通口服。

[功效] 益气补血。

[主治] 气血两虚证，症见面色淡白或萎黄，头晕目眩，四肢倦怠，气短懒言，心悸怔忡，饮食减少，舌淡苔薄白，脉细或虚大无力。

[方解] 血液亏虚，脏腑、组织失养，则见面色淡白或萎黄，头晕目眩，心悸怔忡，舌淡苔薄白，脉细等；气虚，脏腑、组织机能下降，则见四肢倦怠，气短懒言，饮食减少，脉虚大无力等。

方中人参、熟地黄甘温，大补元气，滋阴养血，共为主药。白术甘苦温，健脾燥湿，助人参益气健脾；当归、白芍柔润入肝，养血敛阴，助熟地养血和营，为辅药。茯苓甘淡性平，渗湿健脾；川芎味辛性温，活血行气，使补而不滞，为佐药。炙甘草甘温益气和中；生姜、大枣鼓舞脾胃之气，调和诸药，共为佐使药。

本方乃四君子汤和四物汤合方而成，两方分别为补气、补血基本方，合用则气血兼顾，故称"八珍"。

现代临床常用本方治疗病后、产后身体虚弱及胎儿宫内生长受限、先兆流产、低血压性头痛等属本证者。

[歌诀] 双补气血八珍汤，四君四物益枣姜；

再加黄芪与肉桂，十全大补效更强。

归脾汤
(《重订严氏济生方》)

[组成] 白术一两（12g）　茯神去木，一两（12g）　黄芪去芦，一两（15g）　龙眼肉一两（9g）　酸枣仁炒，去壳，一两（12g）　人参　木香不见火，各半两（各6g）　甘草炙，二钱半（5g）　当归一钱（10g）　远志蜜炙，一钱（6g）

[用法] 上药㕮咀，每服四钱（12g），水一盏半，生姜五片，枣一枚，煎至七分，去滓温服，不拘时候。

[功效] 益气补血，健脾养心。

[主治] ①心脾气血两虚证，症见心悸怔忡，健忘失眠，食少体倦，面色萎黄。②脾不统血证，症见崩中漏下，或月经超前，量多色淡，或便血，或皮下紫癜。舌淡苔薄白，脉细无力。

[方解] 脾主思而统血，心藏神而主血，思虑过度，则劳伤心脾。脾胃气虚，运化无力，化源不足，故食少体倦，面色萎黄，舌淡苔薄白，脉细无力；脾虚统摄无权，则妇女崩中漏下，或经期超前，量多色淡，或便血，或皮下紫癜等；气虚血弱，心失所养，故见心悸怔忡，健忘失眠等。

本方重在益气生血，故以黄芪甘温补中益气，使气旺血生，为主药。人参、白术益气健脾，助黄芪补益中焦脾胃，使气血生化有源；酸枣仁味酸甘性平，龙眼肉味甘性温，均具养血宁心安神之力，为辅药。当归甘温，补血和血，助主辅药补血，且补而不滞；木香辛苦温，理气运脾，以防滋腻碍胃；茯神、远志交通心肾，安神定志；生姜、大枣健脾和胃，共为佐药。炙甘草甘缓，益气和中，调和诸药，为佐使药。

按：本方与天王补心丹均可用于治疗心悸怔忡，失眠健忘，但本方以益气养血，健脾养心为主；而天王补心丹重在滋阴清热，调补心肾。

现代本方常用于神经衰弱、胃及十二指肠溃疡出血、功能性子宫出血、血小板减少性紫癜、再生障碍性贫血等属于本证者。

[方论选录]

汪昂　此手少阴、足太阴药也。血不归脾则妄行，参、术、黄芪、甘草之甘温，所以补脾；茯神、远志、枣仁、龙眼之甘温酸苦，所以补心。心者，脾之母也，当归滋阴而养血，木香行气而舒脾，既以行血中之滞，又以助参芪而补气，气壮则能摄血，血自归经，而诸证悉除矣（《医方集解》）。

[歌诀] 归脾汤用术参芪，归草茯神远志宜；

酸枣木香龙眼肉，煎加姜枣益心脾。

炙甘草汤（又名复脉汤）

（《伤寒论》）

[组成] 甘草炙，四两（12g）　生姜切，三两（9g）　人参二两（6g）　生地黄一斤（30g）桂枝去皮，三两（9g）　阿胶二两（6g）　麦门冬去心，半升（9g）　麻仁半升（9g）　大枣擘，三十枚（10 枚）

[用法] 上以清酒七升，水八升，先煮八味，取三升，去滓，内胶烊消尽，温服一升，日三服。

[功效] 滋阴养血，益气通阳，复脉定悸。

[主治] 气血阴阳俱虚之心脉失养证，症见脉结或代，心动悸，虚羸少气，舌光色淡，或质干而瘦小；虚劳肺痿，症见咳嗽，涎唾多，形体消瘦，虚烦不眠，自汗盗汗，咽干舌燥，大便难，脉虚数。

[方解] 阴血不足，血脉无以充盈，阳气虚弱，无力鼓动血脉，脉气不相接续，故见脉来或结或代；气血阴阳俱虚，心失所养，故心动悸；形体失于濡养，则虚羸少气，舌光色淡，或质干而瘦小；气血阴阳不足，肺失所养，肺叶枯萎，气失宣降，故咳嗽；津液失布，则多唾涎沫；肺卫气弱，卫外不固，则自汗不已；阴血不足，形神失养，故虚烦不眠，咽干舌燥，形体消瘦；阴虚热扰，则盗汗，大便难；脉虚数，为阴血、阳气虚弱之象。

方中生地黄甘寒质润，滋阴养血，充脉养心；炙甘草甘温，益气养心，复脉定悸，两药均重用，共为主药。配伍人参补益脾胃，资助化源，助炙甘草益心气；麦冬、阿胶、大枣、麻仁滋阴补血润燥，助生地益阴血，为辅药。桂枝、生姜、清酒辛热，宣通阳气，温经复脉，并可防止主辅药厚味滋腻，为佐药。诸药合用，共奏滋阴养血，通阳益气，养心复脉之功。

若用本方治疗虚劳肺痿时，应减少姜、桂、酒的用量，以防温药耗伤阴液。

现代临床常用本方治疗多种心律失常、病毒性心肌炎、扩张型心肌病、甲状腺功能亢进症等属本证者。

[附方]

加减复脉汤　炙甘草六钱（18g）　干地黄六钱（18g）　生白芍六钱（18g）　麦冬不去心，五钱（15g）　阿胶三钱（9g）　麻仁三钱（9g）　用法：水八盏，煮取三杯，分三次服。剧者，加甘草至一两，地黄、白芍八钱，麦冬七钱。日三、夜一服。功效：养血敛阴，生津润燥。主治：温热病后期，阴液亏虚证，症见身热面赤，口干舌燥，脉虚大，手足心热甚于背者（《温病条辨》）。

按：本方即复脉汤去姜、桂、参、枣、酒，加白芍而成。方中减去甘温辛热之品，纯为滋阴养血之剂，用于治疗热病阴伤之证。

[方论选录]

唐容川　此方为补血之大剂……余按此方。即中焦受气取汁，变化而赤是为血之义。姜枣参草，中焦取汁。桂枝入心化气，变化而赤；然桂性辛烈能伤血，故重使生地、麦冬、芝麻以清润之，使桂枝雄烈之气变为柔和，生血而不伤血；又得阿胶潜伏血脉，使输于血海，下藏于肝。合观此方，生血之源，导血之流，真补血之第一方。未可轻易加减也（《血证论》）。

[歌诀] 炙甘草汤参桂姜，麦地阿枣麻仁襄；

心动悸兮脉结代，虚劳肺痿取之良。

泰山磐石散
（《古今医统大全》）

[组成] 人参　黄芪各一钱（各3g）　　白术　炙甘草各五分（各1.5g）　　当归一钱（3g）　川芎　白芍药　熟地黄各八分（各2.4g）　　续断一钱（3g）　　糯米一撮　黄芩一钱（3g）　　砂仁五分（1.5g）

[用法] 水一盅半，煎八分，食远服。但觉有孕，三五日常用一服，四月之后方无虑也。

[功效] 益气健脾，养血安胎。

[主治] 气血虚弱，胎元不固证，症见胎动不安，堕胎，滑胎，面色淡白，倦怠乏力，不思饮食，舌淡苔薄白，脉滑无力。

[方解] 冲任气血虚弱，血虚无力养胎，气虚无力固胎，故胎动不安，甚至滑胎；气血不足，机体失养，故面色淡白，倦怠乏力，不思饮食，舌淡苔薄白，脉滑无力。

方中人参甘温大补元气以固胎气；熟地黄甘温入肝肾经，补血滋阴以养胎元，气血并补，共为主药。黄芪甘温，益气升阳，辅人参升提气机，以助胎气之固，兼能补后天之本以助气血化生；当归、芍药、川芎养血调肝，助熟地黄补血养胎之力，共为辅药。佐以续断补肾安胎，白术健脾安胎，黄芩清热安胎，砂仁理气安胎，相辅相成。糯米补脾养胃，调药和中，为佐使药。

本方系八珍汤减茯苓，加黄芪、续断、砂仁、黄芩、糯米而成，全方以益气养血为主，兼用多味安胎之品，为治气血两虚胎动不安之代表方剂。

现代临床常用本方治疗先兆流产、习惯性流产、早产、腰肌劳损等属本证者。

[歌诀] 泰山磐石八珍全，去茯加芪芩断联；

再益砂仁与糯米，妇人胎动可安痊。

七、阴阳两虚证

阴阳两虚证是指阴虚与阳虚并见所表现的证候。

（一）证候辨识

【临床表现】眩晕耳鸣，神疲，畏寒肢冷，五心烦热，心悸腰酸，舌淡少津，脉弱而数。

【病机分析】阳气虚损，心神、清窍失养，故神疲，心悸，眩晕耳鸣；阳虚不得温煦，阴寒内生，故畏寒肢冷；阴精亏虚，机体失养，则腰酸；阴不制阳，虚火内生，则五心烦热；舌淡少津，脉弱而数，为阴虚阳弱之象。

（二）立法原则

阴阳两虚证当用阴阳双补法治疗。

（三）阴阳双补法

阴阳双补法属于"八法"中的补法，适用于阴阳两虚证。肾藏一身之元阴元阳，故阴阳两虚证涉及的最主要的脏腑为肾。根据肾藏精而化生阴阳，阴阳相互依存、互相影响的生理特性，以及阳损及阴、阴损及阳的病理特点，阴阳双补法中又可包含阳中求阴、阴中求阳之法及阴阳并补之法。

临床治疗时常以熟地、山茱萸、山药、龟甲、何首乌、枸杞子等滋阴填精；配伍鹿角胶、肉苁蓉、巴戟天、菟丝子、杜仲等温肾填精，附子、肉桂等温阳助火。

若阳不化水，兼痰浊内阻，可配伍茯苓、远志、石菖蒲、贝母、胆南星等祛湿化痰；若兼神疲气衰，可配伍人参、黄芪益气补虚，助气血生化之源；若兼遗精滑泄，可配伍沙苑子、芡实、煅龙骨、煅牡蛎等补肾固精。

（四）例方

地黄饮子
（《黄帝素问宣明论方》）

［组成］熟干地黄焙　巴戟天去心　山茱萸炒　肉苁蓉酒浸，切，焙　附子炮裂，去皮、脐　石斛去根　五味子炒　肉桂去粗皮　白茯苓去黑皮，各一两（各30g）　麦门冬去心，焙　远志去心　石菖蒲各半两（各15g）

［用法］上锉，如麻豆大。每服三钱匕（9～15g），水一盏，加生姜三片，大枣二枚（擘破），薄荷数叶，同煎七分，去滓，食前温服。

［功效］滋肾阴，补肾阳，化痰开窍。

［主治］肾阴阳俱虚之喑痱，症见舌强不能言，足废不能行，口干不欲饮，足冷面赤，脉沉细无力。

［方解］肾中阴阳俱虚，不能主骨生髓，故两足渐觉不利，甚则足废不能行；阴阳俱虚，阴不涵阳，虚阳上扰，故足冷面赤，口干不欲饮；肾精亏虚，不得上承舌本，痰浊随虚阳上阻窍道，故舌强不能言；脉沉细无力，为肾虚之象。

方中熟地甘温质润，山茱萸酸涩微温，均主入肾肝经，滋阴补肾，填精益髓；肉苁蓉、巴戟天性温甘润，温肾助阳，滋肾填精，四药并用，阴阳平补，共治下元虚衰，为主药。石斛、麦冬味甘微寒，质地柔润，善滋阴益胃，以后天养先天，助熟地滋阴；附子、肉桂辛热，温阳助火，助苁蓉温暖下元；五味子酸敛收涩，敛阴固肾，兼以摄纳浮阳，共为辅药。佐以石菖蒲、远志、茯苓化痰开窍，治痰阻窍道之标。煎加生姜、大枣和胃益中，调和药性；薄荷轻清上浮，引药上达于咽喉，共为佐使药。诸药并用，下元可补，浮阳可摄，痰化窍开，水火相济，则喑痱可愈。

现代临床常用本方治疗晚期高血压病、脑动脉硬化、中风后遗症、脊髓炎、老年性痴呆等属本证者。

[方论选录]

王子接 饮，清水也。方名饮子者，言其煎有法也。暗痱之证，机窍不灵，升降失度，乃用一派重浊之药，务在药无过煎，数滚即服，取其轻清之气，易为升降，迅达经络，流走百骸，以交阴阳。附子、官桂开诸窍而祛浊阴，石菖蒲、远志通心肾以返真阳，川石斛入肾以清虚热，白茯苓泄胃水以涤痰饮，熟地、山萸滋乙癸之源，巴戟、苁蓉温养先天之气，麦冬、五味入肺肾以都气。开之、通之、清之、泄之、补之、都之，不使浊阴之气横格于喉舌之间，则语自解，体自正矣（《绛雪园古方选注》）。

[歌诀] 地黄饮子山萸斛，麦味菖蒲远志茯；

苁蓉桂附巴戟天，少入薄荷姜枣服；

暗厥风痱皆可治，火归水中水生木。

龟鹿二仙胶
（《医便》）

[组成] 鹿角用新鲜麋鹿杀角，解的不用，马鹿角不用；去角脑梢骨二寸绝断，劈开，净用，十斤（5000g） 龟板去弦，洗净，捶碎，五斤（2500g） 人参十五两（450g） 枸杞子三十两（900g）

[用法] 前三味袋盛，放长流水内浸三日，用铅坛一只，如无铅坛，底下放铅一大片亦可，将角并板放入坛内，用水浸，高三五寸，黄蜡三两封口，放大锅内，桑柴火煮七昼夜，煮时坛内一日添热水一次，勿令沸起，锅内一日夜添水五次；候角酥取出，洗，滤净取滓，其滓即鹿角霜、龟板霜也。将清汁另放，外用人参、枸杞子用铜锅以水三十六碗，熬至药面无水，以新布绞取清汁，将滓置石臼水捶捣细，用水二十四碗又熬如前；又滤又捣又熬，如此三次，以滓无味为度。将前龟、鹿汁并参、杞汁和入锅内，文火熬至滴水成珠不散，乃成胶也。候至初十日起，日晒夜露至十七日，七日夜满，采日精月华之气，如本月阴雨缺几日，下月补晒如数，放阴凉处风干。每服初起一钱五分（4.5g），十日加五分（1.5g），加至三钱（9g）止，空心酒化下，常服乃可。

[功效] 滋阴填精，益气壮阳。

[主治] 肾精血阴阳不足证，症见腰膝酸软，形体瘦削，两目昏花，发脱齿摇，阳痿遗精，久不孕育。

[方解] 肾虚不能主骨，则腰膝酸软，牙齿松动；肾阳亏虚，封藏不固，则阳痿遗精；肾精亏虚，则男子精少不育，女子经闭不孕；精血不足，上窍、头发及形体失养，则两目昏花，发脱，形体瘦削。

方中鹿角胶甘咸性温，温肾助阳，益精养血；龟甲胶甘咸性平，滋阴养血，填精益髓，两药均为血肉有情之品，重用以峻补阴阳精血，共为主药。辅以人参甘温，大补元气，补后天而养先天；枸杞子甘平，补益肝肾，滋阴养血，助主药益肾填精。四药相合，阴阳气血并补，先后天兼顾，药简力宏，并成填精补髓，滋阴养血，益气壮阳之功。

现代临床常用本方治疗内分泌功能障碍引起的发育不良、重症贫血、神经衰弱及性功能障碍等属本证者。

[方论选录]

李中梓　人有三奇，精、气、神，生生之本也。精伤无以生气，气伤无以生神。精不足者，补之以味。鹿得天地之阳气最全，善通督脉，足于精者，故能多淫而寿；龟得天地之阴气最厚，善通任脉，足于气者，故能伏息而寿。二物气血之属，味最纯厚，又得造化之玄微，异类有情，竹破竹补之法也。人参益气，枸杞生精，佐龟鹿补阴补阳，无偏胜之忧，入气入血，有和平之美。由是精生而气旺，气旺而神昌，庶几龟鹿之年矣，故曰二仙（《古今名医方论》）。

[歌诀]　医便龟鹿二仙胶，人参枸杞熬成膏；

滋阴益肾填精髓，"精极"用此疗效高。

第五节　实　证

实证是指人体感受外邪，或体内病理产物蓄积而产生的邪气亢盛有余的证候。由于病邪的性质及所停留部位的不同，实证的临床表现是复杂多样的。

实证涉及的范围很广，从病性来分，有寒证、热证之别；从病位而言，有表证、半表半里证及里证的不同；而里证又可涉及不同的脏腑、经络等，与气、血、津液的异常相结合，又可表现为气证、血证、水湿证及痰证等。本节只对食滞胃肠证、肠热腑实证、寒积腑实证、虫积内停证、风邪外袭证，以及有形实邪停留于咽喉、胸膈、胃脘等吐法适宜诸证进行介绍，其余实证类型详见相关章节。

本节所涉及的实证，当随证采用消导法、泻下法、驱虫法、疏风散邪法和吐法治疗。

消导法和泻下法均有消除有形实邪的作用，其中泻下法适用于病势较急的实证，攻逐之力较强，可迅速驱除邪气，使邪去正安；而消导法则适用于饮食停滞等渐积缓成之证，以渐消缓散之法，使祛邪而不伤正。消导法虽然较泻下法用药和缓，但终属祛邪克伐之法，对积滞日久耗伤正气或脾胃素虚者，应注意保护正气，消补兼施，使积消而不伤正。泻下法为里实积滞而设，若表邪不解，或里实未成者，不可用此法；若表证未解，里实已成，当先解表后攻里，或表里双解（详见"表里同病证"）。泻下法一般用药较为峻烈，故老年人、小儿、孕妇、产后及病后体弱者，均应慎用。另外，泻下剂易耗伤正气，应用时当中病即止，不可过剂；且得下利后，需注意调补脾胃，不宜过早食用油腻及不易消化的食物，以防重伤脾胃。

驱虫法用药多为攻伐伏虫之品，药物大多有毒，用量不宜过大，以免中毒，且宜兼顾正气。服用驱虫方剂以晨起空腹为宜，并忌食油腻食物。年老体弱者及孕妇应慎用。

疏风散邪法适用于外风侵袭人体头面、肌肤、肌肉、经络、关节等所导致的病证，因其用药多为辛香走窜之品，易耗气伤津，治疗时应注意保护正气和津液。

吐法是以祛邪为目的的治标之法，只适用于病情急迫而又急需吐出之证。吐法所用药物大多有毒，作用迅猛，易伤正气，应中病即止，年老体弱、孕妇、产妇均当慎用。若用药后呕吐不止者，可服用少许姜汁。

一、食滞胃肠证

食滞胃肠证是指饮食停滞于胃肠所表现的证候。食滞内停多因饮食不节，运化不及，或脾胃虚弱，饮食不消所致。

（一）证候辨识

【临床表现】脘腹胀满疼痛，纳呆厌食，嗳腐吞酸，或呕吐酸腐，矢气便溏，泻下臭秽，呕吐或泻利后脘腹胀满、疼痛减轻，舌苔厚腻，脉滑有力或沉实。

【病机分析】食滞内停肠胃，中焦气机受阻，故脘腹胀满疼痛；食积停留胃腑，郁积化腐，随胃气上逆，则嗳腐吞酸，或呕吐酸腐；下走大肠，则矢气、泻下臭秽；食滞于胃，受纳失职，故纳呆厌食；呕吐或泻利后，积滞略减，气滞稍舒，故脘腹胀满、疼痛得以缓解；食滞内阻，浊气上犯，故舌苔厚腻；脉滑有力或沉实，为实邪内阻之象。

（二）立法原则

食滞胃肠证当用消导法治疗。

（三）消导法

消导法属于"八法"中的消法，适用于饮食失节，食积内停之证。临床上依据病情轻重以及病位的不同等选取相应的药物。食积内停常以山楂、神曲、麦芽、谷芽、莱菔子、鸡内金等消食化积，其中属于油腻肉积者，多选用山楂；属于米面食积者，常选用神曲、麦芽、谷芽；痞满胀气者，则多用炒莱菔子；食积甚者，则配伍鸡内金；积滞较甚，消积药力所不胜者，可选用牵牛子、大黄、槟榔等推荡泻下，攻积导滞；若痞满胀痛甚者，多用枳实、木香等行气消痞，散结除满。

若兼脾胃虚弱，可配伍党参、白术、甘草等补脾益气；若兼湿邪内停，则配伍茯苓、半夏、泽泻等祛湿；若兼气滞，则配伍陈皮、青皮、砂仁、厚朴等行气；若兼湿热，可配伍黄连、黄芩、栀子等清热燥湿。

（四）例方

保和丸
（《丹溪心法》）

[组成] 山楂六两（18g）　神曲二两（6g）　半夏　茯苓各三两（各9g）　陈皮　连翘　莱菔子各一两（各3g）

[用法] 上为末，炊饼为丸，如梧桐子大，每服七八十丸，食远白汤送下。

[功效] 消食化滞，理气和胃。

[主治] 食滞胃肠证，症见脘腹痞满胀痛，嗳腐吞酸，厌食呕逆，或大便泄泻，舌苔厚

腻，脉滑。

［方解］饮食停滞，气机受阻，故脘腹痞满胀痛，厌食；脾胃失运，清浊不分，清阳不升则泄泻，浊阴不降则呕吐；胃中积食过度腐熟，故嗳腐吞酸；舌苔厚腻，脉滑，均为食积之象。

本方为消食化积之轻剂。方中山楂酸甘微温，能消一切饮食积滞，尤善消肉食油腻之积，为主药。神曲味辛甘性温，健脾消食，善化酒食陈腐之积；莱菔子辛甘性平，入脾胃经，下气消食，长于消面食痰气之积，共为辅药。半夏、陈皮燥湿健脾，行气和胃，化痰止呕；茯苓利湿健脾，和中止泻；连翘苦寒，清热散结，去积滞郁生之热，同为佐药。

现代临床常用本方治疗消化不良、急慢性胃肠炎、慢性胆囊炎、肠炎、婴幼儿消化不良等属本证者。

［附方］

大安丸　即保和丸加白术二两（6g）　用法：上为末，粥糊为丸服。功效：消食健脾。主治：食积兼脾虚证，症见饮食不消，脘腹胀满，大便泄泻，以及小儿食积（《丹溪心法》）。

［方论选录］

吴崑　饮食内伤，令人恶食者，此丸主之。伤于饮食，故令恶食，诸方以厉药攻之，是伤而复伤也。是方药味平良，补剂之例也，故曰保和。山楂甘而酸，酸胜甘，故能去肥甘之积；神曲甘而腐，腐胜焦，故能化炮炙之腻；卜子辛而苦，苦下气，故能化面物之滞；陈皮辛而香，香胜腐，故能消陈腐之气；连翘辛而苦，苦泻火，故能去积滞之热；半夏辛而燥，燥胜湿，故能消水谷之气；茯苓甘而淡，淡能渗，故能利湿伤之滞（《医方考》）。

［歌诀］　保和丸用曲山楂，陈翘茯苓莱菔夏；
　　　　　消食化滞和胃气，方中亦可用麦芽。

枳实导滞丸
（《内外伤辨惑论》）

［组成］大黄一两（30g）　枳实麸炒、去瓤　神曲炒，各五钱（各15g）　茯苓去皮　黄芩去腐　黄连拣净　白术各三钱（各9g）　泽泻二钱（6g）

［用法］研为细末，汤浸蒸饼为丸，如梧桐子大。每服五十丸至七十丸（6～9g），食远，温开水送下。

［功效］消食导滞，清热祛湿。

［主治］食积胃肠兼湿热证，症见脘腹胀痛，下痢泄泻，或大便秘结，小便短黄，舌苔黄腻，脉沉滑有力。

［方解］本证多因饮食积滞，生湿蕴热，或素有湿热，又与食积互结于肠胃所致。积滞内阻胃肠，气机不畅，故脘腹胀满疼痛，或便秘；食积不消，湿热不化，下迫大肠，故下痢泄泻；小便短黄，舌苔黄腻，脉沉滑有力，皆为湿热积滞之象。

方中重用大黄苦寒，攻积导滞，燥湿泄热，属"通因通用"之法，使积滞、湿热随大便而出，为主药。枳实味辛苦，下气消积，散结除痞；神曲味辛甘，消食导滞，共为辅药。黄连、黄芩清热燥湿，厚肠止痢；茯苓、泽泻利水渗湿，利小便以实大便；白术健脾燥湿，使攻积而不伤正，同为佐药。诸药合用，共奏泻下积滞，清利湿热之功。

现代临床常用本方治疗急性肠炎、细菌性痢疾、食物中毒、胃肠功能紊乱及消化不良等属本证者。

[方论选录]

汪昂 此足太阴、阳明药也。饮食伤滞作痛成积，非有以推荡之则不行，积滞不尽，病终不除。故以大黄、枳实攻而下之，而痛泻反止，经所谓通因通用也；伤由湿热，黄芩、黄连佐之以清热；茯苓、泽泻佐之以利湿；积由酒食，神曲蒸窨之物，化食解酒，因其同类，温而消之；芩、连、大黄苦寒太甚，恐伤胃气，故又以白术之甘温，补土而固中也（《医方集解》）。

[歌诀] 枳实导滞首大黄，芩连曲术茯苓襄；

　　　　泽泻蒸饼糊丸服，湿热积滞力能攘。

健脾丸
（《证治准绳》）

[组成] 白术炒，二两半（15g）　木香另研　黄连酒炒　甘草各七钱半（各6g）　白茯苓去皮，二两（10g）　人参一两五钱（9g）　神曲炒　陈皮　砂仁　麦芽炒　山楂取肉　山药　肉豆蔻面裹，纸包槌去油，各一两（各6g）

[用法] 上共为细末，蒸饼为丸，如绿豆大。每服五十丸（6g），空心服，一日二次，陈米汤下。

[功效] 健脾和胃，消食止泻。

[主治] 脾胃气虚，食积内停证，症见食少难消，脘腹痞满，大便溏薄，苔腻微黄，脉弱。

[方解] 脾胃虚弱，胃不受纳，脾失健运，湿邪下注，故饮食难消，大便溏薄；食滞内停，气机不畅，故脘腹痞满；食积化热，故苔腻微黄；脉弱，为脾虚之象。

本方为治疗脾虚食积的常用方剂。方中人参、白术、茯苓健脾祛湿，补中益气，共为主药。山楂、神曲、麦芽消食导滞，为辅药。木香、砂仁、陈皮理气和胃；山药、肉豆蔻健脾固肾，涩肠止泻；黄连清热燥湿，清食积所生之热，同为佐药。甘草与主药相合即四君子汤，配合主药既可以补益脾胃，又可调和诸药，为佐使药。诸药相合，使食积得消，脾虚得健，胃气得和，泄泻得止。本方以"健脾"为先，故以此为名。

现代临床常用本方治疗慢性胃炎、慢性肠炎、肠功能紊乱、消化不良、过敏性肠炎等属本证者。

[附方]

资生丸 白术　人参　薏苡仁各三两（各9g）　白茯苓一两五钱（6g）　山楂肉　橘红　神曲各二两（各6g）　川黄连　白豆蔻仁　泽泻各三钱五分（各3g）　桔梗　藿香　甘草炙，各五钱（各4g）　白扁豆　莲肉各一两（各6g）　干山药炒　麦芽炒　芡实炒，各一两五钱（各5g）（一方无泽泻有砂仁）　用法：共研细末，炼蜜为丸，重二钱（6g），每服一丸，淡姜汤送下，妇人每服二丸，米饮送下。功效：健脾开胃，消食止泻。主治：妊娠三月，脾虚呕吐，或胎滑不固，小儿疰夏，神疲便溏，不思饮食（《证治准绳》）。

按：本方与健脾丸均由四君子汤加味而成，健脾消食之功相近。而本方用桔梗、藿香、薏苡仁、白豆蔻仁宣畅三焦，渗利小便；白扁豆、莲肉、芡实健脾涩肠，故祛湿止泻之力强于健脾丸。

[歌诀] 健脾参术苓草陈，肉蔻香连合砂仁；
　　　　楂肉山药曲麦炒，脾虚食停此方珍。

二、肠热腑实证

肠热腑实证是指里热炽盛，腑气不通所致的证候。多由外感热病，内传阳明之腑，胃肠燥热成实，大便秘结不下所致。此外，食滞内停，郁而化热，或热盛之体，恣饮酒浆，过食辛热厚味，以致肠胃积热等亦可引起。

（一）证候辨识

【临床表现】大便秘结，腹胀硬满，疼痛拒按，甚或下利臭秽青水，口渴，日晡潮热，手足濈然汗出，烦躁失眠，甚则神昏谵语，舌苔黄厚干燥，甚则焦黑燥裂，或起芒刺，脉沉实有力，或滑数。

【病机分析】热邪与糟粕互结于肠中，腑气不通，故大便秘结，腹胀硬满，疼痛拒按；阳明经气旺于日晡，四肢禀气于阳明，实热互结于肠腑，故日晡潮热，手足汗出连绵；邪热上扰心神，轻则烦躁失眠，重则神昏谵语；邪热亢盛，津液耗伤，故口渴，舌苔黄厚干燥，甚则焦黑燥裂，或起芒刺；下利纯青水，其味臭秽，称为"热结旁流"，亦是燥屎内结所致；脉沉实有力，或滑数等，均为热结里实之象。

（二）立法原则

肠热腑实证宜用寒下法治疗。

（三）寒下法

寒下法属于"八法"中的下法和清法的结合应用，适用于肠热腑实证。临床常依据病证的轻重，分别选用大黄、芒硝、芦荟、牵牛子等泄热通便。

若兼气滞，可配伍厚朴、枳实、木香等行气散满；若兼瘀血，可加桃仁、赤芍、丹皮等活血化瘀；若兼湿热，可配伍冬瓜子、薏苡仁等祛湿清热；若兼水饮内停，水热互结，可伍用甘遂、芫花等攻逐水饮；若热盛阴伤，可配伍生地、玄参、麦冬、海参等滋阴生津；若气血耗伤者，可加人参、当归等益气养血；兼里热亢盛者，可配黄芩、栀子、连翘等清热泻火。

（四）例方

大承气汤
（《伤寒论》）

[组成] 大黄四两,酒洗（12g）　　厚朴八两,去皮,炙（15g）　　枳实五枚,炙（12g）　　芒硝

三合（9g）

[用法] 以水一斗，先煮二物，取五升，去滓，内大黄，更煮取二升，去滓，内芒硝，更上微火一二沸，分温再服。得下，余勿服。

[功效] 峻下热结。

[主治] 阳明腑实证，症见大便不通，频转矢气，腹痛拒按，口渴引饮，手足濈然汗出，甚或潮热谵语；或热结旁流，症见下利清水，色纯青，臭秽，脐腹疼痛，按之坚硬有块；或热厥、痉病或发狂。舌红，苔黄燥起刺或焦黑燥裂，脉沉实，或脉滑数。

[方解] 本证由外邪入里化热，损伤津液，与肠中燥屎互结，腑气不通所致。燥屎内结，腑气不通，则见大便不通，频转矢气，腹痛拒按；热伤津液，则口渴引饮，舌红，苔黄燥起刺或焦黑燥裂；阴津耗伤，筋脉失养，故见抽搐拘挛，牙关紧急，角弓反张等痉病的表现；火热上扰心神，故可见谵语，发狂；热盛气壅，阳气被遏，不达四肢，故见热厥；四肢禀气于阳明，阳明热盛，逼迫津液外泄，则手足濈然汗出；燥屎瘤结肠中，邪热蒸腾，肠中津液与粪水从旁而下，利下臭秽纯青水，则为热结旁流。

本方为峻下热结的代表方。方中大黄苦寒，生用后下，取其气锐，既能峻下热结，泄热通便，又可清热活血，推陈致新，为主药。芒硝咸寒软坚，润燥通便，与大黄相须为用，增强泻下之效，为辅药。厚朴、枳实行气除满，散结消痞，助硝、黄推荡之力，共为佐药。本方泻下力猛，为峻下热结、"釜底抽薪、急下存阴"的代表方剂。应用时当中病即止，不可过剂。

前人将本方主证的辨识要点归纳为"痞、满、燥，实"四字。"痞"是自觉脘腹有憋闷闭塞感；"满"是脘腹胀满，按之有抵抗感；"燥"是指燥热伤津，肠中粪便既燥且坚，干结不下；"实"是指腹中硬满，痛而拒按，大便不通，或下利臭秽青水而腹痛拒按。

现代临床常用本方治疗急性单纯性肠梗阻、粘连性肠梗阻、蛔虫性肠梗阻、胆道蛔虫、急性胰腺炎、急性阑尾炎、急性菌痢初起等属本证者。

[附方]

小承气汤 大黄酒洗，四两（12g） 厚朴去皮，炙，二两（6g） 枳实炙，三枚大者（9g）
用法：上以水四升，煮取一升二合，去滓，分温二服。初服汤，当更衣。不尔者，尽饮之；若更衣者，勿服之。功效：轻下热结。主治：阳明腑实证，症见谵语便硬，潮热，脘腹痞满，舌苔老黄，脉滑而疾；或痢疾初期，腹痛难忍，或作胀闷，里急后重（《伤寒论》）。

调胃承气汤 大黄去皮，清酒洗，四两（12g） 甘草炙，二两（6g） 芒硝半升（9g）
（原方未标注剂量） 用法：上三味，以水三升，煮二物至一升，去滓，内芒硝，更上微火煮令沸，少少温服之。功效：缓下热结。主治：阳明胃肠燥热证，症见大便不通，口渴心烦，或蒸蒸发热，舌苔正黄，脉滑数；或肠胃积热而致发斑、口齿咽喉肿痛（《伤寒论》）。

按：三承气汤均以大黄荡涤肠胃积热为主，都可用于阳明热结之证。大承气汤硝、黄后下，并重用枳、朴以行气，为峻下之品，主治痞、满、燥、实俱备的阳明热结重证；小承气汤去芒硝，枳、朴减量，且三味同煎，为轻下之品，主治症见痞、满、实之阳明热结轻证；调胃承气汤不用枳、朴，而大黄与甘草同煎，后下芒硝，故为缓下之品，主治阳明热结无痞满之证。

黄龙汤 大黄（9g） 芒硝（12g） 枳实（6g） 厚朴（9g） 甘草（3g） 当归（9g）
人参（6g） 用法：水二盅，姜三片，枣二枚，煎之后再入桔梗一撮，热沸为度。老年气血虚者，去芒硝。功效：泄热通便，益气养血。主治：阳明腑实，气血不足证，症见心下硬满，下利纯青水，谵语，口渴，身热，循衣摸床，撮空理线，正虚邪实者；或素有气血亏损，患阳明胃实之证；或因误治致虚，而腑实犹存者（《伤寒六书》）。

增液承气汤　玄参一两（30g）　麦冬连心，八钱（24g）　细生地八钱（24g）　大黄三钱（9g）　芒硝一钱五分（4.5g）　用法：上以水八杯，煮取三杯，先服一杯，不知，再服。功效：滋阴增液，通便泄热。主治：热结阴亏证，症见燥屎不行，下之不通，口干唇燥，舌红苔黄，脉细数（《温病条辨》）。

按：黄龙汤和增液承气汤都是大承气汤的类方，属攻补兼施之剂，适用于热结里实而兼正气内虚之证。黄龙汤即大承气汤减少大黄、枳实、厚朴用量，而增当归、人参、桔梗、大枣、生姜、甘草六味药，以益气养血，扶正祛邪，使泻下而不伤正，主治阳明热结，应下失下，热盛虚极，耗气伤血之证，为扶正攻下的代表方剂。增液承气汤虽亦用大黄、芒硝，但重用生地黄、玄参、麦冬滋阴增液，润肠通便为主，为"增水行舟"之剂，主治热结阴亏，燥屎不行之证。

[方论选录]

吴谦　诸积热结于里而成痞、满、燥、实者，均以大承气汤下之也。满者，胸胁满急膜胀，故用厚朴以消气壅；痞者，心下痞塞硬坚，故用枳实以破气结；燥者，肠中燥屎干结，故用芒硝润燥软坚；实者，腹痛大便不通，故用大黄攻积泄热。然必审四证之轻重，四药之多少，适其宜，始可与之。若邪重剂轻，则邪气不服。邪轻剂重，则正气转伤，不可不慎也（《医方论》）。

[歌诀]　大承气汤主硝黄，配以枳朴泻力强；
　　　　阳明腑实真阴灼，急下存阴峻下方。

木香槟榔丸
（《儒门事亲》）

[组成]　木香　槟榔　青皮　陈皮　莪术烧　黄连各一两（各30g）　黄柏　大黄各三两（各90g）　香附子炒　牵牛各四两（各120g）

[用法]　为细末，水丸如小豆大，每服三十丸（3~6g），食后生姜汤送下。

[功效]　行气导滞，攻积泄热。

[主治]　湿热积滞证，症见脘腹痞满胀痛，赤白痢疾，里急后重，或大便秘结，舌苔黄腻，脉沉实。

[方解]　饮食不节，损伤胃肠，积滞内停，浊气不降，故脘腹痞满胀痛；湿热与积滞互结，热盛肠燥，则大便秘结；湿热阻滞气血，损伤肠络，则下痢赤白，里急后重。

本方为行气导滞，泄热通便的常用方。方中以大黄、牵牛子苦寒，攻积泄热，导滞通便，用量最重，为主药。香附子辛微苦甘，既可疏肝脾之气，又能行血中之滞，助疗下利脓血，里急后重，为辅药。木香、槟榔、青皮、陈皮辛苦温，行气消积，下气除满；莪术破血中之气滞，与香附相配，行气调血之力更著；黄连、黄柏苦寒，清热燥湿，厚肠胃而止泻痢，共为佐药。诸药合用，以泄热通便为主，兼以行气导滞，使积滞从大便而解，气机得通，热随积去，诸症自除。《丹溪心法》中有枳壳，增行气之功。

本方宜用于正盛邪实之人，虚人误用易伤胃气。

现代临床常用本方治疗急性胃肠炎、细菌性痢疾、急慢性胆囊炎、小儿虫积、单纯性肠梗阻等属本证者。

[歌诀] 木香槟榔青陈皮，枳柏黄连莪术齐；

　　　　大黄牵牛兼香附，湿热积滞可攻除。

三、寒积腑实证

寒积腑实证是指寒邪积滞于胃肠，导致寒凝气滞，阳气不运所表现的证候。

（一）证候辨识

【临床表现】大便秘结不通，脘腹剧痛，喜暖拒按，手足不温，苔白滑，脉沉弦而紧。

【病机分析】寒邪积滞于胃肠，气机升降不行，传化失职，故大便秘结不通，脘腹剧痛而拒按；寒邪偏盛，阳气被阻，则腹痛喜暖，手足不温；苔白滑，脉沉弦而紧，为寒积于内之象。

（二）立法原则

寒积腑实证宜用温下法治疗。

（三）温下法

温下法属于"八法"中的下法和温法的结合使用，适用于冷积停滞证。临床常依据病情的轻重及病势的缓急等分别选取相应的药物。若暴病邪盛，冷积停滞，症见猝然心腹胀痛，大便不通，手足厥冷者，常以巴豆攻逐冷积为主；或大黄与巴豆同用，既可助巴豆泻下积滞，又能缓解巴豆的毒性。若病势稍缓，症见腹痛便秘，手足不温者，则可将附子、干姜与大黄相配，以姜、附之辛热制约大黄苦寒之性，取"去性存用"之意。

若兼脾胃虚弱者，可配伍人参、党参、甘草等健脾益气，扶正以助祛邪；若痛甚者，可酌配细辛以散寒止痛。

（四）例方

大黄附子汤
（《金匮要略》）

[组成] 大黄三两（9g）　　附子炮，三枚（12g）　　细辛二两（6g）

[用法] 以水五升，煮取二升，分温三服。若强人煮取二升半，分温三服。服后如人行四五里，进一服。

[功效] 温里散寒，通便止痛。

[主治] 寒积腑实证，症见腹痛便秘，或胁下偏痛，发热，手足不温，舌苔白腻，脉沉

弦而紧。

[方解] 寒积肠道，气血凝滞，传化失职，故见腹痛便秘；寒邪凝滞，气机不畅，故胁下偏痛；阳气被阻，不能通达四肢，故手足不温；阳气内闭，郁而生热，故见发热；苔白腻，脉弦而紧，为寒实之象。

方中附子大辛大热，温里散寒，通阳止痛；大黄苦寒沉降，通便泻结，荡涤积滞。两药相配，大黄借附子之大热，使寒性得制而走泻之力存，以成温下之功，善驱寒积里实，共为主药。细辛辛温，散寒止痛，助附子祛寒，为辅药。

现代临床常用本方治疗胆囊炎、阑尾炎、肠梗阻、尿毒症等属本证者。

按：细辛与附子相配治疗寒邪深伏阴分，是仲景常用之法。本方及麻黄附子细辛汤均如此。麻黄附子细辛汤是细辛与麻黄相配，重在助阳解表；而本方是细辛与大黄相配，变寒下之品为温下之剂，尤其是本方中附子用至三枚，用量远大于麻黄附子细辛汤，可见前人立法、选药、制方，寓有深意。

[方论选录]

张秉成　此阴寒成聚，偏着一处，虽有发热，亦是阳气被郁所致，是以非温不能散其寒，非下不能去其积，故以附子、细辛之辛热善走者搜散之，而后大黄得以行其积也（《成方便读》）。

[歌诀]　大黄附子仲师方，胁下寒凝痛莫当；

共合细辛三种药，功专温下妙非常。

温脾汤
（《备急千金要方》）

[组成]　大黄四两（12g）　附子大者一枚（12g）　干姜二两（6g）　人参二两（6g）　甘草二两（6g）

[用法]　上五味，㕮咀，以水八升，煮取二升半，分三服。临熟下大黄。

[功效]　温补脾阳，攻下冷积。

[主治]　脾阳不足，冷积内停证，症见便秘，或久痢赤白，腹痛，手足不温，舌淡苔白，脉沉弦。

[方解]　脾虚中寒，冷积结于肠中，故便秘，腹痛；脾主四肢，阳虚不达四末，故手足不温；冷积久滞不去，损伤肠络，故亦可见久痢赤白；舌淡苔白，脉沉弦，为阳虚寒积之象。便秘与久痢，一闭一通，其症状表现虽截然不同，但究其病因病机，皆为脾阳不足，寒从中生，冷积内停所致，为异病同证。

本方为治疗脾阳不足，冷积内停的代表方剂。若纯攻冷积，恐复伤中阳；若单用温补，则已成之积滞难去，故宜温补脾阳与攻下冷积并用。

方中附子与大黄配伍，温里散寒，攻下冷积，并为主药。干姜辛热，守而不走，专温脾阳，助附子温散寒凝，为辅药。佐以人参甘温益气，培补中焦，既可扶助中焦之虚，又可防止大黄泻下峻猛，损伤脾胃之气。生甘草既可助人参益气，又能制约姜附燥烈之性，兼以调和诸药，为佐使药。

现代临床常用本方治疗消化道溃疡、口腔溃疡、慢性肾功能不全、尿毒症、幽门梗阻、急性肠梗阻等属本证者。

按：本方与大黄附子汤的主药相同，都可温散寒邪，攻下冷积。但大黄附子汤伍用细辛，重在散寒止痛，用于寒积腑实而中气未虚者；而本方配干姜、人参、甘草，重在温阳益气，固护中焦，治疗脾胃虚寒兼冷积停滞的虚实夹杂之证。

[歌诀] 温脾附子与干姜，参草同行佐大黄；

　　　　寒热并行兼补泻，温通冷积振脾阳。

三物备急丸
（《金匮要略》）

[组成] 大黄一两（30g）　　巴豆去皮心熬，外研如脂，一两（30g）　　干姜一两（30g）

[用法] 先捣大黄、干姜为末，研巴豆内中，合治一千杵，用为散，蜜和丸亦佳，密器中贮之，莫令泄。用时以暖水、苦酒，服大豆许三四丸（0.5～1.5g），或不下，捧头起，灌令下咽，须臾当差；如未差，更与三丸，当腹中鸣，即吐下便差。若口噤，亦须折齿灌之。

[功效] 攻逐冷积。

[主治] 寒积腑实之暴急证，症见猝然心腹胀痛，痛如锥刺，气急口噤，大便不通。

[方解] 饮食不节，冷食积滞，阻结胃肠，或暴食生冷，以致阴寒凝滞，气血瘀阻，传化失常，故猝然心腹胀痛，痛如锥刺，大便不通；气机闭塞，故口噤不开。

本方为急下冷积之峻剂，专为寒实冷积之暴急发病而设。此证非大辛大热之品不能逐寒开结，非急攻逐下之品不能去其冷积。故方用巴豆辛热峻下，开塞通闭，为主药。干姜辛热，温中散寒，助巴豆温通开结，为辅药。大黄荡涤肠胃，推陈致新，并可杀巴豆辛热之毒，相反相成，为佐药。

本方巴豆毒性剧烈，对胃肠刺激极强，故孕妇、老年体弱者，以及温、暑、热邪所致的暴急腹痛，均不能使用。如服后泻下不止，可服冷粥止之。

现代临床多用本方治疗食物中毒、急性单纯性肠梗阻、急性胰腺炎、急性阑尾炎等属本证者。

[方论选录]

柯韵伯　大便不通，当分阳结、阴结。阳结有承气、更衣之剂，阴结又制备急、白散之方。《金匮》用此治中恶，当知寒邪卒中者宜之，若用于温暑热邪，速其死矣。是方允为阴结者立，干姜散中焦寒邪，巴豆逐肠胃冷积，大黄通地道，又能解巴豆毒，是有制之师也。然白散治寒结在胸，故用桔便佐巴豆，用吐下两解法，此则治寒结肠胃。故用大黄佐姜、巴，以直攻其寒。世徒知有温补之法，而不知有温下之法，所以但讲寒虚，不议及寒实也（《删补名医方论》）。

[歌诀] 姜豆大黄备急丸，专攻闭痛及停寒；

　　　　食停肠胃胀难忍，阴结垂危服此安。

四、虫积内停证

虫积内停证是指寄生虫类寄生于人体内，因耗伤气血，影响脏腑功能而引起的一类病证。常见的寄生虫有蛔虫、蛲虫、绦虫、钩虫。

（一）证候辨识

【临床表现】蛔虫内停则见脐腹阵痛，甚至剧痛难忍，纳呆，嗜食异物，面黄肌瘦，体倦无力，或睡中龂齿，面有白斑，唇内有粟状结节；蛲虫内停则见肛门作痒，夜间明显，睡眠不安；绦虫内停则见粪便中有白色虫体节片排出，伴腹痛、腹胀及腹泻等；钩虫内停则见面色萎黄虚浮，消瘦或浮肿，倦怠乏力，心悸气短等（注：现代通过显微镜检查可分辨各种虫卵）。

【病机分析】蛔虫内停，扰动肠胃，虫扰则痛，虫安痛止，故见脐腹疼痛，时作时止；虫聚成团，阻于肠中，或误入胆道，梗塞不通，则腹中剧痛；虫积内扰，脾胃受纳、运化失常，则见纳呆，嗜食异物，睡中龂齿及腹痛、腹胀、腹泻等；虫积内停，耗伤气血，故见面色萎黄，消瘦或浮肿，倦怠乏力，心悸气短等；面生白斑，唇内有粟状结节等症状，均为虫积内停的独特表现。

（二）立法原则

虫积内停证当用驱虫法治疗。

（三）驱虫法

驱虫法属于"八法"中的消法，适用于各种体内寄生虫病。临床常根据寄生虫的种类、发病特点等分别配伍相应的药物，如乌梅安蛔止痛，苦楝根皮、使君子、槟榔、南瓜子、榧子、芜荑、雷丸等驱虫、杀虫。

虫积内停证中，若兼里寒，可配干姜、蜀椒、细辛、附子等温里散寒；若兼里热，可配黄连、黄芩、黄柏等清热泻火；若兼食积内停，可配山楂、神曲、麦芽等消食导滞；若兼气滞，可配木香、砂仁、陈皮、枳实等行气消痞；若兼气虚，可配人参、白术、黄芪等补脾益气。

（四）例方

乌梅丸
（《伤寒论》）

［组成］乌梅三百枚（30g）　　细辛六两（3g）　　干姜十两（10g）　　黄连十六两（10g）　　当归四两（6g）　　附子炮，去皮，六两（6g）　　蜀椒炒香，四两（6g）　　桂枝去皮　六两（6g）　　人参六两（6g）　　黄柏六两（6g）

［用法］上十味，异捣筛，合治之，以苦酒渍乌梅一宿，去核，蒸之五斗米下，饭熟，

捣成泥，和药令相得，内臼中，与蜜杵两千下，丸如梧桐子大，每服十丸，食前以饮送下，日三服，稍加至二十丸。禁生冷、滑物、臭食等。

[功效] 温脏补虚，泄热安蛔。

[主治] 肠寒胃热之蛔厥，症见腹痛，时发时止，心烦呕吐，食入吐蛔，手足厥冷；又治久痢、久泻。

[方解] 蛔虫喜温而恶寒，肠寒则蛔虫难于寄生，逆行入胃，胃受虫扰，故见心烦呕吐，甚则吐蛔；肠寒虫动，故腹痛，时发时止；腹痛加剧，阴阳之气不相顺接，故见手足厥冷。

本方为安蛔止痛的常用方。根据蛔得酸则静、得辛则伏、得苦则下的特点，方中重用乌梅味酸安蛔止痛，为主药。辅以蜀椒、细辛温脏祛寒，且味辛可安蛔；桂枝、附子加强温里散寒之力；黄连、黄柏苦寒清热燥湿，且使虫得苦而下。佐用人参、当归益气养血，扶正气之虚。蜂蜜为丸，调和诸药，为使药。

因本方又有酸收涩肠、清热燥湿、温中补虚之功，对于胃热肠寒，正气虚弱之久泻、久痢，亦可治之。

现代临床常用本方治疗胆道蛔虫病、慢性痢疾、慢性胃肠炎等属上热下寒，气血两虚证者。

[附方]

理中安蛔汤　人参七分（2g）　白术一钱（3g）　茯苓一钱（3g）　川椒三分（1g）　乌梅三分（9g）　干姜炒黑，五分（1.5g）　用法：水煎服。功效：温中安蛔。主治：脾胃虚寒之蛔扰腹痛，症见腹痛阵作，便溏尿清，四肢不温，便蛔或吐蛔，舌苔薄白，脉缓（《万病回春》）。

连梅安蛔汤　胡黄连一钱（3g）　川椒炒，十粒（5g）　白雷丸三钱（9g）　乌梅肉二枚（6g）　生川柏八分（2g）　尖槟榔磨汁冲，二枚（9g）　用法：水煎，空腹时服。功效：清热安蛔。主治：肝胃热盛蛔动证，症见腹痛阵作，不思饮食，食则吐蛔，甚或烦躁，厥逆，面赤心烦，口燥，舌红，脉数等（《重订通俗伤寒论》）。

按：乌梅丸、理中安蛔汤、连梅安蛔汤三方均为驱虫剂，但病机不同，方剂立法各有差异。乌梅丸用于寒热交错之蛔厥重证，故方以温下散寒为主，兼清上热而驱蛔。理中安蛔汤用于中焦虚寒之蛔扰证，故方以温中寒、扶中阳为主，而兼驱蛔。连梅安蛔汤，用于肝胃热盛之蛔动证，故方以清肝胃热为主，而兼驱蛔。因此，在运用时必先辨证，并根据病证的寒热偏颇选择适宜的方剂。

[方论选录]

柯韵伯　火旺则水亏，故消渴，气上撞心，心中疼热，气有余便是火也。木盛则克土，故饥不欲食，虫为风化。饥则胃中空虚，蛔闻食臭出，故吐蛔。仲景立方皆以辛甘苦味为君，不用酸收之品，而此用之者，以厥阴主风木耳。《洪范》曰："木曰曲直作酸。"《内经》曰："木生酸，酸入肝。"君乌梅之大酸，是伏其所主也。配黄连泻心而除疼，佐黄柏滋肾以除渴，先其所因也。肾者，肝之母。椒、附以温肾，则火有所归，而肝得所养，是固其本。肝欲散，细辛、干姜辛以散之。肝藏血，桂枝、当归引血归经也。寒热杂用，则气味不和，佐以人参，调其中气。以苦酒浸乌梅，同气相求；蒸之米下，资其谷气；加蜜为丸，少与而渐加之，缓则治其本也。蛔，昆虫也。生冷之物与湿热之气相成，故药亦寒热互用。且胸中烦而吐蛔，则连、柏是寒因热用也。蛔得酸则静，得辛则伏，得苦则下，信为治虫佳剂。久痢则虚，调其寒热，酸以收之，下痢自止（《古今名医方论》）。

[歌诀] 乌梅丸味苦辛酸，连柏辛椒姜桂蜀；

　　　　参归附子虚寒治，温脏安蛔法可传。

肥儿丸
（《太平惠民和剂局方》）

[组成] 神曲炒，十两（15g）　黄连去须，十两（15g）　肉豆蔻面裹煨，五两（8g）　使君子去皮，五两（8g）　麦芽炒，五两（8g）　槟榔不见火，细剉，晒，二十个（6g）　木香二两（6g）

[用法] 上为细末，猪胆为丸，如粟米大。每服三十丸，看岁数加减，热水下，空心服。

[功效] 杀虫消积，健脾清热。

[主治] 虫积脾虚内热证，症见面黄体瘦，肚腹胀满而痛，发热口臭，大便稀溏等。

[方解] 虫积内停，故见体瘦腹胀；脾失健运，胃有积热，则发热口臭，大便稀溏等。本方为消积杀虫的常用方。方中使君子、槟榔驱虫消积，为主药。黄连苦寒清热下蛔，为辅药。神曲、麦芽消积导滞；木香、肉豆蔻健脾止泻，行气止痛；更用胆汁和药为丸，与黄连相配，泄肝胃积热，共为佐药。全方相协，使虫积得去，食积得消，脾虚得健，内热得清，正气渐复，诸症悉除。

现代临床常用本方治疗小儿蛔虫病、小儿慢性消化不良等属本证者。

[歌诀] 肥儿丸内有使君，肉蔻香连曲麦槟；

　　　　猪胆为丸热汤下，疳虫食积一扫清。

布袋丸
《补要袖珍小儿方论》

[组成] 夜明砂拣净，二两（6g）　芜荑炒，去皮，二两（6g）　使君子二两（6g）　白茯苓去皮　白术无油者，去芦　人参去芦　甘草　芦荟研细，以上各半两（各1.5g）

[用法] 为细末，汤浸蒸饼和丸，如弹子大，每服一丸（9g），以生绢袋盛之，次用精猪肉二两，同药一处煮，候肉熟烂。提取药于当风处悬挂，将所煮肉并汁，令小儿食之。所悬之药，第二日仍依前法煮食，只待药尽为度。

[功效] 杀虫消疳，健脾清热。

[主治] 脾虚虫疳证，症见面黄体瘦，肢细腹大，肚腹胀满而痛，发热口臭，大便稀溏，头发枯焦，视力减退。

[方解] 虫积日久，损害脾胃，运化失职，以致面黄体瘦，肢细腹大，且发虚热，口臭；脾虚气滞，故腹胀；虫扰食减，肝血亏虚，故头发枯焦，视力减退。

本方为治疗脾虚虫积的常用方剂。方用使君子杀虫驱蛔，兼益脾胃；芜荑杀虫消疳；夜明砂辛寒消积明目，兼以清热，三药共为主药。人参、白术、茯苓补中健脾，为辅药。芦荟苦寒，泻下驱虫，使虫体从大便排出，为佐药。炙甘草既能补中益气，又可调和诸药，为佐使药。

本方与肥儿丸同治疳积，皆有杀虫消疳之功。但本方驱虫药与健脾益气之品相配，适宜于虫疳而脾胃虚弱者；肥儿丸偏重杀虫消疳，适用于虫积腹痛属实证者。

现代临床常用本方治疗蛔虫病、蛲虫病等属本证者。

[歌诀] 布袋丸内用四君，芜荑芦荟共调匀；
　　　　夜明砂与使君子，虫去疳消法可循。

五、风邪外袭证

风邪外袭证泛指外来风邪侵袭人体，留于头面、肌肤、经络、关节所致的以头痛、皮肤瘙痒、口眼歪斜、关节疼痛等为主要表现的证候。相对于脏腑功能失调所致肝风内动证（即内风证），本证又被称为外风证。此外，风毒之邪从破损的创口侵入人体所致破伤风也归于此证的范畴。风为百病之长，风邪侵袭人体常兼夹寒、湿、热、燥等邪气，其侵袭肌表引起的以表证为主的病证，治疗当用解表法，详见"表证"部分。根据风邪侵袭人体后所停留部位的不同，风邪外袭证可进一步分为风邪上扰证、风客肌肤证、风袭经络证、风毒内侵证。

（一）证候辨识

1. 风邪上扰证

风邪上扰证是指风邪侵袭人体，上攻头目清窍所表现的证候。

【临床表现】头痛，遇风则甚，或伴目眩，鼻塞等。

【病机分析】风为阳邪，头为诸阳之会，清空之府。风邪外袭，循经上犯头目，阻遏清阳之气，故头痛，目眩；鼻为肺窍，风邪侵袭，肺气不利，故鼻塞。

2. 风客肌肤证

风客肌肤证是指风邪侵袭人体，客于肤肤、肌腠所表现的证候。

【临床表现】皮肤瘙痒，或突起风团，时隐时现，或起红色丘疹等。

【病机分析】风邪客于肌肤，荣卫不和，气血壅滞，则见皮肤瘙痒，或突起风团，时隐时现，或起红色丘疹等。

3. 风袭经络证

风袭经络证是指风邪侵袭经络，引起经气阻滞，筋脉不利所表现的证候。

【临床表现】突然出现肌肤麻木不仁，口眼歪斜等，或伴恶寒发热，脉浮等。

【病机分析】风邪侵袭经络，气血痹阻，经络不畅，故肌肤麻木不仁，口眼歪斜；风邪外袭，邪正相争于表，故或见恶寒发热，脉浮等。

4. 风毒内侵证

风毒内侵证是指风毒邪气侵袭经络，引起经络气血郁滞，经脉拘急所表现的证候。

【临床表现】牙关紧急，四肢抽搐，头项强直，角弓反张等。

【病机分析】创伤之后，风毒之邪从创口入侵，以致营卫不通，经脉拘急，则见牙关紧急，四肢抽搐，头项强直，角弓反张等表现。

（二）立法原则

风邪外袭证当以疏风散邪法治疗。

（三）疏风散邪法

疏风散邪法适用于风邪外袭证的治疗。临床上依据风邪侵袭部位及病情轻重等选取相应的方药。属风邪上扰所致头痛，当选用川芎、羌活、细辛、白芷、薄荷等善行于头目之芳香气轻之品，以疏风散邪，通络止痛，具体选药配伍时，当结合头痛所在经络，体现分经论治的思想。如属风客肌肤而见皮肤瘙痒、起疹者，当选用荆芥、防风、蝉蜕等，以疏风止痒；若属风袭经络而见口眼歪斜、手足运动不利等，常选用秦艽、防风、荆芥、白附子、天麻、地龙等祛风散邪，通络止痉。若属风毒内侵而致牙关紧急、四肢抽搐、角弓反张者，常选用天南星、防风、白芷、天麻、白附子等祛风化痰，定搐止痉。

若兼痰浊内阻，可加半夏、陈皮、竹茹以化痰；若痉挛抽搐明显，可加全蝎、蜈蚣、白僵蚕、蝉衣等息风止痉。

（四）例方

川芎茶调散
（《太平惠民和剂局方》）

［组成］川芎　荆芥去梗，各四两（各12g）　白芷　羌活　甘草炙，各二两（各6g）　细辛去节，一两（3g）　防风去芦，一两半（4.5g）　薄荷叶不见火，八两（12g）

［用法］上为细末，每服二钱（6g），食后茶清调下。

［功效］疏风止痛。

［主治］风邪上扰之头痛，症见偏、正头痛或颠顶作痛，目眩鼻塞，或恶风发热，舌苔薄白，脉浮。

［方解］风为阳邪，头为诸阳之会，清空之府。风邪外袭，循经上犯头目，阻遏清阳之气，故头痛，目眩；鼻为肺窍，风邪侵袭，肺气不利，故鼻塞；风邪犯表，则可见恶风发热，舌苔薄白，脉浮等表证之象；若风邪稽留不去，头痛日久不愈，风邪入络，其痛或偏或正，时发时止，休作无时，即为头风。

方中川芎辛温香窜，为血中气药，上行头目，为治诸经头痛之要药，善于祛风活血而止头痛，善治少阳、厥阴经头痛，为主药。防风、荆芥辛散上行，助主药疏风止痛；羌活、白芷辛温疏风止痛，其中羌活长于治太阳经头痛，白芷长于治阳明经头痛，细辛祛风止痛，善治少阴经头痛，并能宣通鼻窍，增强主药祛风散邪之用，共为辅药。薄荷用量独重，以其性凉，可制约诸风药之温燥，又能兼顾风为阳邪，易于化热化燥之特点，且能清利头目，为佐药。甘草益气和中，调和诸药，为使药。服用时，以茶清调下，取其苦凉轻清，清上降下，既可清利头目，又能制约诸风药过于温燥与升散之性，使升中有降，并为佐药。

本方集众多辛散疏风药于一方，升散之中寓有清降，具有疏风止痛而不温燥的特点，共奏疏风止痛之功。

现代临床常用本方治疗偏头痛、血管神经性头痛、普通感冒、流行性感冒、慢性鼻炎、鼻窦炎等属本证者。

[歌诀] 川芎茶调散荆防，辛芷薄荷甘草羌；

目昏鼻塞风攻上，正偏头痛悉能康。

消风散
(《外科正宗》)

[组成] 当归 生地 防风 蝉蜕 知母 苦参 胡麻 荆芥 苍术 牛蒡子 石膏各一钱 (各3g) 甘草 木通各五分 (各1.5g)

[用法] 水二盅，煎八分，食远服。

[功效] 疏风清热，祛湿养血。

[主治] 风客肌肤之风疹、湿疹，症见皮肤疹出色红，或遍身云片斑点，瘙痒，抓破后渗出津水，苔白或黄，脉浮数有力。

[方解] 风邪郁于肌腠，营卫失和，气血不利，则皮肤瘙痒，或云片状斑点，时隐时现；风与热合邪，浸淫血脉，则疹出色红；风湿合邪，湿郁肌肤，则皮疹抓破后渗出津水；苔白或黄，脉浮数有力，为风热郁表之象。

"痒自风来，止痒必先疏风。"方中荆芥、防风味辛性温，发表散邪，疏风止痒；牛蒡子、蝉蜕味辛性凉，疏散风热，消疹止痒，共为主药。苦参苦寒，清热燥湿；苍术辛苦温，散风燥湿；木通苦寒，清热利湿，三药分消湿邪，同为臣药。石膏、知母清热泻火；胡麻仁、生地、当归均质润，善滋阴养血润燥，既可防燥利、水湿耗伤津液，又寓"治风先治血，血行风自灭"之意，并为佐药。甘草清热解毒，和中调药，为佐使药。全方融疏风、祛湿、清热、养血四法为一体，使风邪去，湿热除，血脉和，瘙痒自止。

现代临床常用本方治疗荨麻疹、神经性皮炎、药物性皮炎、玫瑰糠疹、皮肤瘙痒症等属本证者。

[歌诀] 消风散内用荆防，蝉蜕胡麻苦参苍；

石知蒡通归地草，风疹湿疹定能康。

大秦艽汤
(《素问病机气宜保命集》)

[组成] 秦艽三两 (9g) 川芎 川独活 当归 白芍药 石膏 甘草各二两 (各6g) 川羌活 防风 黄芩 吴白芷 白术 生地黄 熟地黄 白茯苓各一两 (各3g) 细辛半两 (2g)

[用法] 上十六味锉，每服一两 (30g)，水煎，去滓温服，不拘时候。

[功效] 疏风清热，养血活血。

[主治] 风袭经络证，症见口眼㖞斜，舌强不能言语，手足不能运动，或兼恶寒发热，

肢节疼痛，苔白或黄，脉浮数或弦细。

[方解] 正气不足，营血虚弱，脉络空虚，风邪乘虚而入，气血痹阻，经络不畅，"血弱不能养筋"，故口眼㖞斜，手足不能运动，舌强不能言语；风邪外袭，邪正相争，故或兼恶寒发热，脉浮；风邪郁而化热，故舌苔白或黄，脉数。

方中重用秦艽祛风清热，通经活络，为主药。同时配伍羌活、独活、防风、白芷、细辛辛散之品，祛风散邪，加强主药祛风之力，并为辅药。语言与手足运动障碍，除经络痹阻外，与血虚不能养筋相关，且风药多燥，易伤阴血，故伍以熟地、当归、白芍、川芎养血活血，使血足而筋自荣，络通则风易散，寓有"治风先治血，血行风自灭"之意，并能制诸风药之温燥；脾为气血生化之源，故配白术、茯苓、甘草益气健脾，以化生气血；生地、石膏、黄芩清热，共为佐药。甘草调和诸药，兼使药之用。本方用药，以祛风散邪为主，配伍补血、活血、益气、清热之品，疏养结合，邪正兼顾，共奏祛风清热、养血通络之效。

现代临床常用本方治疗缺血性脑中风、脑血栓形成、类风湿关节炎、面神经麻痹等属本证者。

[方论选录]

汪昂　此六经中风轻者之通剂也。以秦艽为君者，祛一身之风也；以石膏为臣者，散胸中之火也。羌活散太阳之风，白芷散阳明之风，川芎散厥阴之风，细辛、独活散少阴之风，防风为风药卒徒，随所引而无所不至者也。大抵内伤必因外感而发，诸药虽云搜风，亦兼发表，风药多燥，表药多散，故疏风必先养血，而解表亦必固里，当归养血，熟地滋血，芎藭活血，芍药敛阴和血，血活则风散而舌本柔矣。又气能生血，故用白术、茯苓、甘草补气以壮中枢，脾运湿除，则手足健矣。又风能生热，故用黄芩清上，石膏除中，生地凉下，以共平逆上之火也（《医方集解》）。

[歌诀] 大秦艽汤羌独防，芎芷辛芩二地黄；
　　　　石膏归芍苓甘术，风邪散见可通尝。

牵正散
（《杨氏家藏方》）

[组成] 白附子　白僵蚕　全蝎去毒，各等分，并生用

[用法] 上为细末。每服一钱（3g），热酒调下，不拘时候。

[功效] 祛风化痰，通络止痉。

[主治] 风痰阻于头面经络证，症见口眼㖞斜，或面肌抽动。

[方解] 足阳明之脉夹口环唇，布于头面；足太阳之脉起于目内眦。阳明内蓄痰浊，太阳外中于风，风邪引动内蓄之痰浊，风痰阻于头面经络，经遂不利，筋肉失养，则不用而缓；无邪之处，气血运行通畅，筋肉相对而急，缓者为急者牵引，故口眼㖞斜，或面肌抽动。

方中白附子辛温燥烈，入阳明经而走头面，祛风化痰，尤善散头面之风，为主药。全蝎、僵蚕祛风止痉，其中全蝎辛平有毒，长于通络；僵蚕辛咸平，兼能化痰，两药合用，既助主药祛风化痰之力，又增通络止痉之力，共为辅药。用热酒调服，以助宣通血脉，引药入

络，直达病所，为佐使。药虽三味，合而用之，力专而效著，使风邪得散，痰浊得化，经络通畅，歪斜之口眼得以复正，故名"牵正"。

现代临床常用本方治疗面神经麻痹、三叉神经痛、偏头痛等属本证者。

［歌诀］牵正散是杨家方，全蝎僵蚕白附襄；

　　　　少量热酒调服下，口眼㖞斜疗效彰。

玉真散

（《外科正宗》）

［组成］天南星　防风　白芷　天麻　羌活　白附子各等分（各6g）

［用法］上为细末，每服二钱（6g），热酒一盅调服，更敷伤处。若牙关紧急，腰背反张者，每服三钱（9g），用热童便调服。

［功效］祛风化痰，定搐止痉。

［主治］风毒夹痰阻滞经络之破伤风，症见牙关紧急，口撮唇紧，身体强直，角弓反张，甚则咬牙缩舌，脉弦紧。

［方解］破伤风是因创伤之后，感受风毒之邪，入侵肌腠经脉，以致营卫不通，津液不行所致。风毒之邪经创口侵入经脉，营卫不畅，津液不行，聚而成痰。风毒夹痰阻于经络，风胜则动，筋脉拘急，则见牙关紧急，口撮唇紧，继则身体强直，角弓反张，甚则咬牙缩舌。

方中白附子、天南星味辛性温，善于祛风化痰，定搐解痉，为主药。羌活、防风、白芷辛温，疏散经络中的风邪，导邪外出，为辅药。天麻甘平，息风解痉，祛风通络，为佐药。热酒或童调服，取其通经络、行气血之功。诸药配伍，共成祛风解痉止痛之效。

现代临床常用本方治疗破伤风、面神经麻痹、三叉神经痛等属本证者。

［歌诀］玉真散治破伤风，牙关紧急反张弓；

　　　　星麻白附羌防芷，外敷内服一方通。

六、吐法适应诸证

吐法适应诸证是指宿食停滞胃脘，或毒物尚留胃中，以及中风、癫狂、喉痹等病见痰涎壅塞、干霍乱吐泻不得等病在上、中二焦，病情急迫而又急需吐出之证，以胸脘闷塞，或咽喉不通，气逆不降，欲吐不出，甚则气闭昏厥为主要表现。常以吐法治疗的病证主要有痰厥、喉痹、干霍乱等。

（一）证候辨识

1. 痰厥

痰厥是指因痰盛气闭而引起的四肢厥冷，甚至昏厥的病证。

【临床表现】喉间痰鸣，呼吸不畅，四肢厥冷，甚至昏厥。

【病机分析】暴饮暴食，痰停胃脘，气逆不降，闭塞清窍，阳气不达四肢，故见喉间痰鸣，呼吸不畅，四肢厥冷，甚至昏厥。

2. 喉痹

喉痹是指因外感或内伤，导致咽喉部闭塞不通所引起的以咽喉肿痛为主要表现的病证。

【临床表现】咽喉肿痛，喉间痰涎壅盛，呼吸不畅，语言不出。

【病机分析】外感风热毒邪，或痰瘀互结，导致咽喉部闭塞不通，故咽喉肿痛，喉间痰涎壅盛，呼吸不畅，语言不出。

3. 干霍乱

干霍乱是指因饮食不节，或感受山岚瘴气，秽浊之气闭阻肠胃引起的以突发腹中绞痛，欲吐不吐，欲泻不泻为主要表现的病证。

【临床表现】猝然腹中绞痛，欲吐不得，欲泻不能，烦闷躁乱，甚则面色青惨，四肢厥冷，脉沉伏。

【病机分析】平素饮食失调，复感秽浊疫疬之气，壅遏中焦，气机窒闭，升降格拒，上下不通，故见腹中绞痛，欲吐不得，欲泻不能；浊邪壅闭正气，故烦闷躁乱；阳气不通，腹中剧痛，故面色青惨，四肢厥冷，脉沉伏。

（二）立法原则

上述诸证当用涌吐法治疗。

（三）吐法

吐法亦称涌吐法，属于"八法"之一，适用于痰厥、喉痹、干霍乱及误食毒物等病证。本法是以祛邪为目的的治标之法，只适宜于病情急重的情况使用，临床可根据具体病情，分别选用瓜蒂、藜芦、常山、人参芦、胆矾、食盐、猪牙皂角等涌吐痰涎之品。

若兼痰涎壅盛，呼吸困难者，可配伍赤小豆、豆豉利湿消痰，宽胸除满；若喉痹咽喉肿痛明显，可配伍僵蚕等祛风散结。

由于吐法逆胃气顺降之性而动，易伤胃气，禁忌较多，故适宜于实邪壅塞、病势急剧且体质壮实的病人，孕妇及年老体弱者当慎用。具体应用时需注意以下几点：①用涌吐药后呕吐不止者，可服用少许姜汁，或冷粥、冷开水以止之。若呕吐仍不止，则可根据所服药之不同，进行相应的解救。如用瓜蒂散后所致者可服麝香 0.03～0.06g，或丁香末 0.3～0.6g 以解之；用三圣散后所致者可用葱白煎汤解之。若吐后气逆不止，宜用和胃降逆药止之。②服涌吐药而不吐者，可用汤匙或手指探吐，或多饮温开水，以助涌吐。③服用吐药后宜避风寒，以免吐后体虚招致外邪。④运用吐法治疗后应注意调理脾胃，以糜粥自养，切勿过早进食生冷油腻及不易消化的食物，以免重伤胃气。

（四）例方

瓜蒂散

《伤寒论》

［组成］瓜蒂熬黄，一分 (3g)　　赤小豆一分 (3g)

[用法] 上二味，各别捣筛，为散已，合治之，取一钱匕（2g），以香豉一合（8g），用热汤七合，煮作稀糜，去滓。取汁合散，温顿服之。不吐者，少少加，得快吐乃止。

[功效] 涌吐痰涎宿食。

[主治] 痰涎、宿食壅滞胸脘证，症见胸脘痞硬，懊憹不安，欲吐不出，气上冲咽喉不得息，寸脉微浮。

[方解] 胸中为清虚之府，宗气所居，邪结不解，气不宣通，故胸脘痞硬，心下烦满，其气上冲欲呕；寸脉微浮，为邪气在上之征。治当因势利导，通过涌吐，使痰涎、宿食一涌而出。

方中瓜蒂味苦，善吐痰涎宿食，为主药。赤小豆味酸，能祛湿除满，为辅药。二药相配，具有酸苦涌泄之性。以豆豉煎汤调服，取其轻清宣泄，宣解胸中邪气，为佐药。

方中瓜蒂苦寒有毒，易伤胃气，非形气俱实者慎用；若宿食已离胃入肠，痰涎不在胸脘者，当禁用此方。

现代临床常用本方治疗暴饮暴食后胃扩张、误食毒物、精神分裂症等属本证者，亦可用于戒酒疗法。

[歌诀] 瓜蒂散中赤小豆，豆豉汁调酸苦凑；
　　　　逐邪涌吐功最捷，胸脘痰食服之瘳。

盐汤探吐方
（《备急千金要方》）

[组成] 食盐炒（30g）

[用法] 用极咸盐汤三升，热饮一升，刺口，令吐宿食使尽，不吐更服，吐迄复饮，三吐乃住，静止。

[功效] 涌吐宿食。

[主治] 宿食、秽浊、毒物壅滞胃脘证，症见脘腹胀痛不舒，干霍乱，欲吐不得吐，欲泻不得泻。

[方解] 宿食、毒物或秽浊之气中阻，停滞不化，气机升降受阻，上下不得宣通，故见脘腹胀痛，吐泻不得等。

方中以盐汤极咸之味，激起呕吐，以开通气机，使宿食、秽浊、毒物等随吐而出。治疗后气机得以宣畅，则塞者可通，胀痛可止。

现代临床常用本方治疗暴饮暴食后胃扩张、误食毒物等属本证者。

[方论选录]

汪昂　①本方单用烧盐，熟水调饮，以指探吐，名烧盐探吐法。治伤食，痛连胸膈，痞闷不通……咸润下而软坚，能破积聚，又能宣泄，使不化之食，从上而出，则塞者通矣。②方极简易，而有回生之功，不可忽视（《医方集解》）。

[歌诀] 盐汤探吐千金方，干霍乱证宜急尝；
　　　　宿食填脘气机阻，运用及时效最良。

第六节 寒 证

寒证是指感受寒邪，或阴盛阳虚，导致机体机能活动衰退所表现的证候，临床上可见于外感病或内伤病。各类寒证的表现不尽一致，常见有恶寒或畏寒，肢冷蜷卧，疼痛喜温，口淡不渴，痰、涎、涕清稀，小便清长，大便稀溏，舌淡苔白，脉迟或紧等。

根据所在表、里部位的不同，寒证可分为表寒证（当用辛温解表法，详见"表证"部分）和里寒证；根据虚、实性质的不同，里寒证又可分为里虚寒证（又称阳虚证，详见"虚证"部分）和里实寒证；依据寒邪侵袭部位的不同，里实寒证进一步可分为寒客脏腑证和寒滞经脉证。本节所介绍的寒证主要是指里实寒证。

里实寒证当用温法治疗。

温法属于"八法"之一，适用于寒邪客于脏腑、经络及亡阳证。温法又有温里散寒、温经散寒和回阳救逆的区别，其中温里散寒法适用于寒客脏腑证，温经散寒法适用于寒滞经脉证，而回阳救逆法则用于亡阳证（当与补阳法结合，详见"虚证"）。由于寒邪易伤阳气，在寒证的发展过程中，常常是阳虚与寒邪并存，故运用温法时常与补阳法结合使用。

一、寒客脏腑证

寒客脏腑证是指寒邪入里侵袭脏腑所致的里实寒证，以冷痛喜暖、痰涎清稀、舌淡苔白、脉沉迟或紧等为主要表现。根据寒邪所侵袭脏腑的不同，可分为寒滞胃脘证、寒邪客肺证、寒滞肝脉证、寒凝心脉证及寒凝胞宫证等。

（一）证候辨识

1. 寒滞胃脘证

寒滞胃脘证是指寒邪犯胃，胃失和降所表现的证候。

【临床表现】胃脘冷痛，甚则剧痛，得温痛减，恶心呕吐，呕吐清水，吐后痛缓，口淡不渴，畏寒肢冷，舌淡苔白滑，脉沉紧或弦。

【病机分析】寒邪犯胃，阻遏气机，胃失和降，不通则痛，故胃脘冷痛，甚则剧痛；寒为阴邪，得温则散，遇寒则凝，故得温痛减，遇寒加剧；胃气上逆则恶心呕吐，吐后寒湿可去，气机略通，故吐后痛缓；寒邪不耗津液，故口淡不渴；寒邪易伤阳气，阳气不能正常温煦机体，则畏寒肢冷；舌淡苔白滑，脉沉紧或弦，均为阴寒内盛之象。

2. 寒邪客肺证

寒邪客肺证是指寒邪侵袭肺脏，壅阻肺气，肺失宣肃所表现的证候。

【临床表现】咳嗽喘息，胸闷气短，咳痰色白而稀，畏寒肢冷，或微有恶寒，头身疼痛，舌淡苔白，脉弦或紧。

【病机分析】感受寒邪，内客于肺，肺失宣降，肺气上逆，则咳嗽气喘；肺气壅滞胸中，则胸闷；肺失肃降，津液失布，聚为痰饮，且寒为阴邪，故咳痰色白而稀；寒邪伤阳，机体失于温煦，故畏寒肢冷；寒邪阻遏卫阳，卫表失温，腠理不固，故见恶寒；寒性收引，凝滞经脉，气机不畅，故头身疼痛；舌淡苔白，脉弦或紧，均为阴寒凝聚之象。

3. 寒滞肝脉证

寒滞肝脉证是指寒邪侵袭，凝滞肝经所表现的证候。

【临床表现】少腹冷痛或牵引阴部坠胀，或阴囊收缩引痛，或见颠顶冷痛，干呕，畏寒肢冷，舌淡苔白，脉沉弦。

【病机分析】足厥阴肝经绕阴器，抵少腹，上颠顶。寒邪凝滞肝脉，阳气阻遏，气血运行不畅，不通则痛，故少腹牵引阴部坠胀冷痛，或阴囊收缩引痛，颠顶冷痛；阴寒凝滞，胃失和降而上逆，则干呕；阴寒内盛，故畏寒肢冷；舌淡苔白，脉沉弦，是阴寒内盛，寒滞肝脉之象。

4. 寒凝心脉证

寒凝心脉证是指寒邪侵袭心脉，导致阴寒凝滞，阻痹心脉所表现的证候。

【临床表现】心悸怔忡，心胸憋闷疼痛，痛引肩背内臂，遇冷发作，或剧痛暴作，得温痛缓，畏寒肢冷，舌淡或淡紫，苔白，脉沉紧或沉迟。

【病机分析】本证多因阳气不足，心失温养，气血运行迟缓，继发阴寒凝滞，而致心脉痹阻，气血不得畅通所致，故心悸怔忡，心胸憋闷疼痛，痛引肩背内臂，遇冷发作，或剧痛暴作，得温痛缓；畏寒肢冷，舌淡或淡紫，苔白润，脉沉紧或沉迟，均为寒凝心脉，气血不畅之象。

5. 寒凝胞宫证

寒凝胞宫证是指阴寒内客胞宫，气滞血瘀所表现的证候。

【临床表现】月经衍期，或行经小腹冷痛，得温则减，经色紫暗有血块，畏寒肢冷，舌淡暗，或有瘀斑，脉沉迟涩。

【病机分析】妇女以血为用，经产期贪凉饮冷，或感受风寒，寒邪直入胞宫，导致经血瘀阻，不能按时而下，故见月经错后；寒凝经脉，胞络收引、拘急，气血不畅，故小腹冷痛，得温则减，经色紫暗有血块；畏寒肢冷，舌淡暗，或有瘀斑，脉沉迟涩，均为寒凝血瘀之象。

（二）立法原则

寒客脏腑证当用温里散寒法。

（三）温里散寒法

温里散寒法属于"八法"中的温法之一，适用于寒客脏腑证。温里散寒的方剂多以大辛、大热的药物为主组方。具体用药因寒邪所侵袭脏腑不同而又有差异。若寒袭中焦，常以干姜、吴茱萸、蜀椒、高良姜等温中散寒而止痛；若寒邪客肺，常以干姜、细辛等温肺散寒蠲饮；若寒凝肝脉，常以乌药、小茴香、高良姜、橘核、肉桂等散寒止痛，行气疏肝；若寒凝心脉，常以桂枝、附子、肉桂等温通心阳；若寒凝胞宫，常以桂枝、吴茱萸、艾叶、肉桂等暖宫散寒。

若兼中焦气虚，可选用人参、黄芪、白术、甘草补中益气；若兼湿邪内阻，可配用茯苓、白术等燥湿健脾；若兼痰湿内停，可选用半夏、陈皮、茯苓燥湿健脾化痰；若兼血虚，当配用当归、白芍、阿胶之类以柔肝养血。若见寒凝气滞而胀满疼痛明显者，可选用木香、香附、枳实、厚朴、青皮、槟榔、川楝子等行气止痛；若见胃气上逆而呕吐者，可配用生姜、半夏、砂仁等和胃降逆；若见肺气上逆而咳嗽者，可配用紫菀、款冬花、杏仁、前胡等化痰止咳。

（四）例方

吴茱萸汤
（《伤寒论》）

［组成］吴茱萸洗，一升（6g）　人参三两（9g）　生姜切，六两（18g）　大枣擘，十二枚（4枚）

［用法］上四味，以水七升，煮取二升，去滓。温服七合，日三服。

［功效］温胃暖肝，降逆止呕。

［主治］①寒滞胃脘证，症见食后恶心或干呕，胸膈满闷，胃脘冷痛，吞酸嘈杂。②肝寒犯胃证，症见颠顶头痛，干呕，吐涎沫。舌淡，苔白滑，脉沉弦或迟。

［方解］本方原治三种证候：一为阳明寒呕，二为厥阴头痛，三为少阴吐利，其中以阳明寒呕与厥阴头痛为主。寒凝胃脘，胃失和降，浊阴上逆，故见食后恶心或干呕，胸膈满闷，胃脘冷痛，吞酸嘈杂。肝经夹胃上行，上入颠顶，其气主升，外寒内侵厥阴肝经，循经上逆，则见颠顶头痛；上行犯胃，胃失和降，则干呕，吐涎沫。舌淡，苔白滑，脉沉弦或迟，为寒邪内盛之象。

方中吴茱萸辛苦大热，直入肝胃，温肝暖胃，尤善降逆止呕，为主药。生姜辛温，温胃散寒，和中止呕，为呕家之圣药，与吴茱萸相配，散寒降浊之功益著，重用为辅药。人参益气健脾，养胃生津，既扶中气之虚，又顾津液之伤，为佐药。大枣益气滋脾，甘缓和中，既助人参补脾养胃，又制吴茱萸辛热燥烈，且与生姜相配，调和营卫，为佐使药。四药相合，共奏温中补虚，暖肝和胃，降逆止呕之功。本方肝胃并治，温补兼行，主以温中降逆，佐以益气护阴。

现代临床常用本方治疗慢性胃炎、神经性头痛、梅尼埃病属本证者。

［方论选录］

柯韵伯　少阴吐利，手足厥冷，烦躁欲死者，此方主之。按少阴病，吐利，烦躁四逆者死，此何复出治方？要知欲死是不死之机，四逆是兼胫臂言，手足只指手掌言，稍甚微甚之别矣……少阴之生气注于肝，阴盛水寒则肝气不舒而木郁，故烦躁。肝血不荣于四末，故厥冷；水欲出地而不得出，则中土不宁，故吐利耳。病本在肾，而病机在肝，不得相生之机，故欲死。势必温补少阴之少火，以开厥阴之出路，生死关头，非用气味之雄猛者，不足以当绝处逢生之任也。吴茱萸辛苦大热，禀东方之气色，入通于肝，肝温则木得遂其生矣。苦以温肾，则水不寒，辛以散邪，则土不扰，佐人参固元气而安神明，助姜、枣调营卫以补四末，此拨乱反正之剂。与麻黄、附子之拔帜先登，附子、真武之固守社稷者，鼎足而立也。若命门火衰，不能熟腐水谷，故食谷欲呕。若干呕、吐涎沫而头痛，是脾肾虚寒，阴寒上乘阳位也，用此方鼓动先天之少火，而后天之土自生，培植下焦之真阳，而上焦之寒自散，开少阴之关，而三阴得位者，此方是钦（《伤寒附翼》）。

[歌诀] 吴茱萸汤参枣姜，肝胃虚寒此法良；

　　　　阳明寒呕少阴利，厥阴头痛亦堪尝。

大建中汤
（《金匮要略》）

[组成] 蜀椒炒去汗，二合（6g）　　干姜四两（12g）　　人参二两（6g）

[用法] 上三味，以水四升，煮取二升，去滓，内胶饴一升（30g），微火煎取一升半，分温再服，如一炊顷，可饮粥二升（400mL），后更服，当一日食糜粥，温覆之（现代用法：三味水煎二次，取汁，兑入饴糖，分二次温服）。

[功效] 温中散寒，降逆止痛。

[主治] 脾胃阳虚，阴寒内盛证，症见心胸中大寒痛，呕不能食，腹中寒，上冲皮起，见有头足，上下痛而不可触近，舌苔白滑，脉沉细紧，甚则肢厥脉伏。

[方解] 中焦阳虚，无力抵御外寒，寒邪乘虚而入。寒性收引凝滞，阳气凝结不行，腹中寒气上冲，故心胸中大寒痛；中焦阳虚寒盛，升降失常，则呕不能食；腹中寒，上冲皮起，见有头足；舌苔白滑，脉沉细紧，甚则肢厥脉伏，为阳虚阴寒内盛之象。

本方证非大温阴寒不散，非大补虚证不除，故重用饴糖甘温入脾，温阳补虚，缓急止痛，为主药。蜀椒温中下气，降逆止痛，散积杀虫；干姜温中散寒，和胃止呕，二药与饴糖同用，辛甘化阳，使其温而不燥，为辅药。人参补益中气，扶正助阳，为使药。四药配用，使中阳建，寒邪祛，痛逆平。

现代临床用此方治疗肠疝痛、肠管狭窄、腹膜炎、阑尾炎、胰腺炎等属本证者。

[方论选录]

张山雷　大建中汤专治气营两虚，中阳无权，而阴霾乘之，痼阴沍寒，凝结作痛。《金匮》所谓心胸中云云者，原指膻中部位而言，不必泥定心脏为病，痛不能食，甚则为呕，原是脾家之疴，椒、姜、参、饴胥是脾胃之药，其腹皮隆起，见有头足上下者，特以群阴闭塞，气血之流行不利使然，非实有癥积留着可比。故可用参、饴甘补，止须痼阴一解，自然离照当空，此因病立方之大旨，别无奇义可言（《沈氏女科辑要笺正》）。

[歌诀] 大建中汤蜀椒姜，配伍参饴建中阳；

　　　　脘腹剧痛有头足，呕不能食急煎尝。

良附丸
（《良方集腋》）

[组成] 高良姜酒洗七次，焙、研　香附子醋洗七次，焙、研，各等分（各9g）

[用法] 上二味各焙、各研、各贮，用时以米饮汤加入生姜汁一匙、盐一撮为丸，服之

立止。

[功效] 疏肝理气，祛寒止痛。

[主治] 肝胃气滞寒凝证，症见胃脘冷痛，胸胁胀闷，畏寒喜温，苔白，脉弦，以及痛经等。

[方解] 肝失疏泄，气机不畅，故胸胁胀闷；寒邪凝滞胃脘，气血不通，则见胃脘冷痛；气滞寒凝，血络瘀阻，故见痛经；畏寒喜温，苔白，脉弦，为寒凝气滞之象。

方中高良姜温中暖胃，散寒止痛，为主药。佐以香附疏肝解郁，行气止痛。原方以米饮汤与姜汁和食盐为丸者，取其兼以和胃之意。方中高良姜、香附原书用量相等，但临床运用时，如寒凝甚者高良姜可重于香附，气滞重者香附可重于高良姜。

[歌诀] 良姜香附等分研，姜汁为丸或水煎；
　　　　脘腹诸疼因寒滞，清凉方法莫沾边。

苓甘五味姜辛汤
（《金匮要略》）

[组成] 茯苓四两（12g）　　甘草三两（9g）　　干姜三两（9g）　　细辛三两（6g）　　五味子半升（6g）

[用法] 上五味，以水八升，煮取三升，去滓，温服半升，日三服。

[功效] 温肺化饮。

[主治] 寒痰或寒饮阻肺证，症见咳嗽痰多，清稀色白，或喜唾清涎，胸闷喘逆，舌淡胖，苔白滑，脉弦滑。

[方解] 脾阳不足，阴寒内生，运化失司，湿聚成饮，寒饮犯肺，胸膈气机壅塞，肺失宣降，则见咳嗽痰多，清稀色白，或喜唾清涎，胸闷喘逆；舌淡胖，苔白滑，脉弦滑，为寒痰水饮内停之象。所谓"病痰饮者，当以温药和之"，故治宜温化。

方中以干姜为主药，取其辛热之性，既温肺散寒以化饮，又温运脾阳以祛湿；细辛辛热温散，能温脏腑、布津液、散寒邪，助干姜散其凝聚之饮，为辅药。佐以茯苓之甘淡，健脾渗湿，既可化已聚之痰，又可杜生痰之源；五味子敛肺气而止咳，与细辛相伍，一散一收，散不伤正，收不留邪。使以甘草和中，调和诸药。综观全方，开合相济，温散并行，使寒邪得去，痰饮得消。若痰多欲呕者，加半夏降逆止呕，燥湿化痰；若兼冲气上逆者，宜加桂枝温中降逆；若咳甚颜面虚浮者，宜加杏仁宣利肺气而止咳。

现代临床用本方治疗慢性支气管炎、慢性阻塞性肺疾病等属本证者。

[歌诀] 苓甘五味姜辛汤，咳嗽痰稀喜唾良；
　　　　胸满脉迟苔白滑，肺寒留饮可煎尝。

天台乌药散
《圣济总录》

[组成] 天台乌药（12g）　　木香（6g）　　茴香微炒（6g）　　青橘皮汤浸，去白，焙（6g）
高良姜炒（9g）　　槟榔锉，两个（9g）　　川楝子十个（12g）　　巴豆七十粒（12g）

［用法］上八味，先将巴豆微打破，同川楝子用麸炒黑，去巴豆及麸不用，合余药共研为细末，每服一钱（3g），温酒送下。疼甚者，炒生姜热酒送下亦得。

［功效］疏肝理气，散寒止痛。

［主治］寒凝肝脉之小肠疝气，症见少腹痛引睾丸，偏坠肿胀，舌淡苔白，脉弦。亦治痛经、瘕聚。

［方解］足厥阴肝经络于阴器，上抵少腹。外寒内侵，寒凝肝脉，气机阻滞，不通则痛，则发为小肠疝气而见少腹疼痛，痛引睾丸，偏坠肿胀，此《儒门事亲》所谓"诸疝皆归肝经"；舌淡苔白，脉弦，为寒凝气滞之象。厥阴肝经气滞寒凝，也可发为痛经和瘕聚。

方中乌药行气疏肝，散寒止痛，为主药。配入木香、小茴香、青皮、高良姜一派辛温芳香之品，行气散结，祛寒除湿，以加强行气疏肝、散寒止痛之力，共为辅药。更以槟榔直达下焦，行气化滞而破坚；以苦寒之川楝子与辛热之巴豆同炒，去巴豆而用川楝子，既可减川楝子之寒，又能增强其行气散结之功，共为佐使药。诸药合用，使寒凝得散，气滞得疏，肝脉调和，则疝痛自愈。

［附方］

三层茴香丸　第一料：舶上茴香用盐半两同炒焦黄，和盐称用一两（30g）　沙参洗，锉　川楝子炮，去核　木香各一两（各30g）　用法：共为细末，米糊为小丸如绿豆大，每服二三十丸，空心温酒或盐汤下，日三服。小病一料可安，病深者，一料才尽，便可用第二料。第二料：如前方加荜茇一两（30g）　槟榔五钱（15g）　用法：上六味，共重五两半（165g），依前糊丸，服如前。若未愈，再服第三料。第三料：如前方加白茯苓四两（120g）　附子炮，去皮脐，或五钱或一两（15～30g）　用法：上八味共重十两（300g），丸服如前，渐加至三四十丸。功效：温肾祛寒，行气疏肝，消疝止痛。主治：寒凝气滞之小肠疝气，症见脐腹疼痛，睾丸偏大，阴囊肿胀重坠，有妨行步，或外肾冷硬如石，日以渐大。凡一应小肠气寒疝之疾，久新不过三料（《景岳全书》）。

按：本方与天台乌药散均可行气疏肝，散寒止痛，用治寒凝气滞之小肠疝气。但前者以温肾祛寒为主，消疝之力较强，后者行气疏肝之力较大。

［方论选录］

汪昂　此足厥阴、手太阴药也。乌药散膀胱冷气，能消肿止痛；川楝导小肠邪热，引小便下行。木香、青皮行气而平肝；良姜、茴香散寒而暖肾；槟榔性如铁石，能下水溃坚；巴豆斩关夺门，破血瘕寒积，皆行气祛湿散寒之品也（《医方集解》）。

［歌诀］天台乌药木茴香，川楝槟榔巴豆姜；

　　　　再用青皮为细末，寒滞疝痛酒调尝。

暖肝煎
（《景岳全书》）

［组成］当归二钱（6～9g）　枸杞子三钱（9g）　茯苓二钱（6g）　小茴香二钱（6g）　肉桂一钱（3～6g）　乌药二钱（6g）　沉香（或木香亦可）一钱（3g）

［用法］水一盅半，加生姜三五片，煎七分，食远温服。

[功效] 温肾暖肝，行气止痛。

[主治] 肝肾不足，寒滞肝脉证，症见睾丸冷痛，或少腹疼痛，畏寒喜暖，舌淡苔白，脉沉迟。

[方解] 肝脉循少腹，绕阴器。肝肾不足，寒从下受，凝滞肝脉，气机不畅，经脉拘急，则见少腹及睾丸冷痛；畏寒喜暖，舌淡苔白及脉沉迟，为阳虚寒凝之象。

方中肉桂辛甘大热，温肾暖肝，散寒止痛；小茴香味辛性温，暖肝散寒，理气止痛，二药共为主药。当归养血补肝，枸杞子填精益肾，共用以补肝肾不足；乌药、沉香皆辛温之品，辅之行气散寒而止痛，为辅药。阳虚不能温运水湿，故又用茯苓之甘淡以渗湿健脾；少佐辛温之生姜，以助温散寒凝，两药为佐使药。诸药相合，温补肝肾以治本，行气祛寒以治标。

原书注说："如寒甚者加吴茱萸、干姜，再甚者加附子。"说明寒较重，用药亦当相应递增。因本方是为阴寒偏盛的疝气而设，若因湿热下注，阴囊红肿热病者，本方则不适用。

[歌诀]　暖肝煎中用当归，杞苓乌药与小茴；

　　　　行气逐寒桂沉配，小腹疝病一并摧。

乌头赤石脂丸
(《金匮要略》)

[组成] 蜀椒一两，一法二分 (9g)　　乌头炮，一分 (3g)　　附子炮，半两，一法一分 (6g) 干姜一两，一法一分 (9g)　　赤石脂一两，一法二分 (9g)

[用法] 上五味，末之，蜜丸如桐子大，先服食一丸，日三服。不知，稍加服。

[功效] 温阳散寒，逐阴止痛。

[主治] 寒凝心脉证，症见心痛彻背，背痛彻心。

[方解] 寒主收引、凝滞，寒邪内客胸背之间，使心胸之气血凝滞、逆乱，则发为前后牵引作痛而见心痛彻背，背痛彻心。

方中乌头、附子大辛大热，逐寒止痛之力极强，为主药。蜀椒、干姜助主药温阳散寒，为辅药。佐以赤石脂温摄调中，固涩阳气，防止辛散太过为制。全方共奏逐阴、散寒、止痛之功。

[歌诀]　乌头赤石效力雄，干姜蜀椒共温中；

　　　　附子回阳力量大，心痛彻背莫惶恐。

温经汤
(《金匮要略》)

[组成] 吴茱萸三两 (9g)　　当归　川芎　芍药　人参　桂枝　阿胶　生姜　牡丹皮去心 甘草各二两 (各6g)　　半夏半升 (6g)　　麦门冬去心，一升 (9g)

[用法] 上十二味，以水一斗，煮取三升，分温三服。

[功效] 温经散寒，养血祛瘀。

[主治] 寒凝胞宫证，症见漏下日久，血色暗而有血块，或月经先后不定期，或一月数

行，或闭经，而见小腹冷痛，口唇干燥，傍晚发热，手足心热，舌质暗红，脉细涩。亦治妇人久不受孕。

[方解] 本方原主治妇女漏下日久，后世发展用于治疗月经不调诸病。冲为血海，任主胞胎，二脉皆起于小腹，冲任虚寒，寒滞胞宫，血分凝滞，则小腹冷痛，月经不调，或闭经，甚则宫寒不孕；瘀血阻滞，血不循经，加之冲任虚损，调节失常，胞宫溢蓄不调，则漏下不止，或月经先期，或月经后期，或月经先后不定期，或一月数行；瘀血不去，新血不生，且漏下不止，故伤及阴血，濡润失常，可见口唇干燥，傍晚发热，手足心热。

本方为妇科调经常用方。方中吴茱萸入肝经，长于散寒止痛；桂枝通行十二经脉，长于温经散寒，二药相配伍，温经散寒，通利血脉之功尤佳，共为主药。当归、白芍、阿胶、麦冬养血滋阴，以补冲任虚损；川芎、丹皮活血祛瘀，以除瘀血阻滞；其中，当归配川芎均具有温性，为血中之气药，既可助主药温经散寒之力，又可增强活血祛瘀之功，且为调经常用药对；白芍能缓急止痛，阿胶兼具止血之功，麦冬兼可清虚热，丹皮又善退瘀热，诸药同为辅药。配以人参、甘草、半夏、生姜益气健脾和中，以资生化之源，气足则能止血，也能摄血；半夏、生姜又可通降胃气以散结，有助于祛瘀调经，共为佐药。甘草调和药性，为使药。

本方温、清、消、补并用，以温经补养为主。大量温补药与少量寒凉药相配伍，从而温而不燥，刚柔相济。

现代临床用本方治疗功能性子宫出血、不孕症、月经不调、慢性盆腔炎、子宫肌瘤等疾病属本证者。

[附方]

艾附暖宫丸　艾叶大叶者，去枝梗，三两（9g）　香附去毛，六两（18g）。俱要合时采者，用醋五升，以石罐煮一昼夜，捣烂为饼，慢火焙干　吴茱萸去枝梗　大川芎雀脑者　白芍药用酒炒　黄芪取黄色、白色软者，各二两（各6g）　川椒酒洗，三两（9g）　续断去芦，一两五钱（5g）　生地黄生用，酒洗焙干，一两（6g）　官桂五钱（3g）　用法：为细末，米醋打糊为丸，如梧桐子大，每服五七十丸，淡醋汤食远送下。功效：暖宫温经，养血活血。主治：子宫虚寒，症见带下色白，面色萎黄，四肢疼痛，倦怠无力，饮食减少，经脉不调，肚腹时痛，久无子息（《仁斋直指方》）。

按：本方温经养血之力胜于温经汤，但祛瘀之力稍逊，多用治子宫虚冷而兼血虚之证。

[方论选录]

尤怡　吴茱萸、桂枝、丹皮入血散寒而行其瘀，芎、归、芍药、麦冬、阿胶以生新血，人参、甘草、姜夏，以正脾气。盖瘀久者荣必衰，下多者脾必伤也（《金匮要略心典》）。

[歌诀]　温经汤用桂萸芎，归芍丹皮姜夏冬；
　　　　　参草阿胶调气血，暖宫祛瘀在温通。

二、寒滞经脉证

寒滞经脉证是指寒邪侵袭机体经络、肌肉、筋骨及关节等部位所导致的证候。

（一）证候辨识

【临床表现】手足、肢体及关节冷痛，遇寒则甚，得热痛减；或阴疽漫肿无头，皮色不变，无热不痛，或微有酸痛，来势缓慢，病久难消，难溃难敛；畏寒肢冷，口中不渴，舌淡苔白，脉沉细或迟紧。

【病机分析】寒主收引、凝滞，寒邪侵袭人体经络、肌肉、筋骨及关节，导致气血凝滞不通，则见手足、肢体及关节冷痛，遇寒则甚，得热痛减；营血不足，阳气虚弱，复感寒毒，以致肌肉、筋骨、血脉、关节的气血凝聚久而不散，湿痰流注结聚不消，则发为阴疽。

（二）立法原则

寒滞经脉证治疗当用温经散寒法。

（三）温经散寒法

温经散寒法属于"八法"中的温法之一，适用于寒滞经脉证。外感风寒湿邪，注于经络，留于关节，使气血不通，则可发为痹病。风性善行数变，可成疼痛游走不定的行痹；寒主收引、凝滞，可成疼痛剧烈的痛痹；湿性重浊黏腻，可成重着麻木的着痹。临床可根据感邪之侧重、轻重及兼证情况选用药物。常选用羌活、独活、防风、秦艽、豨莶草等祛风胜湿，川乌、草乌、麻黄、桂枝、细辛等温经散寒。若属寒凝经脉所致阴疽者，当选用肉桂、麻黄、姜炭、鹿角胶等温经散寒。

根据"治风先治血，血行风自灭"的原则，散寒胜湿剂中常配用川芎、当归等活血通络之品；若痹证日久兼见肝肾不足者，可配用杜仲、川断、桑寄生、怀牛膝等补益肝肾；若兼血虚，则配伍熟地、当归、白芍等滋阴养血；若兼气虚者，应配伍人参、黄芪、茯苓、白术等补气健脾；若兼痰阻经络者，可选配天南星、白芥子等化痰通络；若见疼痛较重者，可配伍乳香、没药等活血止痛。此外，常用地龙、黄酒等通经活络引经。

（四）例方

小活络丹
（《太平惠民和剂局方》）

[组成] 川乌炮，去皮、脐　草乌炮，去皮、脐　地龙去土　天南星炮，各六两（各6g）　乳香研　没药研，各二两二钱（各5g）

[用法] 上为细末，入研药和匀，酒面糊为丸，如梧桐子大，每服二十丸，空心，日午冷酒送下，荆芥茶下亦得。

[功效] 祛风除湿，化痰通络，活血止痛。

[主治] ①风寒湿阻滞经络之痹病，症见肢体筋脉疼痛，麻木拘挛，关节屈伸不利，疼痛游走不定。②寒痰瘀血阻滞经络之中风病，症见手足不仁，日久不愈，腰腿沉重，或腿臂间作痛。

[方解] 风寒湿邪滞留经络，病久不愈，气血不得宣通，营卫不畅，津聚为痰，瘀血内生，风寒湿邪与痰瘀交阻，则见肢体筋脉疼痛，麻木拘挛，关节屈伸不利；风性善行数变，故见肢体疼痛游走不定。气行则血行，气滞则血瘀，中风病血液运行不畅，不能濡养肢体、肌肤，则手足不仁；若瘀血痰湿停留于腰、腿、臂等处，则发为沉重，疼痛。

方中制川乌、制草乌均为辛热之品，专逐风邪、除寒湿而通络止痛，共为主药。天南星燥湿化痰，以除经络中之痰湿，亦有止痛之效，用为辅药；"治风先治血，血行风自灭"，故佐以乳香、没药行气活血，化瘀通络，使气血流畅，则风寒湿邪不能停滞，二药均具止痛之良效，共为佐药。地龙性善走窜，入络之良品，功能通经活络，并加用陈酒以助药势，可引诸药直达病所，为使药。

本方偏于辛燥且药力峻猛，以体实气壮者为宜；阴虚、血虚及孕妇忌用。方中川乌、草乌均毒性较大，用量应慎，若作汤剂，宜久煎。

现代临床多用本方治疗风湿性关节炎、类风湿关节炎、坐骨神经痛、增生性骨关节病等属本证者。

[附方]

大活络丹 白花蛇 乌梢蛇 威灵仙 两头尖俱酒浸 草乌 天麻煨 全蝎去毒 首乌黑豆水浸 龟板炙 麻黄 贯众 甘草炙 羌活 官桂 藿香 乌药 黄连 熟地黄 大黄蒸 木香 沉香用心，各二两 (各60g) 细辛 赤芍药 没药去油，另研 丁香 乳香去油，另研 僵蚕 天南星姜制 青皮 骨碎补 白豆蔻仁 安息香酒熬 黑附子制 黄芩蒸 茯苓 香附酒浸，焙 玄参 白术各一两 (各30g) 防风二两五钱 (75g) 葛根 虎胫骨炙 当归各一两五钱 (各45g) 血竭另研，七钱 (21g) 地龙炙 犀角 麝香另研 松脂各五钱 (各15g) 牛黄另研 片脑 (冰片) 另研，各一钱五分 (各4.5g) 人参三两 (90g) 用法：上五十味为末，蜜丸如桂圆核大，金箔为衣。每服一丸，陈酒送下。功效：祛风扶正，化痰通络，活血止痛。主治：中风瘫痪、痿痹、痰厥、阴疽、流注，或跌打损伤后期筋肉挛痛等 (录自《兰台轨范》)。

按：本方与小活络丹功用相仿，惟本方为祛风通络药配伍补气、补血等扶正药组成，故宜于邪实正虚之证，属标本兼顾之法。

[方论选录]

张秉成 夫风之中于经也，留而不去，则与络中之津液气血浑合不分。由是卫气失其常道。络中之血，亦凝而不行，络中之津液，即结而为痰，经络中一有湿痰死血，即不仁，且不用，腿臂间痛，所由来也。然治络一法，较治腑治脏为难。非汤剂可以荡涤，必须用峻利之品，为丸以搜逐之。故以川乌、草乌，直达病所，通行经络，散风邪逐寒湿。而胆星即随其所到之处，建祛风豁痰之功。乳、没之芳香通络，活血行瘀。蚯蚓之蠕动善穿，用为引导。用酒丸、酒下，虽欲其缓，而仍欲其行也 (《成方便读》)。

[歌诀] 小活络丹天南星，二乌乳没加地龙；

　　　　寒湿瘀血成痹痛，搜风活血络脉通。

阳和汤
(《外科证治全生集》)

[组成] 熟地一两（30g）　　肉桂去皮，研粉，一钱（3g）　　麻黄五分（2g）　　鹿角胶三钱（9g）　　白芥子炒研，二钱（6g）　　姜炭五分（2g）　　生甘草一钱（3g）

[用法] 水煎服。

[功效] 温阳补血，散寒通滞。

[主治] 阳虚血弱，寒痰凝滞之阴疽，症见患处漫肿无头，皮色不变，酸痛无热，口中不渴，舌淡苔白，脉沉细或沉迟。

[方解] 机体素体阳虚，营血虚弱，邪气内侵，寒凝痰滞，痹阻于肌肉、筋骨、血脉，血运不畅，故见局部漫肿无头，皮色不变，酸痛不热；舌淡苔白，口中不渴，脉沉细或沉迟，为气血不足，阴寒内盛之象。

本方为治疗外科阴疽的著名方剂。本方证为"本虚、标寒"，故重用熟地为主，温补肝肾，滋阴养血。鹿角胶补肾填精、强壮筋骨为辅，与主药相配，取其"阳生阴长"之意。麻黄辛温宣散，发越阳气；白芥子祛痰除湿，内外宣通，二药合用可使气血宣通，使熟地、鹿角胶补而不滞。姜炭、肉桂均入血分，温经散寒，共为佐药。使以甘草，清热解毒，调和诸药。本方用药特点是益阴和阳，散不伤正，补而不滞，温阳补血，散寒通滞。

现代临床常用本方治疗骨结核、腹膜结核、骨膜炎、慢性骨髓炎、血栓闭塞性脉管炎、类风湿关节炎以及肌肉深部脓病等属本证者。

[方论选录]

张秉成　夫阴疽流注之属于阴寒者，人皆知用温散之法矣。然痰凝血滞之证，若正气充足者，自可运行无阻，所谓邪之所凑，其气必虚，故其所虚之处，即受邪之处，病因于血分者，仍必从血而求之。故以熟地大补阴血之药为君，恐草木无情，力难充足，又以鹿角胶有形精血之属，以赞助之。但既虚且寒，又非平补之性可收速效，再以炮姜之温中散寒，能入血分者，引领熟地、鹿胶，直入其地，以成其功。白芥子能去皮里膜外之痰，桂枝入营，麻黄达卫，共成解散之勋，以宣熟地、鹿角胶之滞。甘草不特协和诸药，且赖其为九土之精英，百毒遇土则化耳（《成方便读》）。

[歌诀] 阳和汤擅治阴疽，鹿角胶和熟地需；

　　　　甘草麻黄姜芥桂，煎时记用酒杯余。

当归四逆汤
(《伤寒论》)

[组成] 当归三两（12g）　　桂枝去皮，三两（9g）　　芍药三两（9g）　　细辛三两（3g）　　甘草炙，二两（6g）　　通草二两（6g）　　大枣擘，二十五枚（8枚）

[用法] 上七味，以水八升，煮取三升，去滓，温服一升，日三服。

[功效] 温经散寒，养血通脉。

[主治] 血虚寒凝经脉证，症见手足厥冷，或腰、股、腿、足、肩背疼痛，口不渴，舌

淡苔白，脉沉细或细而欲绝。

[方解] 素体血亏，又感寒邪，寒凝经脉，阳气被遏，不能达于四末，故见手足厥冷；寒邪凝滞，血行不畅，则见腰、股、腿、足、肩背疼痛；口不渴，舌淡苔白，脉沉细或细而欲绝，为血虚有寒之象。

本方由桂枝汤去生姜，倍大枣，加当归、通草、细辛组成。方中当归甘温，补血活血；桂枝辛温，温经散寒以通脉，共为主药。白芍养血和营，助当归补益营血；细辛温经散寒，助桂枝温通血脉，均为辅药。通草通利血脉，重用大枣补血，甘草益气，共为佐药。甘草兼为使，调和诸药。

现代临床用本方治疗血栓闭塞性脉管炎等属本证者。

按：方以四逆命名者，有四逆散、四逆汤、当归四逆汤等，虽同名四逆，而三者理、法、方、药各不相同。周扬俊云："四逆汤全从回阳起见，四逆散全从和解表里起见，当归四逆全从养血通脉起见。"临床应用时对三者应加以区别。

[附方]
黄芪桂枝五物汤 黄芪三两（12g） 芍药三两（9g） 桂枝三两（9g） 生姜六两（12g）大枣十二枚（4枚） 用法：上药，以水六升，煮取二升，温服七合，日三服。功效：益气温经，和营通痹。主治：营卫虚弱，风寒内侵之血痹，症见肌肤麻木不仁，或肢节疼痛，或汗出恶风，舌淡苔白，脉微涩而紧（《金匮要略》）。

按：本方即桂枝汤去甘草倍生姜，加黄芪组成，为治疗顽麻而无疼痛之血痹的常用方。重在益气通阳，使气充血行。而当归四逆汤重在养血通脉。

[方论选录]
尤怡 手足厥寒，脉微欲绝者，阳之虚也，宜四逆辈。脉细欲绝者，血虚不能温于四末，并不能荣于脉中也。夫脉为血之府，而阳为阴之先，故欲续其脉必益其血，欲益其血必温其经。方用当归、芍药之润以滋之，甘草、大枣之甘以养之，桂枝、细辛之温以行之，而尤藉通草之入经通脉，以续其绝而止其厥（《伤寒贯珠集》）。

[歌诀] 当归四逆芍桂枝，细辛甘枣木通施；
血虚受寒四末冷，温行经脉最相宜。

独活寄生汤
（《备急千金要方》）

[组成] 独活三两（9g） 寄生 杜仲 牛膝 细辛 秦艽 茯苓 肉桂心 防风 川芎 人参 甘草 当归 芍药 干地黄各二两（各6g）

[用法] 上十五味，㕮咀，以水一斗，煮取三升，分三服，温身勿冷也。

[功效] 祛风除湿，散寒通经，补益肝肾，益气养血。

[主治] 风寒湿阻、肝肾不足、气血两虚之痹病，症见腰膝疼痛，肢节屈伸不利，或麻木不仁，畏寒喜温，心悸气短，舌淡苔白，脉细或弱。

[方解] 风寒湿邪客于经络、关节，日久不愈，耗伤气血，损伤肝肾，荣卫凝涩，气血不畅，故见腰膝疼痛，肢节屈伸不利，或麻木不仁；寒湿伤阳，则畏寒喜温；气血不足，则

心悸气短，舌淡苔白，脉细或弱。此属于邪实正虚，治宜祛邪与扶正兼顾，既应散风寒湿邪，又应补益肝肾气血。

方中重用独活散风祛湿，舒利关节，善祛下焦与筋骨间之风寒湿邪，为主药。辅以防风、秦艽协助独活祛风除湿；桂心、细辛温通血脉，散寒止痛，四药合用，共除风寒湿邪。桑寄生、牛膝、杜仲补肝肾，强筋骨，兼以祛风湿；人参、茯苓、甘草补脾益气；当归、芍药、干地黄、川芎养血、和血，共奏补肝肾、益气血之效，为佐使药。本方为扶正祛湿之良方。

现代临床常用本方治疗慢性关节炎、风湿性坐骨神经痛等属本证者。

[附方]

三痹汤　续断　杜仲　防风　桂心　细辛　人参　白茯苓　当归　白芍药　黄芪　牛膝　甘草各五分（各5g）　秦艽　生地黄　川芎　独活各三分（各8g）　用法：加姜，水煎服。功效：益气养血，祛风胜湿。主治：风寒湿阻、肝肾不足、气血两虚之痹病，症见手足拘挛，麻木疼痛等（《妇人良方》）。

[方论选录]

汪昂　此足少阴、厥阴药也。独活、细辛入少阴，通血脉，偕秦艽、防风疏经升阳以祛风。桑寄生益气血，祛风湿，偕杜仲、牛膝健骨强筋而固下。芎、归、芍、地所以活血而补阴；参、桂、苓、草所以益气而补阳。辛温以散之，甘温以补之，使气血足而风湿除，则肝肾强而痹痛愈矣（《医方集解》）。

[歌诀]　千金独活寄生汤，苓桂芎归芍地黄；
　　　　　参草艽防辛膝杜，冷风顽痹此方尝。

第七节　热　　证

热证指感受热邪，或阴虚阳亢，人体的机能活动亢盛所表现的证候，临床上可见于外感病或内伤杂病。各类热证的表现不尽一致，主要有发热，喜凉恶热，口渴喜饮冷，面红，烦躁，痰涕黄稠，小便短黄，大便干结，舌红少津，苔黄而燥，脉数等。

根据所在表、里部位的不同，热证可分为表热证（当用辛凉解表法治疗，详见"表证"部分）和里热证，而里热证又分为实热证和虚热证，其中实热证依据热邪侵袭部位和特征的不同，进一步可分为脏腑热盛证，热毒证，温病之气、营、血分热证及暑热证等。本节所介绍的热证主要是指里热证。

里热证当用清法治疗。

清法属于"八法"之一，适用于各种里热证。清法中又有清脏腑热、清热解毒、清气分热、清营凉血、清热祛暑及清虚热等多种具体治法，分别适用于脏腑热盛证，热毒证，温病之气、营、血分热证，暑热证及虚热证等。

清热法一般用于表证已解、里热已盛，或里热虽盛、尚未结实的情况。应用时须辨热之虚实，并兼顾邪气之兼夹及主次。如属于虚热者，当滋阴清热；兼夹湿邪者，当清热化湿等。另外，清热法所用方药多以寒凉为主，过用或久用易损伤脾胃，尤其对于素体中阳不足者，更应注意。若邪热炽盛，服寒凉清热药入口即吐时，可在清热剂中少加辛温的生姜汁，或采取寒药热服的反佐方法，以防拒药。

一、脏腑热盛证

脏腑热盛证是指热邪直接侵袭或偏盛于某一脏腑所致的里实热证。根据热邪所在脏腑部位的不同，可分为胃火炽盛证、肺热炽盛证、热扰胸膈证、心火炽盛证、肝火炽盛证、热极生风证、肝火犯肺证及肝火犯胃证。

（一）证候辨识

1. 胃火炽盛证

胃火炽盛证是指胃火内盛，胃失和降所表现的证候。

【临床表现】胃脘灼热疼痛，烦渴多饮或渴欲饮冷，消谷善饥，牙龈肿痛，口臭，泛酸嘈杂，或食入即吐，大便秘结，小便短黄，舌红苔黄，脉滑数。

【病机分析】胃中积热，气机不畅，故胃脘灼热疼痛；胃火炽盛，灼伤胃阴，故烦渴多饮或渴喜冷饮；火能消食，胃火盛则消谷善饥；齿龈为胃之经络所过之处，胃热上冲，故牙龈肿痛；胃热熏蒸，故口臭，泛酸嘈杂；胃失和降，胃气上逆，则食入即吐；大便秘结，小便短黄，舌红苔黄，脉滑数，均为热邪内盛之表现。

2. 肺热炽盛证

肺热炽盛证是指邪热壅肺，肺失宣降所表现的证候。

【临床表现】咳嗽气喘息粗，甚者出现鼻翼扇动，张口抬肩，或有胸痛，壮热口渴，烦躁不安，甚至衄血、咳血，大便干结，小便短黄，舌红苔黄，脉数。

【病机分析】邪热犯肺，肺失宣降，肺气上逆，故见咳嗽气喘，鼻翼扇动，张口抬肩；热邪亢盛，气血壅滞，则胸痛；里热蒸腾，津液耗伤，故壮热口渴；热扰心神，则烦躁不安；若热伤肺络，络损血溢，则衄血、咳血；大便干结，小便短黄，舌红苔黄，脉数，皆为邪热内盛之象。

3. 热扰胸膈证

热扰胸膈证是指温热病邪入里，扰动胸膈所表现的证候。

【临床表现】胸中烦热、懊恼，躁扰不宁，面红目赤，舌红苔黄，脉数。

【病机分析】热郁胸膈，致使脏腑之气不和，心神被扰，故见胸中烦热、懊恼，躁扰不宁；面红目赤，舌红苔黄，脉数，均为里热炽盛之象。

4. 心火炽盛证

心火炽盛证是指心火内炽，心神被扰所表现的证候。

【临床表现】心中烦热，失眠，口舌生疮或糜烂肿痛，小便短黄，尿道灼热疼痛或尿血，或吐血、衄血，或躁狂谵语，面赤，口干喜饮，舌尖红或舌红，苔黄，脉数。

【病机分析】心火内盛，则心中烦热；火热内扰心神，轻则失眠，重则躁狂谵语；心开窍于舌，火热循经上炎，故舌尖红或舌红，口舌生疮或糜烂肿痛；小肠主泌别清浊，与心相表里，若心火亢盛，下移小肠，则见小便短黄，甚则尿道灼热疼痛或尿血；心主血脉，心火炽盛，迫血妄行，则可见吐血、衄血；面赤，口干喜饮，舌红，苔黄，脉数，皆为里热内盛的表现。

5. 肝火炽盛证

肝火炽盛证是指肝火内炽，气火上逆所表现的证候。

【临床表现】面红目赤，头晕胀痛，口苦咽干，耳鸣耳聋，急躁易怒，失眠多梦，胁肋灼痛，或见咳血、吐血、衄血，血色鲜红，小便短黄，大便秘结，舌红苔黄，脉弦数。

【病机分析】火性炎热向上，肝火循经至胁肋，继而上扰头、耳、目等处，则可依次出现胁肋灼痛，头晕胀痛，面红目赤，咽干，耳鸣耳聋等；肝热传胆，胆汁上溢，则见口苦；热扰神魂，则见急躁易怒，失眠多梦；若热伤血络，迫血妄行，则可见咳血、吐血、衄血；舌红苔黄，脉数，均是内热之象；脉弦，主病在肝。

6. 热极生风证

热极生风证是指邪热亢盛，引动肝风所表现的证候。

【临床表现】高热神昏，狂躁不安，项背强急，手足抽搐，甚至角弓反张，两目上视，牙关紧闭，舌质红绛，脉弦数。

【病机分析】热邪蒸腾，则高热；热传心包，心神愦乱，则神昏，狂躁不安；热灼津液，引动肝风，则见项背强急，手足抽搐，甚至角弓反张，两目上视，牙关紧闭；舌质红绛，脉弦数，是肝经有热之征。

7. 肝火犯肺证

肝火犯肺证是指肝火炽盛，上逆犯肺所表现的证候。

【临床表现】咳嗽阵作，甚则咳吐鲜血，痰黏量少色黄，胸胁灼痛，急躁易怒，烦热口苦，头晕目赤，舌红苔薄黄，脉弦数。

【病机分析】肝火上逆犯肺，肺失清肃，则咳嗽阵作，灼伤肺络则咳吐鲜血；火热炼液为痰，故痰黏量少色黄；肝经气火内郁，热壅气滞，故胸胁灼痛；肝气升发太过，肝失疏泄，情志失畅，故急躁易怒；肝火内盛扰神，则烦热，上犯清窍则口苦，头晕目赤；舌红，脉数属热，脉弦为病位在肝之征象。

8. 肝火犯胃证

肝火犯胃证是指肝失疏泄，郁而化火犯胃而致胃失和降所表现的证候。

【临床表现】胃脘、胸胁胀闷疼痛，呃逆嗳气，吞酸嘈杂，烦躁易怒，舌红苔薄黄，脉弦数。

【病机分析】肝郁化火，横逆犯胃，肝胃气滞，则见胃脘、胸胁胀闷疼痛；胃失和降，胃气上逆，故呃逆嗳气；肝胃气火内郁，则见吞酸嘈杂；肝失条达，郁火内扰，则烦躁易怒；舌红苔薄黄，脉弦数，为肝胃气郁有热之象。

（二）立法原则

治疗脏腑热盛证当用清脏腑热法。

（三）清脏腑热法

清脏腑热法属于"八法"中的清法之一，适用于热邪偏盛于某一脏腑所致的火热之证。

导致脏腑热盛的原因很多，如情志过极、过食厚味、外邪入里等，皆可化热而影响脏腑功能。热为阳邪，临床见症以脏腑机能亢盛为主，当清热泻火，用药应依不同脏腑而分别选择。若胃中热盛，多选用石膏、黄连、知母等；若肺中热盛，多选用石膏、寒水石、黄芩、桑白皮、知母等；若心火炽盛，多选用犀角（用水牛角代替）、黄连、生地、栀子等；若肝胆火盛，多选用龙胆草、黄柏、青黛等；若热极生风，可选用羚羊角、钩藤等。

若兼见热盛阴伤者，可选配生地、麦冬、玄参等；兼见血虚者，可选配熟地、当归、白芍等；兼见下焦湿热者，可选配木通、泽泻、车前子等；兼气血壅滞者，可选配丹参、丹皮、木香、丁香、沉香等；若见便秘者，则选配大黄、芒硝等；若见喘咳者，可选配麻黄、杏仁、桑白皮、紫菀、款冬花等。

（四）例方

导赤散
（《小儿药证直诀》）

[组成] 生地黄　木通　生甘草梢各等分（各10g）

[用法] 上药为末，每服三钱（9g），水一盏，入竹叶（3g）同煎至五分，食后温服。

[功效] 清心养阴，利水通淋。

[主治] 心火炽盛，或心热下移小肠之实热证，症见心胸烦热，口渴面赤，意欲饮冷，口舌生疮，小便赤涩疼痛，舌红脉数等。

[方解] 心火炽盛，循经上炎，故心胸烦热，口渴面赤；舌为心之苗，气血壅滞，热盛肉腐，故口舌生疮；心与小肠相表里，心热下移小肠，故小便赤涩疼痛；舌红脉数，为实热之象。

本方原为小儿心经热盛或心热下移于小肠之"水虚不甚，而火亦不实"之证所设。方中生地黄甘凉而润，清心、凉血、滋阴，为主药；辅以木通苦寒，上清心经之火，下导小肠之热。两药配合，清心利水而不伤阴。竹叶甘淡寒，清心除烦，引热从小便而出，为佐药。生甘草梢清热解毒，止茎中痛，并可调和诸药，为佐使药。

现代常用本方治疗口腔炎、急性尿路感染等属本证者。

[附方]

清心莲子饮　黄芩　麦门冬去心　地骨皮　车前子　甘草炙，各半两（各15g）　石莲肉去心　白茯苓　黄芪蜜制　人参各七钱半（各20g）　用法：剉末，每服三钱（10g），水一盏半，煎取八分，去滓，水中沉冷，空心食前服。功效：益气阴，清心火，止淋浊。主治：心火偏旺，气阴两虚，湿热下注证，症见遗精淋浊，血崩带下，遇劳则发；或肾阴不足证，症见口舌干燥，烦躁发热（《太平惠民和剂局方》）。

按：本方主治为气阴不足，心肾不交，虚火内动，膀胱复有湿热之证。方中组成虚实兼顾，使气阴恢复，火清心宁，心肾交通，湿热分清，上述诸症自除。

[方论选录]

吴谦　心与小肠为表里也。然所见口糜舌疮，小便黄赤，茎中作痛，热淋不利等证，皆心热移于小肠之证，故不用黄连直泻其心，而用生地滋肾凉心，木通通利小肠，佐以甘草梢，取易泻最下之热，茎中之痛可除，心经之热可导也。此则水虚火不实者宜之，以利水而不伤阴，泻火而不伐胃也。若心经实热，须加黄连、竹叶。甚者更加大黄，亦釜底抽薪之法也（《删补名医方论》）。

[歌诀] 导赤生地与木通，草梢竹叶四般功；

口糜淋病小肠火，引热同归小便中。

朱砂安神丸
（《内外伤辨惑论》）

[组成] 朱砂另研，水飞为衣，五钱（1g）　　甘草五钱五分（16g）　　黄连去须茎，酒洗，六钱（18g）　　生地黄一钱五分（5g）　　当归去芦，二钱五分（8g）

[用法] 上药除朱砂外，四味共为细末，汤浸蒸饼为丸，如黍米大，以朱砂为衣，每服十五丸或二十丸，食后津唾咽下，或温水、凉水少许送下亦得（可作汤剂，水煎服，朱砂研细末冲服）。

[功效] 镇心安神，泻火养阴。

[主治] 心火亢盛，阴血不足证，症见心神烦乱，失眠多梦，惊悸怔忡，或胸中懊憹，舌尖红，脉细数。

[方解] 心火内盛，扰动心神，故见心神烦乱，失眠多梦，胸中懊憹；火热亢盛，灼伤阴血，心神失养，故见惊悸怔忡；舌红，脉细数，为热盛阴伤之象。

本方为治疗火盛阴伤之失眠、心悸的常用方剂。方中重用朱砂质重性寒，能清心重镇以安神；黄连苦寒泻火，清心除烦，两药相配，泻火与重镇共用，使火清神宁，为主药。生地滋阴清热，使肾水上济于心，为辅药。佐以当归甘润养血。使以甘草调和诸药。

本方朱砂含硫化汞，不宜久服，以防汞中毒。

现代临床用本方治疗神经衰弱之心悸失眠，或抑郁症的神志恍惚及心动过速等属本证者。

[方论选录]

叶仲坚　经云：神气舍心，精神毕具。又曰：心者生之本，神之舍也。且心为君主之官，主不明则精气乱，神太劳则魂魄散，所以寤寐不安，淫邪发梦，轻则惊悸怔忡，重则痴妄癫狂也。朱砂具光明之体，色赤通心，重能镇怯，寒能胜热，甘以生津，抑阴火之浮游，以养上焦之元气，为安神之第一品。心苦热，配黄连之苦寒，泻心热也。更佐甘草之甘以泻之。心主血，用当归之甘温，归心血也。更佐地黄之寒以补之。心血足则肝得所藏，而魂自安；心热解，则肺得其职，而魄自宁也（《删补名医方论》）。

[歌诀] 安神丸剂不寻常，归草朱连生地黄；

烦乱怔忡时不寐，镇心安神病自康。

麻黄杏仁甘草石膏汤
（《伤寒论》）

[组成] 麻黄去节，四两（6g）　　杏仁去皮尖，五十个（9g）　　甘草炙，二两（6g）　　石膏碎，

绵裹，半斤（18g）

[用法] 上四味，以水七升，煮麻黄，减二升，去上沫，内诸药，煮取二升，去滓，温服一升。

[功效] 辛凉宣泄，清肺平喘。

[主治] 肺热炽盛证，症见身热不解，有汗或无汗，咳逆气急，甚或鼻扇，口渴，舌苔薄白或黄，脉浮滑而数。

[方解] 风热袭肺，或风寒郁而化热，里热炽盛，则见发热，汗出，口渴，苔黄，脉滑数；热壅于肺，失于宣降，则见咳嗽，甚则鼻扇；若表邪未解，或热闭于肺，皮毛闭塞，亦可无汗；苔薄白，脉浮，为表证未尽之象。

本方以清肺热为主，可兼散表邪。方中石膏辛甘大寒，入肺胃二经，既可清热生津，又能透热外出；配麻黄宣肺平喘，开肌表而散表邪，与石膏寒热并用，清宣相合，共为主药。临床应用时，汗出而喘，石膏可五倍于麻黄；若无汗而喘，里热较轻，石膏可三倍于麻黄。佐以杏仁与麻黄宣降并用，加强降气平喘之功。甘草为使，调和诸药。

现代临床常用本方治疗急性气管炎、肺炎属本证者。

[附方]

越婢汤　麻黄六两（12g）　石膏半斤（18g）　生姜三两（9g）　甘草二两（6g）　大枣十五枚（4枚）　用法：上五味，以水六升，先煮麻黄，去上沫，内诸药，煮取三升，分温三服。功效：发汗利水。主治：风邪袭肺之风水，症见恶风，一身悉肿，脉浮不渴，续自汗出，无大热者（《金匮要略》）。

[方论选录]

盛心如　按仲师大论，于发汗后不可更行桂枝汤，汗出而喘，无大热者，麻杏甘石汤主之，柯韵伯于此，则谓无汗而喘，大热。盖汗出而喘者，热盛于肺也；无汗而喘者，热闭于肺也。壅于肺者，皮毛开，故表无大热，热闭于肺，则皮毛亦闭，故表热甚壮。是以不论有汗无汗，皆以麻杏甘石汤为主。盖以石膏清其里热。有汗者，得麻黄疏泄，而壅者亦宣；无汗者得麻黄疏散，而闭者亦开。有杏仁以定喘，甘草以泻火，烦热乌有不解者乎（《中国医药汇海》）？

[歌诀] 麻杏甘石法辛凉，四药组合有专长；

　　　　麻石相配清宣剂，肺热壅盛喘汗尝。

泻白散
（《小儿药证直诀》）

[组成] 地骨皮　桑白皮炒，各一两（各15g）　甘草炙，一钱（3g）

[用法] 上药剉散，入粳米一撮，水二小盏，煎七分，食前服。

[功效] 泻肺清热，平喘止咳。

[主治] 肺热之咳喘，症见咳嗽气喘，皮肤蒸热，日晡尤甚，舌红苔黄，脉细数。

[方解] 伏火郁肺，气逆不降，则咳喘气急；伏火外蒸皮肤，故皮肤蒸热；肺金旺于酉时，伏火渐伤阴分，故身热日晡为甚，舌红苔黄，脉细数。

本方原为小儿肺有伏火而设。方中桑白皮甘寒入肺，清肺化痰，泻肺平喘，不燥不刚，为主药。地骨皮甘淡寒，清肺中伏火，并除虚热，与桑白皮配用，加强清肺平喘之功，为辅药。粳米和中益气，补土生金，为佐药。使以甘草调和药性。

现代临床常用本方治疗肺炎初期、支气管炎、百日咳、麻疹初期属本证者。

[方论选录]

汪昂　此手太阴药也。桑白皮甘益元气之不足，辛泻肺气之有余，除痰止嗽；地骨皮寒泻肺中之伏火，淡泄肝肾之虚热，凉血退蒸；甘草泻火而益脾；粳米清肺而补胃，并能泄热从小便出。肺主西方，故曰泻白（《医方集解》）。

[歌诀]　泻白桑皮地骨皮，甘草粳米四般宜；

　　　　热伏肺中成喘嗽，清泻肺热此方施。

凉膈散
（《太平惠民和剂局方》）

[组成]　川大黄　朴硝　甘草炙，各二十两（各12g）　山栀子仁　薄荷叶去梗　黄芩各十两（各6g）　连翘二斤半（24g）

[用法]　上药为粗末，每服二钱（6g），水一盏，入竹叶七片、蜜少许，煎至七分，去滓，食后温服。小儿可服半钱（1.5g），更随岁数加减服之。得利下，住服。

[功效]　泻火通便，清上泻下。

[主治]　上焦及中焦火热炽盛证，症见身热口渴，面赤唇焦，口舌生疮，胸膈烦热，睡卧不宁，咽痛吐衄，便秘溲赤，或大便不畅，舌红苔黄，脉滑数。

[方解]　火热聚于胸膈，内扰心神，则见胸膈烦热，睡卧不宁；肺胃热盛，火热上冲，损伤津液，则见面赤唇焦，口舌生疮，咽痛吐衄，口渴；燥热内结，腑气不通，故大便秘结或大便不畅，溲赤；邪热亢盛，故舌红苔黄，脉滑数。本证为上有无形热邪，下有有形积滞。

本方为清上泻下，泻火通便的代表方剂。方中连翘苦微寒，清热解毒，轻清上浮，可治上焦壅热，用量独重，为主药。配黄芩以清心肺郁热；山栀通泻三焦之火，引火下行；薄荷、竹叶清疏心胸之热，为辅药。大黄、芒硝荡涤结热，导泻下行，为佐药。甘草与硝、黄同用，即调胃承气汤，又加白蜜，缓和峻下之力，意在"以下为清"，为使药。综观全方，使上焦之热从外而清，中焦之实由下而泻，并成清上泻下，泻火通便之方。

现代常用本方治疗咽喉炎、急性扁桃体炎、急性胆囊炎、急性黄疸型肝炎、流行性脑脊髓膜炎等属本证者。

[方论选录]

汪昂　此上、中二焦泻火药也。热淫于内，治以咸寒，佐以苦甘。故以连翘、黄芩、竹叶、薄荷升散于上，而以大黄、芒硝之猛利推荡其中，使上升下行而膈自清矣。用甘草、生蜜者，病在膈，甘以缓之也（《医方集解》）。

[歌诀]　凉膈硝黄栀子翘，黄芩甘草薄荷饶；

　　　　竹叶蜜煎疗膈上，清上泻下邪热消。

泻黄散
(《小儿药证直诀》)

[组成] 藿香叶七钱 (6g)　　山栀子仁一钱 (3g)　　石膏五钱 (9g)　　甘草三两 (6g)　　防风去芦，切，焙，四两 (9g)

[用法] 上药锉，同蜜、酒微炒香，为细末。每服一至二钱 (3~6g)，水一盏，煎至五分，清汁温服，不拘时候。

[功效] 清泻脾胃伏火。

[主治] 脾胃蕴热证，症见口疮口臭，烦渴易饥，口燥唇干，弄舌，舌红脉数。

[方解] 脾属中土，其色为黄，开窍于口，其华在唇。脾胃伏火，熏蒸于上，则见口疮口臭，烦渴易饥，口燥唇干；脾经连舌本，散舌下，舌为心之苗，心脾有火，则见弄舌；舌红脉数，为热证表现。

方中石膏辛甘大寒，泻脾胃积热；山栀苦寒，清心脾之火，共为主药。防风辛微温，疏散脾经伏火，亦有"火郁发之"之义，为辅药。藿香叶芳香醒脾，既可振脾胃之气机，又可助防风散脾胃中伏火，为佐药。甘草泻火和中，以蜜、酒调服，可缓中上行，使泻脾而不伤脾，为使药。诸药共奏泻脾胃伏火之功。

现代常用本方治疗小儿鹅口疮、咽喉炎、口腔炎、痤疮、湿疹等属本证者。

[方论选录]

汪昂　山栀清心肺之火，使屈曲下行，从小便出；藿香理脾肺之气，去上焦壅热，辟恶调中；石膏大寒泄热，兼能解肌；甘草甘平和中，又能泻火；重用防风者，取其升阳，能发脾中伏火，又能于土中泻木也 (《医方集解》)。

[歌诀] 泻黄甘草与防风，石膏栀子藿香充；
　　　　炒香蜜酒调和服，脾热口疮可见功。

清胃散
(《脾胃论》)

[组成] 生地黄　当归身各三分 (各6g)　　牡丹皮半钱 (9g)　　黄连六分，夏月倍之，大抵黄连临时增减无定 (6g)　　升麻一钱 (6g)

[用法] 上药为细末，都作一服，水一盏半，煎至七分，去滓，放冷服之。

[功效] 清胃凉血。

[主治] 胃热炽盛证，症见牙痛牵引头痛，面颊发热，其齿恶热喜冷，或牙宣出血，或牙龈溃烂，或唇舌颊腮肿痛，口气热臭，口舌干燥，舌红苔黄，脉滑数。

[方解] 足阳明胃经循鼻入上齿龈，胃为多气多血之腑，胃热炽盛，循经上攻，损伤血络，则见牙痛牵引头痛，面颊发热，其齿恶热喜冷，或牙宣出血，或牙龈溃烂，或唇舌颊腮肿痛，口气热臭；口舌干燥，舌红苔黄，脉滑数，为胃热伤津之象。

方中黄连苦寒泻火，专清心胃积热，为主药。辅以生地凉血滋阴，丹皮凉血散瘀，以消肿止痛。当归养血和血，为佐药。升麻升散火毒，引诸药达阳明经，为使药。此方虽专为牙病而设，但凡是胃热之证者，皆可加减使用。如大便秘结者，可酌加大黄导热下行。

现代常用本方治疗口腔炎、牙周炎、三叉神经痛等属本证者。

[方论选录]

吴崑 牙疳肿痛者，此方主之。牙疳责胃热，肿责血热，痛责心热。升麻能清胃，黄连能泻心，丹皮、生地能凉血，用当归者，所以益阴，使阳不得独亢耳（《医方考》）。

[歌诀] 清胃散用升麻连，当归生地牡丹全；

或益石膏平胃热，口疮吐衄及牙宣。

玉女煎
（《景岳全书》）

[组成] 生石膏三至五钱（9～15g） 熟地三至五钱或一两（9～30g） 麦冬二钱（6g） 知母 牛膝各一钱半（各5g）

[用法] 上药用水一盅半，煎七分，温服或冷服。

[功效] 清胃热，滋肾阴。

[主治] 胃热炽盛，肾阴亏虚证，症见头痛，牙痛，齿松，牙龈出血，烦热干渴；或消渴，消谷善饥；舌红苔黄而干。

[方解] 阳明经脉上行头面，入上齿中，胃热循经上攻，则见头痛，牙痛；热伤胃络，则牙龈出血；热耗少阴阴津，故见烦热干渴，舌红苔黄而干。本证为火盛水亏相因为病，以火盛为主。

方中石膏辛甘大寒，清阳明有余之热，为主药。熟地甘而微温，以滋肾水之不足，为辅药。两药相伍，清火壮水，虚实兼顾。知母苦寒质润，一助石膏清胃热而止烦渴，二助熟地滋养肾阴；麦冬微苦甘寒，助熟地滋肾，而润胃燥，且可清心除烦，共为佐药。牛膝导热引血下行，兼补肝肾，为佐使之药。诸药配伍，清热滋阴，虚实兼治，使胃热得清，肾水得补。

现代常用本方治疗口腔炎、舌炎、牙龈炎、糖尿病等属肾阴虚胃火盛者。

[方论选录]

张秉成 夫人之真阴充足，水火均平，决不致有火盛之病。若肺肾真阴不足，不能濡润于胃，胃汁干枯，一受火邪，则燎原之势而为似白虎之证矣。方中熟地、牛膝以滋肾水；麦冬以保肺金；知母上益肺阴，下滋肾水，能制阳明独盛之火；石膏甘寒质重，独入阳明，清胃中有余之热。虽然理虽如此，而其中熟地一味，若胃火炽盛者，尤宜酌用之。即虚火一证，亦宜改用生地为是，在用方者神而明之，变而通之也（《成方便读》）。

[歌诀] 玉女煎用熟地黄，膏知麦冬牛膝襄；

胃火阴虚相因病，牙痛齿衄宜煎尝。

龙胆泻肝汤
（《医方集解》）

[组成] 龙胆草酒炒（6g） 黄芩炒（9g） 栀子酒炒（9g） 泽泻（12g） 车前子（9g）

木通（9g）   当归酒炒（3g）   生地黄酒炒（9g）   柴胡（6g）   生甘草（6g）

[用法] 水煎服。亦可用丸剂，每服 6~9g，日二次，温开水送下。

[功效] 泻肝胆实火，清肝胆湿热。

[主治] ①肝胆实热证，症见头痛目赤，胁痛口苦，耳聋耳肿，舌红苔黄，脉弦数。②肝胆湿热证，症见阴肿阴痒，筋痿阴汗，小便淋浊，妇女带下黄臭，舌红苔黄腻，脉弦数。

[方解] 肝胆实火，循经上冲，则依次可见胁痛、头痛、目赤、口苦、耳聋、耳肿等症；湿热循经下注，则发为阴痒，筋痿阴汗，小便淋浊，妇女带下黄臭；舌红苔黄或黄腻，脉弦数，皆为肝胆火盛或湿热内停之象。

本方为治疗肝胆实火兼湿热下注之有效方剂。方中龙胆草其性苦寒，专入肝胆，善泻肝胆实火，除下焦湿热，泻火燥湿两全其性，为主药。黄芩清热燥湿，栀子苦寒降泄，泻三焦火，利尿除湿，为辅药。泽泻、木通、车前子清热利湿，使邪有出路；肝性体阴用阳，主藏血，善条达，热盛易伤阴血，气机壅滞，故用生地黄滋阴生津，当归、柴胡养血疏肝，使肝体得养，肝用得疏，共为佐药。使以甘草调和诸药。本方用药多为苦寒之品，易伤脾胃，不宜久服，中病即止。

现代多用本方治疗偏头痛、高血压、急性结膜炎、急性中耳炎、鼻炎等属于肝胆实火上炎者；急性黄疸型肝炎、急性胆囊炎、带状疱疹、急性肾盂肾炎、急性膀胱炎、尿道炎、外阴炎、睾丸炎、急性盆腔炎等属肝胆湿热内蕴或湿热下注者。

[附方]

当归龙荟丸   当归焙，一两（30g）   龙胆草   栀子   黄连   黄柏   黄芩各一两（各30g）芦荟   青黛   大黄各五钱（各15g）   木香一分（0.3g）   麝香五分（1.5g）   用法：上为末，炼蜜为丸，如小豆大，小儿如麻子大，每服二十丸，生姜汤下。功效：清泻肝胆实火。主治：肝胆实火证，症见头痛头晕，面目红赤，胸胁胀痛，躁扰不安，甚或谵语发狂，便秘尿赤，脉弦数（《黄帝素问宣明论方》）。

按：本方与龙胆泻肝汤均有清肝泄热作用。本方以大苦小寒，苦寒直折之药为主，并引火邪从二便而出，专泻肝胆实火；而龙胆泻肝汤泻中有补，疏中有养，用药全面，作用较为缓和，偏于清利湿热。

[方论选录]

张秉成   夫相火寄于肝胆，其性易动，动则猖狂莫制。夹身中素有之湿浊，扰攘下焦，则为种种诸证。或其人肝阴不足，相火素强，正值六淫湿火司令之时，内外相引，其气并居，则肝胆所过之经界，所主之筋脉，亦皆为患矣。故以龙胆草大苦大寒，大泻肝胆之湿火。肝胆属木，木喜条达，邪火抑郁则木不舒，故以柴胡疏肝胆之气，更以黄芩清上，山栀导下，佐之以木通、车前、泽泻，引邪热从小肠膀胱而出。古人治病，泻邪必兼顾正，否则邪去正伤，恐犯药过病所之弊，故以归地养肝血，甘草缓中气，且协和各药，使苦寒之性不伤胃气耳（《成方便读》）。

[歌诀] 龙胆泻肝栀芩柴，生地车前泽泻偕；
　　　　木通甘草当归合，肝经湿热力能排。

羚角钩藤汤
（《通俗伤寒论》）

[组成] 羚角片先煎，一钱半 (5g)　霜桑叶二钱 (6g)　京川贝去心，四钱 (12g)　鲜生地五钱 (15g)　双钩藤后入，三钱 (9g)　滁菊花三钱 (9g)　茯神木三钱 (9g)　生白芍三钱 (9g)　生甘草八分 (3g)　淡竹茹鲜刮，与羚角先煎代水，五钱 (15g)

[用法] 水煎服。

[功效] 凉肝息风，增液舒筋。

[主治] 肝热生风证，症见高热不退，烦闷躁扰，手足抽搐，发为痉厥，甚至神昏，舌绛而干，或舌焦起刺，脉弦数。

[方解] 本证系温病邪热传入厥阴，肝经热盛，导致热极动风。邪热内盛，则见高热不退；热扰心神，则烦闷躁扰，甚则神昏；热盛动风，风火相扇，故见手足抽搐，发为痉厥；舌绛，脉弦数等，为肝经热盛之征。

本方为治疗热极动风的代表方剂。羚羊角咸、寒，入肝、心经，可清肝热，息肝风，止痉定搐；钩藤苦、微寒，入肝、心包经，可清热平肝息风，两药合用，共为君药，以凉肝息风。桑叶苦甘、寒，入肝、肺经；菊花辛甘苦、微寒，入肝、肺经，两药共用，为辅药，辛凉疏泄，清热平肝，以加强凉肝息风之效。风火相扇，最易耗阴灼液，故用白芍、生地养阴增液以柔肝舒筋，与羚羊角、钩藤等凉肝息风药同用，有标本兼顾之义；邪热亢盛，每易灼津成痰，故用贝母、竹茹清热化痰；热扰心神，又以茯神木平肝、宁心安神，俱为佐药。生甘草调和诸药为使，与白芍相配，又能酸甘化阴，舒筋缓急。

现代常用本方治疗流行性乙型脑炎、流行性脑脊髓膜炎、病毒性脑炎、休克型肺炎、子痫、小儿脐风等属热极生风者，亦可治高血压病属肝阳上亢者。

[附方]

钩藤饮　钩藤后入 (9g)　羚羊角磨粉，冲服 (0.3g)　全蝎 (1g)　人参 (3g)　天麻 (6g)　甘草炙 (2g)　用法：水煎服。功效：清热息风，益气解痉。主治：肝热生风之小儿天钓证，症见牙关紧闭，手足抽搐，惊悸壮热，头目仰视等（《医宗金鉴》）。

按：本方与羚角钩藤汤均属平肝息风剂，俱用钩藤、羚羊角为主药，但后者与养阴增液、清化痰热药同用，故宜于热极动风而兼有阴伤者；本方配益气之品，宜于热极动风而兼气虚者。

[方论选录]

秦伯未　本方原为邪热传入厥阴，神昏搐搦而设。因热极伤阴，风动痰生，心神不安，筋脉拘急，故用羚羊、钩藤、桑叶、菊花凉肝息风为主，佐以生地、白芍、甘草甘酸化阴，滋液缓急，川贝、竹茹、茯神化痰通络，清心安神。由于肝病中，肝热风阳上逆，与此病机一致，故亦常用于肝阳重证，并可酌加石决明等潜镇（《谦斋医学讲稿》）。

[歌诀] 羚角钩藤茯菊桑，贝草竹茹芍地黄；

　　　　阳邪亢盛成痉厥，肝风内动急煎尝。

咳血方
(《丹溪心法》)

[组成] 青黛水飞 (6g)　　瓜蒌仁去油 (9g)　　诃子 (6g)　　海粉 (9g)　　山栀炒黑 (9g)

[用法] 上为末，以蜜同姜汁为丸，噙化。

[功效] 清肝宁肺，凉血止血。

[主治] 肝火犯肺证，症见咳嗽痰稠带血，咳吐不爽，心烦易怒，胸胁疼痛，颊赤便秘，舌红苔黄，脉弦数。

[方解] 本方证前人称为"木火刑金"，是肝火犯肺，灼伤肺络所致。肝火犯肺，肺失清肃，火热灼津，炼液为痰，则咳嗽咳痰，痰质浓稠，咳吐不爽；热伤肺络，则痰中带血；肝火循经上犯，则心烦易怒，胸胁疼痛；颊赤便秘，舌红苔黄，脉弦数，皆为肝肺热证的表现。

方中青黛、栀子性味苦寒，皆入肝经，清泻肝火，凉血止血，意在治本，为主药。瓜蒌仁、海粉清热降火，润燥化痰，为辅药。咳不止则血不宁，故以苦涩偏凉入肺之诃子，敛肺止咳，下气化痰，为佐药。以蜜同姜汁为丸，蜜可润肺，姜汁辛温反佐，避免诸泻火药物凉遏之弊。噙化者，可清润咽喉，并可使药力缓留上焦，以利清肺止咳、止血之效。诸药同用，共奏清肝泻肺，凉血止血之功。

现代常用本方治疗支气管扩张、肺结核等病的咳血属本证者。

[方论选录]

吴崑　①咳嗽痰血者，此方蜜丸噙化。肺者，至清之脏，纤芥不容，有气有火则咳，有痰有血则嗽。青黛、山栀，所以降火；瓜蒌、海粉，所以行痰；诃子所以敛肺。然而无治血之药者，火去而血自止也。②咳嗽痰血，固属君相之火犯肺，此方但清火而不治血，乃去所扰则自安之义。然业经失血，则肺已大伤，岂可置之不论不议，去诃子而加清养肺阴之药，始为得之 (《医方考》)。

[歌诀] 咳血方中诃子收，海石山栀共瓜蒌；

　　　　青黛泻肝凉血热，咳嗽痰血此方投。

左金丸
(《丹溪心法》)

[组成] 黄连六两 (18g)　　吴茱萸一两 (3g)

[用法] 上药为末，水丸或蒸饼为丸，白汤下五十丸。

[功效] 清泻肝火，降逆止呕。

[主治] 肝火犯胃证，症见胁肋胀痛，吞酸嘈杂，呕吐口苦，脘痞嗳气，舌红苔黄，脉弦数。

[方解] 本证系肝郁化火，横逆犯胃，肝胃不和所致。肝经火盛，气郁不舒，故胁肋胀痛；肝火上炎，故口苦；肝火犯胃，胃失和降，则吞酸嘈杂，呕吐，嗳气；舌红，脉弦数，为肝经火旺之象。

方中重用苦寒之黄连为主药，一是清肝泻火，使肝火得清，自不横逆犯胃；二是清泄胃热，胃火降则其气自和；三是清泻心火，有"实则泻其子"之意。一药而三清肝、胃、心之火热，标本兼顾。但气郁化火之证，纯用大苦大寒之品，既恐郁结不升，又虑折伤中阳，故少佐辛热之吴茱萸，开肝郁、降胃逆，并反佐黄连之苦寒。两药共用，使肝火清，胃气降，达到肝胃同治之效。

现代常用本方治疗急慢性胃炎、胃溃疡、食道炎、痢疾等病属本证者。

[附方]

戊己丸　黄连　吴茱萸　白芍上药三味，各五两（各10g）　用法：为末，面糊为丸。功用：疏肝理脾，清热和胃。主治：肝脾胃不和证，症见胃痛吞酸，腹痛泻痢等（《太平惠民和剂局方》）。

[方论选录]

陈修园　肝实作痛，惟肺金能平之。故用黄连泻心火，不使克金，且心为肝子，实则泻其子也。吴茱萸入肝，苦辛大热，苦能引热下行，同气相求之义也，辛能开郁散结，通则不痛之义也（《时方歌括》）。

[歌诀]　左金丸子出丹溪，胁痛吞酸嗳气医；
　　　　六份黄连萸一份，清肝降逆莫犹疑。

二、热毒证

热毒证是指由于外感火热毒邪，或过食辛辣厚味，导致热毒内生，壅积于肌表、脏腑所表现的证候，以发热烦躁、口舌生疮、发斑及痈、疔、疖等为主要特征。

（一）证候辨识

【临床表现】烦躁不眠，甚或谵语，吐血衄血，发斑，头面焮红肿痛；或外见痈、疔、疖而表现为红肿热痛；或内见肠痈，表现为右少腹部疼痛拒按，腹皮绷急，转侧不便等；或内见肺痈，表现为咳嗽胸痛，咳吐脓血腥臭痰等。伴发热，口渴喜饮，大便干结，小便短黄，舌红苔黄，脉滑数等。

【病机分析】火毒壅盛，内扰心神，迫血妄行，则见烦躁不眠，甚或谵语，吐血衄血，发斑。风热火毒，上攻头面，则可发为头面焮红肿痛。热毒壅于肌肤，局部气血凝滞，日久血肉腐败，酝酿成脓，则发为痈、疔、疖等疮疡。热毒蕴结肠中，气滞血瘀，日久肉腐成脓，则见右少腹部疼痛拒按，腹皮绷急，转侧不便等。热毒蕴肺，肺气上逆，则咳嗽；灼伤血络，肉腐成脓，则见胸痛，咳吐脓血腥臭痰。发热，口渴喜饮，大便干结，小便短黄，舌红苔黄，脉滑数，皆为热盛之象。

（二）立法原则

热毒证当用清热解毒法治疗。

（三）清热解毒法

清热解毒法属于"八法"中的清法之一，适用于热毒壅盛之证，临床上常根据热毒壅积的病位及表现特点而选用药物。若属风热疫毒，壅于上焦，攻冲头面，或火毒壅盛，充斥三焦，出现头面红肿、口糜咽痛，或烦躁狂乱、吐衄发斑者，当选用黄芩、黄连、黄柏、栀子等苦寒之品，以泻火解毒为主，可配升麻、玄参、桔梗、薄荷、马勃等清利咽喉。若属热毒壅于肌肤所致痈、疔、疖等疮疡者，则常以银花、连翘、蒲公英、地丁、野菊花、板蓝根等清热解毒，可配荆芥、防风、白芷、牛蒡子等疏风散结；如痈疡成形，气血壅滞者，则结合消疮散痈之法，配伍当归、赤芍、丹皮、乳香、没药、牛黄、贝母、天花粉等活血散瘀，化痰散结；脓成未溃者，可配用穿山甲、皂角刺托毒溃坚；若见热结便秘者，可选用大黄、芒硝泻火通便。若属热毒壅聚于肺、肠而发为内痈者，则将清热解毒法与消疮散瘀法相结合，选用大黄、芒硝、芦根、丹皮、桃仁、薏苡仁等以泄热破瘀，逐瘀排脓。

（四）例方

黄连解毒汤
（《外台秘要》引崔氏方）

[组成] 黄连三两（9g）　　黄芩　黄柏各二两（各6g）　　栀子擘，十四枚（9g）

[用法] 上四味切，以水六升，煎取二升，分二服。

[功效] 泻火解毒。

[主治] 火毒炽盛证，症见大热烦躁，口燥咽干，不眠，甚至谵语，或吐血、衄血，或发斑，或下痢，或黄疸，或痈肿疔毒，小便短黄，舌红苔黄，脉滑数。

[方解] 火毒炽盛，充斥三焦，波及上下内外，上扰神明，则见大热烦躁，不眠谵语；迫血妄行，上逆则为吐衄；溢于肌肤，则为发斑；下迫大肠，则为痢疾；熏蒸胆汁外越，则为黄疸；壅于肌肤，则为痈肿疔毒；小便短黄，舌红苔黄，脉滑数，为热毒内盛之象。

本方为治疗热毒壅盛三焦之常用方。心主火，故方以黄连泻心火，兼清中焦，为主药。黄芩清上焦之火，黄柏清下焦之火，栀子泻三焦之火，引热从小便而出，共为辅药。四药合用，集大苦大寒之品于一方，苦寒直折亢盛之热毒。

现代常用本方治疗败血症、脓毒血症、中毒性痢疾、肺炎、泌尿系感染、流行性脑脊髓膜炎、流行性乙型脑炎及疔疮等属本证者。

[附方]

泻心汤　大黄二两（10g）　　黄连一两（5g）　　黄芩一两（5g）　　用法：上三味，以水三升，煮取一升，顿服之。功效：泻火解毒，燥湿消痞。主治：火热内炽之吐血、衄血；或湿热内蕴之黄疸，胸痞烦热；或积热上冲之目赤且肿，口舌生疮；或热毒内盛之疮疡，心胸烦热，大便干结等（《金匮要略》）。

按：本方与黄连解毒汤均可用治三焦热盛之证。而本方以大黄为主，配用芩、连，意在苦寒泻火，燥湿清热，偏治心胃火炽之证。

[方论选录]

汪昂　寒极曰阴毒，热极曰阳毒。是方名曰黄连解毒，是君以黄连直解心经火毒也。黄芩泻肺经火毒，黄柏泻肾经火毒，栀子通泻下焦火毒，使诸火毒从膀胱出。若大便实者加大黄，名栀子金花汤，利大便，是使火毒从大、小便而出也。盖阳盛则阴衰，火盛则水衰。故用大苦大寒之药，抑阳而扶阴，泻其亢甚之火，而救其欲绝之水也。然非实热不可轻投（《删补名医方论》）。

[歌诀] 黄连解毒柏栀芩，火盛三焦是病因；
　　　　烦狂大热兼谵妄，吐衄斑黄此方钦。

普济消毒饮
（《东垣试效方》）

[组成] 黄芩　黄连各半两（各15g）　人参三钱（9g）　橘红去白　元参　生甘草各二钱（各6g）　连翘　鼠黏子　板蓝根　薄荷　马勃各一钱（各3g）　白僵蚕炒　升麻各七分（各2g）　柴胡　桔梗各二钱（各6g）

[用法] 上为细末，㕮咀，如麻豆大，每服五钱（15g），水二盏，煎至一盏，去滓，食后稍热，时时服之。

[功效] 清热解毒，疏风散邪。

[主治] 风热疫毒之大头瘟，症见恶寒发热，头面红肿焮痛，目不能开，咽喉不利，舌燥口渴，舌红苔黄，脉数有力。

[方解] 外感风热疫毒，壅于上焦，攻于头面，气血壅滞，故见头面红肿焮痛，目不能开；郁于肌表，正邪交争，故见恶寒发热；壅滞咽喉，则咽喉不利；舌燥口渴，舌红苔黄，脉数有力，为热毒壅盛之象。大头瘟具有传染性，多发生于冬春两季，以小儿发病为多。

本方为治大头瘟之代表方。方中重用黄连、黄芩清泻上焦热毒，为主药。牛蒡子、薄荷、连翘、板蓝根、马勃辛凉宣泄，疏散风热，为辅药。玄参、桔梗、僵蚕清利咽喉；橘红理气，以散邪热郁结；人参补气，扶正以祛邪，共为佐药。升麻、柴胡辛凉透热，升阳散火，有"火郁发之"之意，并可协诸药上达头面，为舟楫之用；甘草清热解毒，共为使药。

现代临床可用本方治疗流行性腮腺炎、急性扁桃体炎、化脓性腮腺炎、头面部蜂窝织炎等属本证者。

[方论选录]

汪昂　此手太阳、少阴，足少阳、阳明药也。芩连苦寒，泻心肺之热为君；玄参苦寒，橘红苦辛，甘草甘寒，泻火补气为臣。连翘、薄荷、鼠黏辛苦而平，板蓝根甘寒，马勃、僵蚕苦平，散肿消毒定喘为佐；升麻、柴胡苦平，行少阳、阳明二经之阳气不得伸，桔梗辛温，为舟楫，不令下行，为载也。（《医方集解》）

[歌诀] 普济消毒勃芩连，甘桔兰根蒡翘玄；
　　　　升柴陈薄僵蚕入，大头瘟毒服之痊。

仙方活命饮
（《校注妇人良方》）

[组成] 白芷　贝母　防风　赤芍　当归尾　甘草节　皂角刺炒　穿山甲炙　天花粉　乳香　没药各一钱（各6g）　金银花三钱（25g）　陈皮三钱（9g）

［用法］用酒一大碗，煎五七沸服。

［功效］清热解毒，消肿溃坚，活血止痛。

［主治］热毒壅滞肌肤之疮疡肿毒初起，症见红肿焮痛，或身热恶寒，舌苔薄白或黄，脉数有力。

［方解］热毒壅聚，气血阻滞，聚而成形，故发为痈肿而见局部红肿焮痛；风热邪毒，壅郁肌腠，邪正交争，营卫不调，故身热微恶寒；舌苔薄白或黄，脉数有力，为热毒之象。

本方为治疗痈疡阳证的代表方剂。方中重用金银花，甘寒轻清，功善清热解毒，既能泄热清气，又能清解血毒，并具芳香透散之性，善治一切阳证之痈肿疮毒，故为主药。以防风、白芷疏风散邪，用治痈疡初起；当归尾、赤芍、乳香、没药、陈皮活血散瘀，行气通络，消肿止痛，共为辅药。贝母、天花粉清热化痰，消肿散结；穿山甲、皂角刺溃坚排脓，共为佐药。甘草清热解毒，加酒活血消肿，协诸药直达病所，为使药。诸药合用，共奏清热解毒、消肿溃坚及活血止痛之功。凡痈疡初起属于阳证者，均可用此方。

本方性寒凉，阴证疮疡当忌用，脾胃虚寒、气血不足者宜慎用。

现代常用本方治疗疖肿、深部脓肿、脓疱疮、蜂窝织炎、扁桃体炎、急性乳腺炎、阑尾炎等病属本证者。

［方论选录］

罗美　此疡门开手攻毒之第一方也。经云：营气不从，逆于肉理。故痈疽之发，未有不从营气之郁滞，因而血结痰滞蕴崇热毒为患。治之之法，妙在通经之结，行血之滞，佐以豁痰理气解毒。是方穿山甲以攻坚，皂刺必达毒所；白芷、防风、陈皮通经理气而疏其滞。乳香定痛和血，没药破血散结，赤芍、归尾以驱血热而行之，以破其结；佐以贝母、金银花、甘草，一以豁痰解郁，一以散毒和血，其为溃坚止痛宜矣。然是方为营卫尚强，中气不亏者设。若脾胃素弱，营卫不调，则有托里消毒散之法，必须斟酌而用（《古今名医方论》）。

［歌诀］仙方活命金银花，防芷归陈草芍加；
　　　　贝母蒌根加乳没，山甲角刺酒煎佳。

五味消毒饮
（《医宗金鉴》）

［组成］银花三钱（30g）　野菊花　蒲公英　紫花地丁　紫背天葵子各一钱二分（各12g）

［用法］水二盅，煎八分，加无灰酒半盅，再滚二三沸时，热服，滓，如法再煎服，被盖出汗为度。

［功效］清热解毒，消散疔疮。

［主治］热毒壅滞之痈、疔、疖、疮，症见局部红肿热痛，或疮形如粟，坚硬如钉，或有发热恶寒，舌红苔黄，脉数。

［方解］外感火毒，或内生积热，火热毒邪蕴结肌肤，气血壅滞，发为痈、疔、疖、疮，则见局部红肿热痛，或疮形如粟，坚硬如钉；邪正交争，则发热恶寒；舌红苔黄，脉数，为热毒之象。疔毒火盛势猛，病情急骤，属外科急重证。

本方为治疗痈、疔、疖、疮的重要方剂。方中重用甘寒轻清之金银花清热解毒，散痈消疗，为主药。紫花地丁、紫背天葵子、蒲公英、野菊花均为清热解毒，治疗痈疡、疗毒之要药，为辅药。加酒少量以通行血脉，消散疗毒，为使药。

现代常用本方治疗多发性疖肿、乳腺炎、阑尾炎、结膜炎等属本证者。

[歌诀] 五味消毒治诸疗，野菊银花蒲公英；

紫花地丁天葵子，痈疮肿痛亦堪灵。

苇茎汤
（《备急千金要方》）

[组成] 苇茎切，二升，以水二斗，煮取五升，去滓（60g）　薏苡仁半升（30g）　瓜瓣半升（24g）　桃仁三十枚（9g）

[用法] 㕮咀，纳苇汁中，煮取二升，服一升，再服，当吐如脓。

[功效] 清肺化痰，逐瘀排脓。

[主治] 热毒壅滞，痰瘀互结之肺痈，症见身有微热，咳嗽痰多，甚则咳吐脓血腥臭痰，胸中隐隐作痛，咳则痛甚，舌红苔黄腻，脉滑数。

[方解] 痰热壅肺，气失宣降，故咳嗽痰多；热毒内盛，气血壅滞，肉腐成脓，故吐脓血腥臭痰，胸中隐隐作痛；痰热互结，故身有微热，舌红苔黄腻，脉滑数。

本方为治疗肺痈的常用方。方中重用苇茎，甘寒轻浮，清泻肺热，化痰排脓而疗痈，为主药。辅以冬瓜仁清热化痰，利湿排脓。桃仁活血化瘀，散结消痈；薏苡仁清肺排脓，渗湿利尿，使湿热从小便而出，为佐药。本方对于肺痈将成，服之可消；脓已成者，服之可排脓祛瘀。

现代常用本方治疗支气管炎、肺炎、百日咳等属本证者。

[方论选录]

张秉成　痈者壅也，犹土地之壅而不通也。是以肺痈之证，皆由痰血火邪，互结肺中，久而成脓所致。桃仁、甜瓜子皆润降之品，一则行其瘀，一则化其浊；苇茎退热而清上，苡仁除湿而下行。方虽平淡，其散结通瘀、化痰除热之力，实无所遗。以病在上焦，不欲以重浊之药重伤其下也（《成方便读》）。

[歌诀] 苇茎汤方出千金，桃仁薏苡冬瓜仁；

瘀热肺脏成痈毒，清热排脓病自宁。

大黄牡丹汤
（《金匮要略》）

[组成] 大黄四两（18g）　丹皮一两（9g）　桃仁五十个（12g）　瓜子半升（30g）　芒硝三合（9g）

[用法] 以水六升，煮取一升，去滓，内芒硝，再煎沸，顿服之。

[功效] 泄热破瘀，散结消肿。

[主治] 湿热瘀滞之肠痈初起，症见发热汗出，右下腹疼痛拒按，甚或局部可触及包块，或右侧腿足屈伸痛甚，或时时发热，恶寒汗出，舌红苔黄腻，脉滑数。

[方解] 湿热郁滞肠道，与气血搏结，血败肉腐而成肠痈。湿热瘀结于肠内，腑气不通，则见右下腹疼痛拒按，甚或局部可触及包块，或右侧腿足屈伸痛甚；气血阻滞，营卫失和，故时时发热，恶寒汗出；苔黄腻，脉滑数，为湿热内蕴之象。

本方为治疗湿热肠痈的常用方剂。方中大黄苦寒，泄肠中湿热，活血散瘀，清热解毒；丹皮清热凉血，祛瘀消肿，两药合用，泄热逐瘀，为主药。芒硝清热泻下，软坚散结，助大黄荡涤实热而速下；桃仁活血破瘀，并能通下，共为辅药。冬瓜仁利湿排脓，消肿散结，为佐药。

现代常用本方治疗急性阑尾炎、子宫附件炎、盆腔炎等属本证者。

[附方]

清肠饮　金银花三两（90g）　当归二两（60g）　地榆一两（30g）　玄参一两（30g）　麦冬一两（30g）　黄芩二钱（6g）　苡仁五钱（15g）　生甘草三钱（9g）　用法：水煎服。功效：活血解毒，滋阴泻火。主治：热毒阴伤之大肠痈，症见腹痛甚，手不可按，右足屈而不伸者（《辨证录》）。

[歌诀] 金匮大黄牡丹汤，桃仁瓜子芒硝尝；
　　　　肠痈初起右腹痛，泄热攻瘀自能康。

三、温病之气、营、血分热证

根据卫气营血辨证方法，温热病的发展过程可概括为卫分证、气分证、营分证及血分证四个阶段的热证，其中卫分证是温热病的初期阶段，表现为表热证，当用辛凉解表法，详见"表证"部分的"风热表证"。本节主要介绍气分证、营分证、血分证的证候辨识及治则、方药。

（一）证候辨识

1. 气分热证

气分热证亦称气分证候，是指温热病邪内入脏腑，正盛邪实，阳热亢盛而引起的证候。

【临床表现】发热不恶寒反恶热，汗出，口渴，心烦；或咳嗽，喘促，胸痛，咳吐黄稠痰；或心烦懊憹，坐卧不安；或日晡潮热，汗出，腹胀满疼痛拒按，便秘，甚至谵语。舌红苔黄，脉数。

【病机分析】温热病邪入于气分，正邪剧争，阳热亢盛，伤津扰神，则见发热不恶寒反恶热，汗出，口渴，心烦，舌红苔黄，脉数等。由于热邪所侵犯的脏腑不同，可兼有不同的临床表现。若邪热壅肺，肺失清肃，气机不利，则见咳嗽，喘促，胸痛，咳吐黄稠痰等症；若热扰胸膈，心神不宁，则见心烦懊憹，坐卧不安等症；若热结大肠，腑气不通，上扰心神，则见日晡潮热，汗出，腹胀满疼痛拒按，便秘，甚至谵语等症。

2. 营分热证

营分热证亦称营分证候，是指温热病邪内陷，劫灼营阴，扰乱心神所导致的证候。

【临床表现】身热夜甚，口干但不甚渴饮，心烦不寐，甚或神昏谵语，斑疹隐隐，舌红绛，脉细数。

【病机分析】营行脉中，内通于心。邪热入营，灼伤营阴，导致阴虚内热，故身热夜甚；邪热蒸腾，营阴之气上潮于口，故口干但不甚渴饮；邪热内扰心神，则见心烦不寐，甚或神昏谵语；热窜血络，则见斑疹隐隐；舌红绛，脉细数，为热劫营阴之象。

3. 血分热证

血分热证亦称血分证候，是指温热病邪深入阴血，导致动血、动风、耗阴所产生的证候。

【临床表现】身热夜甚，烦热躁扰，神昏谵语，斑疹透露，色紫或黑，吐血，衄血，尿血，便血，经血崩漏，舌质深绛，脉细数；或见四肢抽搐，颈项强直，角弓反张，双目上视，牙关紧闭，脉弦数；或见持续低热，暮热朝凉，五心烦热，热退无汗，口干咽燥，神倦，耳聋，肢体干瘦，舌上少津，脉细无力；或见手足蠕动，瘛疭。

【病机分析】血分热炽，阴血受损，心神被扰，血液妄行，故在营分证基础上，症状进一步加重，并出现斑疹透露及各种出血表现。若血热炽盛，燔灼肝经，则引动肝风，出现四肢抽搐、颈项强直、角弓反张、双目上视、牙关紧闭、脉弦数等热极生风诸症。若邪热久羁血分，劫灼肝肾之阴，使阴精耗损，虚热内扰，则出现暮热朝凉、五心烦热、热退无汗、口干咽燥、神倦、耳聋、肢体干瘦、舌上少津、脉细无力等阴虚内热之象，或手足蠕动、瘛疭等筋脉失养，虚风内动之象。

（二）立法原则

治疗气分热证当以清气分热法，治疗营分热证和血分热证当以清营凉血法。

（三）清气分热法和清营凉血法

清气分热法和清营凉血法均属于"八法"中的清法之一。

清气分热法，适用于热在气分，常选用石膏、知母、竹叶、栀子等清热泻火；气分热盛易于伤津耗气，故常配伍人参、麦冬、粳米、甘草等益气养阴生津。

清营凉血法，适用于热在营、血分之证。热入营分，常选用水牛角、生地等清营凉血；由于入营之邪热多由气分传来，故清营之方剂常配伍银花、连翘等轻宣透达之品，促使邪气由营转气；热入血分，邪热易与血结而成瘀，故凉血方中常配伍赤芍、丹皮、丹参等散瘀凉血之药。

（四）例方

白虎汤
（《伤寒论》）

[组成] 石膏碎，一斤（50g）　知母六两（18g）　甘草炙，二两（6g）　粳米六合（9g）
[用法] 上四味，以水一斗，煮，米熟汤成，去滓，温服一升，日三服。
[功效] 清热生津。
[主治] 气分热盛证，症见壮热面赤，烦渴引饮，大汗恶热，脉洪大或滑数。

[方解] 伤寒入里化热，内传阳明经，或温病邪入气分，导致里热炽盛，故壮热面赤；热蒸阴津，故大汗出；热灼津伤，故见烦渴；脉洪大或滑数，为热盛之象。

本方为治疗气分阳明热盛之证的代表方剂。方中以辛甘大寒的石膏为主药，专清肺胃邪热，解肌透热，又可生津止渴。辅以知母苦寒质润，既助石膏清气分实热，又治已伤之阴。用粳米既可益胃护津，又可防止石膏大寒伤中，为佐药。使以甘草调和药性。

使用本方应以大热、大汗、大烦渴、脉洪大四大症为主要依据，但临床不一定四大症俱全，凡无形热炽，均可使用。

现代常用本方治疗大叶性肺炎、流行性乙型脑炎、急性肠炎、牙龈炎、风湿性关节炎等病属本证者。

[附方]

白虎加人参汤　知母六两（18g）　石膏碎，绵裹，一斤（50g）　甘草炙，二两（6g）　粳米六合（9g）　人参三两（9g）　用法：上五味，以水一斗，煮米熟，汤成去滓，温服一升，日三服。功效：清热益气生津。主治：气分热盛，气阴两伤证，或暑病热盛，气阴两伤证，症见高热，汗出，心烦，口渴喜饮，口干舌燥，脉大无力（《伤寒论》）。

白虎加桂枝汤　知母六两（18g）　甘草炙，二两（6g）　石膏一斤（50g）　粳米二合（9g）桂枝去皮，三两（5~9g）　用法：上为粗末，每用五钱（15g），水一盏半，煎至八分，去滓温服，汗出愈。功效：清热生津，通络止痛。主治：温疟，其脉如平，身无寒但热，骨节疼烦，时呕；风湿热痹，症见壮热，气粗烦躁，关节肿痛，口渴苔白，脉弦数者（《金匮要略》）。

白虎加苍术汤　知母六两（18g）　甘草炙，二两（6g）　石膏一斤（50g）　苍术三两（9g）粳米三两（9g）　用法：如麻豆大，每服五钱（15g），水一盏半，煎至八九分，去滓，取六分清汁，温服。功效：清热祛湿。主治：湿温病，症见身热胸痞，汗多，舌红苔白腻；或风湿热痹，症见身大热，关节肿痛等（《类证活人书》）。

按：以上三方都是由白虎汤加味而成。白虎加人参汤是清热泻火与益气生津并用的方剂，适用于阳明热盛，气津耗伤或暑伤气津之证。白虎加桂枝汤是清热邪、调营卫、平冲逆兼以通络的方剂，用治温疟或湿热痹证而见白虎汤证者。白虎加苍术汤是清热燥湿的方剂，用治湿温病见白虎汤证，而兼胸痞、苔白腻等症者。

栀子豉汤　栀子擘，十四个（9g）　香豉绵裹，四合（9g）　用法：以水四升，先煮栀子，得二升半，内豉，煮取一升半，去滓，分为二服；温进一服（得吐后，止后服）。功效：清热除烦。主治：热扰胸膈证，症见身热懊恼，虚烦不眠，胸脘痞满，按之软而不硬，嘈杂似饥，但不欲食，舌红，苔微黄者（《伤寒论》）。

[方论选录]

柯韵伯　阳明邪从热化，故不恶寒而恶热；热蒸外越，故热汗自出；热灼胃中，故渴欲饮水；邪盛而实，故脉滑，然犹在经，故兼浮也。盖阳明属胃，外主肌肉，虽有热而未成实，终非苦寒之味所能治也。石膏辛寒，辛能解肌热，寒能胜胃火，寒性沉降，辛能走外，两擅内外之能，故以为君。知母苦润，苦以泻火，润以滋燥，故以为臣。用甘草、粳米调和于中宫，且能土中泻火，作甘稼穑，寒剂得之缓其寒，苦药得之平其苦，使沉降之性皆得留连于味也。得二味为佐，庶大寒之品无伤损脾胃之虑也。煮汤入胃，输脾归肺，水精四布，大烦大燥可除矣（《删补名医方论》）。

[歌诀] 白虎汤中石膏知，甘草粳米四般施；
阳明大热兼烦渴，清热生津法最宜。

竹叶石膏汤
（《伤寒论》）

[组成] 竹叶二把（6g）　石膏一斤（50g）　半夏洗，半升（9g）　麦门冬去心，一升，（20g）　人参二两（6g）　甘草炙，二两（6g）　粳米半升（10g）

[用法] 上七味，以水一斗，煮取六升，去滓，内粳米，煮米熟，汤成去米，温服一升，日三服。

[功效] 清热生津，益气和胃。

[主治] 伤寒、温病、暑病之后，余热未清，气津两伤证，症见身热多汗，心胸烦闷，气逆欲呕，口干喜饮，或虚烦不寐，或气短神疲，舌红苔少，脉虚数。

[方解] 热病后期，里热未清，余热留恋气分，故见身热有汗不解，心胸烦闷；气津渐耗，则气短神疲，口干喜饮；胃失和降，乃致气逆欲呕；舌红少苔是阴伤之兆；脉虚数是热伤气津之象。

方中重用石膏清热生津，除烦止渴；竹叶清透气分余热，除烦生津液，共为主药。人参配麦冬，益气养阴生津，为辅药。半夏降逆止呕，且有助于转输津液，使补而不滞；粳米养胃和中，共为佐药。甘草甘缓益气为使。全方清热与益气养阴并用，祛邪扶正兼顾，清而不寒，补而不滞。诸药相合，共奏清热生津，益气和胃之功。

现代常用本方治疗流行性脑脊髓膜炎后期、夏季热、中暑等属本证者；亦可治糖尿病干渴多饮属胃热阴伤证者。

[方论选录]

汪昂　此手太阴、足阳明药也。竹叶、石膏辛寒以散余热；人参、甘草、麦冬、粳米之甘平以益肺安胃，补虚生津；半夏之辛温以豁痰止呕，故去热而不损其真，导逆而能益其气也（《医方集解》）。

[歌诀] 竹叶石膏汤人参，麦冬半夏甘草承；
再加粳米同煎服，清热益气养阴津。

清营汤
（《温病条辨》）

[组成] 犀角三钱（水牛角代，30g）　生地五钱（15g）　元参三钱（9g）　竹叶心一钱（3g）　麦冬三钱（9g）　丹参二钱（6g）　黄连一钱五分（5g）　银花三钱（9g）　连翘连心用，二钱（6g）

[用法] 上药，水八杯，煮取三杯，日三服。

[功效] 清营解毒，透热养阴。

[主治] 热入营分证，症见身热夜甚，心烦少寐，时有谵语，口渴或不渴，或斑疹隐隐，舌绛而干，脉细数。

[方解] 热邪入营，酌伤营阴，故身热夜甚，脉细数；邪热蒸腾，营气上潮，故口反不渴；营气通于心，热灼心包，心神不宁，故心烦少寐，时有谵语；热迫营血，血溢肌肤，故斑疹隐隐；舌为心之苗，营分热盛，故舌绛。

本方是治疗热入营分的代表方。方中犀角咸寒，其气清灵透发，寒而不遏，既能清营解毒，又能凉血散瘀，清心安神；生地甘寒，清营凉血，滋阴生津，共为主药。辅以竹叶清心除烦；银花、连翘清热解毒，清宣凉透，三药并用，助主药透热转气，使邪热转从气分而解。佐以元参、麦冬清热养阴，黄连泻心解毒，丹参活血消瘀热，以防血与热结。本方是宗叶天士"入营犹可透热转气"之旨组合而成，将清营、养阴、活血、透热之法熔为一炉。

现代常用本方治疗流行性乙型脑炎、流行性脑脊髓膜炎、败血症及脑血管意外等病属本证者。

[附方]

清宫汤　玄参心三钱（9g）　　莲子心五分（2g）　　竹叶卷心二钱（6g）　　连翘心二钱（6g）犀角尖磨冲，二钱（6g）（现代用水牛角代，30g）　　连心麦冬三钱（9g）　　用法：水煎服。功效：清心解毒，养阴生津。主治：温病热陷心包证，症见发热，神昏谵语等（《温病条辨》）。

按：本方重在治疗热入心包神昏谵语之轻证，而清营汤重在清营分之热。

[歌诀]　清营汤是鞠通方，热入营分阴血伤；
　　　　　犀角丹玄连地麦，银翘竹叶卷心尝。

犀角地黄汤
（《小品方》录自《外台秘要》）

[组成] 犀角一两（3g）（现代用水牛角代，30g）　　生地黄八两（30g）　　芍药三两（12g）牡丹皮二两（9g）

[用法] 上药四味，㕮咀，以水九升，煮取三升，分三服。

[功效] 清热解毒，凉血散瘀。

[主治] ①热入血分证，症见身热谵语，吐血、衄血、便血、溲血，斑疹密布，斑色紫黑等，舌绛起刺，脉细数。②蓄血证，症见善忘如狂，漱水不欲咽，自觉腹满，大便色黑易解。

[方解] 热入血分，心神被扰，营阴被灼，则见身热谵语，舌绛起刺，脉细数；迫血妄行，上则为吐衄，下则为便血、尿血，溢于肌肤则为斑疹。蓄血为血热互结的病证，因邪热与血结，心神被扰，故发狂；热蒸阴津上潮，故漱水不欲咽；热迫血行，溢于肠间，故大便色黑易解。

本方为治疗热入血分的代表方。叶天士说："入血就恐耗血动血，直须凉血散血。"方中犀角咸寒，清营凉血，清心解毒，为主药。生地甘苦寒，清热凉血，滋阴生津，为辅药。芍药、牡丹皮既可增强清热凉血之力，又可防止瘀血停滞，为佐药。四药相配，使热清血宁，止血而无留瘀之弊。

现代常用本方治疗急性重型肝炎、肝昏迷、尿毒症、紫癜、急性白血病、再生障碍性贫血、败血症等属本证者。

[附方]

清瘟败毒饮 生石膏大剂六两至八两（180～240g），中剂二两至四两（60～120g），小剂八钱至一两二钱（24～36g） 小生地大剂六钱至一两（18～30g），中剂三钱至五钱（9～15g），小剂二钱至四钱（6～12g） 乌犀角（水牛角代）大剂六钱至八钱（180～240g），中剂三钱至五钱（90～150g），小剂二钱至四钱（60～120g） 真川连大剂四钱至六钱（12～18g），中剂二钱至四钱（6～12g），小剂一钱至一钱半（3～4.5g） 生栀子 桔梗 黄芩 知母 赤芍 玄参 连翘 甘草 丹皮 鲜竹叶（各6g）（以上十味，原书无剂量） 用法：先煮石膏数十沸，后下诸药。功效：清热解毒，凉血泻火。主治：气血两燔证，症见大热烦躁，渴饮干呕，头痛如劈，昏狂谵语，或发斑吐衄，或四肢抽搐，或厥逆，舌绛唇焦，脉沉细而数，或沉而数，或浮大而数等（《疫疹一得》）。

按：本方是由犀角地黄汤、白虎汤和黄连解毒汤三方加减而成。用治热毒充斥，气血两燔之证。方中重用石膏、知母、甘草，以清阳明经热为主。

[方论选录]

汪昂 此足阳明、太阴药也。血属阴，本静。因诸经火逼，遂不安其位而妄行。犀角大寒，解胃热而清心火；芍药酸寒，和阴血而泻肝火；丹皮苦寒，泻血中之伏火；生地大寒，凉血而滋水，以共平诸经之僭逆也（《医方集解》）。

[歌诀] 犀角地黄芍药丹，血升胃热火邪干；

斑毒阳黄皆堪治，热燔血分服之安。

四、暑热证

暑热证是指感受暑热病邪而引起的急性热病，有明显的季节性，发生于夏暑当令之时。

（一）证候辨识

【临床表现】高热，汗多，口渴，心烦不安，头痛头晕，神疲体倦，胸脘痞闷，呕恶泄泻，小便短黄，脉濡数。

【病机分析】暑热最易伤津耗气，且多兼湿邪。暑热内炽，蒸腾于外，则高热；热邪内扰于心，则心烦不安；热邪上蒸头目，则头痛头晕；暑热内蒸，迫津外泄，则汗出多而口渴；暑热耗气伤阴，故神疲体倦；暑夹湿邪，湿热熏蒸，则见胸脘痞闷，呕恶泄泻，小便短黄等；脉濡数，为暑湿内蕴之象。

（二）立法原则

治疗暑热证当以清热祛暑法。

（三）清热祛暑法

清热祛暑法属于"八法"中的清法之一，适用于夏月感暑之证。暑热轻证，常选用西瓜翠衣、银花、竹叶等辛凉清暑；暑热重证，则用石膏、寒水石、知母等清热泻火。若兼湿邪，可配用白术、茯苓健脾燥湿；若小便不利，可配用滑石、泽泻等利尿祛湿；若兼气虚阴伤，可配用西洋参、人参、麦冬、石斛等益气养阴。使用清热祛暑法的关键，在于掌握兼证的有无及主次轻重。如暑病兼湿而热重湿轻者，则湿易从热化，用药不宜过于温燥，以免伤津耗液；如湿重热轻者，则暑为湿遏，甘寒滋腻之品又当慎用，以免湿邪缠绵不去。

（四）例方

清络饮
（《温病条辨》）

[组成] 鲜荷叶边二钱（6g）　鲜银花二钱（9g）　西瓜翠衣二钱（6g）　鲜扁豆花一枝（6g）　丝瓜皮二钱（6g）　鲜竹叶心二钱（6g）

[用法] 水二杯，煮取一杯，日二服。

[功效] 祛暑清热。

[主治] 暑伤气分之轻证，症见身热口渴不甚，但头目不清，昏眩微胀，舌淡红，苔薄白。

[方解] 暑热在气分，其邪尚轻浅，故见身热口渴不甚；热蒸于上，则头目不清，昏眩微胀，舌象正常。本方病邪轻浅，只需辛凉轻清，以免重用过剂。

方中西瓜翠衣甘凉清热，生津利尿，为主药。鲜银花、鲜荷叶、鲜扁豆花辛凉解暑，清热利湿；竹叶心清心利尿，引湿从小便而出，共为辅药。丝瓜皮清肺络，解暑热，为使药。

现代常用本方治疗夏季中暑、小儿夏季热等属暑伤气分轻证者。

[歌诀] 清络饮用荷叶边，竹丝银扁翠衣添；

　　　　鲜用辛凉轻清剂，暑伤肺络用之煎。

六一散
（《伤寒直格》）

[组成] 滑石六两（18g）　甘草一两（3g）

[用法] 上为细末，每服三钱（9g），加蜜少许，温水调下，或无蜜亦可，每日三服；或欲冷饮者，新井泉调下亦得。

[功效] 清暑利湿。

[主治] 暑热夹湿证，症见发热，身倦，口渴，小便短黄，或泄泻。

[方解] 暑热伤津，则发热，口渴；暑邪夹湿下注，膀胱气化失司则小便短黄，下渗于大肠则发为泄泻。

方中滑石质重体滑，味甘淡而性寒，可清热利小便，使暑湿之邪从小便而去，为主药；甘草生用，既能清热和中，又可配合滑石起到甘寒生津的作用，使小便利而不伤津液，为佐使药。

本方名"六一"者，取"天一生水，地六成之"之义，又含方药用量比例。

现代常用本方治疗膀胱炎、尿道炎、急性肾盂肾炎等病属暑湿或湿热下注证者。

[附方]

益元散　即六一散加辰砂少许　用法：灯心汤调服。功效：清心祛暑，定惊安神。主治：暑湿证兼惊烦不安者（《伤寒直格》）。

碧玉散　即六一散加青黛，令如浅碧色。用法：温开水调服，或水煎服。功效：祛暑清肝。主治：暑湿证兼肝胆郁热者（《伤寒直格》）。

鸡苏散　即六一散加薄荷叶一分（7.5g）　用法：温开水调服。功效：清暑利湿，疏风散热。主治：暑湿证兼微恶风寒，头痛头胀，咳嗽者（《伤寒直格》）。

[方论选录]

张秉成　治伤暑感冒，表里俱热，烦躁口渴，小便不通，一切泻痢淋浊等证属于热者。此解肌行水，而为却暑之剂也。滑石气清能解肌，质重能清降，寒能胜热，滑能通窍，淡能利水，加甘草者，和其中以缓滑石之寒滑，庶滑石之功，得以彻表彻里，使邪去而正不伤，故能治如上诸证耳（《成方便读》）。

[歌诀] 六一散用滑石草，清暑利湿有功效；

益元碧玉与鸡苏，辰黛薄荷加之好。

桂苓甘露饮
（《黄帝素问宣明论方》）

[组成] 茯苓去皮，一两（15g）　甘草炙，二两（6g）　白术半两（12g）　泽泻一两（15g）官桂去皮，二两（15g）　石膏二两（30g）　寒水石二两（30g）　滑石四两（30g）　猪苓半两（12g）（一方不用猪苓）

[用法] 上为末，每服三钱（9g），温汤调下，新汲水亦得，生姜汤尤良。小儿每服一钱（3g），用如上法。

[功效] 祛暑清热，化气利湿。

[主治] 暑热夹湿证，症见发热头痛，烦渴引饮，小便短黄，霍乱吐泻等。

[方解] 暑为阳邪，与湿互阻，侵袭人体，阻滞气机，耗伤津液，则见发热头痛，烦渴引饮；湿热内阻，膀胱气化失司，则小便短黄；暑湿内伤脾胃，其升降失常，清浊不分，则见霍乱吐泻。

方中重用滑石祛暑利湿，为主药；配伍石膏、寒水石之大寒，清解暑热，为辅药；官桂辛热助下焦气化，猪苓、茯苓、泽泻利水渗湿，白术健脾祛湿，共为佐药；甘草为使。

本方由六一散合五苓散加石膏、寒水石变化而成，寒热共用，清热不至于助湿伤脾，温里不至于助暑化热。本方清暑利湿之力较大，适宜于暑湿俱盛，症状较重者。

现代常用本方治疗夏季中暑、膀胱炎、肾盂肾炎等属本证者。

[歌诀] 桂苓甘露猪苓膏，术泽寒水滑石草；

祛暑清热又利湿，发热烦渴吐泻消。

清暑益气汤
(《温热经纬》)

[组成] 西洋参（6g）　石斛（15g）　麦冬（9g）　黄连（3g）　竹叶（6g）　荷梗（15g）　知母（6g）　甘草（3g）　粳米（15g）　西瓜翠衣（30g）

[用法] 水煎服。

[功效] 清暑益气，养阴生津。

[主治] 气津两伤之暑热证，症见身热汗多，心烦口渴，小便短黄，体倦少气，精神不振，脉虚数。

[方解] 暑热内侵扰心，则身热，心烦；热迫津液外泄，则汗多；暑热伤津耗气，故见口渴，小便短黄，体倦少气，脉虚数。

方中西瓜翠衣清暑利尿，生津止渴，为主药。黄连、知母、竹叶清热泻火，清心祛暑；荷梗清暑利湿，为辅药。西洋参、麦冬、石斛益气生津，清肺养阴；粳米益胃和中，为佐药。使以甘草调和诸药。

本方养阴滋腻之品较多，故暑病夹湿者不宜使用。

现代常用本方治疗小儿夏季热、支气管哮喘夏月发作等属本证者。

[歌诀] 清暑益气用洋参，竹叶知甘荷梗存；
　　　　麦冬梗斛连瓜翠，擅治暑热伤气阴。

五、虚热证

虚热证是指热病后期，邪留未尽，阴液已伤，或内伤病阴虚火旺所致以虚热内扰为主要表现的证候。

(一) 证候辨识

【临床表现】温病后期，夜热早凉，热退无汗，舌红少苔，脉细数；或虚劳骨蒸潮热，低热日久不退，形体消瘦，唇红颧赤，困倦盗汗，口渴心烦，舌红少苔，脉细数等。

【病机分析】热病后期，阴液已伤，余热未清，深伏阴分。夜属于阴，故夜热早凉；昼则属阳，阳气未复，邪不出表，故热退无汗；劳伤肝肾，阴虚火旺，内热蒸腾，故骨蒸潮热，唇红颧赤，口渴心烦；热迫津出，故见盗汗；久耗精血，故形体消瘦，困倦；阴虚内热，故舌红少苔，脉细数。

(二) 立法原则

治疗虚热证当用清虚热法。

(三) 清虚热法

清虚热法适用于热病后期，阴虚邪伏，或阴液亏虚，虚火内扰所致证候。常以青蒿、秦艽、银柴胡、地骨皮、胡黄连、丹皮等清透伏热的药物，与鳖甲、知母、生地等滋阴清热药物配伍组方。

若兼血虚，可配伍熟地、当归等补血；兼气虚，可配伍黄芪等益气；阴虚热甚者，可佐以黄芩、黄连等苦寒泻火。

（四）例方

青蒿鳖甲汤
（《温病条辨》）

[组成] 青蒿二钱（6g）　鳖甲五钱（15g）　细生地四钱（12g）　知母二钱（6g）　丹皮三钱（9g）

[用法] 上药以水五杯，煮取二杯，日再服。

[功效] 养阴透热。

[主治] 温病后期，邪伏阴分之虚热证，症见夜热早凉，热退无汗，舌红少苔，脉细数。

[方解] 温病后期，余热未尽，则夜热早凉；阴液已伤，无源作汗，则热退无汗；舌红少苔，脉细数，为阴虚有热之象。本证病机为阴液虽虚，但余邪未尽，故不可单纯滋阴，以防留邪；余热又非壮火，更不能纯用苦寒泻火，与养阴透邪并举为宜。

方以鳖甲咸寒，直入阴分，滋阴退热；青蒿芳香清透，引邪外出，共为主药。生地甘凉滋阴，清热生津；知母滋阴降火，助鳖甲以养阴退热，共为辅药。丹皮辛苦微寒，助青蒿透泻阴中伏火，治无汗之虚热，为佐药。诸药合用，共奏养阴退热之功。

现代常用本方治疗原因不明的发热、慢性肾盂肾炎、肾结核等属本证者。

[方论选录]

吴瑭　夜行阴分而热，日行阳分而凉，邪气深伏阴分可知；热退无汗，邪不出表，而仍归阴分，更可知矣。故曰热自阴分而来，非上、中焦之阳热也。邪气深伏阴分，混处于气血之中，不能纯用养阴，又非壮火，更不得任用苦燥。故以鳖甲蠕动之物，入肝经至阴之分，既能养阴，又能入络搜邪；以青蒿芳香透络从少阳领邪外出；细生地清阴络之热，丹皮泻血中之伏火；知母者，知病之母也，佐鳖甲、青蒿而成搜剔之功焉。再此方有先入后出之妙，青蒿不能直入阴分，有鳖甲领之入也，鳖甲不能独出阳分，有青蒿领之出也（《温病条辨》）。

[歌诀]　青蒿鳖甲知地丹，热至阴来仔细看；
　　　　夜热早凉无汗出，养阴透热服之安。

清骨散
（《证治准绳》）

[组成] 银柴胡一钱五分（5g）　胡黄连　秦艽　鳖甲醋炙　地骨皮　青蒿　知母各一钱（各3g）　甘草五分（2g）

[用法] 水二盅，煎八分，食远服。

[功效] 清虚热，退骨蒸。

[主治] 阴虚火旺之虚劳骨蒸，症见骨蒸潮热，或低热日久不退，盗汗，口渴心烦，唇

红颧赤，形体消瘦，舌红少苔，脉细数。

[方解] 阴液亏虚，虚热内蒸，则发为骨蒸潮热，或低热日久不退；虚火迫津外泄，则见盗汗；虚火上炎，则见口渴心烦，唇红颧赤；真阴亏耗，不能充养肌肤，则见形体消瘦；舌红少苔，脉细数，为阴虚火旺之象。

方中银柴胡甘微寒，直入阴分，清热凉血，善退虚热而无苦燥之弊，为主药。知母滋阴润燥，泻肺肾虚火；胡黄连清血分之虚热；地骨皮清泻肺热，凉血退蒸，三药均入阴分退虚火，助银柴胡清骨蒸潮热，为辅药。青蒿、秦艽均为辛散透热之品，能宣透内伏之热而出于表；鳖甲咸寒，滋阴潜阳，并引药入阴分以清虚热，共为佐药。少用甘草调和诸药，并防苦寒药物损伤胃气，为佐使药。诸药配合，内清外透，兼以滋阴潜阳，以清骨退蒸，原著称其"专退骨蒸劳热"，故名"清骨散"。

现代常用本方治疗结核病、慢性消耗性疾病等属本证者。

[附方]

秦艽鳖甲散 地骨皮 柴胡 鳖甲去裙襕，醋炙，用九肋者，各一两（各30g） 秦艽 知母 当归各半两（各15g） 用法：上药为粗末，每服五钱（15g），水一盏，加青蒿五叶，乌梅一个，煎至七分，去滓温服，空心、临卧各一服。功效：滋阴养血，清热除蒸。主治：风劳病，症见骨蒸盗汗，肌肉消瘦，颧红颊赤，困倦咳嗽，午后潮热，脉细数（《卫生宝鉴》）。

按：秦艽鳖甲散为风劳而设，滋阴清热与祛风透散并用；清骨散侧重清骨蒸之热，兼以滋阴透热。

[方论选录]

汪昂 此足少阳、厥阴药也，地骨皮、黄连、知母之苦寒，能除阴分之热而平之于内，柴胡、青蒿、秦艽之辛寒，能除肝胆之热而散之于表。鳖阴类而甲属骨，能引诸药入骨而补阴。甘草甘平，能和诸药而退虚热也（《医方集解》）。

[歌诀] 清骨散用银柴胡，胡连秦艽鳖甲辅；

地骨青蒿知母草，骨蒸劳热一并除。

当归六黄汤
（《兰室秘藏》）

[组成] 当归 生地黄 熟地黄 黄连 黄芩 黄柏各等分（各6g） 黄芪加一倍（12g）

[用法] 上为粗末，每服五钱（15g），水二盏，煎至一盏，食前服，小儿减半服之。

[功效] 滋阴泻火，固表止汗。

[主治] 阴虚火旺之盗汗，症见发热盗汗，面赤心烦，口干唇燥；便结溲黄，舌红苔黄，脉数。

[方解] 肾水不足，不能上济心火，则心火偏亢，致虚火伏藏于阴分。入睡后卫气行于阴分，助长阴分伏火，两阳相加，逼迫阴液外出，则盗汗；虚火上炎，则见面赤心烦；耗伤阴津，则见口干唇燥，便结溲黄；发热，舌红苔黄，脉数，均为内热之象。

方中当归、生地黄、熟地黄入肝肾而养血滋阴，壮水以制火，为方中主药。盗汗因火旺迫阴，水不济火，故辅以黄连、黄芩、黄柏以清心除烦，泻火坚阴，使热清则火不内扰，阴坚则汗不外泄，合主药以育阴清热。汗出过多，表气不固，故倍用黄芪以益气实卫，固表止汗，又可合当归以益气养血，为佐药。

本方滋阴泻火之力较强，对于脾胃虚弱之人不宜使用。

现代常用本方治疗结核病、甲状腺功能亢进症、干燥综合征、白塞病、更年期综合征、糖尿病等病之盗汗属本证者。

[方论选录]

季楚重　汗本心之液，其出入关乎肝、肺。营分开合，肝司之；卫分开合，肺司之。顾营卫各有所虚，则各有所汗。阳虚汗责在卫，阴虚汗责在营，然必相须为用。卫气不固于外，由阴气之不藏；营气失守于中，由阳气不密。故治盗汗之法有二：一由肝血不足，木不生火，而心亦虚，酸枣仁汤补肝即以补心也；一以肝气有余，木反侮金，而肺亦虚，当归六黄汤治肝即以治肺也。是方当归之辛以养肝血，黄连之苦清肝火，一补一泻，斯为主治。肝火之动，由水虚无以养，生地凉营分之热，熟地补髓中之阴，黄柏苦能坚肾，是泻南补北之义也。肝木之实由金虚不能制，黄芪益肺中之气，黄芩清肺中之热，是东实西虚之治也。惟阴虚有火关尺脉旺者，始宜。若阴虚无气，津脱液泄，又当以生脉、六味固阴阳之根。若用芩、连、柏苦寒伤胃，使金水益虚，木火益旺，有措手不及之虞矣（《古今名医方论》）。

[歌诀]　阴虚盗汗六黄汤，归柏芩连二地黄；

　　　　　倍用黄芪为固表，滋阴清热效相当。

第八节　气　证

气证，是对由于气的功能发生异常而表现出来的一类证候的概括。根据其具体病机及表现特点，气证一般包括气虚、气陷、气不固、气脱及气滞、气逆、气闭七个方面，其中气虚、气陷、气不固、气脱四证，又属于虚证的范畴，当用补法治疗，在"虚证"中介绍。本节主要讲述气滞、气逆、气闭三证。其中气滞证以局部胀闷、疼痛等为主要表现；气逆证以嗳气、呃逆、呕吐及咳嗽、喘促等为主要表现；气闭证以神昏气粗、牙关紧闭等为主要表现。

由于气滞证和气逆证常相兼并见，故临床上常将两法结合使用。气滞证当用行气法治疗，气逆证当用降气法治疗，行气法与降气法均属于"八法"中消法的范畴。应用行气法时，首先应辨清病情的虚实，勿犯虚虚实实之戒。如气滞为实证，当行气而误用补气，则其滞更甚；虚证应补气，而误用行气，则其气更虚。若病情复杂，虚实夹杂者，则应补气与行气并用。其次，当分清病情的寒热，以及病邪有无兼夹，分别予以不同的治疗，务必使药证相当。再者，由于理气药物多属芳香辛燥之品，容易耗气伤津，临床使用应"中病即止"，勿使过量，以防伤正。对于气滞兼有阴液亏损，或气阴两虚者，以及孕妇或素有崩漏、吐衄者，更应慎用。其中破气消积类的药物，孕妇当忌用。

气闭证当用行气开窍法治疗。气闭证有寒闭和热闭之不同，治疗时还当结合清法和温法，分别采用凉开和温开。行气开窍法多选用辛香走窜、芳香开窍药物，久服易伤元气，部分方中还配有一些具有重镇功效的金石类药物。因此，临床上多用于急救，中病即止，不宜久服。因其容易影响胎元，孕妇应慎用。

一、气滞证

气滞证是指人体某一脏腑、经络，或某一部位气机郁滞，运行不畅所表现的证候，以胀气、堵闷、憋气为基本表现，常伴有疼痛，疼痛为胀痛，往往胀重于痛，疼痛发作时轻时重，部位常不固定，表现为走窜作痛；气滞所致胸闷、腹胀，每于嗳气或矢气后减轻。上述胀闷与疼痛的发作，又往往与精神因素有关。不同脏腑、经络、部位的气机郁滞，则表现为不同部位的闷胀、疼痛，与气滞有关的常见证候有脾胃气滞、肝气郁结、肝郁脾虚等证。

（一）证候辨识

1. 脾胃气滞证

脾胃气滞证是指脾胃升降功能失常，中焦气机郁滞所表现的证候。

【临床表现】脘腹胀满，甚或疼痛，呕恶食少，嗳气吞酸，肠鸣矢气，便溏不爽。

【病机分析】中焦气滞不畅，则脘腹胀满，甚或疼痛；脾主运化，胃主受纳，脾胃气滞，胃气上逆，脾失健运，则呕恶食少，嗳气吞酸，肠鸣矢气，便溏不爽。

2. 肝气郁结证

肝气郁结证是指肝失疏泄，气机郁滞不舒所表现的证候。

【临床表现】胸胁或少腹胀闷窜痛，情志抑郁，善太息，或急躁易怒，多梦易惊；或见梅核气、瘿瘤等；妇女可见乳房胀痛，月经不调，痛经，甚至闭经。脉弦。

【病机分析】肝脉分布于少腹及胸胁，肝经气机郁滞，则胸胁或少腹胀痛，满闷不舒，善太息；肝气郁滞，气机不调，影响情志，故情志抑郁；肝气横逆，神魂不安，则急躁易怒，或多梦易惊；气郁生痰，痰气互结于咽喉则出现梅核气，停聚于颈部则发为瘿瘤；气病及血，气滞血瘀，冲任失调，故见乳房胀痛，月经不调，痛经，甚至闭经；弦脉为肝病之脉。

3. 肝郁脾虚证

肝郁脾虚证是指肝失疏泄，脾失健运所表现的证候。

【临床表现】胸胁胀满窜痛，善太息，情志抑郁，或急躁易怒，纳食减少，腹部胀满，大便稀薄，肠鸣矢气，神疲乏力，少气懒言，头晕目眩，苔白或腻，脉弦缓。

【病机分析】肝气郁滞，故胸胁胀满窜痛，善太息，情志抑郁；肝失条达，则急躁易怒；脾气不足，脾失健运，故纳食减少，腹胀，肠鸣，大便稀薄；脾气虚弱，化源不足，故神疲乏力，少气懒言，头晕目眩；脉弦缓为肝郁脾虚之象。

（二）立法原则

气滞证当用行气法治疗。

（三）行气法

行气法适用于气机郁滞的各种病证。若属脾胃气滞，常选用厚朴、枳实、陈皮、木香、薤白、佛手、香橼、砂仁等理脾行气；若属肝气郁结，常用柴胡、香附、川楝子、乌药、橘核等疏肝行气；若属肝郁脾虚，常以理气疏肝之药与健脾助运药如白术、甘草、茯苓等配伍，以疏肝健脾。

由于阴寒、痰湿、瘀血等内阻时，可阻碍气机的流通，因此，若兼阴寒凝滞，可配伍干姜、高良姜、吴茱萸、肉桂、小茴香等温阳祛寒；若兼痰湿阻滞，则配伍半夏、瓜蒌、茯苓、陈皮等以化痰祛湿；若兼血液瘀滞，则配伍丹参、蒲黄、川芎、桃仁、延胡索等以活血祛瘀。气有余便是火，若兼气郁化火，当配伍栀子、木通、黄芩、黄连、黄柏等清热泻火。肝主疏泄、藏血，体阴而用阳，若兼血液亏虚，当选用当归、白芍以养血柔肝。若因兼食积内停而导致脾胃气滞者，可选用山楂、麦芽、神曲等消食导滞。若因寒热错杂而致脾胃气滞不和者，常将清热之寒药与温里之热药并用，以寒热平调，消痞散结。

气滞可由多种原因所致，气滞又可进一步导致多种病理变化。因此，对于气滞证的治疗，在临床上常常不仅使用行气之法，实属将补消（或泻）、寒热、疏敛等药味相互配用的"和法"之意。

（四）例方

越鞠丸
（《丹溪心法》）

[组成] 香附　川芎　苍术　栀子　神曲各等分（各6g）

[用法] 上为末，水泛为丸，如绿豆大，每服6~9g。

[功效] 行气解郁。

[主治] 肝脾气郁为主之郁证，症见胸胁胀闷、疼痛，脘腹胀满，嗳腐吞酸，口苦，恶心呕吐，饮食不消。

[方解] 情志不遂，忧思过度，往往导致肝脾之气郁滞不畅，甚至变生诸证。如进一步影响血的运行可致血郁，影响津液的代谢可致湿郁、痰郁，影响脾胃的受纳、腐熟、运化可致食郁，气郁不解又可化火生热等，即所谓气郁为主而引起的气、血、痰、火、湿、食之六郁证。气郁而肝失条达，脾胃气滞则见胸胁、脘腹胀满；气郁又使血行不畅而成血郁，故见胸胁疼痛；气血郁久化火，则见吞酸、吐苦之火郁；气郁即肝气不舒，肝病及脾，脾胃气滞，运化失司，升降失常，则聚湿生痰，或食滞不化而见恶心呕吐，饮食不消，嗳腐等。由于六郁之成以气郁为先、为主，故治宜行气解郁为主，兼解其他诸郁，使气行则血行，痰、湿、食、火亦随之而消。

方中香附辛香入肝，行气解郁，为主药，以治气郁；川芎辛温入肝胆，为血中气药，既可活血祛瘀治血郁，又可助香附行气解郁；栀子苦寒清热泻火，以治火郁；苍术辛苦性温，燥湿运脾，以治湿郁；神曲味甘性温入脾胃，消食导滞，以治食郁，四药共为辅药。因痰郁乃气滞湿聚而成，若气行湿化，则痰郁随之而解，故方中不另用治痰之品，此亦治病求本之意。

现代临床常用本方治疗胃神经官能症、胃及十二指肠溃疡、慢性胃炎、胆石症、胆囊炎、肝炎、肋间神经痛，以及妇女痛经、月经不调等属气、血、痰、火、湿、食郁为主者。

[方论选录]

费伯雄　凡郁病必先气病，气得流通，郁于何有？此方注云统治六郁，岂有一时而六郁并集者乎？须知古人立方，不过昭示大法。气郁者香附为君，湿郁者苍术为君，血郁者川芎为君，食郁者神曲为君，火郁者栀子为君。相其病在何处，酌量加减，方能得古人之意而不泥古人之方。读一切方书，皆当作如是观（《医方论》）。

[歌诀]　越鞠丸治六般郁，气血湿痰食火因；

　　　　芎苍香附栀子曲，气畅郁舒痛闷伸。

柴胡疏肝散
（《医学统旨》引《证治准绳》）

[组成]　陈皮醋炒　柴胡各二钱（各6g）　　川芎　香附　枳壳麸炒　芍药各一钱半（各5g）甘草炙，五分（3g）

[用法]　水一盏半，煎八分，食前服。

[功效]　疏肝解郁，行气止痛。

[主治]　肝气郁结证，症见胁肋疼痛，胸闷善太息，精神抑郁或急躁易怒，或脘腹胀满，嗳气，脉弦。

[方解]　肝主疏泄，性喜条达而恶抑郁。肝气郁结则经气不畅，而胁肋疼痛，胸闷善太息；肝主调畅情志，疏泄失职，则精神抑郁；肝气久郁不解，肝失柔顺舒畅之性，则见急躁易怒；肝气横逆犯胃，胃失和降，则见脘腹胀满，嗳气；脉弦为肝气不舒之象。

方中柴胡苦辛微寒，归肝、胆经，功善疏肝解郁，为主药。香附理气疏肝，助柴胡以解肝郁；川芎行气活血而止痛，助柴胡以解肝经之郁滞，二药相合，增其行气止痛之功，为辅药。陈皮、枳壳理气行滞；芍药、甘草养血柔肝，缓急止痛，为佐药。甘草兼调诸药，亦为使药之用。诸药相合，共奏疏肝行气，活血止痛之功，使肝气条达，血脉通畅，营卫自和，痛止而寒热亦除。

现代临床常用本方治疗慢性肝炎、慢性胃炎、胆囊炎、肋间神经痛等病属本证者。

[歌诀]　柴胡疏肝芍药芎，枳壳陈皮草香附；

　　　　疏肝解郁行气滞，胁肋痛胀悉能除。

金铃子散
（《太平圣惠方》引自《袖珍方》）

[组成]　金铃子　延胡索各一两（各30g）

[用法]　上为细末，每服三钱，酒调下，温汤亦可。

[功效]　疏肝清热，活血止痛。

[主治] 肝郁化火证，症见胸腹胁肋诸痛，其痛时发时止，口苦，舌红苔黄，脉弦数。

[方解] 肝郁气滞，血行不畅，则见胸腹胁肋诸痛，时发时止；气郁化火，则见口苦，舌红苔黄，脉弦数。

方中金铃子味苦性寒，入肝、胃、小肠经，疏肝行气，清泄肝火，为主药。延胡索行气活血，为辅佐药。二药相配，气行血畅，疼痛自止，为气郁血滞而致诸痛的常用方剂。

现代临床常用本方治疗慢性肝炎、胆囊炎及胆石症、胃及十二指肠溃疡、慢性胃炎等病属本证者。

[方论选录]

王子接　金铃子散，一泄气分之热，一行血分之滞。《雷公炮炙论》云：心痛欲死，速觅延胡。洁古复以金铃治热厥心痛。经言：诸痛皆属于心，而热厥属于肝逆。金铃子非但泄肝，功专导去小肠、膀胱之热，引心包相火下行。延胡索和一身上下诸痛，时珍曰：用之中的，妙不可言。方虽小制，配合存神，却有应手取愈之功，勿以淡而忽之（《绛雪园古方选注》）。

[歌诀] 金铃子散止痛方，玄胡酒调效更强；

　　　　疏肝泄热行气血，心腹胸胁痛经匡。

四磨汤
《重订严氏济生方》

[组成] 人参（6g）　槟榔（9g）　沉香（6g）　天台乌药（6g）

[用法] 四味各浓磨水，和作七分盏，煎三五沸，放温服。

[功效] 行气降逆，宽胸散结。

[主治] 肝气郁结证，症见胸膈胀闷，上气喘急，心下痞满，不思饮食，苔白，脉弦。

[方解] 肝郁气滞，横逆胸膈，上犯于肺，则见胸膈胀闷，上气喘急；横逆犯胃，胃失和降，则心下痞满，不思饮食。本证病机为气郁进一步导致气逆冲上，治宜行气降逆。

方中乌药辛温香窜，行气疏肝以解郁，为主药。沉香下气降逆而平喘，为辅药。槟榔下气导滞以除痞满，为佐药。三者配合，顺气破结，可使烦闷解，逆气平，痞满亦除。人参益气扶正，使郁开而不伤气，且与沉香相配有温肾纳气之功，以增强其平喘之力，亦为佐药。

"四磨"，指四味药物先磨浓汁再和水煎服的方法。由于方中诸药均较坚实，非久煎不能出其性，但煎煮过久又恐芳香气味散逸，而影响治疗效果，故用此法，取其"磨则味全"之意，故称"四磨汤"。

现代临床常用本方治疗慢性胃炎、食道炎、支气管哮喘、慢性阻塞性肺疾病等属气滞证而兼有气逆之象者。

[方论选录]

张秉成　大抵此方所治，皆为忧愁思怒得之者多。因思则气结，怒则气上，忧愁不已，气多厥逆，故为上气喘急，妨闷不食等证。然气之所逆者，实也，实者泻之，故以槟榔、沉香之破气快膈峻利之品，可升可降者，以之为君。而以乌药之宣行十二经气分者助之，其所以致气逆者，虚也。若元气充足，经脉流行，何有前证？故以人参辅其不逮，否则气暂降而郁暂开，不久又闭矣，是以古人每相需而行也。若纯实无虚者，即可去参加枳壳（《成方便读》）。

[歌诀] 四磨汤治七情侵，人参乌药及槟沉；

磨汁微煎调逆气，实者枳壳易人参。

加味乌药汤
（《奇效良方》）

[组成] 乌药　缩砂　木香　延胡索各一两（各10g）　香附炒，去毛，二两（10g）　甘草一两半（5g）

[用法] 上细锉，每服七钱（20g），水一盏半，生姜三片，煎至七分，不拘时温服。

[功效] 行气活血，调经止痛。

[主治] 肝气郁结之痛经，症见月经前或月经初行时少腹胀痛，胀甚于痛，或连胸胁乳房胀痛，舌淡红，苔薄白，脉弦紧。

[方解] 肝郁气滞，血行不畅，故经前少腹胀痛，胀甚于痛；两胁及乳房为肝经循行之处，肝气郁滞，则见胸胁乳房胀痛；舌淡红，苔薄白，脉弦紧，为肝气郁结之象。

方中香附性微温，味辛，入肝、三焦经，疏肝理气，调经止痛，为主药。乌药辛散温通，助香附疏肝解郁，行气止痛；延胡索行气活血止痛，两药合用，行气活血，调经止痛，共为辅药。木香、砂仁行气止痛而消胀，生姜温胃散寒，均为佐药。甘草缓急止痛，兼调诸药，为佐使之用。诸药相合，共奏行气活血，调经止痛之功，使气行血畅，经调痛止。

现代临床常用本方治疗妇科之痛经、盆腔炎等属本证者。

[歌诀] 加味乌药汤砂仁，香附木香乌草伦；

配入玄胡共六味，经前胀痛效堪珍。

橘核丸
《济生方》

[组成] 橘核炒　海藻洗　昆布洗　海带洗　川楝子去肉，炒　桃仁麸炒，各一两（各9g）厚朴去皮，姜汁炒　木通　枳实麸炒　延胡索炒，去皮　桂心不见火　木香不见火，各半两（各6g）

[用法] 上为细末，酒糊为丸，如桐子大。每服七十丸（9g），空心盐酒汤送下。

[功效] 行气止痛，软坚散结。

[主治] 寒湿内阻，气滞血瘀之疝病，症见睾丸肿胀偏坠，或坚硬如石，或痛引脐腹。

[方解] 寒湿客于肝脉，肝经气血郁滞，初起睾丸肿胀，偏坠疼痛；久之则气滞血瘀，而致坚硬如石，痛引脐腹。

方中橘核苦辛性平，入肝行气，散结止痛，是治疝之要药，为方中主药。川楝子入厥阴气分，行气而止痛；桃仁入厥阴血分，活血散结以消肿；海藻、昆布、海带软坚散结而消肿胀，共为辅药。主辅相配，行肝经气血之郁滞而散结止痛。延胡索活血散瘀，木香行气散结，厚朴下气除湿，枳实行气破坚，肉桂温肝肾而散寒凝，木通通利血脉而除湿，均为佐使药。诸药合用，可直达肝经，共奏行气活血，散寒除湿，软坚散结之功，使气血调畅，寒湿得除，则睾丸肿胀、坚硬诸症自行缓解。

现代临床常用本方治疗睾丸鞘膜积液、急慢性睾丸炎、睾丸结核、附睾炎等属于本证者。

[方论选录]

汪昂　此足厥阴药也。疝病由于寒湿，或在气，或在血，证虽见乎肾，病实本于肝。橘核、木香，能入厥阴气分而行气；桃仁、延胡，能入血分而活血；川楝、木通，能导小肠、膀胱之热，由小便下行，所以祛湿；官桂能平肝暖肾，补命门之火，所以祛寒；厚朴、枳实，并能行结水而破宿血；昆布、藻、带，咸润下而软坚，寒行水以泄热，同为散肿消坚之剂也（《医方集解》）。

[歌诀]　橘核丸中川楝桂，朴实延胡藻带昆；

　　　　桃仁二木酒糊丸，疝气痛丸盐酒吞。

半夏泻心汤
《伤寒论》

[组成]　半夏洗，半升（12g）　黄芩　干姜　人参　甘草炙，各三两（各9g）　黄连一两（3g）　大枣擘，十二枚（4枚）

[用法]　上七味，以水一斗，煮取六升，去滓，再煎，取三升，温服一升，日三服。

[功效]　和胃降逆，消痞散结。

[主治]　寒热互结中焦，气机升降失调之痞病，症见心下痞满而不痛，干呕或呕吐，肠鸣下利，舌苔薄黄而腻。

[方解]　本方原治小柴胡汤证误用攻下，损伤中阳，少阳邪热乘虚内陷，以致寒热互结心下，气机壅滞，而出现痞塞不通。这里心下是指胃脘，痞是指胃脘满闷，按之软。寒热互结，脾胃失和，胃气不降，则呕吐或干呕；脾气不升，则肠鸣下利。

本方是以辛开苦降之法治疗寒热错杂之证的代表方剂。方中半夏苦辛温燥，散结消痞，降逆止呕，为主药。干姜辛热，温中散寒，助半夏温中消痞以和阴；黄芩、黄连苦寒泄热开痞以和阳，均为辅药，与主药配伍，寒热平调，共成辛开苦降之剂。佐以人参、大枣补中益气。使以甘草补脾胃而和药。全方以寒热互用、苦辛并进、补泻兼施为其配伍特点。

现代常用本方治疗急性胃肠炎、慢性胃炎、消化不良、小儿中毒性消化不良等属本证者。

[附方]

生姜泻心汤　即半夏泻心汤减干姜二两，加生姜四两（12g）　用法：上八味，以水一斗，煮取六升，去滓，再煎取三升，温服一升，日三服。功效：和胃降逆，散水消痞。主治：水热互结之痞病，症见心下痞硬，干噫食臭，腹中雷鸣，下利等（《伤寒论》）。

甘草泻心汤　即半夏泻心汤加甘草一两，共四两（12g）　用法：上七味，以水一斗，煮取六升，去滓，再煎取三升，温服一升，日三服。功效：益气和胃，消痞止呕。主治：脾胃气虚之痞证，症见腹中雷鸣下利，水谷不化，心下痞硬而满，干呕心烦不得安等（《伤寒论》）。

黄连汤　即半夏泻心汤去黄芩，易桂枝　黄连　甘草炙　干姜　桂枝去皮，各三两（各

9g) 人参二两（6g） 半夏洗，半升（9g） 大枣擘，十二枚（4枚） 用法：上七味，以水一斗，煮取六升，去滓，温服，昼三服，夜二服。功效：和胃降逆。主治：胸中有热，胃中有寒之寒热错杂证，症见胸中烦闷，欲呕吐，腹中痛，或肠鸣泄泻，苔白或黄，脉弦（《伤寒论》）。

按：半夏泻心汤、生姜泻心汤、甘草泻心汤和黄连汤均为辛开苦降，调治寒热之方。半夏泻心汤寒热并用，主治心下痞、干呕、肠鸣下利之症。生姜泻心汤和胃散水，主治水热互结，症见干噫食臭，腹中雷鸣下利，故用半夏泻心汤减干姜量，而加生姜散水寒之气。甘草泻心汤补胃消痞，主治因误下，胃气重虚，症见心烦不安，其痞硬甚，故以半夏泻心汤加重甘草用量以补虚缓急。黄连汤和胃降逆，主治胸中烦热，呕吐腹痛之症，故用半夏泻心汤去黄芩，易桂枝以散胃寒。

[歌诀] 半夏泻心配连芩，干姜甘草枣人参；
　　　　苦辛兼补消虚痞，法在调阳与和阴。

枳实消痞丸
（《兰室秘藏》）

[组成] 干生姜一钱（3g） 炙甘草 麦芽曲 白茯苓 白术各二钱（各6g） 半夏曲 人参各三钱（各9g） 厚朴炙，四钱（12g） 枳实 黄连各五钱（各15g）

[用法] 上为细末，汤浸蒸饼为丸，梧桐子大，每服五七十丸，白汤送下，食远服。

[功效] 行气消痞，健脾和胃。

[主治] 脾虚气滞，寒热互结证，症见心下痞满，不欲饮食，或食后腹胀，倦怠乏力，大便不畅，舌苔腻而微黄，脉弦。

[方解] 本方证属于脾胃素虚，升降失司，寒热互结，气壅湿聚所致。寒热互结中焦，气机不畅，则见心下痞满，不欲饮食，或食后腹胀，脉弦；脾失健运，食滞内停，大肠传导失常，故大便不畅；食积气郁化热，则见舌苔腻而微黄；脾虚湿困，后天失养，故倦怠乏力。此属湿阻中焦，重遏气机，虚实相兼，寒热错杂。

本方由枳术汤、半夏泻心汤及四君子汤三方加减化裁而成。方中枳实辛苦酸微寒，破气除胀，消积导滞，为主药。厚朴苦辛温，燥湿除满，行气导滞，合枳实加强消痞除满之效，为辅药。黄连苦寒清热燥湿，半夏曲辛温降逆散结，二药配合，辛开苦降，寒热并用，行气消痞；脾胃素虚，故用人参益气补脾，白术、茯苓健脾祛湿，干姜温中祛寒，麦芽消食和胃，为佐药。甘草调和药性，益气补脾，为使药。

现代临床常用本方治疗慢性胃炎、胃溃疡、胆囊炎、胃肠神经官能症等属本证者。

[方论选录]

汪昂 此足太阴、阳明药也。枳实苦酸，行气破血；黄连苦寒，泄热开郁，并消痞之主药。厚朴苦降，散湿满而化食厚肠；麦芽咸温，助胃气而软坚破结；半夏燥痰湿而和胃；干姜去恶血而通关，皆所以散而泻之也。参、术、苓、草甘温补脾，使气足脾运而痞自化，既以助散泻之力，又以固本使不伤真气也（《医方集解》）。

[歌诀] 枳实消痞四君先，麦芽夏曲朴姜连；
　　　　脾虚寒热结心下，痞满食少用无偏。

四逆散
(《伤寒论》)

[组成] 甘草炙　枳实破，水渍，炙干　柴胡　芍药各十分（各9g）

[用法] 上四味，各十分，捣筛，白饮和，服方寸匕，日三服。

[功效] 透邪解郁，疏肝理脾。

[主治] ①阳郁厥逆证，症见手足不温（亦称"四逆"），或身微热，或咳，或悸，或小便不利，或腹中痛，或泄利下重，脉弦者。②肝脾不调证，症见胁肋胀满，脘腹胀痛，脉弦等。

[方解] 本方原治伤寒"阳郁厥逆"证，因外邪入里，气机郁滞，不得疏泄，阳气内郁，不得达于四末，以四肢逆冷为主症。此"四逆"与"阳衰阴盛"之"四逆"有本质的区别。阳郁不达，热郁胸中，或肝经郁滞，或脾滞不运，或下焦不畅，则见或身微热，或咳，或悸，或小便不利，或腹中痛，或泄利下重，脉弦等。后世发展本方治疗肝气郁结，横犯脾土之肝脾不调证，而见胁肋胀满，脘腹胀痛，脉弦者。

方中柴胡苦辛微寒，疏肝解郁，畅达气机，透解郁热，为主药。枳实辛苦酸微寒，下气除痞，与柴胡升降并用，调畅气机，以散解郁热，为辅药。佐以白芍养血柔肝，缓急止痛，与柴胡相配，散收并用，使肝体得养，肝用得调。甘草为使，调和诸药，与白芍配伍，可缓急止痛。

现代临床常用本方治疗慢性肝炎、胆道蛔虫症、胰腺炎、肋间神经痛等病属本证者。

[方论选录]

吴崑　少阴病四逆者，此方主之。此阳邪传至少阴，里有热结，则阳气不能交接于四末，故四逆而不温。用枳实所以破结气而除里热，用柴胡所以升发真阳而回四逆，甘草和其不调之气，芍药收其失位之阴。是证也，虽曰阳邪在里，甚不可下，盖伤寒以阳为主，四逆有阴进之象，若复用苦寒之药下之，则阳益亏矣，是在所忌。论曰：诸四逆者不可下之，盖谓此也（《医方考》）。

[歌诀] 四逆散非四逆汤，柴芍甘枳共煎尝；
　　　　透解阳郁治热厥，疏肝理脾效亦彰。

逍遥散
(《太平惠民和剂局方》)

[组成] 柴胡去苗　当归去苗，锉，微炒　芍药白者　白术　茯苓去皮，白者，各一两（各9g）甘草微炙赤，半两（4.5g）

[用法] 上为粗末，每服二钱（6g），水一大盏，烧生姜一块切破，薄荷少许，同煎至七分，去滓热服，不拘时候。

[功效] 疏肝解郁，健脾养血。

[主治] 肝郁血虚兼脾虚证，症见两胁作痛，头痛目眩，口燥咽干，神疲食少，或寒热往来，或月经不调，乳房作胀，脉弦而虚者。

　　[方解] 肝气郁滞，则两胁作痛，乳房作胀，头痛，脉弦；血虚不荣，则目眩，口燥咽干；少阳不舒，则见寒热往来；肝脾不调，统藏无能，则见月经不调；脾气虚弱，则见神疲食少，脉虚等。肝气郁结，肝强克脾，脾土不运，脾虚血弱，血不养肝是本证的病机要点。

　　本方为调和肝脾的常用方剂，由四逆散衍化而成。方中柴胡苦辛微寒，疏肝解郁，为主药。辅以当归、芍药养血柔肝，体用兼顾，血气同调。白术、茯苓健脾利湿，使气血得以生化；少加薄荷、煨姜助主药疏散条达，为佐药。炙甘草益气和中，调和诸药，为使药。全方疏肝、健脾、养血，正对病机。

　　现代临床常用本方治疗慢性肝炎、肝硬化、胃及十二指肠溃疡、慢性胃炎、胃肠神经官能症、经前期综合征、乳房小叶增生、更年期综合征、胆石症、盆腔炎、子宫肌瘤、精神分裂症、视神经萎缩、视神经炎、老年性白内障、黄褐斑等病属本证者。

　　[附方]

　　加味逍遥散　当归　芍药　茯苓　白术炒　柴胡各一钱（各10g）　牡丹皮　山栀炒　甘草炙，各五分（各5g）　用法：水煎服。功效：疏肝清热，养血健脾。主治：肝郁化火兼脾虚证，症见烦躁易怒，或自汗，或盗汗，或头痛目涩，或颊赤口干，或月经不调，少腹作痛，或小腹胀坠，小便涩痛等（《内科摘要》）。

　　黑逍遥散　即逍遥散加生地或熟地　用法：水煎，去滓，微微温服。功效：养血疏肝，健脾调经。主治：肝郁脾虚血亏证，症见临经腹痛，脉弦虚者（《医略六书·女科指要》）。

　　[方论选录]

　　张秉成　夫肝属木，乃生气所寓，为藏血之地，其性刚介而喜条达，必须水以涵之，土以培之，然后得遂其生长之意。若七情内伤，或六淫外束，犯之则木郁而病变多矣。此方以当归、白芍之养血，以涵其肝；苓、术、甘草之补土，以培其本；柴胡、薄荷、煨生姜，俱系辛散气升之物，以顺肝之性，而使之不郁。如是则六淫七情之邪皆治，而前证岂有不愈者哉？本方加丹皮、黑山栀各一钱，名加味逍遥散，治怒气伤肝，血少化火之证。故以丹皮之能入肝胆血分者，以清泄其火邪。黑山栀亦入营分，能引上焦心肺之热，屈曲下行，合于前方中，自能解郁散火，火退则诸病皆愈耳（《成方便读》）。

　　[歌诀]　逍遥散用当归芍，柴苓术薄加姜草；

　　　　　　疏肝养血又健脾，丹栀加入热能消。

厚朴温中汤
（《内外伤辨惑论》）

　　[组成] 厚朴姜制　橘皮去白，各一两（各15g）　甘草炙　草豆蔻仁　茯苓去皮　木香各五钱（各8g）　干姜七分（2g）

　　[用法] 合为粗散，每服五钱匕（15g），水二盏，生姜三片，煎至一盏，去滓温服，食前。忌一切冷物。

　　[功效] 行气除满，温中燥湿。

　　[主治] 脾胃寒湿气滞证，症见脘腹胀满或疼痛，不思饮食，舌苔白腻，脉沉弦。

　　[方解] 寒湿困中，气机不畅，运化无权，故见脘腹胀满或疼痛，不思饮食，舌苔白

腻，脉沉弦等症。

方中厚朴辛苦燥湿，温中下气，为主药。陈皮辛温，理气燥湿；草豆蔻专入脾胃，燥湿温胃；木香行气止痛，共为辅药。更以干姜温中祛寒，茯苓渗湿健脾，生姜降逆和胃，为佐药。甘草调和诸药，为使药。

现代临床常用本方治疗慢性肠炎、妇女带下等属本证者。

[方论选录]

张秉成　夫寒邪之伤人也，为无形之邪，若无有形之痰、血、食积互结，则亦不过为痞满，为呕吐，即疼痛亦不致拒按也。故以厚朴温中散满者为君；凡人之气，得寒则凝而行迟，故以木香、草蔻之芳香辛烈，入脾脏以行诸气；脾恶湿，故用干姜、陈皮以燥之，茯苓以渗之；脾欲缓，故以甘草缓之；加生姜者，取其温中散逆除呕也。以上诸药，皆入脾胃，不特可以温中，且能散表，用之贵得其宜耳（《成方便读》）。

[歌诀]　厚朴温中陈草苓，干姜草蔻木香并；
　　　　　煎服加姜治腹痛，虚寒胀满用皆灵。

痛泻要方
（《丹溪心法》）

[组成]　炒白术三两（9g）　炒白芍二两（6g）　炒陈皮一两半（4.5g）　防风一两（3g）

[用法]　上锉，分八帖，水煎或丸服。

[功效]　健脾柔肝，祛湿止泻。

[主治]　肝郁脾虚证，症见肠鸣腹痛，大便泄泻，泻后痛减，舌苔薄白，脉两关不调，弦而缓者。

[方解]　肝郁不达，气逆犯脾，脾失健运，湿邪内停，清阳不升，浊阴不降，气机阻滞，故肠鸣腹泻，苔薄白，脉弦而缓。

本方为治疗痛泻的常用方剂。方中白术健脾燥湿，白芍柔肝缓急，两调肝脾，共为主药。防风辛温，入肝、脾两经，与白术相配可升阳止泻，同白芍相伍，可疏肝解郁；陈皮理气醒脾，共为佐药。四药相合，可补脾土而柔肝木，调气机以止痛泻。

现代临床常用本方治疗急慢性肠炎、慢性结肠炎、神经性腹泻、小儿消化不良等属本证者。

[方论选录]

吴崑　泻责之脾，痛责之肝，肝责之实，脾责之虚，脾虚肝实，故令痛泻。是方也，炒术所以健脾，炒芍所以泻肝，炒陈所以醒脾，防风所以散肝。或问痛泻何以不责之伤食？余曰：伤食腹痛，得泻便减，今泻而痛不止，故责之土败木贼也（《医方考》）。

[歌诀]　痛泻要方用陈皮，术芍防风痛泻医；
　　　　　此乃肝实乘脾证，治贵泻肝与和脾。

二、气逆证

气逆证是指气机升降失常，逆而向上所引起的证候。临床上以各种原因导致的肺、胃之气上逆的病变为多见。

（一）证候辨识

1. 胃气上逆证

胃气上逆证是指各种原因导致的胃气不降，反而上逆所表现的证候。

【临床表现】呃逆，嗳气，恶心，呕吐等。

【病机分析】邪客于胃，或脾胃虚弱，胃气不降，逆而向上，则呃逆，嗳气，恶心，呕吐。

2. 肺气上逆证

肺气上逆证是指各种原因导致肺失清肃，逆而向上所表现的证候。

【临床表现】喘咳上气，痰涎壅盛，胸膈满闷等。

【病机分析】外邪，或痰湿、水饮客于肺，或肺气虚弱，或肺阴不足，导致肺失肃降，气反上逆，则发为喘咳上气，痰涎壅盛，胸膈满闷等症。

（二）立法原则

治疗气逆证当用降气法。本法处方多为对症治疗。

（三）降气法

降气法适用于气机上逆所致病证。肺主肃降，胃气以降为顺，寒、热、虚、实等多种原因均能导致肺、胃气机上逆为病。肺气上逆以咳嗽、气喘为主要见症，常用苏子、桑白皮、枇杷叶、杏仁、款冬花、葶苈子、前胡等降气平喘；胃气上逆以呕吐、呃逆、嗳气为主要见症，常用旋覆花、代赭石、半夏、生姜、竹茹、柿蒂、丁香等降逆止呕。

若兼下焦寒甚，气不归肾者，可配肉桂、附子、小茴香、沉香等以温肾散寒；若气逆兼气虚者，应配党参、大枣、甘草之类以补中益气；若气逆而兼虚热者，可配麦冬、生地等滋阴清热；若气逆而兼痰浊者，可配茯苓、陈皮等以祛湿化痰。

（四）例方

旋覆代赭汤
（《伤寒论》）

[组成] 旋覆花三两（9g）　人参二两（6g）　生姜五两（10g）　代赭石一两（3g）　甘草炙，三两（9g）　半夏洗，半升（9g）　大枣擘，十二枚（4枚）

[用法] 以水一斗，煮取六升，去滓，再煎取三升，温服一升，日三服。

[功效] 降逆化痰，益气和胃。

[主治] 胃气虚弱，痰阻气逆证，症见心下痞硬，噫气不除，或反胃呕吐，吐涎沫，舌苔白滑或，脉弦而虚。

[方解] 痰浊中阻，气机不畅，故心下痞硬；胃气虚弱，痰气交阻，逆而向上，故见噫

气，反胃呕吐，吐涎沫；舌苔白腻或滑，脉弦而虚，为中虚痰阻之象。

方中旋覆花苦辛而温，降逆止噫，消痰除痞，为主药。辅以代赭石质重沉降，善镇冲逆，坠痰止呕，但因本证兼胃虚，故其用量仅为主药的三分之一；生姜散寒止呕，和胃化痰，半夏燥湿化痰，散结除痞，两药相配为止呕要药。人参补脾益胃，固护中焦；大枣助人参益气和中，共为佐药。甘草调和诸药，为使药。

现代临床常用本方治疗胃神经官能症、慢性胃炎、胃扩张、胃及十二指肠溃疡、幽门不全梗阻、神经性呃逆等属本证者。本方也常用于防治恶性肿瘤化疗后的呕吐反应。

[附方]

干姜人参半夏丸　干姜一两（6g）　人参一两（6g）　半夏二两（9g）　用法：三味末之，以生姜汁糊为丸，如梧子大，饮服十丸，日三服。功效：温中补虚，降逆止呕。主治：妊娠及脾胃虚寒之呕吐（《金匮要略》）。

按：本方与旋覆代赭汤均有降逆止呕之功。但本方以温补为主，服用量亦小，原书用于"妊娠呕吐不止"；而旋覆代赭汤以降逆为主，补虚为辅，重在除噫气，止呕吐。

[方论选录]

罗谦甫　方中以人参、甘草养正补虚；姜、枣和脾养胃，所以定中州者至矣。更以代赭石之重，使之敛浮镇逆；旋覆花之辛用之宣气涤饮。佐人参以归气于下，佐半夏以蠲饮于上。浊降痞硬可消，清升噫气自除（《删补名医方论》）。

[歌诀]　仲景旋覆代赭汤，半夏参甘大枣姜；
　　　　　噫气不除心下痞，虚中实证此方尝。

橘皮竹茹汤
（《金匮要略》）

[组成]　橘皮二升（12g）　竹茹二升（12g）　生姜半斤（9g）　甘草五两（6g）　人参一两（3g）　大枣三十枚（5枚）

[用法]　上六味，以水一斗，煮取三升，温服一升，日三服。

[功效]　降逆止呃，益气清热。

[主治]　胃虚有热，胃气上逆证，症见呃逆或干呕，虚烦少气，口干，舌红嫩，脉虚数。

[方解]　胃虚有热，胃失和降，气机上逆，故见呃逆或干呕；虚烦少气，口干，舌红嫩，脉虚数，为胃虚有热之象。

方中橘皮辛苦温，理气和胃；竹茹甘寒，清热降逆，二药相伍，清热安胃，降逆止呃，合为主药。生姜止呕，为呕家圣药，与竹茹配伍以加强降逆止呕之力；人参甘温而益气补中，与橘皮合用使行中有补，胃气得安，共为辅药。甘草、大枣益脾补中，助人参以培胃中之气，而为佐使。诸药合用，共奏降逆和胃，清热益气之功。其特点是寒温相济，补而不滞。

现代临床常用本方治疗妊娠、幽门不全梗阻、腹部手术后的呕吐、呃逆不止等属本证者。

[歌诀] 橘皮竹茹治呕逆，人参甘草枣姜益；

胃虚有热失和降，久病之后更相宜。

丁香柿蒂汤
（《症因脉治》）

[组成] 丁香（6g）　柿蒂（9g）　人参（3g）　生姜（6g）　（原书未标注剂量）

[用法] 水煎服。

[功效] 益气温中，降逆止呃。

[主治] 胃阳虚弱，胃气上逆证，症见呃逆不已，胸脘痞闷，舌淡苔白，脉沉迟。

[方解] 胃阳不足，虚寒内生，胃失和降，气机上逆，故见呃逆不已，胸脘痞闷；舌淡苔白，脉沉迟，为虚寒之象。

方中丁香辛温，温中降逆，为治疗胃寒呕吐、呃逆之要药；柿蒂降气止呃，二药相配，温胃散寒，降逆止呃，为主药。佐以人参补益中气；生姜温中止呕，和胃降逆。

现代临床常用本方治疗神经性呃逆、膈肌痉挛等属本证者。

[方论选录]

张秉成　夫呃逆一证，其声短促，连续不断之象，虽其证有火有寒，皆能所致，然无不皆自胃腑而来者，以胃气下行为顺，上行为逆，或邪搏胃中，则失其下降之令，即上出于口而为呃矣。昔人有谓肾病者，究竟脏气不能上至于口，必因于胃而出也。亦犹咳之一证，虽有五脏之分，然亦总不离于肺也。方中以丁香温胃散寒，补火生土；柿蒂苦温降气，生姜散逆疏邪，二味皆胃经之药。用人参者，以祛邪必先补正，然后邪退正安，且人参入胃，镇守于中，于是前三味之功，益臻效验耳（《成方便读》）。

[歌诀] 丁香柿蒂人参姜，呃逆因寒中气伤；

济生丁蒂仅二味，或加茹桔用皆良。

苏子降气汤
（《备急千金要方》）

[组成] 紫苏子　半夏汤洗七次，各二两半（各9g）　　川当归去芦，两半（6g）　　甘草炙，二两（6g）　前胡去芦　厚朴去粗皮，姜汁拌炒，各一两（各6g）　　肉桂去皮，一两半（3g）　　[一本有陈皮去白，一两半（6g）]

[用法] 上为细末，每服二钱（6g），水一盏半，入生姜三片，枣子一个，苏叶五片，同煎至八分，去滓热服，不拘时候。

[功效] 降气平喘，祛痰止咳。

[主治] 痰涎壅肺，肾阳不足之喘咳，症见咳嗽喘促，痰多气短，胸膈满闷，呼多吸少，或腰疼脚弱，肢体倦怠，或肢体浮肿，舌苔白滑或白腻，脉滑。

[方解] 痰涎壅肺，肺失宣降，气机上逆，故见喘咳痰多，胸膈满闷，气短等。因其位在肺，属实，亦称"上实"。肾阳虚衰，肾不纳气，或气化不利，水液内停，则见腰疼脚弱，肢体倦怠，呼多吸少，或肢体浮肿等。因其位在肾，属虚，亦称"下虚"。舌苔白滑或

白腻，脉滑，为痰涎壅盛之象。

本方是治疗上实下虚喘咳的常用方。本方治上顾下，但急则治其标，以降气祛痰，止咳平喘，治上为主，兼顾下元之不足。方中苏子降气平喘，祛痰止咳，为主药。辅以前胡化痰止咳。半夏辛温化痰，降逆止呕；厚朴行气散满；肉桂温肾祛寒，纳气平喘，当归养血柔肝，二药同用，温补下元，并治咳逆上气；略加生姜、苏叶以宣肺散寒，和胃降逆；大枣益气和中，共为佐药。甘草调和诸药，为使药。

现代临床常用本方治疗慢性支气管炎、肺气肿、支气管哮喘等属本证者。

[方论选录]

张秉成　夫风邪外来，必先犯肺，于是肺中之气，壅而不行，肺中之津液，郁而为痰，故喘嗽不宁。肺与大肠相表里，肺津虚则大肠不润，故大便不利，甚则引动下焦虚阳上逆，而为呕血等证。先哲有"见痰休治痰，见血休治血"之论，虽证见痰血，仍必究其受病之源。方中苏子、前胡、厚朴皆降气之品，有疏邪之能。半夏、橘红化其痰。火载血上，故以肉桂引火归元，当归导血归经。上下交病者治其中，故以甘草培中补土，加姜煎者，病因风邪而来，仍不离辛散之意耳（《成方便读》）。

[歌诀]　苏子降气橘半归，前胡桂朴草姜依；
　　　　　下虚上盛痰喘嗽，或入沉香去桂施。

定喘汤
（《摄生众妙方》）

[组成]　白果去壳砸碎，炒黄，二十一枚（9g）　麻黄三钱（9g）　苏子二钱（6g）　甘草一钱（3g）　款冬花三钱（9g）　杏仁去皮、尖，一钱五分（4.5g）　桑白皮蜜炙，三钱（9g）　黄芩微炒，一钱五分（4.5g）　法制半夏三钱（9g）（如无，用甘草汤泡七次，去脐用）

[用法]　水三盅，煎二盅，作二服，每服一盅，不用姜，不拘时，徐徐服。

[功效]　宣降肺气，清热化痰。

[主治]　痰热内蕴，风寒外束证，症见咳嗽哮喘，痰多气急，痰稠色黄，或有恶寒发热，舌苔黄腻，脉滑数。

[方解]　素体多痰，又感风寒，寒邪束表，故见恶寒发热；肺气壅闭，失于宣降，郁而化热，故见咳嗽哮喘，痰多气急，痰稠色黄，舌苔黄腻，脉滑数。

方中以麻黄、白果为主药，其中麻黄辛温，解表散邪，宣肺平喘；白果甘涩，敛肺止咳，化痰平喘，两药相配，散收并用，既可加强平喘止咳之功，又可防止麻黄过耗肺气及白果涩敛留邪之弊。辅以苏子、杏仁、半夏、款冬花降气平喘，止咳化痰。佐以桑白皮、黄芩清泄肺热，止咳平喘。使以甘草调和诸药。诸药合用，使肺气得宣，痰热得清，风寒得解，则喘咳痰多诸症自除。

现代临床常用本方治疗支气管哮喘、慢性支气管炎等属本证者。

[歌诀]　定喘白果与麻黄，款冬半夏白皮桑；
　　　　　苏子黄芩甘草杏，宣肺平喘效力彰。

三、气闭证

气闭证是指因邪热、秽浊之气、痰浊、瘀血、结石、蛔虫等实邪内侵而致脏腑的经脉、管窍不通，气机闭塞所引起的多种危急证候，既可表现为局部的剧痛或绞痛，或四肢厥冷，也可表现为心窍闭塞之神志昏迷、牙关紧闭、两手握固、二便不通、喉中痰鸣等。其中气闭证中的窍闭神昏证又可进一步分为热证与寒证，为本节介绍的内容，其余气闭证的内容见其他相关章节。

（一）证候辨识

1. 窍闭神昏之热证

窍闭神昏之热证也称热闭证，是指温热毒邪内陷心包，闭塞清窍所致的证候。

【临床表现】神志昏迷，牙关紧闭，面赤身热，苔黄脉数。或兼见高热持续不解，身热如燔，舌红而干，苔黄燥，脉洪数有力；或兼见惊厥抽搐，躁扰不宁，苔黄燥裂，脉沉弦有力；或兼见痰盛黏稠，痰鸣气粗，舌红苔腻，脉滑数。

【病机分析】温热毒邪亢盛，内陷心包，燔扰清窍，则发为神昏高热；或血出脉道，溢于清窍，阻塞不通，或血脉不通，清窍失养，均可致昏迷。引动肝风者，则可见惊厥抽搐，躁扰不宁；热与痰合，阻于气道者，则见痰盛黏稠，痰鸣气粗。以上舌脉均为热、痰、风证所常见。

2. 窍闭神昏之寒证

窍闭神昏之寒证也称寒闭证，是指寒邪凝滞，闭阻清窍所致的证候。

【临床表现】神志昏迷，牙关紧闭，面青身冷，苔白脉迟。

【病机分析】寒为阴邪，能伤阳气，若为寒伤，则经脉收引，阳气郁遏，经气不利，清窍闭阻，发为神昏，面青身冷。寒凝血脉，血脉破损或阻滞不通，亦可致经气不利，清窍闭阻而神昏者；亦有因热闭时久，阳气衰竭，闭证不除而身寒者，治法亦同。

（二）立法原则

治疗窍闭神昏证当以行气开窍法，属热证者当结合清热法使用，属寒证者当结合温里法使用。

（三）行气开窍法

行气开窍法适用于多种病因所致清窍不通的一类危急重证，应急则治其标。一般使用辛香走窜的开窍药通关、开窍、醒神，以牛黄、犀角（现代以水牛角代）、麝香、羚羊角等为主药。

若属热入心包者，配以黄芩、黄连、栀子、玄参、升麻、石膏、寒水石泻火解毒以助清泄心包之热，也可以滑石利水使热从小便而出，或加芒硝等导热从大便而出；若属痰浊壅盛者，配以雄黄、安息香、冰片、郁金化痰开郁，解毒豁痰；神志不安甚者，配以朱砂、珍珠、金箔等镇心安神；肝风内动者，配以磁石、玳瑁、琥珀等镇肝息风；寒重者，配以荜芎、丁香、木香等温中散寒止痛。

（四）例方

安宫牛黄丸
（《温病条辨》）

[组成] 牛黄　郁金　犀角（水牛角代）　山栀　黄连　黄芩　朱砂　雄黄各一两（各30g）　梅片　麝香各二钱五分（各7.5g）　珍珠五钱（15g）

[用法] 上为极细末，炼老蜜为丸，每丸一钱（3g），金箔为衣，蜡护。脉虚者人参汤下，脉实者，银花、薄荷汤下，每服一丸。大人病重体实者，每日二次，甚至一日三次；小儿服半丸，不知，再服半丸。

[功效] 清热开窍，豁痰解毒。

[主治] 热邪内陷心包之温热病，症见高热烦躁，神昏谵语，口干舌燥，舌红绛，脉数。亦治中风昏迷，小儿惊厥，属邪热内闭者。

[方解] 温热之邪循经上攻，阳热亢盛，燔扰清窍，则发为高热难退，神昏谵语等；血出脉道，溢于清窍，阻塞不通，或血脉不通，清窍失养，均可致昏迷，半身不遂，舌謇不语等；邪热燔灼津液，故口干舌燥；热盛，则舌红绛，脉数。

本方为治疗高热神昏、中风昏迷的代表方。方中牛黄苦凉，清热解毒，豁痰开窍，息风止痉；犀角咸寒，清营凉血，安神定惊（替代品水牛角功同犀角而效略弱，其性苦咸寒，清热凉血解毒）；麝香芳香，通达经络，开窍醒神，共为主药。辅以黄芩、黄连、栀子苦寒泄降，泻火解毒，以助牛黄、犀角清泄心包之热；雄黄解毒豁痰；冰片、郁金通窍醒神，化痰开郁；朱砂、珍珠、金箔清心镇静安神，息风止痉定惊，共为佐使药。诸药合用，共收清热解毒，豁痰开窍之效。

现代临床常用本方治疗流行性乙型脑炎、流行性脑脊髓膜炎、中毒性痢疾、尿毒症、脑血管意外、肝昏迷等属本证者。

[方论选录]

吴瑭　牛黄得日月之精，通心主之神；犀角主治百毒、邪鬼、瘴气；真珠得太阴之精，而通神明，合犀角补水救火；郁金草之香，梅片木之香，雄黄石之香，麝香乃精血之香，合四香以为用，使闭固之邪热温毒深在厥阴之分者，一齐从内透出，而邪秽自消，神明可复也；黄连泻心火，栀子泻心与三焦之火，黄芩泻胆、肺之火，使邪火随诸香一齐俱散也；朱砂补心体，泻心用，合金箔坠痰而镇固，再合真珠、犀角为督战之主帅也（《温病条辨》）。

[歌诀] 安宫牛黄开窍方，芩连栀郁朱雄黄；
　　　　犀角珍珠冰麝箔，热闭心包功效良。

紫雪
（《苏恭方》，录自《外台秘要》）

[组成] 寒水石　石膏　磁石　滑石各三斤（各1500g）　羚羊角　犀角（水牛角代）　沉

香　青木香各五两（各150g）　　玄参　升麻各一斤（各500g）　　丁香一两（30g）　　甘草炙，八两（240g）　黄金百两（3000g）

[用法] 上十三味，以水一斛，先煮五种金石药，得四斗，去滓后，内八物，煮取一斗五升，去滓，取硝石四升（2000g），芒硝亦可，用朴硝精者十斤（5000g）投汁中，微炭火上煮，柳木篦搅，勿住手，有七升，投在木盆中，半日欲凝，内研朱砂三两（90g），细研麝香五分（1.5g），内中搅调，寒之二日成霜雪紫色。病人强壮者，一服二分（1.5~3g），当利热毒；老弱人或热毒微者，一服一分（1~2g），以意节之。

[功效] 清热开窍，息风止痉。

[主治] 温热病，热闭心包及热盛动风证，症见高热烦躁，神昏谵语，痉厥，口渴唇焦，尿赤便闭，舌质红绛，苔黄燥，脉数有力或弦数，以及小儿热盛惊厥。

[方解] 温病邪热炽盛，内闭心包，引动肝风，故神昏谵语，高热烦躁，痉厥；口渴唇焦，尿赤便闭，舌质红绛，苔黄燥，脉数有力或弦数，为热盛伤津之象。

方中犀角（水牛角代）功专清心凉血解毒，羚羊角长于凉肝息风止痉，麝香芳香开窍醒神，三药合用，是为清心凉肝，开窍息风的常用组合，针对高热、神昏、痉厥等主症而设，共为主药。生石膏、寒水石、滑石清热泻火，滑石且可导热从小便而出；玄参、升麻清热解毒，俱为辅药。佐以木香、丁香、沉香行气通窍，与麝香配伍，增强开窍醒神之功；朱砂、磁石重镇安神，朱砂并能清心解毒，磁石又能潜镇肝阳，与主药配合以加强除烦止痉之效；朴硝、硝石泄热散结以"釜底抽薪"，可使邪热从肠腑下泄。炙甘草益气安中，调和诸药，并防寒凉伤胃之弊，为佐使药。黄金有镇心安神之功。诸药合用，心肝并治，于清热开窍之中兼具息风止痉之效，既开上窍，又通下窍，为本方配伍特点。

现代临床常用本方治疗流行性脑脊髓膜炎、流行性乙型脑炎、重症肺炎、猩红热、化脓性感染等感染性疾病出现神志昏迷辨证属本证者；对肝昏迷及小儿高热惊厥、小儿麻疹热毒炽盛所致的高热神昏抽搐，亦可用之。

[歌诀] 紫雪犀羚朱朴硝，硝石金寒滑磁膏；
　　　　丁沉木麝升玄草，热陷痉厥服之消。

至宝丹
（《太平惠民和剂局方》）

[组成] 生乌犀（水牛角代）　生玳瑁　琥珀　朱砂　雄黄各一两（各30g）　　牛黄一分（0.3g）　龙脑一分（0.3g）　　麝香一分（0.3g）　　安息香一两半（45g），酒浸，重汤煮令化，滤过滓，约取一两净（30g）　金银箔各五十片

[用法] 上药丸如皂角子大，人参汤下一丸，小儿量减。

[功效] 清热开窍，化浊解毒。

[主治] 温热病痰热内闭心包证，症见神昏谵语，身热烦躁，痰盛气粗，舌绛苔黄垢腻，脉滑数。亦治中风、中暑、小儿惊厥属于痰热内闭者。

[方解] 痰热蒙蔽心窍，扰乱神明，则见神昏谵语，身热烦躁，喉中痰鸣，气息粗大；舌绛苔黄垢腻，脉滑数，为痰热内闭之象。至于中风、中暑、小儿惊厥，可因痰热内闭，而

见身热烦躁，痰盛气粗，甚至时作惊搐等症。

方中麝香芳香开窍醒神，牛黄豁痰开窍，合犀角（水牛角代）清心凉血解毒，共为主药。辅以安息香、冰片（龙脑）辟秽化浊，芳香开窍，与麝香同用，为治窍闭神昏之要品；玳瑁清热解毒，镇惊安神，可增强牛黄、犀角清热解毒之力。由于痰热瘀结，痰瘀不去则热邪难清，心神不安，故佐以雄黄助牛黄豁痰解毒；琥珀助麝香通络散瘀而通心窍之瘀阻，并合朱砂镇心安神。原方用金银二箔，意在加强琥珀、朱砂重镇安神之力。本方配伍特点一是于化浊开窍、清热解毒之中兼能通络散瘀，镇心安神；二是化浊开窍为主，清热解毒为辅。

原书用人参汤送服，意在借人参益气养心之功，以助诸药祛邪开窍，适用于病情较重，正气虚弱者。

按：本方与安宫牛黄丸、紫雪均可清热开窍，治疗窍闭神昏之热证，合称凉开"三宝"。就寒凉之性而言，吴瑭指出："安宫牛黄丸最凉，紫雪次之，至宝又次之。"但从功效、主治两方面分析，则各有所长。其中安宫牛黄丸长于清热解毒，适用于邪热偏盛而身热较重者；紫雪长于息风止痉，适用于兼有热动肝风而痉厥抽搐者；至宝丹长于芳香开窍，化浊辟秽，适用于痰浊偏盛而昏迷较重者。

现代临床常用本方治疗流行性脑脊髓膜炎、流行性乙型脑炎、中毒性痢疾、尿毒症、脑血管意外、肝昏迷等病属痰热内闭心包者。

[歌诀] 至宝朱珀麝息香，雄玳犀角与牛黄；

　　　　金银两箔兼龙脑，开窍清热解毒凉。

苏合香丸
　　　　　（《太平惠民和剂局方》）

[组成] 白术　青木香　乌犀屑（水牛角代）　香附子炒去毛　朱砂研，水飞　诃黎勒煨，去皮　白檀香　安息香别为末，用无灰酒一升熬膏　沉香　麝香研　丁香　荜茇各二两（各60g）龙脑研　苏合香油入安息香膏内，各一两（各30g）　熏陆香别研一两（30g）

[用法] 上为细末，入研药匀，用安息香膏并炼白蜜和剂，每服旋丸如梧桐子大。早朝取井花水，温冷任意，化服四丸。老人、小儿可服一丸。温酒化服亦得，并空心服之。

[功效] 行气开窍，温通止痛。

[主治] 窍闭神昏之寒证，症见突然昏倒，牙关紧闭，不省人事，苔白，脉迟；或心腹猝痛，甚则昏厥。亦治中风、中气及感受时行瘴疠之气，属于寒证者。

[方解] 寒邪秽浊，蒙蔽清窍，故突然昏倒，牙关紧闭，不省人事；阴寒内盛，故苔白，脉迟；若寒凝胸中，气血瘀滞，则心胸疼痛；邪壅中焦，气滞不通，故脘腹胀痛。

方中苏合香、麝香、冰片、安息香芳香开窍，辟秽化浊，共为主药。辅以木香、香附、丁香、沉香、白檀香、乳香（熏陆香）以行气解郁，散寒止痛，理气活血。佐以辛热之荜茇温中散寒，助诸香药以增强祛寒止痛开郁之力；犀角（水牛角代）清心解毒，朱砂重镇安神，二者药性虽寒，但与大队温热之品相伍，则不悖温通开窍之旨；白术益气健脾，燥湿化浊，诃子收涩敛气，二药一补一敛，以防诸香辛散走窜太过，耗散真气。本方配伍特点是集诸芳香药于一方，既长于辟秽开窍，又可行气温中止痛，且散收兼顾，补敛并施。

现代临床常用本方治疗流行性乙型脑炎、肝昏迷、心绞痛、心肌梗死等属本证者。

［歌诀］苏合香丸麝息香，木丁熏陆荜檀襄；

犀冰术沉诃香附，朱砂龙脑温开方。

第九节 血 证

血证是指血液不能正常循行于脉道而瘀阻于人体某些部位，或溢出脉外，从口鼻、前后二阴而出，或渗出于肌肤所形成诸多证候的统称。临床表现以疼痛、肿块、鼻衄、齿衄、咳血、吐血、便血、尿血、紫斑为主。

血证可进一步分为血瘀证和出血证。

血瘀证当用活血祛瘀法治疗，出血证当用止血法治疗。

血证的病情较为复杂，其病因有寒热、虚实之分，其病情也有轻重、缓急之别，所以处方时应分清标本、缓急。运用活血祛瘀法，必须确有瘀血方可使用，且活血祛瘀法用药多具有破泄之性，易伤正、动血、堕胎，故老人、体弱、孕妇及月经过多者当慎用或忌用。必要时应配以补血养气之品，是急则治其标之法。运用止血法，当辨明出血的病因，配合治本，以求疗效。止血过急，或大剂凉血止血易留瘀，当选用具有祛瘀作用的止血药，或与适当的活血祛瘀药同用，以防血止留瘀之弊。一般实证出血宜清宜降；虚证出血宜温宜补。上部出血忌用升提药，下部出血忌用通里攻下药。大出血，有虚脱先兆或倾向者，当根据"血脱者益气"，"有形之血不能速生，无形之气所当急固"的原则，当大剂补气以固脱。单用止血药，往往缓不济急，延误时机，必当注意。

一、血瘀证

血瘀证是指由于某种原因使血液运行不畅、留滞经脉，或离经之血未出体外，停滞于内形成的血液瘀滞，影响脏腑、组织的生理功能，产生以疼痛、肿块、出血为主的病证。此外，还可见面色黧黑，肌肤甲错，舌色紫暗或有瘀点，脉涩等。根据瘀血所停部位的不同，临床常见有瘀阻心脉证、肝血瘀滞证、瘀阻胞宫证及跌打损伤瘀血证等。

（一）证候辨识

1. 瘀阻心脉证

瘀阻心脉证是指瘀血停于心脉，使心脉痹阻不通所表现的证候。

【临床表现】心悸，心前区刺痛，并常牵引臂内侧疼痛，尤以左臂疼痛为多见。一般痛势较剧，时作时止，重者还可有面、唇、指甲青紫，四肢逆冷等，舌色紫暗或有瘀斑，脉细或涩。

【病机分析】瘀阻心脉证，往往是在心气虚衰或心阳虚推动血液不力的前提下，加上其他原因，如情绪激动、劳累受寒、痰浊凝聚等，致使血脉阻滞而成。胸阳不振，气血运行失畅，心脉痹阻，故心悸，心前区刺痛；手少阴心经循臂内，故痛势可引及臂内侧。面、唇、指甲青紫，舌色紫暗或有瘀斑，脉涩，均为瘀血之象；四肢逆冷，脉细，为心脉痹阻，阳气通达不畅之征。

2. 肝血瘀滞证

肝血瘀滞证是指肝血瘀阻，结滞胁下所表现的证候。

【临床表现】胁痛如针刺，日轻夜重，或胁下有肿块，舌色紫暗或有瘀斑，脉弦涩。此证候常伴有肝郁气滞见症。

【病机分析】肝气郁结，气机不畅，则肝经气血运行失畅，导致肝血瘀滞。两胁为肝经分布，故疼痛在胁，痛如针刺，为瘀血征象，气滞血瘀均可致胁下有肿块；舌质暗红或见紫色斑点，脉弦涩，均为瘀血之象。

3. 瘀阻胞宫证

瘀阻胞宫证是指瘀血阻滞，停留于胞宫所表现的证候。

【临床表现】月经不调，痛经，经闭，少腹肿块、挛急刺痛，或产后恶露不行，胞衣不下，或久不受孕，伴有舌质紫暗，脉涩等。另外，异位妊娠或胎死腹中，亦属瘀阻胞宫。

【病机分析】寒凝、气滞等导致瘀血阻于胞宫，脉络不通，故见月经不调，痛经，经闭、少腹肿块、挛急刺痛，或产后恶露不行，胞衣不下，或久不受孕；舌质紫暗，脉涩，为瘀血内停之象。

4. 跌打损伤瘀血证

跌打损伤瘀血证是指因跌仆外伤，瘀血停滞所表现的证候。

【临床表现】跌打损伤局部色青紫，疼痛拒按。

【病机分析】跌打损伤，皮肉经脉受伤，血液离经，停滞体内，以致气血不通，不通则痛，故可见损伤处疼痛拒按。

（二）立法原则

治疗血瘀证当用活血祛瘀法。

（三）活血祛瘀法

活血祛瘀法属于"八法"中的消法，适用于血瘀证及蓄血证。血行脉中，周流不息，因七情郁滞、寒凝阻滞、血热壅滞、外伤血瘀等，使血行不畅或瘀而不行，则发为瘀血。若在热病过程中，邪传下焦，热与血搏，而见身热烦躁，谵语发狂，少腹硬痛拒按，小便自利，脉沉而结者，《伤寒论》称为蓄血证。用药常以川芎、桃仁、红花、当归、赤芍、丹皮、丹参、蒲黄、五灵脂等活血祛瘀，三棱、莪术、虻虫、水蛭等破血祛瘀，为主辅药。

气行则血行，血瘀则气滞，故活血方中常配伍陈皮、木香、香附、青皮、枳壳、乌药等以行气活血；血得温则行，遇寒则凝，所以活血祛瘀剂还常配用吴茱萸、桂枝、肉桂、小茴香、炮姜等以温经通脉，散寒活血；若瘀血日久不去，新血不生，阴虚血少者，可配用生地、麦冬、阿胶、白芍、鳖甲之类以养阴清热；若血瘀兼气虚者，当配伍人参、黄芪等补气以促血行；若血与热结，则配伍大黄、黄芩、丹皮等以清热泻火；若升降气机，可用桔梗配枳实（或枳壳）、柴胡配牛膝以升降并用。使药多用甘草调和药性，柴胡引药入肝经。

（四）例方

血府逐瘀汤
（《医林改错》）

[组成] 桃仁四钱 (12g)　　红花三钱 (9g)　　当归三钱 (9g)　　生地黄三钱 (9g)　　川芎一钱半 (5g)　　赤芍二钱 (6g)　　牛膝三钱 (9g)　　桔梗一钱半 (5g)　　柴胡一钱 (3g)　　枳壳二钱 (6g)　　甘草一钱 (3g)

[用法] 水煎服。

[功效] 活血祛瘀，行气止痛。

[主治] 瘀阻胸中证，症见胸痛、头痛日久，痛如针刺而有定处，或内热烦闷，急躁易怒，入暮发热，或心悸怔忡，失眠多梦，或呃逆日久不止，或饮水即呛，干呕，唇暗或两目暗黑，舌质暗红或有瘀斑、瘀点，脉涩或弦紧。

[方解]《医林改错》所言"血府"即指"胸中"。瘀血内阻胸中，气机不通，并妨碍清阳上达，则胸痛、头痛日久不愈，痛如针刺而有定处；瘀阻日久，肝失条达，气血瘀而化热，则见内热烦闷，急躁易怒，入暮发热等；扰及心神，则见心悸怔忡，失眠多梦等；累及于胃，胃失和降，则见呃逆，饮水即呛，干呕等；唇暗或两目暗黑，舌质暗红或有瘀斑、瘀点，脉涩或弦紧等，均为瘀血内阻之象。

本方为桃红四物汤合四逆散（生地黄易熟地黄，赤芍易白芍，枳壳易枳实）加桔梗、牛膝而成。方中桃仁、红花活血祛瘀，为主药。川芎、赤芍、当归助桃、红活血养血，为辅药。柴胡疏肝解郁，调畅气机；桔梗开宣肺气，载药上行；枳壳下气除痞，开胸行气；牛膝通行血脉，引血下行，四药配合，升降并用，使清者升、浊者除，血活而气行；生地黄清热凉血，清心除烦，配当归能养血润燥，使祛瘀而不伤正，共为佐药。甘草调和诸药，为使。

现代临床常用本方治疗冠心病、风湿性心脏病、胸部挫伤、肋软骨炎之胸痛，以及神经官能症、脑震荡后遗症等属于血瘀气滞者。

[附方]

通窍活血汤　赤芍一钱 (3g)　　川芎一钱 (3g)　　桃仁研泥，三钱 (9g)　　红花三钱 (9g)　老葱切碎，三根 (3g)　　鲜姜切碎，三钱 (9g)　　红枣去核，七个　麝香绢包，五厘 (0.15g)　　黄酒半斤 (250g)　　用法：将前七味煎一盅，去渣，将麝香入酒内再煎二沸，临卧服。功效：活血通窍。主治：瘀阻头面证，症见头痛昏晕，或耳聋年久，或头发脱落，面色青紫，或酒渣鼻，或白癜风，以及妇女干血痨、小儿疳积而见肌肉消瘦、腹大青筋暴露、毛悴肉消、潮热等，舌暗红，或有瘀斑、瘀点（《医林改错》）。

膈下逐瘀汤　五灵脂炒，二钱 (9g)　　当归三钱 (9g)　　川芎二钱 (6g)　　桃仁研泥，三钱 (9g)　　丹皮二钱 (6g)　　赤芍二钱 (6g)　　乌药二钱 (6g)　　延胡一钱 (3g)　　甘草三钱 (9g)　香附一钱半 (5g)　　红花三钱 (9g)　　枳壳一钱半 (5g)　　用法：水煎服。功效：活血祛瘀，行气止痛。主治：膈下瘀血证，症见腹部积块、疼痛，痛处不移，或卧则腹坠似有物者，或小儿痞块，舌暗红，或有瘀斑、瘀点（《医林改错》）。

少腹逐瘀汤　小茴香炒，七粒（1.5g）　干姜炒，二分（3g）　元胡一钱（3g）　没药研，二钱（3g）　当归三钱（9g）　川芎一钱（6g）　官桂一钱（3g）　赤芍二钱（6g）　蒲黄三钱（9g）　五灵脂炒，二钱（6g）　用法：水煎服。功效：活血祛瘀，温经止痛。主治：少腹寒凝瘀血证，症见少腹积块疼痛或不痛，或痛而无积块，或少腹胀满，或经期腰酸、少腹胀，或月经一月见三五次，其色或紫或黑，或有血块，或崩漏兼少腹疼痛，或久不受孕，舌暗苔白，脉沉弦而涩（《医林改错》）。

身痛逐瘀汤　秦艽一钱（3g）　川芎二钱（6g）　桃仁三钱（9g）　红花三钱（9g）　甘草二钱（6g）　羌活一钱（3g）　没药二钱（6g）　当归三钱（9g）　五灵脂炒，二钱（6g）　香附一钱（3g）　牛膝三钱（9g）　地龙去土，二钱（6g）　用法：水煎服。功效：活血行气，祛瘀通络，通痹止痛。主治：瘀阻经络之痹证，症见肩痛、臂痛、腰痛、腿痛或周身疼痛，痛如针刺，经久不愈（《医林改错》）。

[方论选录]

王清任　血府逐瘀汤用桃仁、红花、川芎、赤芍活血去瘀，配合当归、生地活血养血，使瘀血去而又不伤血；柴胡、枳壳疏肝理气，使气行则血行；牛膝破瘀通经，引瘀血下行；桔梗入肺经，载药上行使药力发挥于胸（胸腹），又能开胸膈滞气，宣通气血，有助于血府逐瘀的化与行；与枳壳、柴胡同用，尤善开胸散结；牛膝引瘀血下行，一升一降，使气血更易运行；甘草缓急，通百脉以调和诸药。参考古方分析，此方乃由四逆散、桃红四物汤共同加味组成，功能活血祛瘀，行气止痛（《医林改错注释》）。

[歌诀]　血府当归生地桃，红花甘枳赤芍熬；
　　　　柴胡芎桔牛膝等，血化下行不作痨。

补阳还五汤
《医林改错》

[组成]　黄芪生，四两（30～120g）　归尾二钱（6g）　赤芍一钱半（5g）　地龙去土，一钱（3g）　川芎一钱（3g）　桃仁一钱（3g）　红花一钱（3g）

[用法]　水煎服。

[功效]　补气活血通络。

[主治]　气虚血瘀之中风，症见半身不遂，口眼㖞斜，语言謇涩，口角流涎，小便频数或遗尿不禁，舌暗淡，苔白，脉缓。

[方解]　中风之后，正气亏虚，气虚血滞，脉络瘀阻，筋脉肌肉失去濡养，故见半身不遂，口眼㖞斜，语言謇涩；气虚不摄，则见口角流涎，小便频数，遗尿失禁；舌暗淡，苔白，脉缓，为气虚血瘀之象。

本方重用生黄芪大补元气，意在气旺则血行，瘀去络通，为主药。当归尾活血化瘀而不伤血，用为辅药。赤芍、川芎、桃仁、红花协同当归尾以活血祛瘀；地龙通经活络，亦为佐药。全方的配伍特点是大量补气药与少量活血药相配，气行则血行，活血而不伤正，共奏补气活血通络之功。

现代临床常用本方治疗脑梗死、脑血栓形成、脑动脉硬化症、血管神经性头痛、坐骨神经痛；亦可用于下肢静脉曲张、多发性纤维瘤、脉管炎、慢性肾炎、冠心病等属气虚血瘀者。

[方论选录]

陆懋修　观其方用黄芪四两，归尾二钱，赤芍钱半，川芎、桃仁、红花各一钱，加地龙亦一钱，主治半身不遂。方以黄芪为主药，当归为辅药，若例以古法当归补血汤，黄芪五倍于当归，则二钱之归宜君以一两之芪，若四两之芪即当臣以八钱之归。今则芪且二十倍于归矣。大约欲以还五成之亏，有必需乎四两之多者（《世补斋医书》）。

[歌诀]　补阳还五赤芍芎，归尾通经佐地龙；

　　　　四两黄芪为主药，血中瘀滞用桃红。

失笑散
《太平惠民和剂局方》

[组成]　五灵脂酒研，淘去沙土　蒲黄炒香，各等分（各6g）

[用法]　先用酽醋调二钱（6g），熬成膏，入水一盏，煎七分，食前热服。

[功效]　活血祛瘀，散结止痛。

[主治]　瘀血停滞证，症见心胸或脘腹刺痛，或产后恶露不行，或月经不调，少腹急痛等。

[方解]　瘀血内停，经脉阻滞，不通则痛，或致冲任失调，故见诸痛及产后恶露不行，月经不调等症。

本方是治疗血瘀作痛的常用方。方中五灵脂苦咸甘温，入肝经血分，功善通利血脉，散瘀止痛；蒲黄甘平，行血止血，二药相须为用，活血祛瘀，散结止痛。制备之中用醋和黄酒，亦取其活血通络，行散药力之功，加强止痛作用，且制五灵脂气味之腥臊。

现代临床常用本方治疗冠心病、痛经、宫外孕、慢性胃炎、非化脓性肋软骨炎等属本证者。

[方论选录]

吴谦　经云：心主血，脾统血，肝藏血。故产后瘀血停滞，三经皆受其病，以致心腹疼痛，恶寒发热，神迷眩晕，胸膈满闷。凡兹者，由寒凝不消散，气滞不流行，恶露停留，小腹结痛，迷闷欲绝，非纯用甘温破血行血之剂，不能攻逐荡平也。是方用灵脂之甘温走肝，生用则行血；蒲黄甘平入肝，生用则破血；佐酒煎以行其力，庶可直扶厥阴之滞，而有其推陈致新之功。甘不伤脾，辛能逐瘀，不觉诸证悉除，直可以一笑而置之矣（《删补名医方论》）。

[歌诀]　失笑灵脂共蒲黄，等分为散醋煎尝；

　　　　瘀滞少腹时作痛，祛瘀止痛效非常。

丹参饮
（《时方歌括》）

[组成]　丹参一两（30g）　檀香　砂仁各一钱半（各6g）

[用法] 以水一杯半，煎七分服。

[功效] 活血祛瘀，行气止痛。

[主治] 血瘀气滞证，症见心胸刺痛，胃脘疼痛，痛有定处等。

[方解] 瘀血内阻，气机郁滞，脉道不通，不通则痛，故见诸痛。

方中丹参重用多达一两，其味苦微寒，有活血化瘀之功，且活血之力缓和，不伤正气，兼能清热，为主药；配檀香、砂仁温中行气止痛，为辅药。全方药仅三味，药性平和，气血并治而重在化瘀，使瘀化气畅则疼痛自止。

现代临床常用本方治疗慢性胃炎、胃及十二指肠溃疡、胃神经官能症、冠心病、心绞痛、慢性肝炎等属本证者。

[歌诀] 丹参饮中用檀香，砂仁合用成妙方；

血瘀气滞两相结，心胃诸痛用之良。

桃核承气汤
（《伤寒论》）

[组成] 桃仁去皮尖，五十个（12g）　大黄四两（12g）　桂枝去皮，二两（6g）　甘草炙，二两（6g）　芒硝二两（6g）

[用法] 上四味，以水七升，煮取二升半，去滓，内芒硝，更上火，微沸，下火，先食温服五合，日三服，当微利。

[功效] 逐瘀泄热。

[主治] 下焦蓄血证，症见少腹急结，小便自利，其人如狂，甚则烦躁谵语，至夜发热，或经闭，痛经，脉沉实而涩。

[方解] 瘀热互结于下焦少腹部位，故少腹急结；病在血分，与气分无涉，膀胱气化未受影响，故小便自利；夜属阴，热在血分，故至夜发热；心主血脉而藏神，瘀热上扰，心神不宁，故烦躁谵语，其人如狂；脉沉实而涩，属血瘀实证。

方中桃仁苦甘平，破血祛瘀；大黄味苦性寒，一能下瘀血，和桃仁相须为用，二能泄热，以去内结之热，共为主药，逐瘀泄热。桂枝通利血脉，可助桃仁破血祛瘀，其与大黄相配，一寒一温，桂枝得大黄之寒，消瘀滞而不助郁热，大黄得桂枝之温，则不专泻胃肠而能攻瘀结，有相反相成之妙；芒硝咸寒软坚，助大黄泄热，共为辅药。炙甘草缓和诸药峻烈之性，也调和药性，为佐使药。服用本方后有"微利"，是瘀血去、郁热清的一种迹象。

现代临床常用本方治疗急性盆腔炎、胎盘残留、附件炎、肠梗阻；亦可用于急性坏死性肠炎、精神分裂症、脑外伤后头痛、胸腰椎压缩性骨折、血小板减少性紫癜、脑血管病、宫外孕、子宫肌瘤等证属瘀热互结者。

[歌诀] 桃核承气五般施，甘草硝黄并桂枝；

瘀热互结小腹胀，如狂蓄血功最奇。

生化汤
（《傅青主女科》）

[组成] 全当归八钱（24g）　川芎三钱（9g）　桃仁去皮尖，研，十四粒（6g）　干姜炮黑，

五分（2g）　　甘草炙，五分（2g）

　　[用法] 黄酒、童便各半煎服。

　　[功效] 养血活血，温经止痛。

　　[主治] 血虚寒凝，瘀阻胞宫证，症见产后恶露不行，小腹冷痛。

　　[方解] 产后血虚，寒邪乘虚而入，寒凝血瘀，留阻胞宫，故见恶露不行，小腹冷痛。

　　本方为妇女产后祛瘀生新的常用方。方中重用当归养血活血，祛瘀生新，引血归经，为主药。川芎活血行气，桃仁活血祛瘀，为辅药。炮姜走血分，温经散寒；黄酒温通血脉；童便益阴化瘀，引血下行，共为佐药。甘草调和诸药，为使药。

　　现代临床常用本方治疗胎盘残留、子宫复旧不良、人工流产及引产所致阴道不规则性出血；亦可用于子宫内膜炎、子宫肌瘤及产后尿潴留、宫外孕等属本证者。

　　[方论选录]

　　戴绪安　产后忌用酸寒，故于四物中去白芍；炮姜去血中之寒，凡外受新邪，及内伤积冷咸宜；桃仁去皮尖生用则能和血，留皮尖炒用则能破血；且地黄生熟异功，亦可随症施用。大便难者，加肉苁蓉；若虚甚则加人参，又当从补气生血之例矣（《医学举要》）。

　　[歌诀] 生化汤宜产后尝，归芎桃草炮干姜；

　　　　　　消瘀活血功偏擅，止痛温经效亦彰。

桂枝茯苓丸
（《金匮要略》）

　　[组成] 桂枝　茯苓　丹皮去心　桃仁去皮尖，熬　芍药各等分（各9g）

　　[用法] 上为末，炼蜜和丸，如兔屎大。每日一丸，食前服。不知，加至三丸。

　　[功效] 活血化瘀，缓消癥块。

　　[主治] 瘀阻胞宫证，症见妇人小腹素有癥块，妊娠胎动不安，漏下不止，而见血色紫黑晦暗，腹痛拒按等。

　　[方解] 妇人胞宫宿有瘀血，妊娠之后阻碍胎元，故妊娠胎动不安；瘀血癥块不除，血络受损，新血不生，故漏下不止，血色紫黑晦暗，腹痛拒按。

　　方中桂枝辛甘而温，温经通脉，消散瘀血，为主药。丹皮、芍药（以赤芍为佳）凉血散瘀，兼清瘀热；桃仁破血散结，共为辅药。佐以茯苓渗湿下行，健脾宁心。白蜜缓和诸药，为使药。本方服法规定要求采用渐进式的给药方法，说明对妇人妊娠而有瘀血者，只能渐消缓散，不可峻攻瘀血，以防伤胎。本方亦可用于治疗妇女经行不畅或经后腹痛，或产后恶露不尽而有腹痛拒按者。

　　现代临床常用本方治疗子宫肌瘤、子宫内膜炎、附件炎、卵巢囊肿、胎盘残留、子宫内膜异位、前列腺肥大、盆腔淤血综合征等属本证者。

　　[方论选录]

　　徐彬　药用桂枝茯苓丸者，桂枝、芍药一阴一阳，茯苓、丹皮一气一血，调其寒温，扶其正气；桃仁以之破恶血消癥癖，而不嫌伤胎血者，所谓有病则病当之也；患症之初必因寒，桂能化气而消其本寒；癥之成必夹湿热为窠囊，苓渗湿气，丹清血热，芍药敛肝血而扶脾，使能统血，则养正即所以去邪耳（《金匮要略论注》）。

[歌诀] 金匮桂枝茯苓丸，芍药桃仁和牡丹；
　　　　等分为末蜜丸服，活血化瘀癥块散。

鳖甲煎丸
（《金匮要略》）

[组成] 鳖甲炙，十二分（90g）　　乌扇烧　黄芩　鼠妇熬　干姜　大黄　桂枝　石韦去毛　厚朴　紫葳　阿胶炙，各三分（各22.5g）　　柴胡　蜣螂熬，各六分（各45g）　　芍药　牡丹皮去心　蛰虫熬，各五分（各37g）　　蜂窠炙，四分（30g）　　赤硝十二分（90g）　　桃仁　瞿麦各二分（各15g）　　人参　半夏　葶苈各一分（各7.5g）

[用法] 上二十三味为末，取煅灶下灰一斗，清酒一斛五斗，浸灰，候酒尽一半，着鳖甲于中，煮令泛烂如胶漆，绞取汁，纳诸药，煎为丸，如梧桐子大。空心服七丸，日三服。

[功效] 行气活血，祛湿化痰，软坚消癥。

[主治] 疟疾日久不愈，症见胁下痞硬有块，结为疟母；或癥块积于胁下、腹中。

[方解] 久疟不愈，邪着不去，致正气日衰，气血运行不畅，寒热痰湿之邪与气血相搏，留滞而成痞块，停于胁下，则见胁下痞硬有块，成为疟母。癥积与疟母类同，故也可用此方治疗。

方中鳖甲入肝络，软坚散结，为主药。灶下灰消癥祛积，清酒活血通络，合主药共奏活血化瘀，软坚消癥之效，同为辅药；大黄、赤芍、赤硝、蛰虫、桃仁、牡丹皮、鼠妇、紫葳、蜣螂等助主药破血攻瘀之力，行其血分之瘀结，亦为辅药。柴胡、厚朴、半夏、乌扇、蜂房疏肝理脾，下气化痰，利其气分之结滞；石韦、瞿麦、葶苈子利水导邪从小便而出，更以桂枝、干姜温阳通脉，与黄芩相配辛开苦降而调解阴阳寒热；人参、阿胶益气养血，补益正气，共为佐药。酒性辛热，入血分，以行药力；柴胡入肝经，引诸药达病所，共为使药。诸药合用，对于疟母内结，实有攻邪而不伤正、扶正不留邪、气畅血行、癥积内消之效，是调气理血、寒热并用、攻补兼施等法具备之剂。

现代临床常用本方治疗慢性肝炎之肝脾肿大，以及血吸虫病之肝脾肿大等。

[歌诀] 鳖甲煎丸疟母方，蛰虫鼠妇及蜣螂；
　　　　蜂房石韦人参射，桂朴紫葳丹芍姜；
　　　　瞿麦柴芩胶半夏，桃仁葶苈和硝黄；
　　　　疟缠日久胁下硬，癥消积化保安康。

复元活血汤
（《医学发明》）

[组成] 柴胡半两（15g）　　瓜蒌根　当归各三钱（各9g）　　红花　甘草　穿山甲炮，各二钱（各6g）　　大黄酒浸，一两（30g）　　桃仁酒浸，去皮尖，研如泥，五十个（15g）

[用法] 除桃仁外，剉如麻豆大。每服一两（30g）。水一盏半，酒半盏，同煮至七分，去滓，大温服之，食前，以利为度，得利痛减，不尽服。

［功效］活血祛瘀，疏肝通络。

［主治］跌打损伤，瘀血阻滞证，症见胁肋瘀肿，痛不可忍。

［方解］跌打损伤，血瘀胁下，血瘀气滞，故胸胁疼痛不可忍。因胸胁为肝经循行之处，治当活血祛瘀，兼疏肝通络。

方中重用大黄，并加酒制，攻逐瘀血，推陈致新，为主药。桃仁、红花活血之力强；当归养血和血；穿山甲通经搜络。诸药合用，有活血祛瘀、消肿止痛之功，共为辅药。佐以瓜蒌根消瘀散结，清热润燥。甘草缓急止痛，调和诸药；柴胡疏肝解郁，引诸药入肝经，与大黄升降并用，调理气机，共为使药。本方为治疗跌打损伤之常用内服方剂。

现代临床常用本方治疗跌打损伤、肋间神经痛、肋软骨炎等属本证者。

［方论选录］

张秉成　夫跌打损伤一证，必有瘀血积于两胁间，以肝为藏血之脏，其经行于两胁，故无论何经之伤，治法皆不离于肝。且跌仆一证，其痛皆在腰胁间，尤为明证。故此方以柴胡之专入肝胆者，宣其气道，行其郁结；而以酒浸大黄，使其性不致直下，随柴胡之出入表里，以成搜剔之功；当归能行血中之气，使血各归其经；甲片可逐络中之瘀，使血各从其散；血瘀之处，必有伏阳，故以花粉清之；痛盛之时，气脉必急，故以甘草缓之；桃仁之破瘀；红花之活血，去者去，生者生，痛自舒而元自复矣（《成方便读》）。

［歌诀］复元活血用柴胡，花粉当归山甲扶；

　　　　桃红黄草煎加酒，损伤瘀滞总能除。

七厘散
（《同寿录》）

［组成］上朱砂水飞净，一钱二分（4g）　真麝香一分二厘（0.4g）　梅花冰片一分二厘（0.4g）　净乳香一钱五分（5g）　红花一钱五分（5g）　明没药一钱五分（5g）　瓜儿血竭一两（30g）　粉口儿茶二钱四分（7.5g）

［用法］上为极细末，瓷瓶收贮，黄蜡封口，贮久更妙。治外伤，先以药七厘（0.5～1g），烧酒冲服，复用药以烧酒调敷伤处。如金刃伤重，或食嗓割断，不须鸡皮包扎，急用此药干掺。

［功效］活血散瘀，定痛止血。

［主治］跌打损伤，症见筋断骨折之瘀血肿痛，或刀伤出血。并治一切无名肿毒、烧伤、烫伤等。

［方解］因跌打损伤，顿挫气血，络损血溢，血瘀气滞，阻塞不通，故为肿作痛。

方中血竭活血祛瘀，止血定痛，为主药。红花活血祛瘀；乳香、没药行气祛瘀，消肿止痛；麝香、冰片走窜通络，行气散瘀，为辅药。佐以儿茶清热止血，朱砂镇心安神。本方既可内服，又可外敷，不但对外伤瘀血作痛，或流血不止确有良效，对于内伤之疼痛、吐血等证，也有较好疗效。方中用药皆为辛香走泄、行气祛瘀之品，故孕妇忌用。

现代临床常用本方治疗骨折、外伤性关节炎和关节挫伤、外伤性坐骨神经痛、刀割伤、外科疮疡、痔疮等证属气血瘀滞者。

[歌诀] 七厘散是伤科方，血竭红花冰麝香；

乳没儿茶朱砂末，酒调内服外敷良。

二、出血证

出血证是对各种原因导致的血液不循常道而溢出脉外形成的以出血为主要表现的证候的统称。常见的出血病证有咳血、呕血、鼻衄、齿衄、肌衄、便血（包括黑便）、尿血、崩漏及外伤出血等。导致出血的原因主要有血热、脾气虚、瘀血内阻及外伤等。

运用止血法时，须根据出血原因的虚、实、寒、热分别用药，并预防止血时用药过寒而生瘀血，或辛热动血。与气不摄血及邪热侵入营血导致出血相关的方剂，详见"虚证"和"热证"部分。

（一）证候辨识

【临床表现】出血病证的临床表现随其原因不同而异。因于血热妄行者，一般血色鲜红，并见心烦，舌色红绛，脉细数等；因于气虚而不摄血者，血色多淡而持续不止，舌色淡，脉细无力；因于瘀血内阻者，血色紫暗成块，常伴有刺痛，舌色暗紫或有瘀斑，脉涩等。

【病机分析】内热壅盛，可致血热妄行，故见血色鲜红，并见心烦，舌色红绛，脉细数；气具有统摄血液的功能，气虚不能摄血，则见出血色多淡而持续不止，舌色淡，脉细无力；瘀血内阻，使血液不能正常运行，离经而出，则表现为出血，血色紫暗成块，常伴有刺痛，舌色暗紫或有瘀斑，脉涩。

（二）立法原则

治疗出血证当用止血法。

（三）止血法

止血法适用于各种出血的病证，如咳血、吐血、衄血、尿血、便血、崩漏及皮下出血等。止血法的治疗目的是止住溢出脉外的血液，所以常以止血药为主，如大蓟、小蓟、地榆、槐花、白茅根、侧柏叶等凉血止血；仙鹤草、藕节、血余炭、蒲黄炭、白及等收涩止血；三七、茜草、花蕊石等化瘀止血；艾叶、灶心土等温经止血。

在临床各种出血证中，以血热妄行者最常见，常须配伍清热药如鲜生地、水牛角、大黄、栀子、丹参等；对于素体阴虚火旺，或出血日久，血虚生内热的出血者，在凉血止血时，又须配伍养阴补血药同用，如生地、麦冬、玄参、当归、白芍、阿胶等；但对阳虚气弱，不能统摄血行的出血，就需配用温阳、益气药，如附子、肉桂、黄芪、人参、白术等。凉血止血和温阳止血是两种截然不同的方法，临床必须辨明出血是因于内热还是因于阳虚内寒。

在运用止血法时，应注意止血防瘀。除突然大量出血，急需止血时外，一般应予以考虑。因为血遇寒则凝，当其溢出脉外，尤其是大量出血时，用凉血止血治疗后，常致血滞脉中，或瘀留体内而成为病因。因此，在止血的同时常配伍小量活血药或化瘀药，如赤芍、丹皮、丹参之类。至于因瘀血不去而出血不止者，更要止血与化瘀同用。某些止血药同时又兼有活血消瘀的作用，如仙鹤草、藕节、血余炭、茜草炭、蒲黄炭、花蕊石之类，在用这些药止血而出血量又不大时，可不配伍活血药、化瘀药。另一方面，在用温阳止血时，须防辛热动血，可配伍小量苦寒药，如黄芩，作为反佐。

药物加工制成炭类，收敛止血的功效更好，所以以上止血药常炒成黑色，或制成炭使用。

（四）例方

十灰散
（《十药神书》）

[组成] 大蓟　小蓟　荷叶　侧柏叶　茅根　茜草根　大黄　山栀　棕榈皮　牡丹皮各等分（各9g）

[用法] 上药各烧灰存性，研极细末，用纸包，碗盖于地上一宿，出火毒。用时先将白藕捣汁或萝卜汁磨京墨半碗，调灰五钱（15g），食后服下。

[功效] 凉血止血。

[主治] 血热所致上部出血，症见呕血、吐血、咯血、嗽血、衄血等，血色鲜红，来势急暴，舌红，脉数。

[方解] 火热炽盛，灼伤血络，迫血妄行，每致各种出血证；而血色鲜红，舌红，脉数，为热盛之象。

方中十种药物均烧炭使用，其性涩，入血分，有收敛之功，故能止血，是治标之法，其中棕榈皮专事收敛止血。然各药烧炭存性，大蓟、小蓟、荷叶、茜草、侧柏叶、白茅根等性味寒凉，长于清热凉血止血；栀子清热泻火；大黄导热下行，有釜底抽薪之意。诸药凉涩，恐致留瘀，故以茜草、丹皮配大黄凉血止血，活血祛瘀，使血止而不留瘀。服法中，藕汁能清热凉血散瘀，萝卜汁理气清热以助止血，京墨有收涩止血之功。诸药相合，使血热清，气火降，则出血自止。综观全方，以凉血止血为主，兼有清降祛瘀作用。

现代临床常用本方治疗支气管扩张、肺结核、消化道出血、眼前房出血等证属血热妄行者。也可用于治疗血热之尿血、崩漏、月经过多等。

[方论选录]

唐宗海　上药烧灰存性为末，铺地出火气，童便酒水随引，黑为水之色，红见黑即止，水胜火之义也，故烧灰取黑。得力全在山栀之清，大黄之降，火清气降，而血自宁。余药皆行血之品，只借以向导耳。吹鼻止衄，刃伤止血，皆可用之（《血证论》）。

[歌诀] 十灰散用十般灰，柏茜茅荷丹棕随；
　　　　二蓟栀黄皆炒黑，凉降血逆此方推。

四生丸
(《妇人大全良方》)

[组成] 生荷叶　生艾叶　生柏叶　生地黄各等分 (各9g)

[用法] 上研，丸如鸡子大，每服一丸。水三盏，煎至一盏，去滓温服，无时候。

[功效] 凉血止血。

[主治] 血热所致吐血、衄血，症见血色鲜红，口干咽燥，舌红或绛，脉数。

[方解] 血分有热，损伤脉络，血不循经而外溢，则可导致吐血、衄血；血色鲜红，咽干口燥，舌红，脉数，皆为血热兼阴伤之象。

方中侧柏叶凉血止血，为主药。生地黄凉血清热，养阴生津；生荷叶凉血化瘀，止血不留瘀；生艾叶既能止血又能祛瘀，可增止血之功，又可避血止留瘀之弊，共为辅药。方中四药俱生用，意在增强凉血止血作用。

现代临床常用本方治疗胃溃疡吐血、肺结核及支气管扩张之咯血等属本证者。

[歌诀] 四生丸中三般叶，侧柏艾叶荷叶兼；
　　　　生地合用为丸服，血热吐衄效可验。

小蓟饮子
(《重订严氏济生方》)

[组成] 生地黄洗，四两 (30g)　小蓟半两 (15g)　滑石半两 (15g)　木通半两 (6g)　蒲黄炒，半两 (9g)　藕节半两 (9g)　淡竹叶半两 (9g)　当归去芦，酒浸，半两 (6g)　山栀子半两 (9g)　甘草炙，半两 (6g)

[用法] 上㕮咀，每服四钱 (12g)，水一盏半，煎至八分，去滓温服，空心食前。

[功效] 凉血止血，利水通淋。

[主治] 热结下焦之血淋、尿血，症见尿中带血，小便频数，赤涩热痛，或纯下血尿，舌红苔黄，脉数。

[方解] 热结下焦，损伤血络，迫血下行，渗于膀胱，血随尿出，故见血淋、尿血；热蕴膀胱，气化失司，水道不利，故见小便频数，赤涩热痛；舌红苔黄，脉数，为热盛之象。

本方是治疗血淋证的常用方剂。方中小蓟凉血止血，尤宜于尿血、血淋之证，为主药。生地凉血止血，清热养阴；蒲黄炒用止血；藕节味甘涩，有止血化瘀之功，共为臣药。热在下焦，宜因势利导，故以滑石、竹叶、木通清热利水通淋；栀子清泄三焦之火，导热从下而出；当归养血和血，引血归经，尚可防诸药寒凉滞血之弊，合而为佐。使以甘草缓急止痛，和中调药。诸药合用，共奏凉血止血、利水通淋之功。

现代临床常用本方治疗急性尿路感染、急性肾小球肾炎、肾盂肾炎、蛋白尿、乳糜尿、精囊炎之血精等证属热结下焦者。

[方论选录]

吴崐　下焦结热血淋者，此方主之。下焦之病责于湿热，经曰：病在下者，引而竭之。故用生地、栀子凉而导之，以竭其热；用滑石、通草、竹叶淡而渗之，以竭其湿；用小蓟、藕节、蒲黄消而逐之，以去其瘀血；当归养血于阴，甘草调气于阳。古人治下焦瘀热之病，必用渗药开其溺窍者，围师必缺之义也（《医方考》）。

[歌诀] 小蓟饮子藕蒲黄，木通滑石生地襄；

归草黑栀淡竹叶，血淋热结服之康。

槐花散
（《普济本事方》）

[组成] 槐花炒（12g） 柏叶杵，焙（12g） 荆芥穗（6g） 枳壳麸炒（6g），各等分

[用法] 上为细末，用清米饮调下二钱（6g），空心食前服。

[功效] 清肠止血，疏风行气。

[主治] 风湿热毒壅遏大肠之便血，症见便前出血，或便后出血，或粪中带血，以及痔疮出血，血色鲜红或晦暗，舌红苔黄，脉数或滑。

[方解] 本方原书主治"肠风"与"脏毒"。便前出血，血色鲜红，直出四射者为肠风，血色紫暗者为脏毒，皆因风热或湿毒壅遏肠胃血分，血渗肠道而致。舌红苔黄，脉数或滑，为热盛之象。

本方为治热证便血的常用方剂。方中槐花苦微寒，主入大肠经，善清大肠湿热，凉血止血，为主药。侧柏叶苦涩性微寒，清热凉血，燥湿收敛，可增强主药凉血止血之功，为辅药。荆芥穗辛散疏风，性微温，炒黑入血分，可疏风止血；枳壳行气宽肠，利血中之气，合芥穗升中有降，以利于腑气畅达及湿热邪毒的消散，共为佐使药。

现代临床常用本方治疗肛肠疾病、胃肠疾病、阿米巴痢疾之便血属本证者。

[方论选录]

张秉成 肠风者，下血新鲜，直出四射，皆由便前而来，或风客肠中，或火淫金燥，以致灼伤阴络，故血为之逼入肠中而疾出也。脏毒者，下血瘀晦，点滴而下，无论便前便后皆然，此皆由于湿热蕴结，或阴毒之气，久而酿成，以致守常之血，因留着之邪溃裂而出，则渗入肠中而泄矣。然二者之血与痔漏之血，各自不同，肠风脏毒之血，出于肠脏之间，痔漏之血，出于肛门蚀孔处，治法亦稍有异同也。槐花禀天地至阴之性，疏肝泄热，能凉大肠；侧柏叶生而向西，禀金兑之气，苦寒芳香，能入血分，养阴燥湿，最凉血分之热；荆芥散瘀搜风；枳壳宽肠利气，四味所入之处，俱可相及，宜乎肠风脏毒等病，皆可治耳（《成方便读》）。

[歌诀] 槐花散用治肠风，侧柏芥穗枳壳从；

等分为末米饮下，清肠凉血又疏风。

黄土汤
（《金匮要略》）

[组成] 甘草 干地黄 白术 附子炮 阿胶 黄芩各三两（各9g） 灶心黄土半斤（30g）

[用法] 上七味，以水八升，煮取三升，分温二服。

［功效］温阳健脾，养血止血。

［主治］脾阳不足，脾不统血证，症见大便下血，或吐血、衄血，或妇人崩漏，血色暗淡，四肢不温，面色萎黄，舌淡苔白，脉沉细无力等。

［方解］脾阳不足，脾气亦虚，脾不统血，溢于脉外，故见吐血、衄血，大便下血，妇人崩漏，血色暗淡；出血不止，必耗伤阴血，故见面色萎黄，四肢不温，舌淡苔白，脉沉细无力等气血不足之象。

本方为治疗阳虚气弱，脾不统血所致出血证之常用方。方中灶心黄土温中收涩，散寒止血，为主药。辅以白术、附子健脾益气，温阳摄血。生地、阿胶滋阴养血止血，更配黄芩苦寒清热，共制术、附过于温燥之性，生地、阿胶得术、附而不虑其滋腻呆滞，共为佐药。甘草调药和中，为使药。

本方与归脾汤都有止血作用，主治崩漏便血，但本方用于脾阳不足，气虚及阳，以温阳摄血为主；而归脾汤用于气不摄血，以补气治本为主。

现代临床常用本方治疗慢性胃肠道出血及慢性功能性子宫出血属脾阳虚不能摄血者。

［方论选录］

尤怡　黄土温燥入脾，合白术、附子以复健行之气；阿胶、生地黄、甘草以益脱竭之血，而又虑辛温之品，转为血病之厉，故又以黄芩之苦寒，防其太过，所谓有制之师也（《金匮要略心典》）。

［歌诀］黄土汤中生地黄，芩草阿胶术附襄；

　　　　便后下血功专擅，吐衄崩中亦可尝。

第十节　水湿证

水湿证，泛指水湿之邪停于体内所引起的病证。水湿之邪内停于人体不同部位，可引发相应的症状，故临床须根据脏腑、经络及其寒热、虚实的属性加以诊断和鉴别。

水湿证包括湿证和水饮证，其表现常可随水湿阻滞停留的部位不同各异。其中湿证包括湿阻中焦证、气分湿热证、肝胆湿热证、大肠湿热证、膀胱湿热证、经络湿热证等，水饮证包括饮证和水停证等。

水湿证当用祛湿利水法治疗。

湿为阴邪，其性重浊黏腻，易阻滞气机，伤人阳气，尤易伤人中焦脾胃，阳气伤则气化不利，脾气伤则运化无权，则更加重水湿之病。故水湿为病，多缠绵不愈，不易速效。且湿邪为病，常与风、寒、暑、热等邪相兼，人体也有虚实、强弱之别，邪犯部位又有上下、表里之分，病情亦有寒化、热化之异，故水湿病在治疗上有很大的差异，针对具体病证的不同，祛湿、利水法应分别为之。

使用祛湿利水法应注意，本法用药多为辛香温燥，或甘淡渗利，或苦寒燥湿之品，易耗伤阴津，故素体阴虚津亏、病后体弱及孕妇水肿者，均当慎用。另外，逐水药多能损伤脾胃，所以水肿消退之后，需配合调理脾胃。此外，使用攻逐利水法时，必须根据病人的体质强弱斟酌剂量，中病即止，不可为求速效而一味猛攻，反伤正气。

一、湿证

湿证是指外感湿邪，内传入里，或因脏腑功能失调，湿邪内生，而导致的湿邪内蕴所表现的证候。湿邪内蕴，可发为湿阻中焦证，也可与热合，而见气分湿热、肝胆湿热、大肠湿热、膀胱湿热、经络湿热等证候。

（一）证候辨识

1. 湿阻中焦证

湿阻中焦证是指湿邪阻滞，脾胃失和所表现的证候。

【临床表现】脘腹胀满，不思饮食，口淡无味，呕吐恶心，嗳气吞酸，肢体沉重，怠惰嗜卧，常多自利，舌苔白腻而厚，脉缓。

【病机分析】湿邪困阻脾胃，运化失司，气机不畅，则脘腹胀满；胃失和降，则呕吐恶心，嗳气吞酸；湿注肢体，则体重怠惰；舌苔白腻，脉缓，皆为湿郁之象。

2. 气分湿热证

气分湿热证是指湿温或暑湿之邪，侵犯气分所表现的证候。

【临床表现】若湿重热轻可见头痛恶寒，身重疼痛，面色淡黄，胸闷不饥，午后身热，苔白不渴，脉濡或濡数；若湿热并重，可见身热倦怠，肢酸沉重，小便短赤，苔黄而腻，脉滑数。

【病机分析】湿温初起，湿重热轻，阻滞气机，故头痛恶寒，身重疼痛，胸闷不饥，而非表证所致；湿为阴邪，湿遏热伏，故午后身热，苔白不渴，脉濡或濡数。若湿热并重，相互交蒸，故身热倦怠，肢酸沉重，小便短赤，苔黄而腻，脉滑数。

3. 肝胆湿热证

肝胆湿热证是指湿热蕴结肝胆，疏泄功能失职所表现的证候。

【临床表现】胁肋部胀痛灼热，或有痞块，厌食，腹胀，口苦泛恶，大便不调，小便短赤，舌红苔黄腻，脉弦数。或寒热往来，或身目发黄，或阴囊湿疹、瘙痒难忍，或睾丸肿胀热痛，或带下黄臭、外阴瘙痒等。

【病机分析】肝胆湿热证以右胁肋部胀痛、纳呆、尿黄、舌红苔黄腻为辨证要点。湿热蕴结肝胆，疏泄失职，肝气郁滞，故右侧胁肋部出现胀痛灼热；气滞不通，可致胁下痞块；肝木横逆侮土，脾胃受病，运化失健，则厌食，腹胀；胃气上逆，故泛恶；胆气随之上溢，可见口苦；湿热内蕴，湿偏重则大便稀溏，热偏重则大便干结；湿热下注，膀胱气化失司，故小便短赤；舌红苔黄腻，脉弦数，为湿热内蕴肝胆之征。若肝病影响胆府，枢机不利，正邪相争，可见寒热往来；湿热内蕴脾胃，熏蒸肝胆，致胆汁不循常道，外溢肌肤，则身目发黄，其色鲜明如橘子；肝脉绕阴器，湿热随经下注，浸淫阴囊，则为湿疹，瘙痒难忍；湿热蕴蒸睾丸，络脉气血壅滞，故睾丸肿胀热痛；妇女阴道为湿热熏蒸，则带下黄臭，外阴瘙痒。

4. 大肠湿热证

大肠湿热证是指湿热侵袭大肠，致大肠传导功能失常所表现的证候。

【临床表现】腹痛，下利赤白黏冻，里急后重，或暴注下泻，色黄而臭，伴见肛门灼热、小便短赤、口渴，或有恶寒发热、但热不寒等症，舌红苔黄腻，脉濡数或滑数。

【病机分析】大肠湿热证以排便次数增多，或下利黏冻，或下利黄色稀水与湿热内阻共见为辨证要点。湿热侵袭大肠，胶结不解，壅阻气机，故腹中疼痛；熏灼肠道，脉络损伤，血腐为脓而见黏冻脓血便；热蒸于内，熏迫肠道，时欲排便，故有腹中急迫感；湿阻大肠，气机壅滞，大便不畅，故肛门滞重；湿热侵犯大肠，津为热迫而下注，可见热盛伤津之征；若表邪未解，则可见恶寒发热；邪热在里，则但热不寒；舌红苔黄腻，为湿热之象；湿热为病，有湿重、热重之分，湿重于热，脉象多濡数，热重于湿，脉象多见滑数。

5. 膀胱湿热证

膀胱湿热证是指湿热蕴结膀胱，致气化不利、排尿失常所表现的证候。

【临床表现】尿频尿急，尿道灼痛，尿频黄赤短少，小腹胀闷，或伴有发热腰痛，或尿血，或尿有砂石，舌红苔黄腻，脉数。

【病机分析】膀胱湿热证以尿频、尿急、尿痛、尿黄为辨证要点。湿热侵袭膀胱，热迫尿道，故小便频数急迫，灼热疼痛；湿热内蕴，膀胱气化失司，故尿液黄赤短少，小腹胀闷；如湿热熏蒸，热淫肌表可见发热，波及肾脏则见腰痛，灼伤阴络则为尿血；湿热久郁不解，煎熬尿中杂质，则尿中可见砂石；舌红苔黄腻，脉数，为湿热内蕴之象。

【鉴别诊断】小肠实热证与膀胱湿热证所引起的症状极为相似，当鉴别之。因为小肠的分清泌浊功能，使水液入于膀胱，小肠病证也要影响膀胱，就小便异常而言，很难说明是小肠病证还是膀胱病证，因而必须从兼症来判断。小肠实热证多兼心烦口渴、口舌生疮等心火上炎症状，而膀胱湿热证多兼腰部疼痛等症状。

6. 经络湿热证

经络湿热证是指感受湿热之邪，气血运行受阻，以关节、筋骨疼痛为常见症状的证候。

【临床表现】肢节烦痛，肩背沉重，遍身疼痛，下注足胫，肿痛不可忍；或脚气肿痛，脚膝生疮，脓水不绝；小便短赤，舌苔黄腻，脉紧数或濡数。

【病机分析】湿热痹阻肌肉、关节，故见四肢、关节疼痛、红肿；湿性黏滞，故感肩背肌肉沉重；热灼津液，水湿不运，故小便短赤；湿性趋下，故多在下肢肿胀疼痛；热甚则可致肌肉腐败，脓水不绝；舌苔黄腻，脉紧数或濡数，为湿热内阻之象。

【鉴别诊断】湿热阻滞经络与寒湿阻滞经络，皆可发为痹病。相似之处在于病位相似，都在肌肉、关节，以疼痛为主。差别在于湿热痹热象显著，表现为关节红肿，小便短赤，舌苔黄腻；而寒湿痹则见受寒痛增，局部冷痛，得热则减，舌苔白或腻。

（二）立法原则

治疗湿证当用祛湿法。

（三）祛湿法

祛湿法适用于湿证，但具体应用于不同的湿证时有差别。

1. 燥湿化浊法

适用于湿阻中焦，脾胃不和所致病证。脾主运化，胃主受纳，湿浊中阻，脾胃失和，升降失职，故见胸膈痞闷，恶心呕吐，不思饮食，大便泄泻，肢体倦怠，舌苔白腻，脉濡或缓等，当用燥湿化浊法治疗，常以厚朴、苍术、陈皮等苦温燥湿；藿香、佩兰、砂仁、蔻仁等芳香化浊，为主辅药。

若湿浊较甚，小便不利，则可配伍茯苓、薏苡仁、泽泻等以利水渗湿；若湿从热化，当配用黄芩、黄连、栀子等以清热燥湿；若湿兼寒，则可配伍干姜、吴茱萸、高良姜等以温中散寒；若兼外感风寒，可配用苏叶、荆芥、白芷之类以发散表邪。

2. 清热祛湿法

适用于外感湿热，或湿热内盛，以及湿热下注所致的暑湿、湿温、黄疸、阴肿、阴痒、痢疾、热淋、痿痹等。湿为阴邪，热为阳邪，其性相反。两邪相合，如油入面，蕴蒸不化，胶着难解，病程缠绵。其中湿热见于气分者，不可发汗、泻下、滋阴，应通过宣上、畅中、渗下而宣畅气机，使湿热分消；若湿热内盛，当分清湿与热孰轻孰重，相应用药。

若湿重于热，治疗应以化湿为主，常选用杏仁、桔梗、藿香等宣利上焦；蔻仁、厚朴、半夏等健运中焦；薏苡仁、茯苓、滑石等渗利下焦，使湿去热孤，酌情选用为主药，再辅以清热利湿之品以去其热。若湿热并重，则化湿清热应并治。若热重于湿，当以清热为主，兼以化湿。湿热黄疸，常以茵陈、栀子、黄柏等清利湿热、利胆退黄为主；湿热下痢，则以黄芩、黄连、蚕砂、白头翁等清肠燥湿、解毒止痢为主；湿热淋证，则常以瞿麦、萹蓄、石韦、车前子等利尿通淋为主；湿热痿痹，则用苍术、黄柏清热燥湿为主。若大便不通，可配大黄清热通便；若湿热熏蒸，咽喉肿痛，当配伍连翘、射干、薄荷等清利咽喉；湿热痿痹，肢节疼痛，应配秦艽、防己、丝瓜络、海风藤、络石藤等通络止痛。

（四）例方

平胃散
(《医方类聚》卷十引《简要济众方》)

[组成] 苍术去黑皮，捣为粗末，炒黄色，四两（12g） 厚朴去粗皮，涂生姜汁，炙令香熟，三两（9g） 陈橘皮洗令净，焙干，二两（6g） 甘草炙黄，一两（3g）

[用法] 上为散。每服二钱（6g），水一中盏，加生姜二片，大枣二枚，同煎至六分，去滓，食前温服。

[功效] 燥湿运脾，行气和胃。

[主治] 湿阻中焦证，症见脘腹胀满，不思饮食，口淡无味，呕吐恶心，嗳气吞酸，肢体沉重，怠惰嗜卧，常多自利，舌苔白腻而厚，脉缓。

[方解] 湿阻中焦，脾失运化，胃失和降，故见食少乏味，大便自利，脘腹胀满，呕吐恶心，嗳气吞酸；湿邪重浊，困阻于内，则见肢体沉重，怠惰嗜卧，舌苔白腻，脉缓。

本方为燥湿健脾的代表方剂。方中重用苍术苦温性燥，善运脾湿，为主药。辅以厚朴苦温除湿，行气散满。佐以陈皮理气化浊，醒脾调中；生姜、大枣调和脾胃。甘草甘缓和中，调和诸药，为使药。

现代临床常用本方治疗急慢性胃肠炎、胃神经官能症等属湿阻中焦者。

[附方]

不换金正气散　厚朴　藿香　甘草　半夏　苍术　陈皮各等分（各10g）　用法：上呹咀，每服四钱（12g），水一盏，加生姜三片，煎至六分，去滓热服。功效：解表化湿，和胃止呕。主治：湿浊内停兼表寒证，症见呕吐腹胀、恶寒发热，或霍乱吐泻，或不服水土，舌苔白腻等（《易简方》，原名"不换金散"）。

柴平汤　柴胡　人参　半夏　黄芩　甘草　陈皮　厚朴　苍术（原著本方无用量）用法：加姜枣煎服。功效：和解少阳，祛湿和胃。主治：湿疟，症见一身尽痛，手足沉重，寒多热少，脉濡（《景岳全书》）。

按：不换金正气散与柴平汤均由平胃散加味而成。前者加藿香、半夏和胃降逆，芳香化浊之力较强；后者加小柴胡汤，增加和解少阳之功，用治湿阻中焦，兼见寒多热少之症。

[方论选录]

柯韵伯　《内经》以土运太过曰敦阜，其病腹满；不及曰卑监，其病留满痞塞。张仲景制三承气汤，调胃土之敦阜。李东垣制平胃散，平胃土之卑监也。培其卑者而使之平，非削平之谓。犹温胆汤，用凉剂而使之温，非用之谓。后之注本草者，曰敦阜之土，宜苍术以平之；卑监之土，宜白术以培之。若以湿土为敦阜，将以燥土为卑监耶？不审敦阜卑监之义，因不知平胃之理矣。二术苦甘，皆燥湿健脾之用，脾燥则不滞，所以能健运而得取其平。第二术白者柔而缓，苍者猛而悍，此取其长于发汗，迅于除湿，故以苍术为君耳。不得以白补、赤泻之说为二术拘也。厚朴色赤苦温，能助少火以生气，故以为佐。湿因于气之不行，气行则愈，故更以陈皮佐之。甘先入脾，脾得补而健运，故以炙草为使。名曰平胃，实调脾承气之剂。夫洁古取《金匮》之枳术汤以为丸，枳实之峻，重于厚朴，且无甘草以和之，虽倍白术，而消伐过于此方。昧者以术为补，为当久服，不思枳实为峻而不宜多，特未之思耳（《删补名医方论》）。

[歌诀]　平胃散用朴陈皮，苍术甘草姜枣宜；
　　　　　燥湿宽胸消胀满，调和胃气此方施。

藿香正气散
（《太平惠民和剂局方》）

[组成]　大腹皮　白芷　紫苏　茯苓去皮，各一两（各3g）　半夏曲　白术　陈皮去白　厚朴去粗皮，姜汁炙　苦桔梗各二两（各6g）　藿香去土，三两（9g）　甘草炙，二两半（6g）

[用法]　上为细末，每服二钱（6g），水一盏，加生姜三片，大枣一枚，同煎至七分，热服。如欲出汗，衣被盖，再煎并服。

[功效]　解表化湿，理气和中。

[主治]　外感风寒，内伤湿滞证，症见发热恶寒，头痛，胸膈满闷，脘腹疼痛，恶心呕吐，肠鸣泄泻，舌苔白腻；或山岚瘴气等。

[方解]　风寒袭表，卫阳郁滞，则见发热恶寒，头痛；湿邪内阻，气机阻滞，脾胃不

和，则见胸膈满闷，脘腹疼痛，恶心呕吐，肠鸣泄泻，舌苔白腻等。

本方为治疗霍乱吐泻的常用方剂。方中藿香用量较重，既能辛散风寒，又可芳香化浊，醒脾和中，辟秽止呕，为主药。苏叶、白芷辛温发散，理气宽胸，助主药散风寒；半夏曲降逆止呕，燥湿和胃；厚朴苦温燥湿，行气除满，为辅药。佐以陈皮理气燥湿；茯苓、白术健脾利湿；大腹皮行气利湿；桔梗宣肺利气，助解表化湿；姜、枣健脾和胃。甘草调诸药，助姜、枣益气和中，为使药。

现代临床常用本方治疗肠胃型感冒、急性胃肠炎属本证者。

[附方]

六和汤 砂仁八分（3g） 半夏 杏仁 人参 白术 藿香 扁豆 赤茯苓各二钱（各6g） 木瓜钱半（4.5g） 厚朴八分（3g） 甘草五分（2g） 用法：水煎服。功效：祛暑化湿，健脾和胃。主治：湿伤脾胃，暑湿外袭证，症见霍乱吐泻，胸膈痞满，舌苔白滑者（《医方考》）。

[方论选录]

张秉成 夫四时不正之气，与岚瘴、疟疾等证，无不皆由中气不足者，方能受之。而中虚之人，每多痰滞，然后无形之气，夹有形之痰，互结为患。故此方以白术、甘草补土建中者，即以半夏、陈皮、茯苓化痰除湿继之。但不正之气，从口鼻而入者居多，故复以桔梗之宣肺，厚朴之平胃，以鼻通于肺，而口达乎胃也。藿香、紫苏、白芷，皆为芳香辛散之品，俱能发表宣里，辟恶祛邪；大腹皮独入脾胃，行水散满，破气宽中；加姜、枣以和营卫，致津液，和中达表，如是则邪有不退，气有不正者哉（《成方便读》）？

[歌诀] 藿香正气大腹苏，甘桔陈苓术朴俱；

夏曲白芷加姜枣，风寒暑湿并能驱。

连朴饮
（《霍乱论》）

[组成] 制厚朴二钱（6g） 川连姜汁炒 石菖蒲 制半夏各一钱（各3g） 香豉炒 焦栀各三钱（各9g） 芦根二两（60g）

[用法] 水煎服。

[功效] 清热化湿，理气和中。

[主治] 湿热中阻之霍乱，症见上吐下泻，胸脘痞闷，心烦躁扰，小便短赤，舌苔黄腻，脉濡数或滑数。

[方解] 湿热内蕴中焦，脾胃升降失职，故见上吐下泻；湿热阻滞气机，郁蒸胸脘，则见胸脘痞闷，心烦躁扰；小便短赤，舌苔黄腻，脉濡数或滑数，为湿热内阻之象。

本方为治疗湿热郁遏中焦所致霍乱之常用方。方中黄连苦寒泻火，燥湿解毒；厚朴苦温祛湿，行气除满，二味辛开苦降并用，为主药。栀子清利三焦，助黄连泄热；半夏燥湿健脾，助厚朴祛湿，为辅药。石菖蒲芳香化湿；豆豉逐热除烦；芦根清热生津，和胃止呕，共为佐药。

现代临床常用本方治疗急性胃肠炎、肠伤寒、副伤寒、细菌性痢疾等属本证者。

[歌诀] 连朴饮内用豆豉，菖蒲半夏芦根栀；

胸脘痞闷兼吐泻，湿热为病皆可医。

三仁汤
（《温病条辨》）

[组成] 杏仁五钱 (10g)　　飞滑石六钱 (18g)　　白通草二钱 (6g)　　白蔻仁二钱 (6g)
竹叶二钱 (6g)　　厚朴二钱 (6g)　　生薏苡仁六钱 (18g)　　半夏五钱 (10g)

[用法] 甘澜水八碗，煮取三碗，每服一碗，日三服。

[功效] 宣畅气机，清利湿热。

[主治] 湿重热轻，邪在气分之湿温，症见头痛恶寒，身重疼痛，面色淡黄，胸闷不饥，午后身热，苔白不渴，脉濡或濡数。

[方解] 湿温初起，邪在气分，湿气留连三焦，湿重于热，湿郁肺卫，阳为湿遏，故见头痛恶寒，身重疼痛；湿为阴邪，热为湿遏，故见午后身热；湿阻中焦，气机不畅，故胸闷不饥；脾湿不运，故面色淡黄；苔白不渴，脉濡或濡数，皆为湿热之象。

本方是治疗湿温初起，邪在气分，湿重热轻的常用方剂。方中杏仁宣降肺气，调水之源；白蔻仁行气化湿，健运中焦；薏苡仁淡渗利湿，疏导下焦，三药配合，使三焦通畅，湿去热孤，为主药。半夏、厚朴健脾除湿，行气散满，为辅药。滑石、通草、竹叶均有利水之功，可使水湿从小便而出，且都为性寒之品而能清热，共为佐药。

对此证治法《温病条辨》曾有三点告诫：一曰不可发汗，"汗之则神昏耳聋，甚则目瞑不欲言"；二曰不可攻下，"下之则洞泄"；三曰不可滋润，"润之则病深不解"，实为扼要之言。

现代临床常用本方治疗肠伤寒、胃肠炎、肾盂肾炎、肾小球肾炎、布鲁菌病等属本证者。

[附方]

藿朴夏苓汤　藿香二钱 (6g)　　半夏钱半 (4.5g)　　赤苓三钱 (9g)　　杏仁三钱 (9g)　　生薏仁四钱 (12g)　　白蔻仁六分 (3g)　　猪苓三钱 (9g)　　淡豆豉三钱 (9g)　　泽泻钱半 (5g)　通草一钱 (3g)　　厚朴一钱 (3g)　　用法：水煎服。功效：解表化湿。主治：湿温初起夹表证，症见身热恶寒，肢体倦怠，胸闷口腻，舌苔薄白，脉濡缓。

[方论选录]

吴瑭　湿为阴邪，自长夏而来，其来有渐，且其性氤氲黏腻，非若寒邪之一汗而解，温热之一凉则退，故难速已。世医不知其为湿温，见其头痛恶寒、身重疼痛也，以为伤寒而汗之。汗伤心阳，湿随辛温发表之药蒸腾上逆，内蒙心窍则神昏，上蒙清窍则耳聋目瞑不言。见其中满不饥，以为停滞而大下之，误下伤阴，而重抑脾阳之升，脾气转陷，湿邪乘势内渍，故洞泄。见其午后身热，以为阴虚而用柔药润之。湿为胶滞阴邪，再加柔润阴药，二阴相合，同气相求，遂有锢结而不可解之势。惟以三仁汤轻开上焦肺气，盖肺主一身之气，气化则湿亦化也（《温病条辨》）。

[歌诀] 三仁杏蔻薏苡仁，朴夏通草滑竹群；

开上宣中还渗下，湿温初起效堪珍。

甘露消毒丹
(《医效秘传》)

[组成] 飞滑石十五两 (450g)　　绵茵陈十一两 (330g)　　淡黄芩十两 (300g)　　石菖蒲六两 (180g)　　川贝母　木通各五两 (各150g)　　藿香　射干　连翘　薄荷　白豆蔻各四两 (各120g)

[用法] 各药晒燥, 生研细末。每服三钱 (9g), 开水调服, 日二次; 或以神曲糊丸如弹子大 (9g), 开水化服。

[功效] 利湿化浊, 清热解毒。

[主治] 湿热并重, 邪在气分之湿温, 症见发热口渴, 肢酸倦怠, 胸闷腹胀, 颐咽肿痛, 小便短赤, 或吐泻, 淋浊, 身目发黄, 舌苔白腻或黄腻或干黄, 脉濡数或滑数。

[方解] 湿热蕴毒, 交蒸于内, 充斥气分, 则见发热口渴, 肢酸倦怠; 湿邪困阻, 气机不畅, 则见胸闷腹胀; 时疫热毒上攻, 则见颐咽肿痛; 湿热熏蒸肝胆, 胆汁外溢, 则见身目发黄; 湿热下注, 则见小便短赤, 泄泻, 淋浊等; 湿热中阻, 胃气上逆, 则可见呕吐; 舌苔白腻或黄腻或干黄, 为湿热内蕴之象。

本方为治疗湿温初起, 邪在气分, 湿热并重证的常用方剂。方中重用滑石、茵陈、黄芩三药, 其中滑石清利湿热而解暑, 茵陈清利湿热而退黄, 黄芩清热解毒而燥湿, 共为主药。辅以石菖蒲、藿香、白蔻芳香化湿, 醒脾祛湿。射干、薄荷、贝母、连翘清肺热、利咽喉, 轻清宣透, 清热解毒; 木通清热利尿, 引湿热从小便而出, 共为佐药。

现代临床常用本方治疗肠伤寒、传染性黄疸型肝炎、胆囊炎、急性胃肠炎、钩端螺旋体病等属本证者。

[歌诀] 甘露消毒蔻藿香, 茵陈滑石木通菖;
　　　　芩翘贝母射干薄, 湿热留连正治方。

茵陈蒿汤
(《伤寒论》)

[组成] 茵陈六两 (18g)　　栀子擘, 十四枚 (12g)　　大黄去皮, 二两 (6g)

[用法] 上三味, 以水一斗二升, 先煎茵陈, 减六升, 纳二味, 煮取三升, 去滓, 分三服。小便当利, 尿如皂荚汁状, 色正赤, 一宿腹减, 黄从小便去也。

[功效] 清热利湿退黄。

[主治] 肝胆湿热之黄疸, 症见一身面目俱黄, 鲜亮如橘子色, 腹微满, 口中渴, 小便短赤, 舌苔黄腻, 脉沉数或滑数。

[方解] 外感时疫, 入里化热, 饮食失节, 脾胃损伤, 湿邪内停, 湿热内蕴, 熏蒸肝胆, 胆汁外溢, 则一身面目俱黄, 黄色鲜明; 湿热内停, 气机阻滞, 故腹微满, 口渴, 小便短赤; 苔黄腻, 脉沉数或滑数, 均为湿热内郁之象。

本方为治疗湿热黄疸的第一要方。方中茵陈用量独重, 善清肝胆湿热, 是治疗湿热黄疸要药而为主。辅以栀子通利三焦, 清热燥湿, 引湿热从小便而出。大黄泄热通便, 清热利胆, 使湿热从大便而去, 为佐药。

现代临床常用本方治疗急性传染性黄疸型肝炎、胆囊炎、胆石症、钩端螺旋体病等引起的阳黄证。

[附方]

栀子柏皮汤　栀子十五枚（10g）　甘草炙，一两（6g）　黄柏二两（6g）　用法：上三味，以水四升，煮取一升半，去滓，分温再服。功效：清热利湿。主治：湿热内阻之黄疸，症见身热发黄（《伤寒论》）。

茵陈四逆汤　干姜一两半（6g）　甘草炙，一两（6g）　附子炮，去皮，破八片，一枚（9g）茵陈六两（18g）　用法：水煎服。功效：温里助阳，利湿退黄。主治：寒湿内阻之阴黄，症见黄色晦暗，皮肤冷，背恶寒，手足不温，身体沉重，神倦食少，肢体逆冷，脉紧细或沉细无力（《卫生宝鉴》）。

[方论选录]

柯韵伯　黄有不同，证在太阳之表，当汗而发之，故用麻黄连翘赤小豆汤，为凉散法。证在太阳、阳明之间，当以寒胜之，用栀子柏皮汤，乃清火法。在阳明之里，当泻之于内，故立本方，是逐秽法。茵陈能除热邪留结，佐栀子以通水源，大黄以除胃热，令瘀热从小便而泄，腹满自减，肠胃无伤，仍合引而竭之之义，亦阳明利水之奇法也（《伤寒来苏集》）。

[歌诀]　茵陈蒿汤大黄栀，瘀热阳黄此法施；

　　　　便难尿赤腹胀满，清热利湿最相宜。

白头翁汤
（《伤寒论》）

[组成]　白头翁二两（15g）　黄柏三两（9g）　黄连三两（9g）　秦皮三两（9g）

[用法]　上四味，以水七升，煮取二升，去滓，温服一升，不愈，再服一升。

[功效]　清热解毒，凉血燥湿。

[主治]　大肠湿热之痢疾，症见腹痛，里急后重，肛门灼热，泻下脓血，赤多白少，渴欲饮水，舌红苔黄，脉滑数。

[方解]　湿热邪毒壅滞大肠，气滞不通，故腹痛里急，肛门重坠；热毒壅遏，邪入血分，血肉腐败，酿为脓血，故泻下脓血，赤多白少；热盛津伤，故渴欲饮水；舌红苔黄，脉滑数，为热盛之象。

本方是治疗湿热痢疾的主要方剂。方中白头翁苦寒，清热解毒，凉血治痢，为主药。黄连、黄柏、秦皮泻火解毒，燥湿止痢，均为辅佐药。本方善化血热疫毒，若疫毒更甚，下痢鲜紫脓血，可酌加生地、丹皮以滋阴凉血。

现代临床常用本方治疗细菌性痢疾、阿米巴痢疾属本证者。

[歌诀]　白头翁汤热痢方，连柏秦皮四药良；

　　　　味苦性寒能凉血，坚阴治痢在清肠。

芍药汤
（《素问病机气宜保命集》）

[组成]　芍药一两（30g）　当归　黄连各半两（各15g）　槟榔　木香　甘草炙，各二钱

（各6g）　　大黄三钱（9g）　　黄芩半两（15g）　　官桂二钱半（5g）

[用法]　上药㕮咀，每服半两，水二盏，煎至一盏，食后温服。

[功效]　清热燥湿，调气和血。

[主治]　大肠湿热之痢疾，症见腹痛，便脓血，赤白相兼，里急后重，肛门灼热，小便短赤，舌苔黄腻，脉滑数。

[方解]　湿热疫毒下注肠中，壅滞气血，阻遏气机，伤及血络，故腹痛，便脓血，里急后重；湿热下迫，故肛门灼热，小便短赤；舌苔黄腻，脉滑数，为湿热内阻之象。

　　本方为治疗湿热痢疾腹痛之常用方剂。方中黄芩、黄连苦寒清热燥湿，厚肠止痢，共为主药。芍药与甘草同用，缓急止痛，为辅药。大黄既可清热解毒，又可泻除积滞，还能凉血止血，为"通因通用"之法；当归助芍药和血行血，加强行血之功，"行血则便脓自愈"；木香、槟榔行气导滞，散结消积，亦能止痛，"调气则后重自除"；少量肉桂，其辛热温通之性既可助归、芍行血和血，又可防诸药过寒而呕逆拒药，同为佐药。使以甘草调和诸药。

　　现代临床常用本方治疗细菌性痢疾、阿米巴痢疾、过敏性结肠炎、急性肠炎属本证者。

[附方]

　　黄芩汤　黄芩三两（9g）　　芍药二两（9g）　　甘草炙，二两（3g）　　大枣擘，十二枚（4枚）
用法：上四味，以水一斗，煮取三升，去滓，温服一升，日再服，夜一服。功效：清热止痢，和中止痛。主治：肠热之下利，症见腹痛下利，身热口苦，舌红苔黄，脉数（《伤寒论》）。

[方论选录]

　　张秉成　夫痢之为病，固有寒热之分，然热者多而寒者少，总不离邪滞蕴结，以致肠胃之气不宣，酿为脓血稠黏之属，虽有赤白之分，寒热之别，而初起治法皆可通因通用。故刘河间有云：行血则便脓自愈，调气则后重自除，二语足为治痢之大法。此方用大黄之荡涤邪滞，木香、槟榔之理气，当归、肉桂之行血；病多因湿热而起，故用芩、连之苦寒以燥湿清热；用芍药、甘草者，缓其急而和脾，仿小建中之意，小小建立中气耳。至若因病加减之法，则又在于临时制宜也（《成方便读》）。

[歌诀]　芍药汤中用大黄，芩连归桂槟草香。
　　　　　须知调气兼行血，后重便脓自安康。

八正散

（《太平惠民和剂局方》）

[组成]　车前子　瞿麦　萹蓄　滑石　山栀子仁　甘草炙　木通　大黄面裹煨，去面切，焙，各一斤（各9g）

[用法]　上为散，每服二钱，水一盏，入灯心煎至七分，去滓，食后、临卧温服。小儿量力少少与之。

[功效]　清热泻火，利水通淋。

[主治]　膀胱湿热所致淋证，症见尿频尿急，溺时涩痛，淋漓不畅，尿色浑赤，甚或癃闭不通，少腹急满，口燥咽干，舌苔黄腻，脉滑数。

[方解]　湿热下注，蕴结膀胱，气机郁结，水道不利，故见尿频涩痛，淋漓不畅，小便浑

赤，甚或癃闭不通，少腹急满；热盛津伤，故口燥咽干；苔黄腻，脉滑数，均为湿热蕴结之象。

本方为治疗湿热蕴结膀胱所致淋证之常用方。方中瞿麦苦寒降泄，能清心火与小肠之火，利尿通淋，导热下行；萹蓄微寒，入膀胱经而清利湿热，共为主药。车前子清肺利膀胱，木通、灯心清心利小便，滑石清热利尿通淋，共为辅药。山栀子仁清泻三焦湿热，大黄泄热降火，二药引湿热从二便而出，为佐药。甘草调和诸药，清热利窍，为使药。

现代临床常用本方治疗膀胱炎、尿道炎、急性前列腺炎、泌尿系结石、肾盂肾炎等属本证者。

[歌诀] 八正木通与车前，萹蓄大黄栀滑研；

　　　　草梢瞿麦灯心草，湿热诸淋服即蠲。

当归拈痛汤
(《医学启源》)

[组成] 羌活半两 (15g)　防风三钱 (9g)　升麻一钱 (3g)　葛根二钱 (6g)　白术一钱 (3g)　苍术三钱 (9g)　当归身三钱 (9g)　人参二钱 (6g)　甘草五钱 (15g)　苦参酒浸，二钱 (6g)　黄芩炒，一钱 (3g)　知母酒洗，三钱 (9g)　茵陈酒炒，五钱 (15g)　猪苓三钱 (9g)　泽泻三钱 (9g)

[用法] 上锉，如麻豆大。每服一两，水二盏半，先以水拌湿，候少时，煎至一盏，去滓，温服。待少时，美膳压之。

[功效] 利湿清热，疏风止痛。

[主治] 经络风湿热证，症见肢节烦疼，肩背沉重，或遍身疼痛，或脚气肿痛，脚膝生疮，苔白腻或黄腻，脉紧数或濡数。

[方解] 风湿热邪，浸淫阻滞于肌肉、关节经络，经脉不畅，故四肢关节疼痛，或红肿；湿性黏滞，阻滞气机，故感肩背肌肉沉重；湿性趋下，故多见下肢肿胀疼痛；苔白腻或黄腻，脉紧数或濡数，为湿热内阻之象。

方中羌活苦辛，透关利节而胜湿；苍术体轻浮，气力雄壮，能去皮肤腠理之湿；苦参苦寒燥湿而清热，合而为主药。防风甘辛，温散经络中留湿；水性润下，升麻、葛根苦辛平，味之薄者，阴中之阳，引而上行，以苦发之也；白术苦甘温，和中除湿，故以为辅。血壅而不流则痛，当归身辛温以散之，使气血各有所归；人参、甘草甘温，补脾养正气，使苦药不能伤胃；湿热相合，肢节烦疼，黄芩、知母、茵陈者，乃苦以泄之也；凡酒制药，以为因用；猪苓甘温平，泽泻咸平，淡以渗之，导湿从小便而出，故以为佐。气味相合，上下分消，其湿气得以宣通矣。

现代临床常用本方治疗风湿性关节炎、类风湿关节炎、神经性皮炎、痛风等病属本证者。

[歌诀] 当归拈痛羌防升，猪泽茵陈芩葛朋；

　　　　二术知苦人参草，疮疡湿热服皆应。

宣痹汤
(《温病条辨》)

[组成] 防己五钱 (15g)　　杏仁五钱 (15g)　　滑石五钱 (15g)　　连翘三钱 (9g)　　山栀三钱 (9g)　　薏苡五钱 (15g)　　半夏醋炒三钱 (9g)　　晚蚕砂三钱 (9g)　　赤小豆皮三钱 (9g)，赤小豆乃五谷中之赤小豆，味酸肉赤，凉水浸，去皮用

[用法] 水八杯，煮取三杯，分温三服。

[功效] 清热祛湿，通络止痛。

[主治] 经络湿热证，症见寒战发热，骨节烦疼，面目萎黄，小便短赤，舌苔黄腻或灰滞。

[方解] 湿热侵入肌肉、骨骼，湿聚热蒸，蕴于经络，经脉不畅，故骨节烦疼；面黄为湿困脾胃，目黄为湿热熏蒸，循肝经上通于目；湿热入里，正邪交争，故有寒战发热；舌苔黄腻或灰滞，是湿热之象。

方中防己辛苦寒，入经络而祛湿，通痹止痛，为主药。杏仁开宣肺气，通调水道，助水湿下行；滑石利湿清热，赤小豆、薏苡仁淡渗利湿，引湿热从小便而解，使湿行热去；半夏、蚕砂和胃化浊，制湿于中，蚕砂尚能祛风除湿，行痹止痛，薏苡仁还有行痹止痛之功，共为辅药。山栀、连翘泻火，清热解毒，助解骨节热炽烦疼，共为佐药。全方用药，通络、祛湿、清热具备，分消走泄，配伍周密妥当。

现代临床常用本方治疗急性风湿热、关节红肿热痛等属本证者。

[歌诀]　宣痹汤主薏苡防，蚕砂滑夏栀翘尝；
　　　　赤豆杏仁同配入，湿热痹证此方良。

二妙散
(《丹溪心法》)

[组成] 黄柏炒　苍术米泔浸，炒 (各15g)

[用法] 上二味为末，沸汤，入姜汁调服。

[功效] 清热燥湿。

[主治] 湿热下注证，症见筋骨疼痛，或两足痿软，或足膝红肿疼痛，或带下色黄臭秽，或下部湿疮、湿疹，小便短赤，舌苔黄腻。

[方解] 湿热下注，流于下肢，使筋脉弛缓，则两足痿软无力，而成痿证。湿热痹阻筋脉，以致筋骨疼痛，足膝红肿；湿热下注于带脉与前阴，则为带下色黄臭秽，或下部湿疮、湿疹；小便短赤，舌苔黄腻，是为湿热内阻之征。

方中黄柏为主药，取其苦以燥湿，寒以清热，其性沉降，长于清下焦湿热；辅以苍术辛散苦燥，长于健脾燥湿，二药相伍，清热燥湿，标本兼顾。入姜汁调服，取其辛散以助药力，增强通络止痛之功。

现代临床常用本方治疗风湿性关节炎、阴囊湿疹、神经性皮炎、急性肾小球肾炎、阴道炎等属本证者。

[附方]

三妙丸　黄柏切片，酒拌，略炒，四两（12g）　苍术米泔浸一二宿，细切，焙干，六两（18g）川牛膝去芦，二两（6g）　用法：上为细末，面糊为丸，如梧桐子大。每服五七十丸，空心姜、盐汤任下。功效：清热燥湿。主治：湿热下注证，症见两足麻木或肿痛，或下肢湿疮，或带下、淋浊等（《医学正传》）。

[歌诀] 二妙散中苍柏兼，若云三妙牛膝添；
　　　　再加苡仁名四妙，湿热下注痿痹瘥。

萆薢分清饮
（《杨氏家藏方》）

[组成] 益智仁　川萆薢　石菖蒲　乌药各等分（各9g）

[用法] 上为细末，每服三钱（9g），水一盏半，入盐一捻，同煎至七分，食前温服。

[功效] 温肾利湿，分清化浊。

[主治] 下焦寒湿之膏淋、白浊证，症见小便频数，浑浊不清，白如米泔，凝如膏糊，舌淡苔白，脉沉。

[方解] 下焦寒湿，气化不利，肾失封藏，膀胱失约，故小便频数，尿浊如米泔，或如脂膏；舌淡苔白，脉沉，为寒湿之象。

方中萆薢利湿而分清化浊，为治白浊之要药，故以为主药。石菖蒲辛香苦温，化湿浊以助萆薢之力，兼可祛膀胱寒湿，为辅药。佐入益智仁、乌药温肾散寒，其中益智仁能补肾助阳，且性兼收涩，故用之温暖脾肾，缩泉止遗；乌药温肾散寒，除膀胱冷气，治小便频数。入盐煎服，取其咸以入肾，引药直达下焦，用以为使。原书方后云："一方加茯苓、甘草"，则其利湿分清之力益佳。综观全方，利湿化浊以治其标，温暖下元以顾其本。

现代临床常用本方治疗乳糜尿、慢性前列腺炎、滴虫性阴道炎、慢性盆腔炎等属本证者。

[歌诀] 萆薢分清石菖蒲，萆薢乌药益智俱；
　　　　或益茯苓盐煎服，通心固肾浊精驱。

二、水饮证

水饮证是指饮或水停聚于体内所导致的证候。其中饮是指体内津液停聚形成的、较痰清稀而易流动的病理产物，常易停于腔隙或胃肠，以脘腹痞满、有振水音、肋间饱满疼痛等为主要表现；而水是指体内津液停聚形成的最为清稀且流动性最大的病理产物，常泛溢于肌肤，以浮肿、尿少等为主要表现。由于饮和水均是体内津液停聚形成的、清稀而易流动的病理产物，临床也可见到水、饮并存和难以区分的情况。因此，有时将水、饮并称。

参考现代医学对疾病的认识，我们把积于胸腔、腹腔、胃肠的水饮证称为饮证，而在全身皮下、肌腠间出现的水肿称为水停证。

（一）证候辨识

1. 水停证

水停证是指有形之水邪，泛溢肌肤所引起的以面目、四肢、胸腹，甚至全身浮肿为主要表现的病证。根据疾病性质的虚实可分为阳水和阴水。

【临床表现】面目、四肢、躯干水肿，甚者一身悉肿，尿少，舌苔白滑，脉沉弦或滑。

【病机分析】水邪泛滥，溢于肌肤之下、腠理之间，则可见头目、四肢、胸腹及一身水肿；肾与膀胱气化不利，水邪不得排出，故必见尿少，舌苔白滑，脉沉弦或滑。

2. 饮证

饮证是指有形之饮邪停留于脏腑、组织之间所引起的一类病证。停留的部位不同，表现也各异。

【临床表现】胃脘痞满，呕吐清水或清稀痰涎，胃脘部有振水音，或肠鸣辘辘；或腹部胀满膨隆，叩之音浊；或胸胁胀满，咳唾引痛，肋间饱满；或咳嗽喘促，咳稀白痰，胸闷气短，甚至倚息不能平卧。舌淡胖苔白滑，脉沉弦等。

【病机分析】胃脘痞满，呕吐清水或清稀痰涎，胃脘部有振水音，或肠鸣辘辘，为饮停胃肠的表现，《金匮要略》称为痰饮；腹部胀满膨隆，叩之音浊，为饮停腹腔的表现，也即今人所谓之腹水；胸胁胀满，咳唾引痛，肋间饱满等，为饮停于胸胁的表现，《金匮要略》称为悬饮；咳嗽喘促，咳稀白痰，胸闷气短，甚至倚息不能平卧，为饮停于胸膈，《金匮要略》称为支饮。舌淡胖苔白滑，脉沉弦等，为饮邪内停的表现。

（二）立法原则

治疗水饮证当用利水法，常运用淡渗利湿或温化寒湿之剂，以利水消肿法；若属于水饮壅盛于里的实证，当用攻逐利水法治疗。

（三）利水法

1. 利水消肿法

利水消肿法是指通过运用淡渗利湿或温阳化湿以利小便的方法，使积聚于皮下、肌腠间的水液归于常道，通过小便排出。治疗水湿内停的水肿病证常选用茯苓、猪苓、泽泻、防己、薏苡仁，或茯苓配附子、茯苓配干姜、茯苓配桂枝等为主药。为加强主药的作用常选用大腹皮、桑白皮、赤小豆、玉米须等为辅药。若正气不固，外感风湿，而除见小便不利、身重浮肿外，常配用防风、桂枝、黄芪等益气固表，散风除湿；若兼脾肾阳虚者，可配用附子、干姜、肉桂等温阳散寒；若兼气机不畅，可配用木香、陈皮、厚朴、槟榔、草果等行气除满，以助利水；若兼水热互结，热伤阴津者，可配用阿胶、生地、麦冬等滋阴养血；若兼气虚，可选用人参、白术、白扁豆等益气补脾。因利水渗湿药多温燥、淡渗，易伤阴津，故常配用白芍、木瓜为佐制药，利用其酸收之性，以防利水伤阴。甘草益气和中，调和药性，常为使药。但根据现代药理研究发现，甘草含甘草甜素，水解后产生甘草次酸，其化学结构与肾上腺皮质激素相似，有保钠排钾使水液潴留的作用，可引起水肿、高血压等，应当慎用，不宜过量和久服。

2. 攻逐利水法

攻逐利水法是指通过使用峻下攻逐之品，使水饮从二便而出的办法。治疗实热水饮内停常选用甘遂、大戟、芫花、牵牛子、商陆、葶苈子、椒目等为主药。为加强主药的作用常选用白芥子、大腹皮、茯苓、猪苓、泽泻、赤小豆、大黄等为辅药。若水邪犯胃，胃气上逆，可配用半夏、竹茹、生姜等和胃降逆止呕；若兼咳喘气促者，可配用杏仁、桔梗、前胡、厚朴、桑白皮、苏子等止咳平喘；若兼气滞，可配用陈皮、木香、枳实、青皮、槟榔等使气畅水行。因本法用药多为苦寒攻逐之品，最易伤人脾胃，故攻邪不可忘记扶正安中，常配大枣益气健脾，顾护中焦。因甘草与甘遂、大戟、芫花相反，故不可配用。

本法是通过峻下攻逐之品，使水饮从二便而出的一种治标之法，故当中病即止，不可过服。若患者水饮内停严重时，不可追求速效而一举攻逐，当分数次逐水。若孕妇、阴水患者及体弱者当忌用本法。此外，还须嘱患者应低盐饮食，忌辛辣、烟酒等刺激之品。

（四）例方

五苓散
（《伤寒论》）

[组成] 猪苓去皮，十八株（9g）　　泽泻一两六铢（15g）　　白术十八铢（9g）　　茯苓十八铢（9g）　　桂枝去皮，半两（6g）

[用法] 上捣为散，以白饮和服方寸匕，日三服，多饮暖水，汗出愈，如法将息。

[功效] 利水渗湿，温阳化气。

[主治] ①伤寒太阳膀胱蓄水证，症见头痛发热，烦渴欲饮，或水入即吐，小便不利，舌苔白，脉浮。②水湿内停证，症见水肿，泄泻，小便不利，以及霍乱吐泻等。③水饮内停证，症见脐下动悸，吐涎沫而头眩，或短气而咳。

[方解] 本方原治伤寒太阳病之蓄水证，后世用于多种水湿、痰饮内停证。蓄水证是指太阳表邪不解，循经传腑，导致膀胱气化不利，而成太阳经腑同病之证。表邪不解，故头痛发热，脉浮；膀胱气化失常，故小便不利；水蓄下焦，津液不布，故烦渴欲饮；内停水邪，则水入即吐，故又称"水逆证"。脾虚不运，水湿内停，泛溢肌肤，则见水肿，小便不利；湿阻中焦，升降失常，故吐泻复作，而为霍乱；水饮蓄于下，则脐下动悸，上逆则吐涎沫，阻碍清阳则头眩，上凌于肺则为痰饮而咳。

方中重用泽泻甘淡而寒，直达膀胱，淡渗水湿，为主药。辅以茯苓、猪苓增强淡渗利水之功。佐以白术健脾燥湿，配茯苓以实脾利水；桂枝外解太阳之表，内动膀胱气化，助茯苓化气利水。

现代临床常用本方治疗慢性肾炎水肿、急性胃肠炎属水湿内停者。

[附方]

四苓散　白术　猪苓　茯苓各一两半（各5g）　泽泻二两半（9g）　用法：四味共为末，每次12g，水煎服。功效：健脾渗湿。主治：脾虚水湿内停证，症见小便短少，大便溏泻

（《丹溪心法》）。

　　胃苓汤　五苓散（3g）　　平胃散（3g）　　用法：姜、枣煎，空心服。功效：祛湿和胃，行气利水。主治：水湿内停气滞证，症见水谷不分，泄泻不止，以及水肿、腹胀、小便不利等（《世医得效方》）。

　　茵陈五苓散　茵陈蒿末，十分（10g）　　五苓散五分（5g）　　用法：上二物合，先食饮方寸匕，日三服。功效：利湿退黄。主治：湿重于热之黄疸，症见身目发黄，小便不利等（《金匮要略》）。

　　［方论选录］

　　柯韵伯　是方也，乃太阳邪热入腑，水气不化，膀胱表里药也。一治水逆，水入则吐；一治湿温，水入则消。夫膀胱者，津液之府，气化则能出矣。邪热入之，若水盛则水壅不化而水蓄于上，膀胱之气化不行，致小便不利也；若热盛则水为热耗，而水消于上，膀胱之津液告竭，致小便不利也。水入吐者，是水盛于热也；水入消者，是热盛于水也，二证皆小便不利，故均得而主之。然小便利者不可用，恐重伤津液也。由此可知五苓散非治水热之专剂，乃治水热小便不利之主方也。君泽泻之咸寒，咸走水府，寒胜热邪。佐二苓之淡渗，通调水道，下输膀胱，并泻水热也，泽泻得二苓下降，利水之功倍，小便利而水不蓄矣；白术须桂上升，通阳之效捷，气腾津化渴自止也。若发热表不解，以桂易桂枝。服后多服暖水，令汗出愈。是此方不只治停水小便不利之里，而犹解停水发热之表也。加人参名春泽汤，其意专在助气化以生津。加茵陈名茵陈五苓散，治湿热发黄，表里不实，小便不利者，无不克也（《删补名医方论》）。

　　［歌诀］五苓散里用桂枝，泽茯猪苓白术施；
　　　　　　原治太阳经腑病，亦治脾伤湿胜时。

猪苓汤

（《伤寒论》）

　　［组成］猪苓去皮　茯苓　泽泻　阿胶　滑石碎，各一两（各9g）

　　［用法］上五味，以水四升，先煮四味，取二升，去滓，内阿胶烊消，温服七合，日三服。

　　［功效］利水渗湿，清热养阴。

　　［主治］水热互结证，症见小便不利，发热，口渴欲饮，或心烦不寐，或咳嗽，或呕恶，或下利，舌红苔白或微黄，脉细数。

　　［方解］水热相搏，水气不化，津液不升，兼热邪伤阴，所以口渴欲饮；水气不从小便出而反渗于大肠，故小便不利，或下利；水气上逆于肺，则为咳嗽；中攻于胃，则为呕吐；阴虚邪热上扰，则心烦不寐。

　　方中以猪苓为主药，取其入膀胱、肾经，淡渗利水。辅以泽泻、茯苓之甘淡，以助猪苓利水渗湿之力。佐以滑石之甘寒，利水而清热；阿胶之甘咸，润燥而滋阴。五药合方，利水渗湿与清热养阴并进，利水而不伤阴，滋阴而不敛邪，使水湿去，邪热清，阴津复，诸症自解。

现代临床常用本方治疗泌尿系感染、肾炎、流行性出血热、产后癃闭等属本证者。

[歌诀] 猪苓汤用猪茯苓，泽泻滑石阿胶并；

小便不利兼烦渴，利水养阴热亦平。

五皮散
(《华氏中藏经》)

[组成] 生姜皮　桑白皮　陈橘皮　大腹皮　茯苓皮各等分 (各9g)

[用法] 上为粗末，每服三钱 (9g)，水一盏半，煎至八分，去滓，不拘时候温服，忌生冷油腻硬物。

[功效] 利湿消肿，理气健脾。

[主治] 水停气滞之皮水证，症见一身悉肿，肢体沉重，心腹胀满，上气喘急，小便不利，以及妊娠水肿等，苔白腻，脉沉缓。

[方解] 脾虚湿盛，运化失常，水湿泛溢，故一身悉肿，肢体沉重；湿阻气机，则心腹胀满，上逆迫肺而上气喘急；水湿壅盛，水道不通，故小便不利；苔白腻，脉沉缓，为水湿之象。

本方为治疗皮水之常用方。方中以茯苓皮利水渗湿，兼以补脾助运；生姜皮辛散水饮；桑白皮肃降肺气，以通调水道；大腹皮行水气，消胀满；陈橘皮和胃气，化湿浊。五药相合，共奏理气健脾，利湿消肿之效。

现代临床常用本方治疗肾炎水肿、心源性水肿、肝硬化性水肿、经行浮肿、妊娠水肿等属本证者。

[方论选录]

张秉成　治水病肿满，上气喘急，或腰以下肿，此亦肺之治节不行，以致水溢皮肤，而为以上诸症。故以桑皮之泻肺降气，肺气清肃，则水自下趋，而以茯苓之从上导下，大腹之宣胸行水，姜皮辛凉解散，陈皮理气行痰。皆用皮者，因病在皮，以皮行皮之意。然肺脾为子母之脏，子病未有不累及其母也。故肿满一证，脾实相关。否则，脾有健运之能，土旺则自可制水，虽肺之治节不行，决无肿满之患。是以陈皮、茯苓两味，本为脾药，其功用皆能行中带补，匡正除邪，一举而两治之，则上下之邪，悉皆涣散耳 (《成方便读》)。

[歌诀] 五皮散用五般皮，陈茯姜桑大腹皮；

或用五加易桑白，脾虚肤肿此方宜。

防己黄芪汤
(《金匮要略》)

[组成] 防己一两 (12g)　　甘草炒，半两 (6g)　　白术七钱半 (9g)　　黄芪去芦，一两一分 (15g)

[用法] 上锉麻豆大，每抄五钱匕 (15g)，生姜四片，大枣一枚，水一盏半，煎八分，去滓，温服，良久再服。服后当如虫行皮中，从腰下如冰，后坐被上，又以一被绕腰下，温令微汗，瘥。

　　[功效] 益气祛风，健脾利水。

　　[主治] 肺脾气虚，风湿外袭之风水或风湿，症见汗出恶风，身重或肿，或肢节疼痛，小便不利，舌淡苔白，脉浮。

　　[方解] 脾肺气虚，卫外不固，则见汗出恶风；风湿痹阻筋脉、关节，则身重或肿，或肢节疼痛；水液内停，膀胱气化不利，则小便不利；舌淡苔白，脉浮，主湿，主水。

　　方中重用黄芪补气固表，行水消肿；防己祛风行水，与黄芪相配，则增补气利水之力，且利而不伤正，共为主药。辅以白术健脾胜湿，与黄芪相配，益气固表之力更大。使以甘草培土和药，生姜、大枣调和营卫。药共六味，相得益彰，表虚得固，风邪得除，脾气健运，水道通利，则表虚水肿，风湿之证自愈。

　　现代临床常用本方治疗风湿性关节炎、类风湿关节炎、心性水肿、营养不良性水肿、肾性水肿等属本证者。

　　[方论选录]

　　尤怡　风湿在表，法当从汗而解，乃汗不待发而自出，表尚未解而已虚，汗解之法，不可守矣，故不用麻黄出之皮毛之表，而用防己驱肌肤之里。服后如虫行皮中，及从腰以下如冰，皆湿下行之征也。然非芪、术、甘草，焉能使卫阳复振，而驱湿下行哉（《金匮要略心典》）？

　　[歌诀]　防己黄芪金匮方，白术甘草枣生姜；
　　　　　　汗出恶风兼身重，表虚湿盛服之康。

真武汤
（《伤寒论》）

　　[组成] 茯苓三两（9g）　　芍药三两（9g）　　白术二两（6g）　　生姜切，三两（9g）　　附子炮，去皮，一枚，破八片（9g）

　　[用法] 以水八升，煮取三升，去滓，温取七合，日三服。

　　[功效] 温阳利水。

　　[主治] 脾肾阳虚，水饮内停证，症见小便不利，四肢沉重疼痛，浮肿，腰以下为甚，腹痛下利，苔白不渴，脉沉；或太阳病，发汗，汗出不解，其人仍发热，心下悸，头眩，身瞤动，振振欲擗地者。

　　[方解] 脾肾阳虚，水湿不化，开合失司，则小便不利；泛溢肌肤，故四肢沉重疼痛，甚或浮肿，腰以下为甚；水走肠间，故腹痛下利。太阳病过汗，阳气受损，水饮内停，阻遏清阳，则头眩；水气凌心，故心下悸；阳气大虚，筋肉失养，故筋肉瞤动，振振欲倒。

　　本方为温阳利水的代表方剂。方以大辛大热之附子温壮肾阳，化气行水以治本，为主药。白术燥湿健脾，茯苓渗利水湿，生姜宣肺温中，三药合用，使肺司宣降，脾生运化，膀胱渗利，三焦通畅，培土以制水，而为辅药，助附子共成温阳利水之功。白芍酸敛，以防渗利伤阴，并有利小便之功，为佐药。诸药合用，使阳得复，水得利而阴得护。

　　现代临床常用本方治疗慢性肾炎、肾病综合征、尿毒症、肾积水、心力衰竭、梅尼埃病、甲状腺功能低下症、前列腺肥大等属本证者。

[附方]

附子汤　附子炮，去皮，破八片，二枚（15g）　茯苓三两（9g）　人参二两（6g）　白术四两（12g）　芍药三两（9g）　用法：以水八升，煮取三升，去滓，温服一升，日三服。功效：温经助阳，祛寒化湿。主治：阳虚寒湿证，症见身体骨节疼痛，恶寒肢冷，苔白滑，脉沉微（《伤寒论》）。

[方论选录]

陈亦人　此方本治少阴病水饮内结，所以首推术、附，兼茯苓、生姜，运脾渗湿为要务，此人所易明也。至用芍药之微旨，非圣人不能，盖此证虽曰少阴本病，而实缘水饮内结，所以腹痛自利，四肢疼重，而小便反不利也。若极虚极寒，则小便必清白无禁矣，安有反不利之理哉？则知其人不但真阳不足，真阴亦已素亏，若不用芍药固护其阴，岂能胜附子之雄烈乎？即如附子汤、桂枝加附子汤、芍药甘草附子汤，皆芍药与附子并用，其温经护荣之法，与保阴回阳不殊（《伤寒论译释》）。

[歌诀]　真武汤壮肾中阳，附子苓术芍生姜；

　　　　总因水停肢体肿，脾肾虚寒正可商。

实脾散
（《重订严氏济生方》）

[组成]　厚朴去皮，姜制，炒　白术　木瓜去瓤　木香不见火　草果仁　大腹子　附子炮，去皮脐　白茯苓去皮　干姜炮，各一两（各6g）　甘草炙，半两（3g）

[用法]　上㕮咀，每服四钱（12g），水一盏半，生姜五片，枣子一枚，煎至七分，去滓温服，不拘时候。

[功效]　温阳健脾，行气利水。

[主治]　脾肾阳虚，水气内停之阴水，症见身半以下肿甚，手足不温，口中不渴，胸腹胀满，大便溏薄，舌苔厚腻，脉沉迟。

[方解]　脾肾阳虚，气化失常，水邪内停，阴水趋下，故见水肿身半以下为甚；脾主四肢，阳气虚弱，不得温煦，故手足不温；水湿内停，气机阻滞，清气不升，故胸腹胀满，大便溏薄；舌苔厚腻，脉沉迟，均为脾肾阳虚，水湿壅盛之象。

本方是治疗阴水的代表方剂。方中干姜温运脾阳，运化水湿；附子温肾助阳，化气行水，二味同用，温暖脾肾，扶阳抑阴，为主药。白术健脾燥湿，茯苓淡渗利湿，使水湿从小便而去，为辅药。木瓜祛湿利水，醒脾和胃，又可酸收敛阴，防止渗利伤阴；厚朴行气除满，苦温燥湿；木香行气止痛，调和脾胃；大腹子行气利水；草果辛热燥烈，温中燥湿；生姜、大枣益气和胃，共为佐药。甘草调和诸药，为使药。本方温补脾阳之功偏著，体现了治病求本的精神。实脾则水治，故名以"实脾"。

现代临床常用本方治疗慢性肾炎、心功能不全的水肿属本证者。

[歌诀]　实脾苓术与木瓜，甘草木香大腹加；

　　　　草果附姜兼厚朴，虚寒阴水效堪夸。

苓桂术甘汤
(《金匮要略》)

[组成] 茯苓四两 (12g)　　桂枝三两 (9g)　　白术二两 (6g)　　甘草炙, 二两 (6g)

[用法] 上四味, 以水六升, 煮取三升, 去滓, 分温三服。

[功效] 温阳化饮, 健脾利湿。

[主治] 中焦阳虚, 水饮内停证, 症见胸胁支满, 目眩心悸, 或短气而咳, 舌苔白滑, 脉弦滑或沉紧。

[方解] 中焦阳虚, 脾失运化, 则湿聚成饮, 饮阻气机, 气上冲胸, 故胸胁支满, 短气而咳; 饮阻于中, 清阳不升, 则目眩; 饮邪凌心, 则心悸; 舌苔白滑, 脉弦滑或沉紧, 属寒饮内停之象。

方中用桂枝温阳化气, 既可温阳以化饮, 又能化气以利水, 且兼平冲降逆, 为主药。辅以茯苓健脾渗湿, 与桂枝相伍, 一利一温, 对于水饮滞留而偏寒者, 实有温化渗利之妙用, 正与《金匮要略》提出的 "病痰饮者, 当以温药和之" 的原则相符。湿源于脾, 脾虚则生湿, 故佐以白术健脾燥湿, 助脾运化, 俾脾阳健旺, 水湿自除。使以甘草益气和中。药虽四味, 配伍严谨, 温而不热, 利而不峻, 确为痰饮之和剂。

现代临床常用本方治疗老年性慢性气管炎、支气管哮喘及心脏病或慢性肾炎所致的水肿属本证者。

[附方]

甘草干姜茯苓白术汤 (一名肾着汤)　　甘草二两 (6g)　　干姜四两 (12g)　　茯苓四两 (12g)　　白术二两 (6g)　　用法: 上四味, 以水五升, 煮取三升, 分温三服。功效: 暖土胜湿。主治: 寒湿下侵之肾着病, 症见身重腰下冷痛, 腰重如带五千钱, 但饮食如故, 口不渴, 小便自利 (《金匮要略》)。

[歌诀]　苓桂术甘治饮邪, 总因水湿困脾家;
　　　　和以温药利小便, 诸凡痰饮效堪夸。

十枣汤
《伤寒论》

[组成] 芫花熬　甘遂　大戟各等分

[用法] 上各为散。以水一升半, 先煮大枣, 肥者十个, 取八合, 去滓, 纳药末。强人服一钱匕 (3g), 羸人服半钱 (1g), 温服之。若下少病不除者, 明日更服, 加半钱。得快下利后, 糜粥自养。

[功效] 攻遂水饮。

[主治] ①悬饮证, 症见咳唾胸胁引痛, 心下痞硬, 干呕短气, 头痛目眩; 或胸背掣痛不得息。②水停证之属阳水者, 症见一身悉肿, 尤以身半以下为重, 腹胀喘满, 二便不利, 舌苔滑, 脉沉弦。

[方解] 水停胸胁, 气机受阻, 故胸胁作痛; 水饮上迫于肺, 肺气不利, 故咳唾短气,

引胸胁疼痛，甚或胸背掣痛不得息；饮为阴邪，随气流行，结于心下，气结于中，故心下痞硬；水气犯胃，胃失和降，故见干呕；饮邪上扰清阳，故头痛目眩。水饮内停，泛溢肌肤则肿；停留于胸腹，阻滞气机，故腹胀喘满；舌苔滑，脉沉弦，为水饮内停之象。

本方为攻逐水饮之峻剂。方中甘遂善行经隧之水湿，大戟善泄脏腑之水邪，芫花善消胸胁伏饮痰癖，三药峻烈，各有专攻，合而用之，其逐水饮、除积聚、消肿满之功甚著，经隧、脏腑、胸胁积水皆能攻逐。由于三药皆有毒，易伤正气，故以大枣之甘，益气护胃，并能缓和诸药之峻烈及毒性，使下不伤正。本方为攻逐水饮之峻剂，如服后虽泻不爽，水饮未尽去者，次日渐加再服。总以快利为度。如患者体虚邪实，又非攻不可者，可用本方与健脾补益剂交替使用，或先攻后补，或先补后攻。

现代临床常用本方治疗渗出性胸膜炎、肝硬化、慢性肾炎所致的胸水、腹水，或全身水肿属本证者。

[方论选录]

柯韵伯　仲景治水之方，种种不同，此其最峻者也。凡水气为患，或喘或咳，或悸或噎，或吐或利，病在一处而止。此则水邪留结于中，心腹胁下痞满硬痛，三焦升降之气阻隔难通。此时表邪已罢，非汗散之法所宜，里饮实盛，又非淡渗之品所能胜，非选逐水至峻之品以折之，则中气不支，束手待毙矣。甘遂、芫花、大戟三味，皆辛苦气寒而禀性最毒，并举而用之，气味相济相须，故可夹攻水邪之窠穴，决其渎而大下之，一举而患可平也。然邪之所凑，其气必虚，以毒药攻邪，必伤及脾胃，使无冲和甘缓之品为主宰，则邪气尽而大命亦随之矣。然此药最毒，参术所不能主，甘草又与之相反，故选十枣之大而肥者以君之，一以顾其脾胃，一以缓其峻毒。得快利后，糜粥自养，一以使谷气内充，一以使邪不复作。此仲景用毒攻病之法，尽美又尽善也（《删补名医方论》）。

[歌诀] 十枣逐水效堪夸，甘遂大戟与芫花；
　　　　悬饮潴留胸胁痛，大腹肿满用无差。

舟车丸
（《太平圣惠方》录自《袖珍方》）

[组成] 大黄二两（60g）　甘遂面裹，煮　大戟醋炒　芫花醋炒，各一两（各30g）　青皮去白　槟榔　陈皮去白　木香各五钱（各15g）　牵牛头末，四两（120g）　轻粉一钱（3g）（张子和方无轻粉）

[用法] 上为末，水为丸，如梧桐子大。每服三五十丸，临卧温水送下。以利为度。

[功效] 行气逐水。

[主治] 水停证之属阳水者，症见水肿水胀，口渴，气粗，腹坚，大小便秘，脉沉数有力。

[方解] 水湿内停，郁久化热，壅积于脘腹、经隧，肠胃气阻，故水肿水胀；二便俱闭，水热湿浊之邪无从走泄，内壅益甚，气逆不下，津液不布，故见胀满而口渴，气粗，腹部按之坚；脉沉数有力，是水热壅积于里，而正气不虚的形气俱实之候。

本方是由十枣汤加味而成，攻逐水饮之力极强。方中取甘遂、芫花、大戟攻逐胸胁、脘腹、经隧之水，为主药。大黄、牵牛荡涤胃肠，泻水泄热，为辅药。主辅药相辅相成，使水热之邪从二便分消而去。但水停气亦阻，气机不利，又可致水湿不去，故以青皮舒肝气而破结；陈皮行肺脾之气而畅胸膈；槟榔下气利水而破坚；木香疏利三焦而导滞，使气畅水行而肿胀可消；轻粉既可通便又可利尿，使内湿从大小便出，均为佐药。诸药合用，共成峻下逐水、行气破结之功。本方可使水热实邪从二便畅行而出，故名舟车丸。体虚及孕妇禁用，非形气俱实者亦不可轻投。服药后水肿胀满未尽，病人体质强壮者，次日或隔日按原量或稍减量再服，但方中轻粉、芫花、大戟、甘遂等药毒性剧烈，须注意用量，不宜久服。

现代临床常用本方治疗肝硬化腹水、肾炎水肿等属形气俱实者。

[歌诀] 舟车牵牛及大黄，遂戟芫花槟木香；

青橘二皮加轻粉，燥实阳水却相当。

疏凿饮子
(《济生方》)

[组成] 泽泻　商陆　赤小豆炒　羌活去节　大腹皮　椒目　木通　秦艽去芦　茯苓皮　槟榔各等分（各6g）

[用法] 上㕮咀，每服四钱（12g），水一盏半，生姜五片，煎至七分，去滓，温服，不拘时候。

[功效] 泻下逐水，疏风消肿。

[主治] 水停证之属阳水者，症见遍身浮肿，喘息，口渴，小便不利，大便秘结，脉沉实或滑。

[方解] 水湿内停外溢，故全身水肿；湿浊壅结，三焦气机闭阻，故二便不利；水邪侵肺，导致肺气不利，故喘息；水壅气结，津液不布，故口渴；脉沉实或滑，为水湿之象。

方中商陆苦寒而降，泻下逐水，通利二便，使水湿从二便而出，但其功效较弱，适宜于缓消慢泻，是为主药。泽泻、赤小豆、椒目、木通、茯苓皮利水泄湿，消退水肿；槟榔、大腹皮行气导滞，使气畅水行，共为辅药。羌活、秦艽、生姜疏风发表，开泄腠理，使表之水湿从肌肤而泄，为佐药。诸药合用，攻里疏表，内消外散，犹如疏江凿河，分消泛溢之水势，故取"疏凿"之名。"疏凿"有缓消之意。

现代临床常用本方治疗急性肾炎高度肿胀而属本证者。

[附方]

禹功散　黑牵牛头末，四两（12g）　茴香炒，一两（3g）　用法：上为细末，以生姜自然汁调一二钱（3~6g），临卧服。功效：逐水通便，行气消肿。主治：水停证之属阳水者，症见遍身水肿，腹胀喘满，大便秘结，小便不利，脉沉有力（《儒门事亲》）。

[歌诀] 疏凿槟榔及商陆，苓皮大腹同椒目；

赤豆芫羌泻木通，煎加生姜阳水服。

第十一节 痰 证

痰证是指痰浊停聚于脏腑、经络、组织之间所引起的病证，以咳痰或呕吐痰涎、喉中痰鸣、苔腻、脉滑等为基本表现。痰为水液代谢障碍所形成的、质地较为稠厚的病理产物，根据其形成原因及性质的不同，可将痰证进一步分为湿痰、热痰、寒痰、燥痰、风痰等不同类型的证候；根据其所在部位的不同，又可兼有相应的症状和体征，而形成相应脏腑的痰证，如痰湿阻肺证、痰阻心脉证、痰蒙心神证、痰气互结证、痰热壅肺证、痰火扰神证、胆郁痰扰证等。

痰证当用祛痰法治疗。

由于痰是湿聚而成，而湿又源于脾，脾失健运是痰形成的重要因素，故有"脾为生痰之源，肺为贮痰之器"的说法。所以治疗痰病时，不能只着眼于祛痰，还应当健脾，以治其生痰之源，绝其生痰之路，即所谓"见痰休治痰"，"善治者，治其生痰之源"之意。此外，痰可随气机升降，气壅则痰聚，气顺则痰消，而痰为有形之邪，又阻滞气机，故祛痰法的处方中每多配伍理气药物，以调畅气机，使气顺痰消。庞安常所说"善治痰者，不治痰而治气，气顺则一身津液亦随气而顺矣"，即是此意。

使用祛痰法时，要首先辨清痰证的虚实、寒热，察其病本，知其所变，随证治之。对于阴虚、气弱而有湿痰停滞者，燥烈辛温之品还须慎用，可适当配伍养阴益气之品，使痰去而不伤正。

一、证候辨识

（一）湿痰证

湿痰证是指痰湿内盛，停聚于脏腑、经络、组织之间所引起的证候。

1. 痰湿阻肺证

痰湿阻肺证是指痰湿内盛，阻滞于肺所表现的证候。

【临床表现】咳嗽，痰多色白，易于咳出，或伴胸闷，甚则气喘痰鸣，舌苔白腻，脉滑。

【病机分析】此证分急性、慢性两种。急性者，多为寒湿侵肺，使肺失宣降，水液不能得到布散，停聚而成。慢性者，或因脾气虚弱，运化失常，湿聚成痰，上阻于肺（即"脾为生痰之源，肺为贮痰之器"）而致；或由于久咳伤肺，肺气不足，无以布散水液，聚湿酿痰，停留于肺而成。痰湿停肺，肺失和降而上逆，故咳嗽气喘，痰多色白，易于咳出；痰气搏结，上涌气道，故喉中痰鸣；痰湿内阻，肺气不利，故见胸闷；舌苔白腻，脉滑，均为痰湿内阻之象。

2. 痰阻心脉证

痰阻心脉证是指心阳不足，痰浊内停，痹阻心脉所致的证候。

【临床表现】心悸怔忡，心胸憋闷疼痛，痛引肩臂内侧，时作时止，身重困倦，体胖痰多，舌苔白腻，脉沉滑。

【病机分析】阳气不足，心失温养，故见心悸怔忡；心阳不足，推动无力，又由于痰浊阻于心脉，不通则痛，故见心胸憋闷疼痛；由于手少阴心经循臂内，出腋下，直行上肺，故痛引肩臂内侧；身重困倦，体胖痰多，舌苔白腻，脉沉滑，均为痰浊内盛之象。

3. 痰蒙心神证

痰蒙心神证是指由于痰浊内盛，蒙蔽心神所表现的证候。

【临床表现】神志时清时昧，言语不清，甚至昏不知人，伴见面色晦滞，胸闷呕恶；或精神抑郁，表情淡漠，神志痴呆，喃喃自语，见人则止，举止失常，舌苔白腻，脉滑。

【病机分析】此证多由感受湿浊之邪，或因情志不遂，气郁痰凝，或痰浊夹肝风内扰，使痰浊蒙蔽心神所致。痰浊蒙蔽心窍，神明失司，故见神识昏昧，言语不清；气郁痰凝，痰气搏结，闭阻神明，则见精神抑郁，表情淡漠，或神志痴呆，喃喃自语，举止失常；痰浊内阻，清阳不升，浊气上泛，故见面色晦滞；胃失和降，胃气上逆，则胸闷呕恶；舌苔白腻，脉滑，均为痰浊内盛之征。

4. 痰气互结证

痰气互结证是指气机郁结，痰气交阻，结于身体不同部位所表现的证候。

【临床表现】情志抑郁，急躁易怒，胸胁满闷，善太息，或咽中如有梅核堵塞，咯吐不出，吞咽不下，或见瘰疬、瘿瘤、乳癖、痰核等，或见胸痹，苔腻，脉弦滑。

【病机分析】本证多由于情志不遂，气机郁结，津液凝聚成痰，痰气交阻而致。其症状随阻滞的部位不同而表现各异。气机郁结，情志不遂，故见情志抑郁，急躁易怒，胸胁满闷，善太息；痰气搏结于咽喉，则咽中如有物梗阻，咯吐不出，吞咽不下，称为梅核气；若结于颈前喉结处，皮色不变，按之柔软，并随吞咽上下移动，称为瘿瘤；若结于颈侧、腋、胯等处，无痛无热，累累如串珠，称为瘰疬；若结于四肢则为痰核，结于乳则为乳癖；若结于胸中，则发为胸痹。苔腻，脉弦滑，均为痰湿内盛之象。

（二）热痰证

热痰证是指热邪炼液为痰，痰热互结，停聚于脏腑所表现的证候。

1. 痰热壅肺证

痰热壅肺证是指痰热互结，壅闭于肺，致使肺失宣降而表现的证候。

【临床表现】咳嗽，痰多色黄而稠，胸闷，气喘息粗，甚则鼻翼扇动，喉中痰鸣，常伴见口渴烦热，小便短赤，大便干结，舌质红，苔黄腻，脉滑数。

【病机分析】痰热壅阻于肺，肺失清肃，肺气上逆，故咳嗽，胸闷，气喘息粗，甚则肺气郁闭，而见鼻翼扇动；痰热互结，内阻于肺，随肺气而上逆，故咳痰黄稠，或喉中痰鸣；热伤津液，则可见口渴，便干溲赤；舌红，苔黄腻，脉滑数，均为痰热内盛的表现。

2. 痰火扰神证

痰火扰神证是指痰热内盛，扰动心神所表现的证候。

【临床表现】身热烦躁，面赤口渴，气粗，便秘溲黄，痰黄质稠，或喉中痰鸣，甚则神昏谵语；或见心烦失眠，胸闷，重则语无伦次，哭笑无常，狂躁妄动，登高而歌，弃衣而走，打人毁物，舌红苔黄腻，脉滑数有力。

【病机分析】痰火扰心多因情志刺激，气郁化火，煎熬津液为痰所致。痰火扰乱心神，则见心烦失眠，烦躁发狂，甚则出现神昏谵语等多种神识错乱之症；火热上炎，故面赤；邪热灼津，故口渴，便秘溲黄；火邪煎熬津液为痰，故见痰黄质稠，或喉中痰鸣；舌红苔黄腻，脉滑数，均为痰火内盛之象。

3. 胆郁痰扰证

胆郁痰扰证是指痰热内扰，胆失疏泄所表现的证候。

【临床表现】胆怯易惊，惊悸不宁，烦躁失眠多梦，胸闷胁胀，善太息，口苦，呕恶，头晕目眩，耳鸣，舌苔黄腻，脉弦滑。

【病机分析】胆主决断，为清净之府。情志不遂，气机郁滞，化火生痰，痰热扰胆，则胆气不宁。决断无权，故见胆怯易惊，惊悸不宁，烦躁失眠；胆失疏泄，气机不利，则胸闷胁胀，善太息；胆热犯胃，胃失和降，胃气上逆，则见呕恶；热迫胆汁上溢，则口苦；胆经络于头目，痰热循经，上扰清空，故见头晕目眩，耳鸣；舌苔黄腻，脉弦滑，均为痰热内蕴之象。

（三）寒痰证

寒痰证主要是指寒痰停留于肺，使肺失宣降所表现的证候，又称寒痰阻肺证。

【临床表现】咳嗽喘促，胸闷气短，甚至倚息不得卧，痰白量多，质地清稀，呈泡沫状，或伴有浮肿、心悸，舌淡，苔白而滑腻，脉弦。

【病机分析】寒邪犯肺，或阳气不足，阴寒内盛，凝滞气津，水液不布，则痰饮内成。寒痰水饮，停阻于肺，使肺失宣降，肺气上逆，则咳喘，胸闷气短，甚至倚息不得卧；寒痰质地清稀，故痰色白量多而清稀；水津失于输布而内停，泛溢肌肤，则见浮肿；水气凌心，心阳受损，故见心悸；舌淡，苔滑腻，脉弦，均为内有寒痰之象。

（四）燥痰证

燥痰证主要是指燥热犯肺，灼津成痰，阻滞于肺，肺失清肃所表现的证候。

【临床表现】咳嗽痰少，咳痰不爽，涩而难出，咽喉干燥，苔白或黄而干。

【病机分析】肺为娇脏，喜清肃，燥热犯肺，肺受火刑，灼津为痰，阻滞于肺，肺气上逆，则咳嗽，咳痰；津伤液少，气道干涩，故痰少，涩而难出；咽喉干燥，舌苔白而干，为燥痰之象。

（五）风痰证

风痰证主要是指痰浊内盛，引动肝风，肝风夹痰，上扰清窍所表现的证候。

【临床表现】眩晕头痛，胸闷呕吐，或突然昏倒，不省人事，四肢抽搐，口吐涎沫，喉中痰鸣，舌苔白腻，脉滑或弦滑。

【病机分析】肝风夹痰，上扰清窍，则见眩晕头痛；痰浊上泛，气机阻滞，则胸闷呕吐；若肝风内动，夹痰浊蒙闭心神，则见突然昏倒，不省人事，口吐涎沫，喉中痰鸣；肝主筋，肝风内动，则四肢抽搐；舌苔白腻，脉滑或弦滑，均为风痰之象。

二、立法原则

治疗痰证当用祛痰法。

三、祛痰法

痰由湿生，湿聚成痰，"病痰饮者，当以温药和之"，"肺为贮痰之器，脾为生痰之源"，水湿代谢与肺、脾、肾关系密切。故治痰之法，当以温燥之品，归脾肺之经，温化水湿，燥湿化痰。常以半夏、南星、白附子、白芥子等为主药。又当以宣肺、健脾、利湿之品祛除水湿以辅之，故配杏仁、桔梗等宣肺，茯苓、白术等以健脾祛湿，薏苡仁、滑石等利湿以治生痰之本。痰气交阻，气道不畅，故宜配枳实、枳壳、陈皮、沉香等行气化痰，使气顺痰消。

治痰之法，其本相通，均以温燥之法祛痰，淡渗之法化湿，若兼热、寒、燥、风，只需作相应加减。热痰者，可配青礞石、黄芩、瓜蒌、竹茹等清热化痰；寒痰者，加干姜、细辛等温化寒痰；燥痰者，加天花粉、贝母、玉竹、麦冬、沙参等滋阴润燥化痰；风痰者，加全蝎、僵蚕、石菖蒲等息风化痰。若兼停食，可加神曲、麦芽、莱菔子等以消食化痰；若实热老痰，久积不去，大便秘结，可加大黄泄热通便；若痰阻气机，宣降失常，而见咳喘者，可加麻黄、桔梗、苏叶、紫菀、款冬花、杏仁、苏子等宣肺祛痰，止咳平喘；若肺燥咽干，配天花粉等清热养阴，润燥化痰。

四、例方

二陈汤
(《太平惠民和剂局方》)

[组成] 半夏汤洗七次 橘红各五两（各15g） 白茯苓三两（9g） 甘草炙，一两半（5g）

[用法] 上㕮咀，每服四钱（12g），用水一盏，生姜七片，乌梅一个，同煎六分，去滓，热服，不拘时候。

[功效] 燥湿化痰，理气和中。

[主治] 湿痰证，症见咳嗽，痰多色白易咳，胸膈痞闷，恶心呕吐，肢体困倦或头眩心悸，舌苔白腻，脉滑。

[方解] 脾失健运，湿邪内阻，凝聚成痰，停阻于肺，则咳嗽痰多；痰阻胸膈，气机不畅，胃失和降，则见胸膈痞闷，恶心呕吐；痰浊中阻，阻碍清阳上升，则头眩心悸；脾为湿困，运化失司，则肢体困倦；舌苔白腻，脉滑，为痰湿内盛之象。

本方为治湿痰证之主方。方中半夏辛温性燥，健脾燥湿，降逆化痰，和胃止呕，为主药。橘红理气燥湿，使气顺而痰消，为辅药。茯苓健脾渗湿，俾湿去脾旺，痰无由生；生姜降逆化痰，既可制半夏之毒，且能助半夏、橘红行气消痰；复用少许乌梅收敛肺气，与半夏相伍，有散有收，相反相成，使祛痰而不伤正，合为佐药。使以甘草调诸药，兼可润肺和中。本方配伍严谨，共奏燥湿化痰，理气和中之效。方中半夏、橘红以陈久者良，故以

"二陈"名之。

现代临床常用本方治疗慢性支气管炎、肺气肿、慢性胃炎、神经性呕吐、梅尼埃病等属本证者。

[附方]

导痰汤　半夏二钱（6g）　南星　枳实麸炒　茯苓　橘红各一钱（各3g）　甘草五分（2g）生姜10片　用法：水煎服。功效：燥湿祛痰，行气开郁。主治：痰涎壅盛，胸膈痞塞，或咳嗽恶心，饮食少思（《校注妇人良方》）。

涤痰汤　半夏姜制　胆星各二钱二分（各8g）　橘红　枳实　茯苓各二钱（各6g）　人参石菖蒲各一钱（各3g）　竹茹七分（2g）　甘草五分（2g）　用法：加姜、枣水煎服。功效：涤痰开窍。主治：肝风夹痰，蒙闭心神之中风，症见舌强不能言等（《济生方》）。

金水六君煎　当归二钱（6g）　熟地三至五钱（9～15g）　陈皮一钱半（5g）　半夏二钱（6g）　茯苓二钱（6g）　炙甘草一钱（3g）　用法：水二盅，生姜三五七片，煎至七八分，食远温服。功效：滋养肺肾，祛湿化痰。主治：肺肾阴虚，湿痰内盛证，症见咳嗽呕恶，喘逆多痰等（《景岳全书》）。

[方论选录]

吴崑　湿痰之为患，此方主之。湿痰者，痰之源生于湿也。水饮入胃无非湿化，脾弱不能克制，停于膈间，中下二焦之气熏蒸稠黏，稀者曰饮，稠者曰痰。痰生于湿，故曰湿痰也。是方也，半夏辛热能燥湿，茯苓甘淡渗湿，湿去则痰无由以生，所谓治病必求其本也。陈皮辛温能利气，甘草甘平能益脾，益脾则土足以制湿，利气则痰无能留滞。益脾治其本，利气治其标也（《医方考》）。

[歌诀]　二陈汤用夏和陈，苓草姜梅一并存；
　　　　利气祛痰兼燥湿，湿痰为病此方珍。

瓜蒌薤白白酒汤
（《金匮要略》）

[组成]　瓜蒌实一枚（24g）　薤白半升（12g）　白酒七升（适量）

[用法]　三味同煮，取二升，分温再服。

[功效]　通阳散结，行气祛痰。

[主治]　痰气互结之胸痹，症见胸中闷痛，甚至胸痛彻背，喘息咳唾，短气，舌苔白腻，脉沉弦或紧。

[方解]　胸中阳气不振，津液不布，凝聚为痰，痰阻气机，故胸中闷痛，甚则彻背；痰浊内阻，肺失宣降，故喘息咳唾，短气，舌苔白腻，脉沉弦或紧。

本方是治疗胸阳不振，气滞痰阻而致胸痹的基础方。方中瓜蒌涤痰散结，理气宽胸，为主药。薤白温通滑利，散结止痛，助主药通阳祛痰，为辅药。佐以白酒，行气通络，助薤白行气通阳。三味合用，共奏通阳散结，行气祛痰之功。

现代临床常用本方治疗冠心病心绞痛、非化脓性肋软骨炎、肋间神经痛、慢性支气管炎等属本证者。

[附方]

瓜蒌薤白半夏汤　瓜蒌实一枚（24g）　　薤白三两（9g）　　半夏半升（12g）　　白酒一斗（适量）　用法：四味同煮，取四升，温服一升，日三服。功效：通阳散结，祛痰宽胸。主治：痰气互结之胸痹，症见胸中满痛彻背，不能安卧（《金匮要略》）。

枳实薤白桂枝汤　枳实四枚（12g）　　厚朴四两（12g）　　薤白半升（9g）　　桂枝一两（6g）　瓜蒌实捣，一枚（24g）　用法：上五味，以水五升，先煎枳实、厚朴，取二升，去滓，纳诸药，煮数沸，分温三服。功效：通阳散结，下气祛痰。主治：痰气互结之胸痹，症见胸满而痛，心中痞气，气从胁下上逆抢心，舌苔白腻，脉沉或弦紧（《金匮要略》）。

[歌诀]　瓜蒌薤白白酒汤，胸痹胸闷痛难当；
　　　　喘息短气时咳唾，难卧当加半夏良。

半夏厚朴汤
（《金匮要略》）

[组成]　半夏一升（12g）　　厚朴三两（9g）　　茯苓四两（12g）　　生姜五两（15g）　　苏叶二两（6g）

[用法]　以水七升，煮取四升，分温四服，日三、夜一服。

[功效]　行气散结，降逆化痰。

[主治]　痰气互结之梅核气，症见咽中如有物阻，咯吐不出，吞咽不下，胸胁满闷，或咳或呕，舌苔白腻，脉弦滑。

[方解]　情志不畅，肝失疏泄，气机郁结，肺胃宣降失常，津聚成痰，痰气相搏，结于咽喉，故见咽中如有物阻，吐之不出，吞之不下；气郁痰结，肺失宣降，故见胸胁满闷，或咳或呕；舌苔白腻，脉弦滑，为痰阻气滞之象。

本方是治疗梅核气的常用方剂。方中半夏化痰散结，和胃降逆，为主药。厚朴下气除满，助半夏以宣通郁气，宽胸畅中；茯苓渗湿健脾，助半夏以化痰，共为辅药。生姜辛温散结，和胃降逆；苏叶芳香行气，舒肝理脾，共为佐药。

现代临床常用本方治疗瘿病、胃肠神经官能症、食道痉挛、慢性喉炎、气管炎等属本证者。

[方论选录]

尤怡　妇人咽中如有炙脔，半夏厚朴汤主之。此凝痰结气，阻咽嗌之门，千金所谓咽中帖帖，如有炙肉，吞不下，吐不出者是也。半夏、厚朴、生姜，辛以散结，苦以降逆，茯苓佐半夏利痰气，紫苏芳香，入肺以宣其气也（《金匮要略心典》）。

[歌诀]　半夏厚朴痰气疏，苓姜苏叶同辅助；
　　　　加枣同煎名四七，痰涎结聚服之瘥。

茯苓丸
（《全生指迷方》，录自《是斋百一选方》）

[组成]　半夏二两（12g）　　茯苓一两（6g）　　枳壳麸炒，去瓤，半两（3g）　　风化朴硝一分（3g）

［用法］上为末，自然汁煮糊为丸，如梧桐子大。每服三十丸，生姜汤下。

［功效］燥湿行气，软坚化痰。

［主治］痰停中脘，流注经络证，症见两臂疼痛，手不得上举，或左右时复转移，或两手疲软，或四肢浮肿，舌苔白腻，脉沉细或弦滑等。

［方解］四肢皆禀气于脾，脾湿生痰，痰饮流于四肢，故见四肢疼痛或浮肿；痰湿流走，故左右转移；舌苔白腻，脉沉细或弦滑，为痰湿之象。

方中以半夏燥湿化痰，为主药，以茯苓健脾渗湿化痰为辅，两者合用，既消已成之痰，又绝生痰之源。佐以枳壳理气宽中，俾痰随气行，气顺则痰消；风化朴硝软坚润燥，使结滞之伏痰消解而下泄。用姜汁糊为丸，非但取其制半夏之毒，且可化痰散饮。诸药配伍，则燥湿化痰之力较强，对于痰停中脘之证，用此方消痰润下，确有"潜消默运"之功。本方较二陈汤少橘红、甘草，多枳壳、风化朴硝，燥湿行气之力相近，而祛痰之力则胜于二陈汤，加入风化朴硝则不仅软坚消痰，而且能荡涤中脘之伏痰，使痰浊从大便而下。若咳嗽痰多，稠黏不爽，胸脘满闷者，亦可酌情服之。

现代临床常用本方治疗冠心病、颈椎病、肩周炎、胆囊炎等属本证者。

［歌诀］指迷茯苓丸半夏，风硝枳壳姜汤下；

　　　　中脘停痰肩臂痛，气行痰消痛自罢。

苓甘五味姜辛汤
《金匮要略》

［组成］茯苓四两（12g）　甘草三两（9g）　干姜三两（9g）　细辛三两（6g）　五味子半升（6g）

［用法］上五味，以水八升，煮取三升，去滓，温服半升，日三服。

［功效］温肺化饮。

［主治］寒痰停肺证，症见咳嗽痰多，清稀色白，胸膈不快，舌苔白滑，脉弦滑等。

［方解］脾阳不足，寒从中生，运化失司，则停湿而成饮。复因肺寒，津失敷布，则液聚而为痰饮，故见咳嗽痰多，清稀色白，胸膈不快；舌苔白滑，脉弦滑，为痰湿之象。

本方为治疗寒痰饮邪，内停于肺之常用方剂。方中以干姜为主，取其辛热之性，既温肺散寒以化饮，又温运脾阳以祛湿。辅以细辛之辛散，温肺散寒，助干姜散其凝聚之饮；以茯苓之甘淡，健脾渗湿，一以化既聚之痰，一以绝生痰之源。佐以五味子敛肺气而止咳，与细辛相伍，一散一收，散不伤正，收不留邪。使以甘草和中，调和诸药。综观全方，开合相济，温散并行，使寒邪得去，痰饮得消。

若痰多欲呕者，加半夏降逆止呕，燥湿化痰；若兼冲气上逆者，宜加桂枝温中降逆；若咳甚颜面虚浮者，宜加杏仁宣利肺气而止咳。

现代临床常用本方治疗慢性支气管炎、肺气肿等属本证者。

［歌诀］苓甘五味姜辛汤，痰饮咳嗽常用方；

　　　　气降仍咳胸犹满，速化寒饮保安康。

清气化痰丸
（《医方考》）

[组成] 瓜蒌仁去油　陈皮去白　黄芩酒炒　杏仁去皮尖　枳实麸炒　茯苓各一两（各6g）胆南星　半夏各一两半（各9g）

[用法] 姜汁为丸，每服二至三钱（9g），温开水送下。

[功效] 清热化痰。

[主治] 痰热壅肺证，症见咳嗽痰黄，咳之不爽，胸膈痞满，小便短赤，舌质红，苔黄腻，脉滑数。

[方解] 火邪灼津，痰气内结，故咳嗽痰黄，咳之不爽；痰阻气机，肺失肃降，故胸膈痞满；苔黄腻，脉滑数，为痰热之象。

本方为治热痰证之常用方。方中以胆南星为主，取其味苦性凉，清热化痰，治实痰实火之壅闭。辅以黄芩、瓜蒌仁降肺气，化热痰，以助胆南星之力；半夏燥湿化痰；治痰当须顺气，故又以枳实、陈皮下气开痞，消痰散结。佐以茯苓健脾渗湿，杏仁宣利肺气。诸药相合，共奏清热化痰，理气止咳之效。使热清火降，气顺痰消，则诸症自解。

现代临床常用本方治疗肺炎、慢性支气管炎等属本证者。

[方论选录]

张秉成　方中半夏、胆星为治痰之主药，痰由于火，故以黄芩之苦寒降之，瓜蒌之甘寒润也；火因于气，即以陈皮顺之，枳实破之。然脾为生痰之源，肺为贮痰之器，故以杏仁之苦温疏肺而降气，茯苓之甘淡渗湿而宣脾，肺脾肃清则痰不存留矣。以姜汁糊丸者，用之开痰之先导耳（《成方便读》）。

[歌诀]　清气化痰杏瓜蒌，黄芩枳茯胆星投；
　　　　陈夏姜汁为糊丸，肺热痰稠此方优。

小陷胸汤
（《伤寒论》）

[组成] 黄连一两（6g）　半夏洗，半升（12g）　瓜蒌实大者一枚（20g）

[用法] 上三味，以水六升，先煮瓜蒌，取三升，去滓，纳诸药，煮取二升，去滓，分温三服。

[主治] 痰热互结之小结胸，症见胸脘痞闷，按之则痛，或咳痰黄稠，舌苔黄腻，脉滑数。

[功效] 清热化痰，宽胸散结。

[方解] 痰热内结，气郁不通，故胸脘痞闷，按之则痛；咳痰黄稠，舌苔黄腻，脉滑数，皆为痰热之征。

方中以瓜蒌为主药，清热化痰，理气宽胸，通胸膈之痹。以黄连、半夏为辅药，取黄连之苦寒，清热降火，开心下之痞；半夏之辛燥，降逆化痰，散心下之结，两者合用，一苦一辛，辛开苦降。三药相伍，则润燥相得，清热涤痰，其散结开痞之功益著。方仅三药，配伍精当，是为痰热互结，胸脘痞痛之良剂。不仅用于伤寒之小结胸病，而且内科杂证属于痰热互结者，亦甚有效。

现代临床常用本方治疗急性支气管炎、胸膜炎、心绞痛、急性胃炎、慢性胃炎、胰腺炎、肋间神经痛等属本证者。

［歌诀］小陷胸汤连夏蒌，宽胸开结涤痰优；

　　　　膈上热痰痞满痛，舌苔黄腻服之休。

温胆汤
（《三因极一病证方论》）

［组成］半夏汤洗七次　竹茹　枳实麸炒，去瓤，各二两（各6g）　陈皮三两（9g）　甘草炙，一两（3g）　茯苓一两半（4.5g）

［用法］上剉为散，每服四大钱，水一盏半，加生姜五片、枣一枚，煎七分，去滓，食前服。

［功效］理气化痰，清胆和胃。

［主治］胆郁痰扰证，症见虚烦不眠，或呕吐呃逆，以及惊悸不宁等。

［方解］胆为清净之府，主生发，失其常则郁而不达，胃气因之不和，胆热内生，湿痰停阻，痰热阻胃，胃气上逆，则呕吐呃逆；痰热上扰，心神不安，则惊悸不宁，虚烦不眠。

方中以半夏为主，降逆和胃，燥湿化痰。辅以竹茹清热化痰，止呕除烦；枳实行气消痰，使痰随气下。佐以陈皮理气燥湿，茯苓健脾渗湿，俾湿去痰消；姜、枣益脾和胃。使以甘草调和诸药。综合全方，共奏理气化痰，清胆和胃之效。对于痰热内扰之惊悸，服之可使热清痰消惊平。对于胆热胃逆之虚烦、呕吐，服之则胆清胃和，烦除呕止。若痰热重者，可加黄连等。

现代临床常用本方治疗慢性支气管炎、精神分裂症、神经官能症、急慢性胃炎、妊娠呕吐、冠心病等属本证者。

［附方］

十味温胆汤　半夏汤洗七次　枳实去瓤，切，麸炒　陈皮去白，各三两（各9g）　白茯苓去皮，一两半（5g）　酸枣仁微炒　大远志去心　甘草水煮，姜汁炒　北五味子　熟地黄酒洗，焙人参各一两（各3g）　粉草炙，半钱（2g）　用法：生姜五片，红枣一枚，水煎服。功效：理气化痰，养心安神。主治：心胆气虚，痰浊内扰证，症见胆怯，触事易惊，四肢浮肿，饮食无味，心悸烦闷，坐卧不安（《世医得效方》）。

［方论选录］

张秉成　夫人之六腑，皆泻而不藏，惟胆为清净之府，无出无入，寄附于肝，又与肝相为表里。肝藏魂，夜卧则魂归于肝，胆有邪，岂有不波及肝哉？且胆为甲木，其象应春，今胆虚则不能遂其生长发陈之令，于是土不能得木而达也。土不达则痰涎易生。痰为百病之母，所虚之处，即受邪之处，故有惊悸之状。此方纯以二陈、竹茹、枳实、生姜和胃豁痰、破气开郁之品，内中并无温胆之药，而以温胆方名者，亦以胆为甲木，常欲其得春气温和之意耳（《成方便读》）。

[歌诀]　温胆汤中苓夏草，枳竹陈皮加姜枣；

虚烦不眠证多端，此系胆虚痰上扰。

滚痰丸

（《泰定养生主论》，录自《玉机微义》）

[组成]　大黄酒蒸　片黄芩酒洗净，各八两（各240g）　礞石一两（30g），用槌碎，同烟硝一两（30g），放入小砂罐内盖之，铁线缚定，盐泥固济，晒干，火煅红，候冷取出　沉香半两（15g）

[用法]　上为细末，水丸梧子大，每服四五十丸，量虚实加减服，清茶、温水送下，临卧食后服。

[功效]　泻火逐痰。

[主治]　痰热内阻证，症见躁狂惊悸，或怔忡昏迷，或咳喘痰稠，或胸脘痞闷，或眩晕耳鸣，或绕项结核，或口眼蠕动，或不寐，或梦寐奇怪之状，或骨节卒痛难以名状，或噫息烦闷，大便秘结，舌苔黄厚，脉滑数有力。

[方解]　实热老痰，久积不去，变幻多端，上蒙清窍，则发为躁狂昏迷；扰动心神，则发为怔忡惊悸，梦寐奇怪之状；内蕴于肺，则咳嗽痰稠，胸脘痞闷，甚则噫息烦闷；留于经络、关节，则口眼蠕动，或骨节卒痛，或绕颈结核等。凡此种种之病症，见舌苔黄厚，大便秘结，脉滑数有力者，均为实热老痰所致。

方中以硝煅礞石为主，取其燥悍重坠之性，善能攻逐陈积伏匿之老痰；辅以大黄之苦寒，荡涤实热，开痰火下行之路；佐以黄芩苦寒泻火，善清上焦气分之热；复以沉香速降下气，亦为治痰必先顺气之理。四药相合，下行攻逐之力较猛，为攻坠实热老痰之峻剂。体虚及孕妇不可轻投，以免损伤正气。

现代临床常用本方治疗精神分裂症、躁狂、神经官能症等属实热老痰者。

[歌诀]　滚痰丸是逐痰方，礞石黄芩及大黄；

少佐沉香为引导，顽痰怪症力能匡。

贝母瓜蒌散

（《医学心悟》）

[组成]　贝母一钱五分（5g）　瓜蒌一钱（3g）　花粉　茯苓　橘红　桔梗各八分（各2.5g）

[用法]　水煎服。

[功效]　润肺清热，理气化痰。

[主治]　燥痰停肺证，症见咳嗽，咳痰不爽，涩而难出，咽喉干燥，苔白而干等。

[方解]　火灼肺金，津液被灼为痰，故咳嗽，咳痰不爽，涩而难出，咽喉干燥；苔白而干，为津伤之象。

方以贝母润肺清热，化痰止咳，为主药。辅以瓜蒌润肺清热，理气化痰。佐以天花粉润燥，清热化痰；橘红理气化痰，使气顺痰消；茯苓健脾渗湿，以绝生痰之源；桔梗宣利肺气，降中有升。诸药合用，使肺气清润，燥痰自化；宣降有常，则咳逆自止。

现代临床常用本方治疗肺结核、肺炎等属本证者。

[歌诀] 贝母瓜蒌花粉研，橘红桔梗茯苓添；

呛咳咽干痰难出，润燥化痰病自安。

半夏白术天麻汤
(《医学心悟》)

[组成] 半夏一钱五分 (9g)　天麻　茯苓　橘红各一钱 (各6g)　白术三钱 (15g)　甘草五分 (3g)

[用法] 生姜一片，大枣二枚，水煎服。

[功效] 燥湿化痰，平肝息风。

[主治] 风痰上扰证，症见眩晕头痛，胸闷呕恶，舌苔白腻，脉弦滑等。

[方解] 脾湿生痰，痰阻清阳，引动肝风，风痰上扰清空，故眩晕头痛；湿痰上犯，浊阴上扰，故胸闷呕恶；舌苔白腻，脉弦滑，为痰湿之象。

本方为治风痰眩晕的常用方剂。方中半夏燥湿化痰，降逆止呕；天麻平肝潜阳，息风止痉，二药合用，为治风痰眩晕头痛的要药，为主药。辅以白术健脾燥湿，助主药化痰止眩。佐以茯苓助白术利湿健脾，治生痰之源；橘红理气化痰，以使气顺痰消；煎加姜、枣调和脾胃。使以甘草调和诸药。

现代临床常用本方治疗耳源性眩晕、神经性眩晕属本证者。

[方论选录]

程国彭　眩，谓眼黑；晕者，头旋也，古称头旋眼花是也。其中有肝火内动者，经云诸风掉眩，皆属肝木是也，逍遥散主之。有湿痰壅遏者，书云头旋眼花，非天麻、半夏不除是也，半夏白术天麻汤主之 (《医学心悟》)。

[歌诀] 半夏白术天麻汤，苓草橘红大枣姜；

眩晕头痛风痰盛，化痰息风是效方。

定痫丸
(《医学心悟》)

[组成] 明天麻　川贝母　半夏姜汁炒　茯苓蒸　茯神木去木，蒸，各一两 (各30g)　胆南星九制　石菖蒲杵碎，取粉　全蝎去尾，甘草水洗　僵蚕甘草水洗，去嘴，炒　真琥珀腐煮，灯草研，各五钱 (各15g)　陈皮洗，去白　远志去心，甘草水泡，各七钱 (各20g)　丹参酒蒸　麦冬去心，各二两 (各60g)　辰砂细研，水飞，三钱 (9g)

[用法] 用竹沥一小碗，姜汁一杯，再用甘草四两熬膏，和药为丸，如弹子大，辰砂为衣，每服一丸。

[功效] 涤痰息风。

[主治] 肝风夹痰，蒙蔽心神所致痫病，症见平素抑郁，目光呆滞，忽然发作，眩仆倒地，不省高下，甚则抽搐，目歪口斜，痰涎直流，叫喊作声，舌苔黄厚，脉弦滑数。

[方解] 情志失调，郁结生热，灼津生痰。肝气与肝热引动肝风，夹痰上逆，阻塞清窍，以致突然发痫，故眩仆倒地，不省高下，甚则抽搐，口斜涎流，叫喊作声；舌苔黄厚，

脉弦滑数，为痰热动风之象。

方中竹沥清热滑痰，镇惊利窍；胆南星清火化痰，镇惊定痫，共为主药。贝母、半夏、陈皮、茯苓、姜汁助主药去痰降逆，为辅药。全蝎、僵蚕、天麻息风定搐而解痫病之痉；石菖蒲、远志交通心肾；琥珀、辰砂、茯神镇惊安神；丹参、麦冬活血滋阴，共为佐药。使以甘草调和诸药。诸药合用，共奏豁痰开窍、息风定痫之效。

现代临床常用本方治疗原发性癫痫、继发性癫痫、多发脑梗死性痴呆、重度自主神经功能紊乱，以及精神分裂症、脑囊虫病等属本证者。

[歌诀] 定痫二茯贝天麻，丹麦陈远菖蒲夏；
　　　　胆星蝎蚕草竹沥，姜汁琥珀与朱砂。

第五章

临床综合运用

第一节　辨证论治思维的方法与步骤

辨证论治是中医在整体观念指导下对疾病进行诊疗的过程，包括辨证和论治两个阶段。其中辨证是指医者运用各种辨证方法，通过对望、闻、问、切四诊所收集的病情资料进行分析，确定疾病所属证候类型的辨证思维过程。论治包括论与治两个方面，所谓论是指根据辨证的结果，确立相应的治疗原则和方法；而治是指依法处方、遣药（或施以其他治疗手段）。因此，辨证论治是对中医临床理（辨证）、法（立法）、方（选方）、药（遣药）四个环节的综合概括，辨证是治疗的前提和依据，论治的效果可以进一步检验辨证的准确与否。

辨证论治应在中医理论指导下，以准确、系统、完整的病情资料为依据，采用正确的辨证思维方法和步骤，在确定证候类型和治疗方法的基础上，选取恰当的治疗方药。因此，在临床实践中，一个好的医师应掌握辨证论治的基本规律，注重辨证论治思维方法的培养，方能做到诊断迅速正确，理、法、方、药丝丝入扣。辨证论治过程中应抓住三个关键环节，一是综合评定与分析病情资料，二是正确运用辨证的逻辑思维方法，三是掌握辨证论治的方法与步骤。

一、病情资料的综合评定与分析

病情是指疾病的变化情况，是医生运用望、问、闻、切四种诊法所收集到的患者的各种临床信息，如个人信息、病史情况、症状、体征，以及与疾病相关的社会、心理、自然环境等资料，这些资料能够在不同程度、不同角度反映患者的病情变化情况，因此统称为病情资料。病情资料是辨识病证的原始依据，因此，辨证分析前首先应对病情资料的完整性、系统性、准确性、客观性、一致性等进行综合评定与分析。

1. 判断病情资料的完整性和系统性

患者的病情资料涉及多个方面，一方面包括患者的症状、体征，另一方面包括与疾病相关的个体信息、病史信息、治疗信息等资料，还包括发病过程中出现的症状、体征变化的信息。这些信息均有其不同的临床诊断意义，完整而系统的病情信息，是准确辨证的前提。

首先，判断主症相关资料是否较为全面。主症是指患者就诊时最明显、最痛苦的不适，是辨证的主要依据，主症的相关信息一定要全面、深入，不仅包括症状的部位、性质、程度、持续时间，还应有可能的发生诱因及发展经过等相关信息。

其次，判断伴随症的资料是否完整。临床患者的表现是多种多样的，除了主症外往往有一些伴随症。临床实践中，不可忽视相关伴随症状，因为它们不仅对主症起着辅助、证实、补充等作用，而且在特定条件下还可对辨证起到关键作用。特别是舌象、脉象，是中医四诊中具有特色的重要体征，常常受到临床医师的重视，其虽一般不作为主症出现，但对于病机的判断及证候的辨识，发挥着不可替代的重要作用。

再则，判断疾病相关信息是否完整。患者的个人一般情况应完整；疾病发生、发展、变化及诊治的经过要系统；相关病史信息要详实；与疾病相关的必要社会、心理、气候因素的资料要充分。在临床辨证时这些信息有时会成为必要的鉴别信息，需要特别留意。

2. 评价病情资料的准确性和客观性

患者的临床表现多错综复杂，如果病情资料不够准确和客观，必然影响病证的诊断。为了使病情资料真实可靠，必须准确恰当地运用每一种诊法。如望舌时，应排除光线强弱、色调的影响，以及各种可能造成染苔的情况；同时也应防止主观性和片面性，避免先入为主、主观臆测或暗示的影响。如问诊时不应只"问其所需"或"录其所需"，否则不仅影响病情资料的完整性，也影响了病情资料的客观性。对有诊断或鉴别诊断意义的病情资料之有或无、轻或重，应当明确并予以分级量化；对某些症状如"少气""气短"等不能含混其词，似是而非。因此，必须采取实事求是的态度，对病情资料进行反复调查和动态观察，以及借用一些客观检查手段（包括现代医学的各种实验室检查、仪器探测等），以证实病情资料的可靠性。评价病情资料的准确性和客观性时，特别是一些涉及患者隐私的相关病情资料，应结合观察患者的表情、眼神、语气、细小动作等，判断患者是否如实、准确地给予了叙述。

3. 分析病情资料的一致性

在多数情况下，同一患者所表现出的症状、体征等各种病情资料所提示的临床辨证意义是一致的，可以用统一的病机来解释，在辨证分析时就较为简单，比较容易辨析。而有些时候可能所收集的病情资料不完全一致，如"脉症不相应""舌脉不符""症舌相反"等，它体现了疾病的复杂性。其出现的原因可能有以下几方面：一是多种病机同时存在。如虚实相兼、寒热错杂，不同的症状、体征反映着不同的病理本质；二是病情动态变化，有些症状、体征已经出现转化；三是受到治疗的影响，部分症状、体征已经改善。如热性病因大量输液而小便已不再短黄等；四是存在寒热真假、虚实真假问题等。针对病情资料存在不一致的现象，应首先查找其原因；其次围绕主症对其中一致性程度较高的资料力求用统一的病机进行解释；然后运用中医学理论，对不一致的资料进行分析，辨析其与主症的内在关系，从把握疾病本质的角度出发进行判别。古人有"舍脉从症""舍症从脉"等说法，对于这种"取、舍"，应具体分析，切不可简单地舍弃。

二、辨证的逻辑思维方法

辨证的过程，是临床判别、决策的过程，既有分析、判断、推理等一般逻辑思维方法的运用，也有一些特定思维方法的运用，是一个诊与断、感性认识与理性认识交替进行，逐渐达到对疾病的病机及所属证候正确认识的过程。临床常用的逻辑思维方法有类比法、归纳法、演绎法、反证法等。

1. 类比法

类比法又称对比法，是指将两个特殊的事物进行比较，根据其共同点，推论和论证其在其他方面的特性与规律也是相同的一种思维方法，是初学者最常用的辨证思维方法。初学者通过对辨证理论的学习，逐步掌握了常见各种证候类型的辨识要点，在临床辨证时，可以考虑将患者的具体表现与某一证候类型的辨证要点相比较，若二者的主要特征相吻合，则可判断为该证。这种直接的思维具有迅速、简捷的特点，它可以凭借直接印象快速做出诊断，且患者的典型表现和证候特征的吻合程度愈高，其诊断的准确性就愈大。例如，患者出现小腿内侧有肿块，质硬、刺痛、拒按，舌下络脉粗肿青紫，这些症与血瘀证的辨证要点相吻合，因此可以辨识为血瘀证。类比法适用于对典型病情的辨识。

2. 归纳法

归纳法是一种由个别到一般的论证方法。它是在对病情资料属性进行分析的基础上进行的。每项病情资料可从不同侧面反映证的属性，归纳了全部或大多数病情资料的属性，进而加以综合归纳，即可得出证的诊断。临床病人的实际情况往往较为复杂，很难与某一证的辨证要点完全吻合，或者可能与多个证的辨证要点都有些相似，因此需要医师运用归纳的思维方法将中医四诊收集到的各种临床病情资料加以归类、综合，从而得出辨证结论。例如，患者表现有心悸、失眠多梦考虑其病位与"心"相关；表现有腹胀、便溏、纳呆考虑其病位与"脾"相关；表现有神疲乏力，面色淡白，考虑其病性与"气虚"相关；表现有眩晕，月经量少色淡，脉细，考虑其病性与"血虚"相关，综合分析则可判断为"心脾两虚证"。

3. 演绎法

演绎法是根据认识论对事物本质的认识由浅入深、从粗到精的原理，对病情进行层层深入的辨证分析方法。通常是从脏腑、气血、经络等功能的一般性前提出发，结合病情资料，分析其病因、病性、病位等，从而确立证的诊断。例如，患者1周前因淋雨而出现恶寒发热，无汗，脉浮紧等，可知属于外感病范畴，证属风寒表证；刻下已不恶寒，出现发热恶热，口渴喜饮，舌红脉数等，并有咳嗽、咳黄痰等，分析此患者的表证已不存在，应考虑其为外感寒邪不解而入里化热，从而出现里热诸症，病位在肺，证属痰热壅肺。

4. 反证法

反证法又称否定法，是指对疑似证难以从正面进行鉴别时，可从反面寻找不属于某证的依据，通过否定而达到确定诊断的目的。如《伤寒论》第61条载："下之后，复发汗，昼日烦躁不得眠，夜而安静，不呕，不渴，无表证，脉沉微，身无大热者，干姜附子汤主之。"六经皆有"烦躁"，如何辨证？仲景用"无表证"否定其为太阳病，用"不呕"否定其为少阳病，用"不渴"否定其为阳明病，否定了三阳病而将辨证范围缩小到三阴，然后结合"脉沉微，身无大热"，则可确认其为少阴阳虚证，用干姜附子汤治疗。

三、辨证论治的方法与步骤

（一）熟悉各种辨证方法的适用范围

在长期的医疗实践中，随着中医理论的不断发展，对辨证的认识也不断深入，逐渐创立了八纲辨证、病因辨证、气血津液辨证、脏腑辨证、六经辨证、卫气营血辨证、三焦辨证及经络辨证等多种辨证方法。这些辨证方法各自从不同的角度分析、辨别病证的特点，在临床上常兼蓄并用。

八纲辨证是辨证的总纲及各种辨证方法的基础，从整体上反映证候的部位、性质和类别；病因辨证则以中医病因学理论为指导，确定导致疾病的具体病因是由于外感六淫、疫疠所致，还是因情志、劳伤、食积等内伤所为；脏腑辨证、经络辨证、六经辨证、卫气营血辨证、三焦辨证是八纲辨证的具体深化，脏腑辨证和经络辨证的重点是从"空间"位置上辨别病变所在的脏腑、经络等具体部位，主要适用于内伤杂病及与经络密切相关疾病的辨证；六经辨证、卫气营血辨证、三焦辨证则主要是从"层次"上区分病情所处的不同病理阶段，主要适用于外感病的辨证，其中六经辨证主要适用于伤寒病的辨证，卫气营血辨证、三焦辨证则主要适用于温热病的辨证；气血津液辨证主要分析气、血、津液失常所致疾病的证候特点，是脏腑辨证的基础，也是对脏腑辨证的补充。

（二）明确辨证的基本内容

辨证的基本内容可概括为辨病位和辨病性。

1. 辨病位

所谓辨病位，是指确定疾病现阶段所在的位置，分空间性位置和层次（时间）性位置。大的病位概念有表、里（半表半里）及上、下等，具体来说有基于脏腑辨证和经络辨证等方法所获得的反映"空间"位置的心、心包、肺、脾、肝、肾、胃、胆、大肠、小肠、膀胱、三焦、胞宫、精室、脑及手太阴肺经、手阳明大肠经、手厥阴心包经、手少阳三焦经、手少阴心经、手太阳小肠经、足太阴脾经、足阳明胃经、足厥阴肝经、足少阳胆经、足少阴肾经、足太阳膀胱经等，有基于六经辨证、卫气营血辨证、三焦辨证等方法获得的从"层次"上区分病情所处不同病理阶段的太阳、阳明、少阳、太阴、少阴、厥阴，卫分、气分、营分、血分及上焦、中焦、下焦等。

2. 辨病性

所谓辨病性，是指确定疾病现阶段病理改变的性质，也即病理变化本质的属性。辨证所确定的病性，是导致疾病当前证候的本质性原因，它与疾病的始因有别。外感六淫、七情刺激、外伤等，属于病因学、发病学的范畴。气虚、血瘀等属于诊断、辨证学的范畴。辨证中涉及的病性概念，可有笼统与具体之分。从总体上来说，有虚、实、寒、热等；从具体来说有风、寒、暑、湿、燥、火、热、毒、痰、饮、水、食积、虫积、气滞、气逆、气闭、血瘀、血热、血寒、气虚、气陷、气不固、气脱、血虚、阴虚、亡阴、阳虚、亡阳、阳亢、津液亏虚、精亏等内容。

由于各种辨证方法之间存在交叉、重复的部分，不利于临床的实际运用和传承。因此，近年来许多中医学家相继着眼于提取各种辨证方法中共性的内容，从辨证的基本内容病位和病性入手，提出了证候要素（或称为证素）的概念，认为证候要素是构成证候的基本要素或最小单元，可概括为病位类和病性类，临床辨证时可从辨证候要素入手，在辨析证候要素的基础上进一步确定所属证候。这种方法，不仅可起到简化辨证体系、提纲挈领的作用，而且有利于把多种辨证方法的内容有机结合、统一起来。

（三）辨证论治的主要步骤

1. 确定证候

（1）明确病位

依据患者的主要表现，首先依据八纲之表里辨证纲领，从大的方面区分病位之表（及半表半里）与里。如是里则进一步依据脏腑辨证等区分具体病位所在。一般来说，脏腑、组织、器官因生理功能的不同，在疾病状态下可出现相应的特异性症状。因此，可通过某一个或多个主症确定其病位。如肝主疏泄，若肝气郁结可表现为精神抑郁、胸胁少腹胀痛等，如患者的主症为精神抑郁、胸胁胀满疼痛等，则可确定其病位在肝。

当患者病情较为复杂时，其涉及的病位往往不单一，可以采用归纳法进行分析，确定其主要病位。如患者症见咳嗽、气喘、腰膝酸软、腰部酸痛、夜尿频多，应考虑咳嗽、气喘为肺之病变，而腰膝酸痛、腰部酸痛、夜尿频多是肾之病变，可归纳为涉及两个主要病位肺、肾。

（2）分辨病性

依据患者的主要表现，首先根据八纲之寒热、虚实辨证纲领，从大的方面区分病性之寒与热、虚与实，然后进一步结合其他辨证方法进行深入分析，辨别病性之具体内容。如分辨实寒与虚寒，有无痰、湿、水、饮、瘀、食的内停和气、血、津、精的亏虚等。如患者自觉五心烦热，口燥咽干，兼有舌红少津，脉细数，则可确定其病性为阴虚。

（3）确定证名

在对病位、病性进行分析的基础上，进行高度概括，提出完整而规范的证名诊断。如病位在肺、表，病性为热，综合分析后可将其证名概括为风热犯肺；又如病位辨析为肾，病性辨析为阳虚，可概括为肾阳虚证。

临床实际中，依据病人的表现，可能涉及多个病位、病性时，可根据中医的传统习惯，将其概括为一个更为综合的证名。如病位辨析为心、脾，病性辨析为气虚、血虚，其初步诊断有心血虚证和脾气虚证，此时可用高一层次的心脾两虚证概括病人的病情。如果病情更为复杂，不能用一个证名概括，则应依据上述原则分别概括为某主证、次证等。

另外，确定证名时，应尽量运用规范、共识的名称，如外感肝气郁结证、肝气不舒证、肝气滞证，可统称为肝气郁结证。

2. 依证立法

临床治疗时，应密切结合具体病情，依据辨证的结果，确定相应的治法。一般而言，辨证是立法的依据，如热者寒之，虚者补之等。但在证与治法之间，有时也可出现不完全一致性，这与临床患者病情复杂，证常存在兼夹情况相关。如外感瘟热之毒，邪陷心包，出现高热、神昏、谵语、四肢抽搐、大汗淋漓、四肢厥冷、脉微欲绝等脱证表现者，应以救逆固脱为先，而辅以清热开窍之剂，治疗时可用参附汤送服安宫牛黄丸或至宝丹等。对于辨证结果为复合证者，可采用复合治法，以形成新的功效，缓和其副作用，消除一法所致的弊端。在采取复合立法时，应按辨证结果的主次，安排治法的主次顺序，以达到最佳效果。

3. 依法遣药、处方

治法是通过方剂的具体运用来实现的，在确定治法之后，需依据治法选取恰当方剂和药物给予具体治疗。以治法为依据的方剂分类方法，能够较好地将病、证、方、药有机地结合起来，纲目分明，逻辑性强，便于学习和掌握。方剂是治法的具体体现，治法是通过具体的方药及其配伍来实现的。依证所立的治法是否正确得当，在一定程度上也要通过观察，依据该治法的方剂实施后的疗效加以验证。临床诊疗时，往往首先依据确定的治法选择方剂类别；其次，结合具体病证结合的辨识结果，选择该类别下某一常用方剂作为主方；然后，根据具体症状表现及个体差异，进行随症加减。

由此可见，临床论治是一个依据辨证结果确定基本治法，结合具体证的兼夹情况选取方剂，考虑个体病情特点进行随症药物加减的过程。其中辨证、治法是原则，方药是具体体现。如证属外感风寒者，应确定的治法为汗法中的辛温解表法，可选取辛温解表类方剂；若伴有水饮内停者，可选取小青龙汤解表散寒，温肺化饮；若伴见口渴、舌红等郁久化热之象者，可去半夏，加瓜蒌根等。

辨证论治是中医临床理、法、方、药四个环节的综合体现，四个环节相互联系，不可分割，即"法随证立，方从法出，方以药成"。辨证清楚才能立法无误，立法准确，才能选方或组方有据，遣药精当，施治合理，疗效显著。

第二节 中医病历书写

病历，又称"病案""诊籍""脉案"及"医案"等，为病人的诊疗档案。病历是医务人员在医疗活动过程中形成的文字、符号、图表、影像、切片等资料的总和，是诊治疾病过程的实录。病历书写是指医务人员将医疗过程中获得的相关资料进行归纳、分析、整理，形成医疗活动记录的行为。及时、正确地进行病历书写有着非常重要的意义。

一、中医病历的沿革与意义

（一）中医病历的沿革

早在殷商时代的甲骨文中，关于某些疾病的记述，是后世"诊籍"与"医案"的雏形。《史记·扁鹊仓公列传》记载了汉代名医淳于意治疗的 25 个病案，是我国现存的最早病历。其格式包括姓名、身份、病史、症状、诊断、治疗和疗效等内容。此后，在晋代葛洪的《肘后备急方》、隋代巢元方的《诸病源候论》、唐代孙思邈的《千金要方》和《千金翼方》等医著中，都能见到一些散在的病案记录。到了宋代，病案受到重视，被当作学习及传授医学知识的一种方式,许叔微的《伤寒九十论》为我国第一部医案专著。该书记载了用伤寒法施治的 90 例病案。

明清时期,著名的医案专著颇多,收集和研究病案的工作受到重视。明代江瓘的《名医类案》收集了明以前历代名医的验案,分 205 门,内容丰富,涉及临床各科,其格式包括姓名、性别、年龄、病史、症状、诊断、治疗和疗效等内容。清代魏之琇的《续名医类案》及俞震的《古今医案按》等均是广泛收集前人医案编辑而成。同时,出现了大量个人医案专著,如明代汪机的《石山医案》、薛己的《薛氏医案》及清代喻嘉言的《寓意草》、叶天士的《临证指南医案》等。其中,喻嘉言的《寓意草》载有"议病式",提出的病历格式中所列项目较全,可谓近代中医病案书写的雏形。

近代也出现了不少著名医案,如何廉臣的《全国名医验案类编》、秦伯未的《清代名医验案精华》、徐衡之和姚若琴的《宋元明清名医类案》等。

中华人民共和国成立后,随着大批中医药院校的建立,对中医病案书写的规范要求日趋迫切。1953 年,卫生部召开医教会议,将诊籍、医案、病历等正式定名为"病案"。1982年拟订了《中医病历书写格式和要求》;1991 年国家中医药管理局制定了《中医病案书写规范》,2000 年发布了《中医病案规范(试行)》,2002 年发布了《中医、中西医结合病历书写基本规范(试行)》(简称《规范》),并将"病案"定名为"病历"。2010 年,卫生部和国家中医药管理局在总结全国各地执行 2002 年《规范》情况的基础上,结合当前医疗机构管理和医疗质量管理面临的新形势和新特点,制定了《中医病历书写基本规范》,其内容包括基本要求、门(急)诊病历书写内容及要求、住院病历书写内容与要求等。

(二)中医病历的意义

病历是医务工作者的临床工作记录,不仅为医疗、教学、科研提供第一手信息和资料,也是解决医疗纠纷、判定法律责任的一个重要依据。因此,书写病历是临床工作者必须经历的基本功训练,病历建设已成为医院科学管理的一项重要内容。病历的意义具体体现在以下几个方面:

1. 病历是医务人员对病人进行诊治的科学记录,不仅记录疾病的发生、发展、变化、转归及诊治等全部过程,而且反映了医务人员在诊治过程中的思维活动。因此,病历是保证病人得到正确诊断与治疗的先决条件之一,是复诊、会诊、转诊等的重要资料,是处理医疗事故和纠纷的法律依据。病历的书写质量直接反映了医务人员的学术水平和工作态度,因此,病历也是考察医务人员工作质量、态度和业务水平的重要依据。医院和所有临床工作人员都应重视病历,慎重保管,不可损坏或丢失。

2. 病历是教学中理论联系实践最有价值的资料,对于培养医学院校学生独立分析和解决实际问题的能力具有重要作用。因此,指导学生书写病历及通过分析病历获得知识是教学与临床实践中的一个重要环节与步骤。

3. 病历是临床医学研究中不可缺少的宝贵资料,通过对大量病历内容的统计分析与总结,可从中获取具有学术价值的科学资料。

二、中医病历的书写要求和格式

中医病历书写要求和格式,应依照 2010 年卫生部和国家中医药管理局制定的《中医病历书写基本规范》执行。

（一）中医病历书写要求

1. 病历是医务人员在医疗活动过程中形成的文字、符号、图表、影像、切片等资料的总和，包括门（急）诊病历和住院病历。

2. 中医病历书写是医务人员通过望、闻、问、切及查体、辅助检查、诊断、治疗、护理等医疗活动获得有关资料，并进行归纳、分析、整理形成医疗活动记录的行为。

3. 病历书写应当客观、真实、准确、及时、完整、规范。

4. 病历书写应当使用蓝黑墨水、碳素墨水，需复写的病历资料可以使用蓝或黑色油水的圆珠笔。计算机打印的病历应当符合病历保存的要求。

5. 病历书写应当使用中文，通用的外文缩写和无正式中文译名的症状、体征、疾病名称等可以使用外文。

6. 病历书写应规范使用医学术语，中医术语的使用依照相关标准、规范执行。要求文字工整，字迹清晰，表述准确，语句通顺，标点正确。

7. 病历书写过程中出现错字时，应当用双线划在错字上，保留原记录清楚、可辨，并注明修改时间、修改人签名。不得采用刮、黏、涂等方法掩盖或去除原来的字迹。上级医务人员有审查修改下级医务人员书写的病历的责任。

8. 病历应当按照规定的内容书写，并由相关医务人员签名。实习医务人员、试用期医务人员书写的病历，应当经过本医疗机构注册的医务人员审阅、修改并签名。进修医务人员由医疗机构根据其胜任本专业工作实际情况认定后书写病历。

9. 病历书写一律使用阿拉伯数字书写日期和时间，采用 24 小时制记录。

10. 病历书写中涉及的诊断，应包括中医诊断和西医诊断。其中中医诊断包括疾病诊断与证候诊断。中医治疗应当遵循辨证论治的原则。

11. 对需取得患者书面同意方可进行的医疗活动，应当由患者本人签署知情同意书。患者不具备完全民事行为能力时，应当由其法定代理人签字；患者因病无法签字时，应当由其授权的人员签字；为抢救患者，在法定代理人或被授权人无法及时签字的情况下，可由医疗机构负责人或者授权的负责人签字。

因实施保护性医疗措施不宜向患者说明情况的，应当将有关情况告知患者近亲属，由患者亲属签署知情同意书，并及时记录。若患者无亲属或者患者亲属无法签署同意书的，则由患者的法定代理人或者关系人签署同意书。

（二）中医病历书写格式

中医病历的格式分为门诊病历、急诊病历与住院病历。门诊病历内容包括门诊病历首页（门诊手册封面）、病历记录、化验单（检验报告）、医学影像检查资料等。急诊病历内容包括急诊病历首页（急诊手册封面）、病历记录、化验单（检验报告）、医学影像检查资料等。住院病历内容包括住院病历首页、入院记录、病程记录、手术同意书、麻醉同意书、输血治疗知情同意书、特殊检查（特殊治疗）同意书、病危（重）通知书、医嘱单、辅助检查报告单、体温单、医学影像检查资料、病理资料等。

现将主要项目的书写格式列举如下：

1. 中医门诊病历格式

（1）门诊初诊记录

门诊初诊记录应包括就诊时间、科别、姓名、性别、年龄、职业、主诉、现病史、既往史、中医四诊情况、阳性体征、必要的阴性体征、辅助检查结果、初步诊断、治疗意见、医师签名等。

门诊初诊记录

就诊时间：　　　年　　月　　日　　　　科别：

姓名：　　　　　　　　　　　　　　　　　性别：

年龄：　　　　　　　　　　　　　　　　　职业：

主诉：患者感受最明显或最痛苦的主要症状（或体征）及持续时间。

现病史：主症发生时间、主要病情发展变化、本次就诊前的诊治经过与目前情况。

既往史：与本次就诊疾病有关的重要既往病史、个人史、过敏史等。

中医四诊情况：运用中医术语，对中医望诊、闻诊、问诊、切诊四诊资料进行简明扼要地记录，尤其要注意舌象、脉象。

体格检查：生命体征、与本病相关的阳性体征、具有鉴别意义的阴性体征。

辅助检查：记录就诊时已获得的有关检查结果。

初步诊断：

中医诊断：包括疾病诊断与证候诊断。

西医诊断：若初步诊断为多项，当主次分明。

治疗意见：即刻的处理用药措施。

①中医论治：治法、方药、用法等。

②西医治疗：具体用药、剂量、用法等。

③拟行检查治疗的项目。

④随诊要求及注意事项。

医师签名：

（2）门诊复诊记录

门诊复诊记录应包括就诊时间、科别、中医四诊内容、上一次就诊时用药的疗效及反应情况、必要的体格检查及辅助检查结果、诊断意见、治疗处理意见及医师签名等。

门诊复诊记录

就诊时间：　　　年　　月　　日　　　　科别：

记录内容及要求：

①前次诊疗后的病情变化，用药的疗效及反应情况、中医四诊内容、辅助检查结果、补充诊断及更正诊断。

②各种诊疗措施。

③随诊要求及注意事项等。

医师签名：

2. 中医急诊病历格式

（1）急诊初诊记录

急诊初诊记录应包括就诊时间（具体到分）、科别、主诉、现病史、既往史、中医四诊情况、必要的阴性体征、辅助检查结果、初步诊断、治疗意见、医师签名等。

急诊初诊记录

就诊时间：　　年　　月　　日　　时　　分　　　　　科别：

姓名：　　　　　　　　　　　　　　　　　　　　　　性别：

年龄：　　　　　　　　　　　　　　　　　　　　　　职业：

婚况：　　　　　　　　　　　　　　　　　　　　　　地址：

联系人：　　　　　　　　　　　　　　　　　　　　　电话：

主诉：患者急诊就诊的主要症状（或体征）及持续时间。

现病史：主症发生时间、主要病情发展变化、本次就诊前的诊治经过与目前情况。重要用药的名称及用法也要详细记录。

既往史：与本次就诊疾病有关的重要既往病史、个人史、过敏史等。

中医四诊及体格检查：运用中医术语，记录生命体征、简要的中医四诊情况及对中医望诊、闻诊、问诊、切诊四诊资料进行简明扼要的记录，与本病相关的阳性体征、具有鉴别意义的阴性体征。

辅助检查：就诊时已获得的相关检查结果。

初步诊断：

中医诊断：包括疾病诊断与证候诊断。

西医诊断：如初步诊断为多项时，应当主次分明。对待查病例应列出可能性较大的诊断。

治疗意见：

①有关急诊检查项目以及已回报结果。

②中医论治：记录理、法、方、药、用法等。

③西医治疗：记录各种诊疗措施，药物治疗要具体记录用药名称、药物规格、用量、用法等。

④抢救危重患者时，当写抢救记录，内容及要求按照住院病历抢救记录执行。

⑤及时向患者或家属交代病情并记录患者或家属意见，必要时须患者或家属签字。

⑥随诊要求及注意事项等。

（2）急诊留观病程记录

急诊留观病程记录是急诊患者由于病情需要留院观察期间的记录，对于急诊留观患者当随时书写急诊留观病程记录，要求同住院病历的病程记录，应简明扼要地记录观察期间病情变化和诊疗措施，并注明患者去向。实施中医治疗，要记录中医四诊、辨证施治情况等。

（3）急诊抢救记录

抢救危重患者时，应当书写抢救记录。门（急）诊抢救记录书写内容及要求按照住院病例抢救记录书写内容及要求执行。

急救抢救记录是对病情危重病人进行抢救性诊疗的文字记录，要求即时书写，重点突出，语言准确精练。包括以下内容：

①一般项目：姓名、性别、年龄，于某年某月某日某时某分入抢救室。送诊者姓名及与患者的关系。

②病情变化情况：就诊时的主症、生命体征及阳性体征。

③抢救时间及措施：各种抢救措施及施行情况，执行时间及实施后的病情变化；详细记录用药名称（包括特殊用药）、用量、给药途径、给药速度、医嘱时间及医师签名等。

④参加抢救的医务人员名称及专业技术职务。

⑤记录抢救时间应该具体到分钟。

⑥详细记录上级医师与会诊医师的意见，并标明记录时间与记录人。

⑦记录参加抢救人员名单，主持抢救医师与记录医师签名。

⑧因抢救危急患者，未能及时书写病历的，相关医务人员当在抢救结束后6小时内据实补记，并加以注明。

3. 中医住院病历格式

住院病历内容包括住院病案首页、入院记录、病程记录、手术同意书、麻醉同意书、输血治疗知情同意书、特殊检查（特殊治疗）同意书、病危（重）通知书、医嘱单、辅助检查报告单、体温单、医学影像检查资料、病理资料等。

（1）入院记录

入院记录是指患者入院后，由经治医师通过望、闻、问、切及查体、辅助检查获得有关资料，并对这些资料归纳分析书写而成的记录。可分为入院记录、再次或多次入院记录、24小时内入出院记录、24小时内入院死亡记录。入院记录书写格式如下：

入院记录

姓名：　　　　　　　　　　职业：

性别：　　　　　　　　　　入院时间：　年　月　日　时　分

年龄：　　　　　　　　　　记录时间：　年　月　日　时　分

民族：　　　　　　　　　　发病节气：

婚姻状况：　　　　　　　　病史陈述者：

出生地：

主诉：是患者就诊的主要症状（或体征）及持续时间。要求重点突出、高度概括、简明扼要。

现病史：患者本次疾病的发生、演变、诊疗等方面的详细情况，应当按时间顺序书写，并结合中医问诊，记录目前情况。内容包括发病情况、主要症状特点及其发展变化情况、伴随症状、发病后诊疗经过及结果、睡眠和饮食等一般情况的变化，以及与鉴别诊断有关的阳性或阴性资料等。重点描述主要症状及持续时间与入院前经过的检查和治疗（需写明主要检查结果、治疗方法、药物及用法、时间与效果）。

既往史：患者过去的健康和疾病情况。内容包括既往一般健康状况、疾病史、传染病史、预防接种史、手术外伤史、输血史、食物或药物过敏史等。

个人史：出生地及长期居留地，生活习惯及有无烟、酒、药物等嗜好，职业与工作条件及有无工业毒物、粉尘、放射性物质接触史，有无冶游史。

婚育史：婚姻状况、结婚年龄、配偶健康状况、有无子女等。

女性患者记录经带胎产史，初潮年龄、行经期天数、间隔天数、末次月经时间（或闭经年龄）、月经量、痛经及生育等情况。格式如下：

$$月经初潮年龄 \frac{行经期天数}{间隔天数} 末次月经时间（或闭经年龄）$$

家族史：父母、兄弟、姐妹健康状况，有无与患者类似疾病，有无家族遗传倾向的疾病。

中医四诊情况：神色、形态、语声、气息、舌象、脉象等。

体格检查：体格检查应当按照系统循序进行书写，顺序为体温、脉搏、呼吸、血压、一般情况，皮肤、黏膜及全身浅表淋巴结、头部及其器官、颈部、胸部（胸廓、肺部、心脏、血管）、腹部（肝、脾等）、直肠肛门、外生殖器、脊柱、四肢、神经系统等。

专科情况：按各专科特点扼要记录。

辅助检查：入院前所做的与本次疾病相关的主要检查及其结果。应分类按检查时间顺序记录检查结果，如系在其他医疗机构所做检查，应当写明该机构名称及检查号。

初步诊断：经治医师根据患者入院时情况，综合分析所做出的诊断。如初步诊断为多项时，应当主次分明。对待查病例应列出可能性较大的诊断。

中医诊断：疾病诊断（包括主要疾病和其他疾病）
　　　　　证候诊断（包括主要证候及相兼证候）

西医诊断：包括主要疾病和其他疾病。

住院医师（签名）：
主治医师（签名）：

如有修正诊断、确定诊断、补充诊断时，应书写在原诊断的左下方，并签上姓名和诊断时间。

（2）首次病程记录

首次病程记录是指患者入院后由经治医师或值班医师书写的第一次病程记录，应当在患者入院 8 小时内完成。首次病程记录的内容包括病例特点、拟诊讨论（诊断依据及鉴别诊断）、诊疗计划等。

首次病程记录

一般项目：姓名，性别，年龄，主诉，入院时间（年、月、日、时），入院途径（门

诊、急诊或转院）。

病例特点：包括重要病史、中医四诊情况、基本生命体征、阳性发现和具有鉴别诊断意义的阴性症状和体征、已经取得的实验室检查和特殊检查结果。要求简明扼要，充分体现病例特点。

拟诊讨论（诊断依据及鉴别诊断）：根据病例特点，提出初步诊断和诊断依据。

①初步诊断：

中医诊断：

西医诊断：

②中医辨病辨证依据及鉴别诊断：

③西医诊断依据及鉴别诊断：对诊断不明的写出鉴别诊断并进行分析。

诊疗计划：提出具体的检查、中西医治疗措施及中医调护等。

①拟进行的检查项目及目的。

②非常规处置，如心电监护、面罩吸氧等。

③中西医治疗措施，要求写明中医治法及具体方药名称。

④具体的中医调护要求。

（3）日常病程记录

日常病程记录是指对患者住院期间诊疗过程的经常性、连续性记录，应反映四诊情况及治法、方药变化及其变化依据等。

日常病程记录由经治医师书写，也可以由实习医务人员或试用期医务人员书写，但应有经治医师签名。记录要求及时、准确、详细，清晰简练，重点突出，讨论深入。书写日常病程记录时，首先标明记录时间，另起一行记录具体内容。对病危患者应当根据病情变化随时书写病程记录，记录时间应当具体到分钟。对病重患者，至少1天记录一次病程记录。对病情稳定的患者，至少3天记录一次病程记录。其基本内容及要求如下：

①病情变化及治疗情况，特别要注意对生命体征的检查和记录。在病情平稳阶段，要记录患者的神志、精神、饮食、二便等一般情况；病情骤然出现变化时，要对病情的变化进行详细记录，并对可能的预后进行分析判断。

②各项检查的报告结果，前后对比变化及其分析等。

③停用旧药、应用新药的依据、变更治疗方法的原因。

④对原诊断的修改及新诊断的确定，均应说明理由。

⑤详细记录所进行的诊疗操作的情况。

⑥与患者本人、家属、单位负责人的谈话内容，必要时请谈话者签字。上级医师查房记录要写明查房者的姓名、技术职务、对患者病史与体格检查的补充、对患者情况的分析判断以及对检查、治疗的具体意见。

⑦对上级医师的查房内容应如实记录，必要时由上级医师亲自书写或核对审查后签名。

⑧危、急、重、难病历的病程记录应由上级医师亲自书写或审核后签名。

⑨专科会诊记录由会诊医师亲自在病程记录中或专用会诊单上书写。院外专家会诊或医院大会诊，由经治医师如实记录。

附 病历举例

(一) 门诊病历

门诊初诊记录

就诊时间：2011 年 3 月 6 日　　　　　　　　科别：消化科

姓名：王某　　　　　　　　　　　　　　　　性别：女

年龄：47 岁　　　　　　　　　　　　　　　　职业：工人

主诉：持续上腹部胀痛，伴恶心、呕吐 4 小时。

现病史：患者今日早饭后 7 时左右出现持续上腹部胀痛，伴恶心、呕吐、嗳气。刻下症见：上腹部持续胀痛，伴恶心、呕吐、嗳气，时有胸闷、憋气，无头晕、头痛，无厌食、黄疸，无心慌、胸痛，无胁肋部不适，无腰痛，无口干、口苦，眠可，大便正常，每日 1 次，小便正常。近期无明显消瘦。

既往史：否认糖尿病、高血压、冠心病等其他慢性病史，否认家族遗传史，否认药物及食物过敏史。

中医四诊情况：神清，形体肥胖，声音低怯，上腹部持续胀痛，恶心呕吐，嗳气，胸闷气短，睡眠正常，饮食无异，大便调，小便正常。舌质暗红，苔白腻，脉滑。

体格检查：T 36.8℃，P 86 次/分，R 20 次/分，BP 120/80mmHg。心、肺、腹部未见明显阳性体征。

辅助检查：血常规检验：WBC 5.23×10^9/L，N% 94.01%，Hb 152g/L，大便常规：正常。血尿淀粉酶：正常。腹部 B 超提示：肝内钙化灶，其余未见异常。

初步诊断：

中医诊断：胃脘痛

　　　　　　胃气壅滞

西医诊断：急性胃炎

治疗意见：

①患病后注意休息，24 小时内给予流质饮食，多喝开水。

②西药以解痉止痛、止呕为主。

颠茄 10mg，口服，每日 3 次。

甲氧氯普胺 10mg，口服，每日 3 次。

③中药以理气和胃，降逆止呕为主，兼以利湿化浊。

陈皮 10g	法半夏 10g	茯苓 10g	厚朴 10g
竹茹 10g	紫苏 10g	生薏苡仁 15g	党参 10g
白术 10g	广藿香 10g (后下)	佛手 10g	炙甘草 6g

3 剂　水煎服，每日 1 剂，分两次服

医师签名：

（二）住院病历

入院记录

姓名：李某　　　　　　　　　　　　职业：职员

性别：男性　　　　　　　　　　　　入院时间：2011 年 3 月 19 日 16：40

年龄：24 岁　　　　　　　　　　　记录时间：2011 年 3 月 19 日 17：30

民族：汉族　　　　　　　　　　　　发病节气：春分前 2 天

婚姻状况：未婚　　　　　　　　　　病史陈述者：患者本人

出生地：广西壮族自治区昭平县

主诉：间断上腹部疼痛 6 年余，加重 2 天。

现病史：6 年前无明显诱因出现上腹疼痛，呈轻度持续性隐痛，晚间明显。疼痛多持续 1 小时，最长可持续 1 天，可自行缓解，自觉与进食无关，曾间断在外院就诊，予止痛、保护胃黏膜等药治疗后可减轻，未规律服药。期间上腹部疼痛反复发作，自服止痛、保护胃黏膜药物后疼痛可缓解。2 天前无明显诱因再次出现上腹疼痛，空腹及夜间剧烈，在某医院就诊，建议胃镜检查。服泻药进行肠道准备时，曾呕吐 1 次黑色胃内容物，大便色黑，次数较多。查胃镜提示"十二指肠球部溃疡并活动出血"。给予胃镜下喷洒凝血酶止血，并嘱病人暂禁食，予洛赛克静滴抑酸、静脉补液等治疗。为求进一步系统诊治收入我院。刻下症见：上腹部偶有隐痛，排便色黑质软，无恶心呕吐，无腹泻，无发热，无黄疸，无头晕，饮食正常，眠可，小便正常。

既往史：既往体健。否认冠心病、糖尿病、高血压病等慢性病史。否认肝炎、结核、痢疾等传染病史。无手术外伤史及输血史。

过敏史：否认药物及食物过敏史。

个人史：出生并生长于广西，2006 年来北京工作并居住于北京，否认疫区居住史。吸烟史 5 年，现每日吸烟约 6 支，饮酒史 5 年，饮酒量不规律。饮食无偏嗜。

婚育史：未婚。

家族史：否认家族遗传病史。

中医四诊情况：精神萎靡，面色萎黄，形体适中；语声低怯；上腹部偶有隐痛，排便色黑质软，无恶心呕吐，无腹泻，无发热，饮食、睡眠正常，小便正常。舌淡暗、有瘀斑，苔薄白，脉涩。

体格检查

T 36.5℃　　　　P 76 次/分　　　　R 18 次/分　　　　BP 100/60mmHg

神志清楚，精神差，发育正常，营养良好，形体正常，步行进入病房，查体合作。全身黏膜皮肤无黄染、皮疹、出血点。浅表淋巴结不肿大。头颅大小正常，无畸形，眼睑无浮肿，巩膜无黄染，球结膜无充血水肿，眼球运动自如，无眼震，瞳孔等大等圆，直径 3mm，对光反射灵敏。耳鼻无异常分泌物，口唇无紫绀，口角无㖞斜，咽部无充血，双侧扁桃体无肿大。颈部对称，颈静脉无充盈，肝颈静脉回流征（－），颈动脉无异常搏动，气管居中，甲状腺未触及肿大。胸廓对称，胸式呼吸正常，呼吸节律规整，触觉语颤检查双肺对称，双肺叩诊清音，听诊呼吸音清，未闻及明显干湿啰音。心前区无隆起，无抬举性心尖搏动，心界正常，心率76次/分，律齐，各瓣膜听诊区未闻及明显病理性杂音。上腹部轻度压痛，无反跳痛及肌紧张，墨菲征阴性，麦氏点无压痛，肝脾未触及，肝、肾区无叩痛，移动性浊音（－），肠鸣音4次/分。脊柱居中，棘突椎旁无压痛，双下肢无水肿，无杵状指或趾。直肠肛门及外生殖器未查。四肢肢体肌力5级，肌张力正常，双侧霍夫曼征（－），双侧巴宾斯基征（－），脑膜刺激征阴性。舌淡暗、有瘀斑，苔薄白，脉涩。

辅助检查：2011年3月18日某医院胃镜检查显示：十二指肠球部溃疡并活动出血；2011年3月19日某医院血常规检查显示：WBC 8.41×10^9/L，N% 70.6%，RBC 4.97×10^{12}/L，Hb 134g/L，HCT 41.7%；便常规检查显示：大便潜血阳性；尿常规检查显示：正常。生化检查：Urea 6.76mmol/L；2010年9月7日的当地医院腹部B超检查显示：胆囊壁多发小隆起病变，考虑息肉。

初步诊断：

中医诊断：胃痛

　　　　　脾胃气虚，瘀血内阻

西医诊断：①十二指肠球部溃疡伴出血

　　　　　②胆囊多发息肉

住院医师：

主治医师：

2011－3－19

2011－3－21

首次病程记录

2011－3－22　12：00

患者孙某，女，73岁，主因"反复咳嗽、喘息40余年，加重1周"于2011年3月22日11：00由门诊以"喘病""慢性阻塞性肺疾病急性加重"为门诊诊断收入呼吸科。

病例特点：

1. 现病史：患者40余年前无明显诱因出现咳嗽、咳痰，伴喘憋，时有低热、盗汗，经胸片等相关检查诊为"肺结核"，于北京某温泉疗养院行抗痨治疗后"治愈"。此后每逢受凉后或季节变换时即出现咳嗽、咳痰，有时有胸闷、气短、喘息，每年发病2~3次，每次持续月余。近10年来发作时喘息明显，咳嗽、咳白黄黏痰，有时有下肢浮肿。近2年间缓解期活动时仍有气短、喘息。1周前患者受凉后再次出现阵发咳嗽，无明显咳痰，轻微活动时喘息明显，乏力、汗出，双下肢浮肿，受凉后出现咳嗽、喘息症状加重，自服感冒清热颗粒等药，上述症状无缓解，为求系统治疗，于今日来我院门诊就诊，收入我病区。刻下症见：咳嗽，喘息，活动后加重，咳少量白痰，双下肢浮肿，乏力、汗出，饮食正常，眠可，二便调，近期体重无明显变化。

2. 既往史：发现血压升高3年，最高血压165/100mmHg，未规律诊治。否认糖尿病、冠状动脉粥样硬化性心脏病等慢性病史。否认肝炎等其他传染病史。否认药物及食物过敏史。否认吸烟、饮酒等不良生活嗜好。

3. 中医四诊情况：精神萎靡，形体偏胖，面色淡白；声低气怯；咳嗽，喘息，活动后加重，咳少量白痰，双下肢浮肿，乏力、汗出，饮食、睡眠正常，二便调，舌淡胖，苔白滑，脉沉细。

4. 体格检查：T 36.6℃，P 90 次/分，R 22 次/分，BP 130/80mmHg。口唇轻度紫绀，咽部无充血，颈静脉无怒张，气管居中，胸廓对称呈桶状，双肺叩诊过清音，听诊双肺呼吸音粗糙，双肺可闻及湿啰音及散在喘鸣音。心界浊音界缩小，心率90次/分，律齐，各瓣膜听诊区未闻及明显病理性杂音。腹软，肝肋下 1cm，脾肋下未及，双下肢中度可凹性水肿。神经系统查体：神志清楚，四肢肌力Ⅴ级，四肢肌张力正常，双侧巴氏征（－），布氏征（－），克氏征（－）。

5. 辅助检查：急查血气分析：$PaCO_2$ 50mmHg，PaO_2 60mmHg，pH 7.4

拟诊讨论：

1. 初步诊断

中医诊断：喘病

　　　　　　肺肾气虚，水饮内停

西医诊断：①慢性阻塞性肺疾病

　　　　　　②慢性心功能不全

　　　　　　③慢性支气管炎

　　　　　　④急性肺部感染

　　　　　　⑤陈旧性肺结核

　　　　　　⑥2级高血压

2. 中医辨病辨证依据及鉴别诊断

患者以咳嗽、喘息、活动加重、下肢浮肿为主要表现，中医诊断当属"喘病"范畴。患者年老，久病肺弱，肺气亏虚，卫外不固，易感外邪。时值季节转换，天气骤变，起居不慎，寒邪犯肺，肺气不宣，则见咳嗽、喘息；病程日久，肺病及肾，摄纳失司，故动则喘甚；肾失气化，水泛肌肤，水湿下注，则双下肢水肿。久病气虚，形神失养，则精神萎靡，面色淡白，声低气怯；气虚运化失常，津液停聚，则形体偏胖；舌淡胖，苔白滑，脉沉细均为气虚、水饮内停之征。综合分析，证属肺肾气虚，水饮内停，病位在肺，累及于肾，病性属本虚标实。患者年老体虚，病程日久，如积极治疗，预后尚可。

本病应与哮病、肺痿相鉴别。哮病是因宿痰伏肺，遇诱因引触，使痰阻气道，导致出现发作性痰鸣、气喘的疾患，常突然发病，迅速缓解，以夜间发作多见。哮必兼喘，而喘未必兼哮，哮以声响而论，而喘以气息为论，哮病当见喉间痰声辘辘。因此，根据病史、发作及缓解时的表现、相关检查可资鉴别。肺痿则是肺叶枯萎不荣或痿弱不用的病变，为肺脏慢性虚损性疾病。主症以咳嗽、咳吐浊唾涎沫为特征。本患者虽有慢性病史，但并见喘息、憋气、心悸、水肿之症，可资鉴别。

3. 西医诊断依据及鉴别诊断

患者老年女性，慢性病程，急性加重。主因"反复咳嗽、喘息40余年，加重1周"收入。入院时症见：咳嗽，喘息，活动后加重，咳少量白痰，双下肢浮肿，乏力、汗出，纳可，眠可，大小便正常，近期体重无明显变化。发现血压升高 3 年，最高血压 165/100mmHg，未规律诊治。否认糖尿病、冠状动脉粥样硬化性心脏病等慢性病史。否认肝炎等其他传染病史。否认药物及食物过敏史。否认吸烟、饮酒等不良生活嗜好。体格检查：T 36.6℃，P 90 次/分，R 22 次/分，BP 130/80mmHg。口唇轻度紫绀，咽部无充血，颈静脉无怒张，气管居中，胸廓对称呈桶状，双肺叩诊过清音，听诊双肺呼吸音粗糙，双肺可闻及湿啰音及散在哮鸣音。心界浊音界缩小，心率 90 次/分，律齐，各瓣膜听诊区未闻及明显病理性杂音。腹软，肝脾肋下未及，双下肢中度可凹性水肿。舌淡胖，苔白滑，脉沉细。急查血气分析，属于正常范围。

慢性阻塞性肺疾病当与支气管哮喘、肺癌相鉴别。

（1）支气管哮喘：支气管哮喘多在儿童或青少年起病，以发作性喘息为特征。发作时两肺满布哮鸣音，可自行或经治疗后缓解，常有家庭或个人过敏史，气流受限多为可逆性，其支气管舒张试验阳性。慢性阻塞性肺疾病多有慢性支气管炎病史，常在中年以后起病，以咳嗽、咳痰及慢性呼吸困难为特征。可因感染等诱因诱发。气流受限多为不可逆，其支气管舒张试验阴性。通过病史、症状、体征、胸片、CT 及肺功能等可资鉴别。

（2）肺癌：肺癌患者多有长期大量吸烟史，病情发作常很隐匿，表现为胸痛、咳嗽、咳痰或痰中带血、大咯血、咳嗽、音调发生改变，也可有胸闷、憋气等症状，查体可于锁骨上触及肿大淋巴结，痰中可找到肿瘤细胞，胸片可见肿瘤灶。该患者可进一步检查除外本病。

诊疗计划：

1. 内科护理常规，一级护理，低盐、低脂饮食，吸氧，监测血压。

2. 完善各项入院检查，查血气分析、血尿便常规、生化全项、血沉、凝血四项、心电图、心脏彩超、腹部 B 超等。

3. 痰培养加药敏。

4. 西药给予抗菌消炎、解痉平喘、化痰降压、利尿以改善心功能治疗，具体如下：

5% 葡萄糖 250mL + 注射用头孢吡肟 2g，静脉滴注，q12h。

甲强龙 40mg，静脉入壶，Qd。

乙酰半胱氨酸胶囊 0.2g，po，Tid。

盐酸氨溴索注射液 30mg，静脉入壶，Tid。

爱全乐 4mL，雾化吸入，Bid。

苯磺酸氨氯地平片 5mg，Qd。

呋塞米 20mg，Qd。

氯化钾片 1g，Tid。

5. 中药治疗予以宣肺化痰，止咳平喘，利水消肿，方以小青龙加石膏汤加减，拟方如下：

| 桂枝 10g | 白芍 12g | 炙麻黄 10g | 干姜 10g | 细辛 3g |
| 炙甘草 10g | 清半夏 10g | 五味子 10g | 生石膏 30g（先煎） | 茯苓 20g |

车前子 15g（包煎）　青黛 15g（包煎）　海蛤壳 15g　　　　全瓜蒌 30g　　　　　川贝 10g

7剂，水煎服，每日 1 剂，分两次服。

住院医师：

主治医师：

第三节　常见症状的鉴别诊断与论治

一、发热

发热是指体温升高，或体温正常而病人自觉有发热的感觉。引起发热的原因可概括为外感和内伤两大类，除发热的特点外，需结合病因、病程、热势及伴发症等进行鉴别。

外感发热由感受外邪所致，以发病急、病程短、热势重为特点。外感发热可分为表证和里证两个阶段。表证阶段见于外感病的初期，其发热常与恶寒同时出现。根据恶寒发热的轻重及其伴随症状的不同，又可进一步分辨所感受外邪的性质，具体而言，表证可进一步分为风寒表实证（又称太阳伤寒证）、风寒表虚证（又称风邪袭表证或太阳中风证），风热表证（亦称风热犯表证或卫分证）等；里证阶段见于外感病的中、后期，其特点是只发热而不恶寒，依据六经辨证体系，又有阳明气分证和阳明腑实证；依据卫气营血辨证的方法，又有气分证、营分证和血分证的不同，总以清热为治疗大法。

内伤发热，由脏腑之阴阳、气血失调所致，热势高低不一，其发病缓，病程长，可持续数周、数月以至数年。内伤发热又有实热和虚热之别。实热的常见证型有肝气郁结证、瘀血内停证、湿热内阻证；虚热的常见证型有阴虚证和气虚证，临床应据其病因、病机分而论治（表 5 -1）。

表 5 -1　发热诊治一览表

分类			发病特点	常见证型	发热特点	伴随症状	治法	方剂
发热	外感发热	表	发热与恶寒并见，热势较高，病程短、起病急	风寒表实证	发热轻恶寒重	头痛身痛，无汗，鼻塞流清涕，舌苔薄白而润，脉浮紧	辛温解表	轻用葱豉汤加减；重用麻黄汤加减
				风热表证	发热重恶寒轻	头痛，鼻塞流浊涕，口微渴，咽喉红肿疼痛，舌边尖红苔薄黄，脉浮数	辛凉解表	银翘散加减
				风寒表虚证	恶风而发热较轻	汗出，鼻塞流涕，喉痒不适，苔薄白，脉浮缓	解肌发表，调和营卫	桂枝汤加减

续表

分类			发病特点	常见证型		发热特点	伴随症状	治法	方剂
发热	外感发热	里	多由表证发展而来，只发热，不恶寒，初期热势较高，后期热势较低	气分证	阳明气分热盛证	壮热恶热	面赤，大渴引饮，口干舌燥，大汗出，脉洪大有力	清热生津	白虎汤加减
					肺热壅盛证	壮热	咳喘，胸痛，痰稠色黄	辛凉宣泄，清肺平喘	麻杏石甘汤加减
					肠热腑实证	日晡潮热	腹满胀痛拒按，便秘或热结旁流	攻下泄热	大承气汤加减
					热扰胸膈证	发热并阵阵烦热	懊憹，坐卧不安	清上泻下，泻火通便	凉膈散加减
				营分证		身热夜甚	口不渴，心烦不寐，时有谵语，斑疹隐隐，舌绛无苔，脉细数	清营透热，凉血养阴	清营汤加减
				血分证	血分实热证	身热夜甚	躁扰发狂，斑疹显露，色紫或黑，出血，或抽搐，舌质绛紫	清热解毒，凉血散瘀	犀角地黄汤加减
					血分虚热证	持续低热，暮热早凉，五心烦热	咽干口燥，耳聋，神疲欲寐，或手足蠕动，舌质红绛苔光，脉细数	滋阴养血	加减复脉汤加减
	内伤发热	实	多见体温升高不明显，或自觉发热而体温不高，起病缓慢，病程较长	肝气郁结证		低热或潮热，热势常随情绪波动而起伏	情志抑郁或烦躁易怒，胸闷胁胀，口苦嗳气，善太息，舌暗苔白，脉弦	疏肝解郁	丹栀逍遥散加减
				瘀血内停证		午后或夜间发热，或自觉身体某些部位发热	肢体或躯干有固定痛处或肿块，面色晦暗，甚至肌肤甲错，舌青紫有瘀斑，脉涩	活血化瘀	血府逐瘀汤加减
				湿热内阻证		低热，午后明显，热难速已，或身热不扬	胸闷脘痞，头痛如裹，不欲饮食，大便稀溏，舌红苔白腻或黄腻，脉濡数	清热化湿	三仁汤加减

续表

	分类		发病特点	常见证型	发热特点	伴随症状	治法	方剂
发热	内伤发热	虚	多见体温升高不明显，或自觉发热而体温不高，起病缓慢，病程较长	阴虚证	午后及夜间潮热，或低热不退	骨蒸颧红，盗汗口干，五心烦热，失眠，干咳少痰，形体消瘦，舌红少苔	滋阴清热	青蒿鳖甲汤加减
				气虚证	低热时发时止，多在劳累后发生或加重	头晕乏力，气短懒言，食少便溏，自汗恶风，易于感冒，舌淡苔薄，脉缓或弱	健脾益气	补中益气汤加减

二、头痛

头痛是临床上常见的症状，可发生于多种急、慢性疾病中。无论外感或内伤，导致头部气血失和，均可引起头痛。由于外感病感邪性质的差异或内伤病阴阳、气血虚损的不同，所以临床上头痛的表现特点也有所不同。

总体来说，外感头痛多起病急、病程短，性质多表现为胀痛、灼痛、重痛，痛势剧烈，痛无休止，属实证，常伴有恶寒发热，或背脊酸痛，或项背强直不舒，或鼻塞流涕、咳嗽等症。外感头痛的常见证型有风寒束表证、风热犯表证、风湿袭表证等；内伤头痛多起病缓、病程长，疼痛性质多表现为隐痛、空痛、昏痛，痛势绵绵，时作时止。内伤头痛的类型可概括为虚证、实证和虚实夹杂证，具体来说，常见有肝阳上亢证、气血两虚证、肾精不足证、痰浊上犯证、血瘀脑络证等证型，临床应据其病因、病机分而论治（表5-2）。

表5-2　头痛诊治一览表

	分类	发病特点	常见证型	头痛特点	伴随症状	治法	方剂
头痛	外感	起病较急，病程短，痛势较剧，痛无休止	风寒束表证	头痛痛连项背，遇寒则重	恶寒发热，骨节酸痛，鼻塞流清涕，苔薄白，脉浮紧	疏风散寒	川芎茶调散加减
			风热犯表证	头痛而胀，甚则头胀如裂	发热恶寒，鼻塞流浊涕，面红目赤，口渴喜饮，咽痛，苔薄黄，脉浮数	祛风清热	银翘散加减
			风湿袭表证	头痛如裹，昏胀沉重，阴雨天加重	微恶风寒，肢体重痛，胸闷纳呆，苔白腻，脉濡或缓	祛风胜湿	羌活胜湿汤加减

续表

分类		发病特点	常见证型		头痛特点	伴随症状	治法	方剂
头痛	内伤	起病缓慢,病程长,头痛常反复发作,时轻时重	虚实夹杂证	肝阳上亢证	头痛且重胀	眩晕目涩,烦躁易怒,口燥咽干,失眠健忘,头重脚轻,腰膝酸软,舌红少津,脉弦细	平肝潜阳	天麻钩藤饮加减
			虚证	气血两虚证	头痛绵绵不休,过劳则甚	面色淡白少华,神疲乏力,心悸气短,声低懒言,食少腹胀,舌淡,脉细或弱	益气补血	八珍汤加减
				肾精不足证	头空痛	眩晕耳鸣,健忘失眠,腰膝酸软,或遗精、精少不育,或月经不调、不孕,舌淡,脉弱	补肾填精	龟鹿二仙胶或左归丸加减
			实证	痰浊上犯证	头痛时作,昏蒙沉重	胸闷脘痞,纳呆呕恶,眩晕,苔白腻,脉滑	燥湿化痰	半夏白术天麻汤或二陈汤加减
				血瘀脑络证	头痛如刺,痛有定处,时作时止,日轻夜重,经久不愈	面色青紫,失眠健忘,或有头部外伤史,舌紫暗或有瘀点、瘀斑,脉弦细或涩	活血通窍	通窍活血汤加减

三、胃脘痛

胃脘痛又称胃痛,是指剑突下、上腹中部疼痛的症状。胃痛的病位在胃,但与肝、脾关系极为密切。辨证应以寒、热、虚、实为纲领,并有在气、在血之不同。

一般来说,胃脘痛遇寒则痛甚,得温则痛减者,为寒;胃脘灼痛,痛势急迫,遇热则痛甚,得凉则痛减者,为热;胃脘痛剧,固定不移、拒按,脉盛者,为实;胃脘痛缓,痛处不定、喜按,脉虚者,为虚;胃脘痛以胀痛、窜痛为主,伴有嗳气者,为在气;胃脘痛固定如针刺或刀割或伴吐血、黑便者,为在血。

临床上,胃脘痛有寒热、虚实之不同。如寒邪犯胃属实寒,脾胃虚寒属虚寒,二者皆属寒证,得温热后可使痛减是其共同特点,但有虚实之别。寒邪犯胃的疼痛特点是胃脘疼痛发作较急、拒按,伴舌苔白,脉紧,呈寒实之象;脾胃虚寒的疼痛特点为胃脘隐隐作痛,喜暖喜按,伴舌淡嫩,脉沉迟无力,呈虚寒之象。胃热炽盛属实热,胃阴不足属虚热,两者都是遇热加重，得凉痛减。但胃热炽盛属实，表现为剧痛、拒按，痛势急迫；而胃阴不足属虚，表现为隐隐而痛，喜按，时作时止等。

对于胃脘痛的治疗，临床上常以理气和胃止痛为基本原则，但须审因论治，根据不同证候而采用相应的治法和方药（表5-3）。

表5-3 胃脘痛诊治一览表

<table>
<tr><td rowspan="2"></td><td rowspan="2">分类</td><td colspan="2">常见证型</td><td colspan="2">胃痛特点</td><td rowspan="2">伴随症状</td><td rowspan="2">治法</td><td rowspan="2">方剂</td></tr>
<tr><td></td><td></td><td>共同点</td><td>不同点</td></tr>
<tr><td rowspan="9">胃痛</td><td rowspan="2">寒</td><td>实证</td><td>寒邪犯胃证</td><td rowspan="2">遇寒加重，得温痛减</td><td>胃脘剧痛、拒按，发作较急，得热痛减，遇寒加剧</td><td>呕吐清涎，或喜热饮，舌淡苔白滑，脉弦紧</td><td>温胃散寒，理气止痛</td><td>良附丸加减</td></tr>
<tr><td>虚证</td><td>脾胃虚寒证</td><td>胃脘冷痛隐隐，遇寒或饥饿时痛剧，得温或进食后则缓，喜温喜按</td><td>口吐清涎，畏寒肢冷，神疲肢倦，食少便溏，面色㿠白，舌淡嫩苔白，脉沉迟无力</td><td>温阳祛寒，益气健脾</td><td>附子理中丸加减</td></tr>
<tr><td rowspan="2">热</td><td>实证</td><td>胃热炽盛证</td><td rowspan="2">遇热加重，得凉痛减</td><td>胃脘灼痛、拒按</td><td>口渴喜冷饮，消谷善饥，口臭便秘，小便短赤，舌红，苔黄厚、干燥，脉滑数</td><td>清胃泄热，理气止痛</td><td>泻心汤合金铃子散加减</td></tr>
<tr><td>虚证</td><td>胃阴虚证</td><td>胃脘隐隐作痛，时作时止</td><td>嘈杂似饥，饥不欲食，咽干唇燥，干呕呃逆，五心烦热，大便干结，舌红少苔或无苔，脉细数</td><td>滋阴养胃</td><td>益胃汤加减</td></tr>
<tr><td rowspan="2">气</td><td>气郁证</td><td>肝气犯胃证</td><td rowspan="2">胃脘胀痛、窜痛，或隐痛</td><td>胃脘胀痛，连及两胁，或脘胁窜痛，每因情志不畅而发作或加重</td><td>胸闷嗳气，喜太息，大便不爽，苔薄白，脉弦</td><td>疏肝解郁，理气止痛</td><td>柴胡疏肝散加减</td></tr>
<tr><td>气虚证</td><td>脾胃气虚证</td><td>胃痛隐隐，脘腹胀满，食后尤甚，食少纳呆</td><td>神疲乏力，倦怠懒言，语声低微，或有脱肛，舌淡苔白，脉虚弱</td><td>益气健脾</td><td>补中益气汤加减</td></tr>
<tr><td>血</td><td colspan="2">血瘀胃络证</td><td colspan="2">胃脘刺痛、拒按，痛有定处，食后痛甚</td><td>或呕血，或大便色黑如柏油，面色青紫晦暗，舌紫暗或有瘀点、瘀斑，脉涩</td><td>活血化瘀止痛</td><td>失笑散合丹参饮加减</td></tr>
</table>

四、咳嗽

咳嗽是因各种原因使肺失宣降，肺气不利所致，其病位在肺，基本病机为肺失宣肃，肺气上逆。

引起咳嗽的原因可概括为外感与内伤两大类。外感咳嗽的特点是起病急、病程短，发病早期多伴有表证的表现；内伤咳嗽的特点是起病慢、病程长，常伴脏腑功能失调的表现。临床上应根据咳嗽的声音特点、咳痰的颜色、质地及伴随症来辨别咳嗽属于何种证候。外感咳嗽属实，其常见证候有风寒束肺证、风热犯肺证、燥邪伤肺证；内伤咳嗽又有虚实之分，凡由邪实所致者为实证，常见的证候有热邪壅肺证、痰湿阻肺证、肝火犯肺证；凡由正虚所致者为虚证，常见的证候有肺阴虚证、肺气虚证等。

对于咳嗽的治疗，临床上常以宣肺止咳为基本原则，但须审因论治，根据不同证候而采用相应的治法和方药（表5-4）。

表5-4 咳嗽诊治一览表

分类		常见证型	咳嗽特点		伴有症状	治法	方剂
咳嗽	外感	风寒束肺证	咳声重浊，痰白清稀		恶寒发热，无汗，头痛身痛，鼻塞流清涕，苔薄白，脉浮紧	疏风散寒，宣肺止咳	三拗汤合止嗽散加减
		风热犯肺证	咳嗽痰黄稠，咳痰不爽		发热恶风，汗出口渴，头痛咽痛，鼻塞流浊涕，舌尖红苔薄黄，脉浮数	疏风清热，宣肺止咳	桑菊饮加减
		燥邪伤肺证	温燥	秋季咳嗽，咳声清脆，干咳无痰，或痰少而黏，甚则痰中带血	多在初秋，轻微发热恶寒，少汗、唇、舌、鼻、咽干燥，舌尖红，苔薄黄白而干，脉浮数	轻宣温燥，凉润止咳	桑杏汤加减
			凉燥		多在深秋，轻微发热恶寒，无汗、唇、舌、鼻、咽干燥，苔薄白而干，脉浮紧	轻宣凉燥，宣肺化痰	杏苏散加减
	内伤 实	热邪壅肺证	咳声不扬，痰黄黏稠，不易咳出，或咳脓血腥臭痰		气喘胸闷，口鼻气灼，烦躁口渴，咽喉红肿灼痛，甚则鼻扇胸痛，尿黄便结，舌红苔黄燥，脉滑数	清热化痰，肃肺止咳	清气化痰丸加减
		痰湿阻肺证	咳声沉闷，痰多色白质稠，易于咳出		气喘胸闷，脘痞腹胀，或呕吐痰涎，纳少便溏，舌淡胖苔白腻，脉濡或滑	燥湿化痰，理气止咳	二陈汤加减
		肝火犯肺证	咳嗽喘急，痰稠难咳，或痰中带血，咳引胸胁掣痛		面红目赤，咽干口渴，烦躁易怒，舌红苔黄少津，脉弦数	清肺泻肝，化痰止咳	泻白散合黛蛤散加减

分类			常见证型	咳嗽特点	伴有症状	治法	方剂
咳嗽	内伤	虚	肺阴虚证	干咳无痰，或痰少而黏，不易咳出，或痰中带血，或咯血胸痛	五心烦热，潮热盗汗，颧红咽干，舌红苔少，脉细数	养阴清热，润肺止咳	沙参麦门冬汤加减
			肺气虚证	咳声轻清，咳嗽乏力，痰多而清稀，动则加剧	面色㿠白，神疲乏力，声低懒言，自汗易感冒，舌淡嫩苔薄白，脉虚弱	补益肺气，宣肺止咳	九仙散加减

五、心悸

心悸是心跳异常，心慌，或心烦不安，不能自主的症状。其发作可为阵发性或持续性。若因惊恐、劳累而发心悸，时作时止，病情较轻者，为惊悸；若终日悸动，稍劳尤甚，全身情况差，病情较重者，为怔忡。

导致心悸的原因可概括为虚、实两大类，虚证多因气、血、阴、阳亏损，心神失养所致；实证多因水饮、瘀血阻滞心脉，扰乱心神，心神不宁所致。心悸常见于心胆气虚、心血虚、心阴虚、心阳虚、水饮凌心、心血瘀阻等证，临床上应根据心悸的特点，结合伴随症而辨别。

根据虚者补之，实者泻之的治疗原则，对于因虚所致心悸，治当补益气血，调理阴阳，配合养心安神之品，促进脏腑功能的恢复；对于因实所致心悸，治当化饮、活血化瘀，配合安神之品，以求邪去正安，心神得宁（表5-5）。

表5-5 心悸诊治一览表

分类		病机特点	常见证型	发热特点	伴随症状	治法	方剂
心悸	虚	正气不足，心神失养	心胆气虚证	心悸，善惊易怯	坐卧不安，少寐多梦，舌苔薄白，脉细或弱	镇惊定志，养心安神	安神丸加减
			心血虚证	心悸，遇劳加重	头晕乏力，面色无华，神疲倦怠，舌质淡红，脉细或弱	益气补血，健脾养心	归脾汤加减
			心阴虚证	心悸不宁，心烦少寐	手足心热，腰酸耳鸣，头晕目眩，舌红少苔或无苔，脉细数	滋阴清火，养心安神	天王补心丹加减
			心阳虚证	心悸不安，胸闷气短	面色苍白，形寒肢冷，舌质淡白，脉弱，或沉迟或结代	温补心阳，安神定悸	桂枝甘草汤加减
	实	邪气扰神，心神不宁	水饮凌心证	心悸胸憋，喘咳浮肿	眩晕肢冷，胸脘痞满，小便短少，渴不欲饮，恶心吐涎，舌苔白滑，脉弦滑	振奋心阳，化气行水	苓桂术甘汤加减
			瘀阻心脉证	心悸，胸闷不舒，阵发心痛，痛如针刺	唇甲青紫，舌质暗紫或有瘀斑，脉结代或涩	活血化瘀，理气通络	失笑散加减

六、泄泻

泄泻是指排便次数增多，粪质稀薄，甚至泻出水样便的症状。临床常根据病情之轻重缓急、患病时间之长短，以暴泻和久泻为纲，统括其寒热、虚实。

一般而言，暴泻者起病较急，病程较短，泄泻次数频多；久泻者起病较缓，病程较长，泄泻呈间歇性发作；急性暴泻，泻下腹痛，痛势急迫拒按，泻后痛减，多属实证；慢性久泻，病程较长，反复发作，腹痛不甚，喜温喜按，神疲肢冷，多属虚证，但也有属虚实夹杂者；大便清稀，或完谷不化者，多属寒证；大便色黄褐而臭，泻下急迫，肛门灼热者，多属热证。

具体来说，引起泄泻的常见证候有寒湿困脾证、湿热蕴脾证、食滞肠道证、脾胃气虚证、肾阳虚证及肝郁脾虚证等，临床应根据其病因、病机分而论治（表5-6）。

表5-6　泄泻诊治一览表

分类			常见证型	泄泻特点	伴随症状	治法	方剂
泄泻	暴泻	实	寒湿困脾证	泄泻清稀，甚则如水样，便次频多	脘腹胀满或痛，呕恶纳呆，口淡不渴，肢体困重，肠鸣尿少，舌胖苔白腻，脉濡或缓	燥湿运脾，理气温中	藿香正气散或平胃散加减
			湿热蕴脾证	泄泻腹痛，泻下急迫，或泻而不爽，粪色黄褐，气味臭秽	脘腹胀满，呕恶纳呆，渴不多饮，口苦黏腻，身热不扬，头身重困，小便短黄，舌红苔黄腻，脉濡数	清热利湿	葛根黄芩黄连汤或三仁汤加减
			食滞肠道证	泻下稀便，夹杂不消化食物，臭如败卵	矢气频多，脘腹胀满疼痛，嗳腐吞酸，纳呆厌食，苔厚腻，脉滑	消食导滞	保和丸加减
	久泻	虚	脾胃气虚证	大便时溏时泻，迁延反复，稍多食或食油腻则便次明显增加	食少纳呆，面色萎黄或淡白少华，神疲乏力，气短懒言，舌淡苔白，脉缓或弱	健脾益气	参苓白术散加减
			肾阳虚证	黎明之前脐腹作痛，肠鸣即泻，泻下完谷，泻后则安	畏寒肢冷，腰膝冷痛，面色㿠白或虚浮，舌淡苔白，脉弱或沉迟无力	温补脾肾，固涩止泻	四神丸加减
		虚实夹杂	肝郁脾虚证	每因抑郁恼怒，或情绪紧张之时发生腹痛泄泻，腹中雷鸣，攻窜作痛	胁腹胀满，嗳气食少，急躁易怒，善太息，苔薄白，脉弦缓	抑肝扶脾	痛泻要方加减

七、便秘

便秘指大便难以排出，或每次排便时间延长，或便次减少者。具体表现为大便数日一行，粪质干硬，排出困难，或排便次数正常，因粪质干燥而便下艰难，或大便虽不干燥，但因排便无力而便难。

引起便秘的原因可概括为虚、实两大类。实证多因热积肠道，腑气不通，或寒凝气滞，大肠传导失职，糟粕内停。虚证多因阳气不足，大肠传送无力或阴血津液不足，肠道失于滋润而致大便排出困难，秘结不通。实秘的常见证候有肠热腑实证、肠道气滞证、阴寒积滞证，虚秘的常见证候有脾肺气虚证、血虚肠燥证、肠燥津亏证、阳虚寒凝证等。临床上应根据便秘的特点和伴随症状进行分辨，分别采用清热、理气、补气、养血、滋阴、温阳等不同治法而治疗（表5－7）。

表5－7 便秘诊治一览表

分类		常见证型	便秘特点	伴随症状	治法	方剂
便秘	实秘	肠热腑实证	大便干结，数日不通	脐腹部硬满胀痛，拒按，面赤身热，或日晡潮热，口臭烦渴，尿短黄，甚则昏谵狂乱，舌红，苔黄厚干燥，脉滑数	清热攻下，软坚荡实	大承气汤加减
		肠道气滞证	大便干结，或不甚干结，欲便不得出，或便而不爽，肠鸣矢气	腹中胀痛，舌苔薄腻，脉弦	顺气导滞，降逆通便	六磨汤加减
		阴寒积滞证	大便艰涩	腹痛拘急，胀满拒按，手足不温，舌苔白腻，脉弦紧	温里散寒，通便止痛	大黄附子汤加减
	虚秘	脾肺气虚证	虽有便意，临厕努挣不下，挣则乏力汗出，大便并不干硬	气短神疲，腹部下坠感，面色淡白，舌淡苔薄，脉弱	补气健脾，润肠通便	补中益气汤加减
		血虚肠燥证	大便干结，努挣难下，排便非常困难	面色淡白无华，头晕心悸，唇爪色淡，舌质淡嫩，脉细或弱	补血养血，润肠通便	四物汤加减
		肠燥津亏证	大便干结如羊粪，数日一行	口唇干燥，口臭嗳气，头晕腹胀，小便短黄，舌红少津，苔黄燥，脉细	滋阴通便	增液汤或麻子仁丸加减
		阳虚寒凝证	大便干或不干，排出困难	腹中冷痛，畏寒肢冷，舌淡苔白，脉沉迟无力	温阳通便	温脾汤加减

八、失眠

失眠也称不寐，是指入睡困难，或睡而易醒，不能再睡，或时时惊醒而睡不安稳，甚至彻夜难眠的临床表现。失眠的病位在心，但与脾、肾、肝、胃等脏腑也有关。

引起失眠的原因可概括为虚、实两大类，但以虚证为多。虚证多因思虑劳倦，内伤心脾或水火不济，心肾不交，或心胆气虚，致心神失养不宁所致。实证多因情志所伤，火热旺盛，或暴饮暴食，胃气不和，致心神被扰不宁。虚证常见证候有心脾两虚证、心肾不交证、心胆气虚证。实证常见证候有食滞内停证、心肝火旺证等。失眠的治疗总以安神为基本治法，但临床应根据其病因、病机分而论治（表5-8）。

表5-8 失眠诊治一览表

	分类	常见证型	失眠特点	伴随症状	治法	方剂
失眠	虚	心脾两虚证	睡而易醒，不能再睡，多梦	心悸健忘，头晕目眩，肢倦神疲，食少纳呆，面色少华，舌淡，脉细或弱	补养心脾，养血安神	归脾汤加减
		心肾不交证	心烦失眠，入睡困难	头晕耳鸣，健忘，腰酸梦遗，五心烦热，口干津少，舌红少苔或无苔，脉细数	滋阴降火，养心安神	天王补心丹加减
		心胆气虚证	时时惊醒而睡不安稳，甚至不能独自安卧	胆怯易惊，心悸气短，倦怠乏力，舌淡苔薄白，脉弦细	益气镇惊，安神定志	酸枣仁汤加减
	实	食滞内停证	失眠而夜卧不安	脘闷嗳气，腹胀不舒，苔厚腻，脉滑	消食化滞	保和丸加减
		心肝火旺证	失眠多梦，甚则彻夜不眠	急躁易怒，伴头晕头胀，目赤耳鸣，口苦，便秘溲赤，舌红苔黄，脉弦数	清肝泻火，镇心安神	龙胆泻肝汤加减

九、眩晕

头晕是指自觉头脑旋转不定，如坐舟车中，重者不能站立或仆倒；目眩是指两眼发花，视物昏黑不明。头晕、目眩并见，合称眩晕。眩晕的病位在清窍，但与肝、脾、肾三脏的功能失常密切相关。

引起眩晕的原因有虚、实、虚实夹杂，但以虚者居多。若由于气血亏少，或肾精亏少而致脑失所养而形成的眩晕则属虚；若由于痰浊壅遏，或瘀血内停，扰乱清窍而形成的眩晕则属实；若由于肝肾阴虚，肝阳上亢而致的眩晕则属虚实夹杂。虚证常见的证候有气血亏虚证、肾精不足证；实证常见的证候有痰浊中阻证、瘀血阻窍证；虚实夹杂的证候有肝阳上亢证。临床上应根据证候的不同，分别施以益气养血、补肾益精、燥湿祛痰、活血祛瘀和平肝潜阳等法进行治疗（表5-9）。

表5-9 眩晕诊治一览表

分类		常见证型	眩晕特点	伴随症状	治法	方剂
眩晕	虚	气血亏虚证	眩晕,动则加剧,劳累即发	神疲乏力,气短懒言,面色无华,唇甲淡白,心悸少寐,舌淡白,脉细或弱	补养气血,健运脾胃	归脾汤加减
		肾精不足证	眩晕日久不愈,精神萎靡	腰膝酸软,健忘,或遗精,耳鸣齿摇,舌淡,脉弱尺甚	滋养肝肾,益精填髓	左归丸加减
	实	痰浊中阻证	视物旋转,头重昏蒙	胸闷作恶,呕吐痰涎,脘腹痞满,舌淡胖苔白腻,脉濡或滑	燥湿化痰,健脾和胃	半夏白术天麻汤加减
		瘀血阻窍证	眩晕,头痛如刺	面色黧黑,口唇紫暗,肌肤甲错,健忘,耳鸣耳聋,舌紫暗有瘀点、瘀斑,脉涩	祛瘀生新,通窍活络	通窍活血汤加减
	虚实夹杂	肝阳上亢证	眩晕,耳鸣,头目胀痛	急躁易怒,头重脚轻,腰膝酸软,失眠多梦,舌红苔薄黄,脉弦细数	平肝潜阳,滋养肝肾	天麻钩藤饮加减

十、水肿

水肿,是指头面、眼睑、四肢、腹背以至全身浮肿,甚或兼有胸水、腹水。多因感受外邪、饮食失调或劳倦过度,致使肺失通调,脾失转输,肾失开合,膀胱、三焦气化不利,导致体内水液潴留,泛滥肌肤而成。

水肿可概括为阳水和阴水两大类。一般来说,阳水为新病,起病急,病程短,恢复快,水肿先从头面开始,自上而下,继及全身,上半身肿甚,由外感所致,故属表、属实、属热;阴水为久病,发病缓,病程长,恢复慢,水肿先从足部开始,自下而上,下半身肿甚,多由病后体弱,劳伤脾肾所致,故属里、属虚、属寒。

阳水的常见证候有风水相搏证、湿热壅盛证;阴水的常见证候有脾阳虚证、肾阳虚证。治疗上应阴阳分治。阳水多采用发汗、利小便法,以祛邪为主。阴水治宜健脾、温肾法,以扶正为主(表5-10)。

表5-10 水肿诊治一览表

分类		发病特点	常见证型	水肿特点	伴随症状	治法	方剂
水肿	阳水	起病急,病程短,水肿先从头面开始,上半身肿甚	风水相搏证	眼睑先肿,继则四肢及全身皆肿,肿势迅速	恶寒发热等表证的表现	散风发汗,宣肺行水	越婢汤加减
			湿热壅盛证	遍体浮肿,皮肤绷急光亮	胸脘痞闷,烦热口渴,尿赤便干,舌红苔黄腻,脉沉数	清热利湿,消肿	疏凿饮子加减

续表

	分类	发病特点	常见证型	水肿特点	伴随症状	治法	方剂
水肿	阴水	起病缓，病程长，水肿先从足部开始，下半身肿甚	脾阳虚证	身肿，腰以下为甚，按之凹陷不易恢复，小便短少	脘腹胀闷，纳减便溏，神倦肢冷，舌淡苔白腻或水滑，脉沉缓	温运脾阳，以利水湿	实脾饮加减
			肾阳虚证	颜面及肢体水肿，以腰以下为甚，按之陷下不起，尿量减少	面色白或灰滞，心悸气促，畏寒神疲，腰部酸重，舌质淡胖苔白，脉沉细	温肾助阳，化气行水	济生肾气丸合真武汤加减

附录一

方名索引

附录二

证候索引